先瞭解身體，再看懂癌症，美國乳癌權威歷久不衰的細膩巨作

乳房告白

Dr. Susan Love's Breast Book

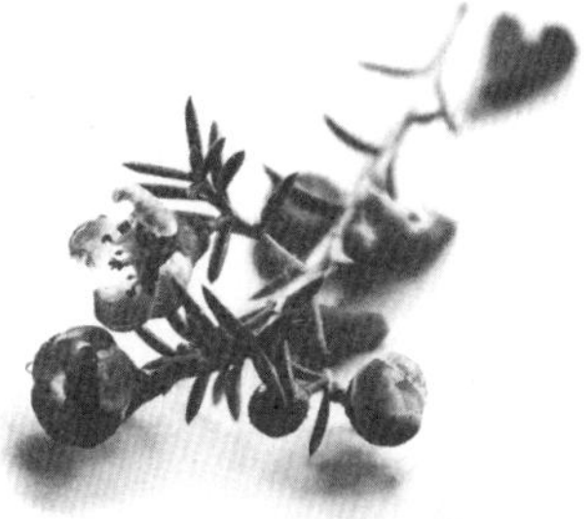

醫界專業推薦

按姓名筆畫排序

侯明鋒／高雄醫學大學附設中和紀念醫院院長

財團法人台灣癌症基金會

財團法人乳癌防治基金會

張金堅／財團法人乳癌防治基金會董事長暨台灣大學醫學院名譽教授暨台灣乳房醫學會創會會長

陳訓徹／長庚紀念醫院顧問級主治醫師

曾令民／台北榮民總醫院乳房醫學中心主任暨陽明大學外科教授

劉良智／中國醫藥大學醫學院醫學系外科副教授暨中國醫藥大學附設醫院乳房醫學中心主任

戴明燊／國防醫學院醫學系副教授暨三軍總醫院內科部血液科科主任

魏銓延／乳房專科醫師暨癌症專科病房主任

目錄

第三部 尋找乳癌蹤跡

第四部 罹癌後的大小選擇

第五部 個人化治療時代

致謝

我每五年就會徹底改寫《乳房告白》，然而這次第六版的任務比以往更為艱難，因為我在二〇一二年由於急性骨髓性白血病接受治療後，便不斷與治療引起的「化療腦」纏鬥。感謝老天有咖啡因這種東西，以及家人、同事和朋友在網路上和生活中的各種幫助。

自從我寫了本書第一版之後，乳癌又變得複雜到無以復加的地步。因此我無論是閱讀任何觸手可及的資訊，甚至跟正在熱衷研究或照護患者的朋友、能接觸到的人聊一聊，都成了很重要的工作。他們的慷慨支持，造就了本書的價值。閱讀過第六版草稿並給予意見的，有 Judi Hirschfield-Bartek、Sherry Goldman、Shelly Hwang、Ben Anderson、Eric Halvorson、Craig Henderson、Lisa Weissmann、Irene Gage、Susan Pierce、Robin Schoenthaler、Brian Lawenda、Silvia Formenti、Annette Stanton、Sara Sukumar、Delphine Lee、Ginny Mason 及 Shubhada Dhage。

其他重要的專家是曾經與我分享經驗的女性，不只是過去幾年來我曾遇見和談話的病友，也包括我在臉書上的朋友。每當我貼出一則緊急徵求，想從現實生活中尋找實例，來闡明某個重點時，他們一直給予我立即回應（我保證不公開提供回應的名單，但你知道我說的是你）。

我感激所有協助，若有任何錯誤，僅我一人責無旁貸。

我的人生中還有許多人促成這本書的誕生，並且在我需要時伸出援手。目前我主要的活動團體是「蘇珊・樂芙研究基金會（Dr. Susan Love Research Foundation）」，基金會擁有的團隊真是棒得不得了。我們的夢幻醫師團：Meribeth Brand、Kate McLean、Helene Brown、Melissa Wayne、Natalie Hagan、Karen Duvall、Sonya Rosenfeld 及 Bill Greene。他們持續不懈的支持，對我們的任務來說至關重要。我想特別提到 Heather Ortner，她接手了蘇珊・樂芙研究基金會執行長一職，並賦予我前瞻總監的職位，允許我盡量去完成想做的事。婦女之友協會（Army of Women）與女性健康（HOW）團隊的 Leah Wilcox、Amaka Obedigwe 及 Allison Ottenbacher，以及我們所有了不起的支援人員，包括 Steve Ginnegar、Stephanie Twerdahl、Michelle Woodhill、Marla Schevker、Von Simmons；還有最重要的 Kristel Butcher，我無與倫比的助理，她記下我的行程，並且確定我知道自己要去什麼地方。在協助研究上，Tinh Nguyen 一直是不可或缺的人物，而且總是在需要的時間和地點適時出現。

本書自第一版開始迄今，我們的核心工作團隊都是同一群人，這始終讓我感到很驚喜。凱倫・林塞一直是很棒的共同作者，即使她總在釋義時把我逼瘋，不過她每次都是對的。伊莉莎白・樂芙是我了不起的姊妹，對我的寫作鼎力相助，且最近才將第五版譯為西班牙文。Merloyd Lawrence 是位有耐心的好編輯，她會確認內容彼此銜接，並且合乎邏輯。我也很感激 Christine Marra，她盡責地檢視草稿從編輯到出版的全部過程。還有 Marcia Williams 功不可沒的插圖，我只要給她一個方向，她就能抓到重點，不僅呈現出我想說明的概念，成果甚至是超乎預期。遺憾的是我的經紀人 Sydney Kramer，在今年以九十九歲高齡過世；自本書出版至今，他對這本書的熱情從未動搖。另外，Jill Kneerim 的溫柔指導和加油打氣，也讓我得以堅持不懈。

這本書和種種感謝跟著我度過了廿五年的人生。我在懷女兒之前就有了這本書的構想，不過女兒比書先誕生，現在也已訂婚，並工作、定居在麻州的沃爾瑟姆市。還有我親愛的妻子海倫，她容忍《乳房告白》超過卅二年了；妻子是吹動我船帆的風，我對她只有滿滿的愛和感激。至於透過網路及當面和我分享故事的所有乳癌病友，我就是為了你們，才要將這項工作持續下去！

作者簡介

蘇珊・樂芙 Susan Love

醫學博士、工商管理碩士。是一位作家、外科醫師、研究學者、企業家和母親；也是加州大學洛杉磯分校的外科臨床教授、蘇珊・樂芙基金會前瞻總監，以及國家乳癌組織聯盟的主任暨創辦者。《乳房告白》是寫給一般大眾的首批問世書籍之一，以容易理解的方式，說明治療的科學資訊和選擇；本書每五年更新一次，《紐約時報》稱譽為罹患乳癌女性的「聖經」。其第二本著作《*Dr. Susan Love's Menopause and Hormone Book*》則是提醒停經後女性，長期使用賀爾蒙補充療法具危險性的首批問世書籍之一。

蘇珊・樂芙接受總統任命，在美國國家癌症諮詢委員會擔任六年的委員，並且持續為營利及非營利機構提供有關乳癌及女性健康方面的建議。除了在媒體前曝光、從事演講和政治性活動之外，她也把時間奉獻給基金會，執行創新的共同研究，並為其他研究學者凝聚資源以找出乳癌成因。她是樂芙／雅芳婦女之友協會（www.armyofwomen.org）負責人，那是新的線上系統，能夠聯繫願意參與科學試驗，或願意加入「女性健康研究」（這份線上研究鼓勵所有女性，成為找出乳癌成因的一分子）的女性。她的網站 www.dslrf.org 進一步說明女性如何成為共同努力的一分子，也能獲得與健康照護相關的所有知識。

她在二〇一二年確診急性骨髓性白血病，並接受骨髓移植手術，捐贈人是她的妹妹伊莉莎白。這個經驗讓她對癌症治療的間接傷害有了新看法，而且令她比以往更迫不及待地想終結乳癌。

她和妻子海倫・庫克塞（Helen Cooksey）醫學博士，以及她們養的狗查理住在一起，也會找機會拜訪住在波士頓的女兒凱蒂。

伊莉莎白・樂芙 Elizabeth Love

記者、研究學者和作家，旅居拉丁美洲、南非和埃及時，曾為各種刊物執筆。她最近將《乳房告白》第五版譯成西班牙文，正打算進行第六版的翻譯。目前住在紐約。

凱倫・林塞 Karen Lindsey

《*Divorced, Beheaded, Survived: A Feminist Reinterpretation of the Wives of Henry VII*》、《*Friends as Family*》、《*Falling off the Roof*》的作者；《*Dr. Susan Love's Menopause and Hormone Book*》的共同作者；與丹尼爾・托賓（Daniel Tobin）博士合著《*Peaceful Dying*》；《乳房告白》第六版的共同作者。文章散見於出版品如《*Ms.*》、《*The Women's Review of Books*》和《*Sojourner*》。她在麻州大學波士頓分校教授女性研究，也在愛默生學院教授寫作和文學。

第六版引言

在我完成可能是最後一版的第六版時，我必須停下來好好想想，從本書第一版發行後的廿五年間，所有發生的事。我們見證了乳癌治療和理解上的諸多改變，有些很細微，有些則是重大變革。

我在本書每個版本的引言中，都回顧了乳癌治療上的近期發現。多年來，我們目睹了乳癌處理方法的緩慢變革，這同時也是科學研究和醫療進步的良好示範。

我在第一版解釋了當時的新理論——乳癌最致命的部分，是細胞在確診之前，可能已經擴散到身體其他部位。而當時的新思維發展出令人興奮的方法，即先用額外的賀爾蒙療法，再接著施行化療，作為乳癌的初步治療。它也確立了視廣泛切除術為唯一方法的標準，結果乳癌患者的整體存活率有明顯進步。

但是，我們曾經認為所有乳癌都一樣，也應該用同樣方式治療，這個想法則是錯誤的，就跟「越兇惡的腫瘤需要越具侵略性的治療」這種觀點一樣不正確。當時這種觀點已經導致了高劑量化療和幹細胞療法，就是為了要殺死每一個癌細胞——無論該處是否有癌細胞，都一視同仁地澈底掃蕩。但最後證實這種較具侵略性的方法，不會比一般劑量的化療更有效。

後來由科學家（如 Mina Bissell）在實驗室進行的觀察研究指出，癌細胞可能會受到周圍環境影響。醫師在臨床上注意到有些癌症具賀爾蒙敏感性，有些則否，以及有些癌症具不同的分子模式，這些分子模式似乎能代表不同的行為模式。

我們在上一版提到了基礎科學的兩種新理解：第一，乳癌至少有五、六種不同的分子亞型，而且每一種或許都是從腫瘤演化的不同階段發展而來；為此就有必要測定一位女性在任何特定時間點所得的癌症是哪種亞型，再安排合適的個人化療法。第二，癌細胞不會獨立運作，局部和整體環境對於刺激其生長扮演重要角色。不過第六版的新發現如分子標記、癌症如何躲避免疫系統等等，揭露了這種疾病比我們想像的更複雜。

經由分子標記鑑定的結果，許多癌症似乎是由各式各樣的癌細胞構成，這就導出了一個可能性：轉移的腫瘤也許與原始的並不匹配。我們的習慣做法是鑑定出優勢亞型，然後針對該亞型治療；這個方法有時管用，但有時則讓其他非優勢分子類型浮現出來。這表示我們不僅需要持續檢視正在處理何種細胞類型，或許還需要一個較全身性的方法。這就是所有針對免疫系統的最新研究，如此令人期待的重點了——因為免疫系統是一種保全系統，有能力應付不同類型的癌細胞，且在可能的時機將其摧毀。

這一版新增的內容包括說明我們認為免疫系統是如何運作的，第11章和15章則會談論目前正在研究的一些藥物。這些是關於乳癌療法的新知，在不久的將來則會成為主流。

這些研究與癌細胞不會孤立運作的發現吻合，即癌症生成原因不只是突變細胞，還需要適當的周圍環境，才能在其中醞釀。一個處在良好環境的壞細胞，大部分時間會處於休眠狀態，但如果周圍環境發生變化，就可能有麻煩了。這給予我們一個新方向去思考風險因子、篩檢和治療，或許能在不放棄以盡量清除癌細胞為目標的前提下，試著透過改變生活方式來改善周圍環境，如本書第16章所述。

自從上一版推出之後，我自己也有了癌症的體驗。雖然我罹患的是急性骨髓性白血病而非乳癌，但仍舊讓我學到，一個缺乏專業知識的病人，若能靠著優良的醫療團隊、家人和朋友去熬過一切，是什麼樣的感受。我感激為我送上祝福和為我祈禱的每一個人，也很高興現在能在這裡撰寫第六版。

我也從自身的抗癌經驗瞭解到，即使治療成功也要付出相當大的代價，就是療程的間接傷害，這部分通常都被略而不談。我在第18章做了補充，不僅提到有越來越多關於間接傷害的研究，也說明了一些應對方法。

我也在第七部更新了轉移性腫瘤的內容。我在第一版甚至沒有納入轉移性腫瘤，因為這種疾病讓患者生命終止得太快，我們幾乎束手無策，所幸這廿五年來已經有了很大的改變。現在的療法比以前好得多，雖然仍舊不夠好，但許多患有轉移性腫瘤的男女，都能夠存活十年以上。事實上，現在不只有專為轉移性腫瘤患者成立的倡導組織，而且還多得不得了！如果我們能夠瞭解如何讓細胞維持在休眠狀態，或讓它們轉為休眠狀態，轉移性疾病就能夠完全變成慢性而非急性疾病了。這絕對是一個很重要的目標。

我真心相信可以在這個世代終結乳癌，這是義不容辭的目標！我們應該為所有死於這種疾病的男女努力不懈，確定乳癌會在我們這一代終結。這是我不會放棄的一場奮鬥，希望你也和我一樣！

第一部

健康乳房與常見問題

The Healthy Breast And Common Problems

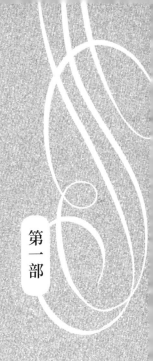

第1章 乳房

正在閱讀這本書的你，大概是因為乳癌而開始思考乳房吧。有些讀者或許是乳癌患者，或只是單純擔心乳癌發生的可能性，但無論如何，在進入本書主題之前，先來認識乳房的基本功能和生理，是很重要的開始。

乳房是身體唯一一個並非與生俱來的器官。出生時，身上只有乳頭以及一些潛在發展部分，即乳頭後方的細胞；要經由正確的賀爾蒙刺激，才逐漸長為乳房。這些細胞就是幹細胞，可以把它們想像成小時候的海綿動物膠囊玩具，要加水才會膨脹出動物的外型。

在乳房中加入特定賀爾蒙，彷彿發生如同膠囊玩具般的變化：乳頭開始發育，慢慢長出成熟乳房。懷孕時，這些賀爾蒙會讓乳房組織準備將血液轉化成乳汁，以餵養嬰兒。乳汁不僅富含營養，同時也能使寶寶對腸內益菌與病毒免疫。一旦任務結束，乳房會清除所有泌乳細胞及乳管，再生成新的，為下次懷孕做好準備。

這種循環將持續數十年直到更年期，這個勞苦功高的器官便功成身退，從此「無所事事」地垂掛在原地。男性乳房也以相似的形式成長，但不具有懷孕期的關鍵作用。儘管乳房是非常優秀的器官，但少了它，人體還是能夠運轉如常。除了男性外，許多女性也在這種情況下，依舊活出精彩人生。無論如何，乳房對我們的貢獻與重要性，絕非單純的外型美觀與否可以判定的。

先初步認識乳房生理結構，可以讓你更易理解本書內容。乳房外形通常呈淚滴狀（見圖 1.1、1.2），而乳房組織的分布，從鎖骨延伸到最後數根肋骨，以及從胸口中央的胸骨，延伸到腋窩後方的區域。懷孕後，乳房組織會因應身體需求，使組織分布情形更加明顯，人也會突然發現先前從未注意到的部分乳房。就是因為乳房組織比我們以為的還要廣，所以告知罹癌女性需要切除整個乳房時，才會這麼難以啟齒。雖然乳房組織的顏色和密度，與周遭部分都沒有不同之處，但幸好多數時候只要去除大部分的組織，便足以預防或治療乳癌。

乳房底部往往有一道皺摺，稱為乳房下皺摺（見圖 1.3）。這道皺摺是因人類直立行走，造成乳房下垂的正常現象。以整型手術重建乳房時，也會重現這道皺摺，使乳房呈現自然的懸墜感。

乳暈是乳頭周圍色素沉澱處（見圖 1.4），它的形狀與大小因人而異，顏色則與個人本身的膚色有關。多數女性在初次懷孕後，乳暈顏色會變深。乳頭周圍另有毛囊分布，因此許多女性的乳頭部位，或多或少都有一些毛髮，這是非常自然的現象，不需要特別理會。如果不喜歡這些毛髮，可以採用刮、拔、電解法或任何其他合宜方式將之去除，它們和腿毛或腋毛沒什麼不同，只是比較柔軟而已。有時候，乳暈周圍會有小小的突起，看起來像是雞皮疙瘩一樣，這是稱為蒙哥馬利腺的小型腺體。乳頭也有皮脂腺，稍後將在本章提及。

有時候，乳頭會有些「害羞」——受到刺激時不僅沒有產生勃起反應，反而向內退縮，形成暫時性的內凹形狀。這沒什麼好擔心的，因為對於供應乳汁、親餵母乳、性歡愉等都沒有影響。然而，如果乳頭突然之間出現持續性內凹、無法恢復的現象，那就另當別論了。

接著談談乳房的內部結構：乳房組織被脂肪層夾在中間，位於胸肌前方。脂肪提供了些許彈性，使乳房具有晃動的彈力，乳房組織本身則是堅實、強韌的。某位患者曾在動手術時告訴我，

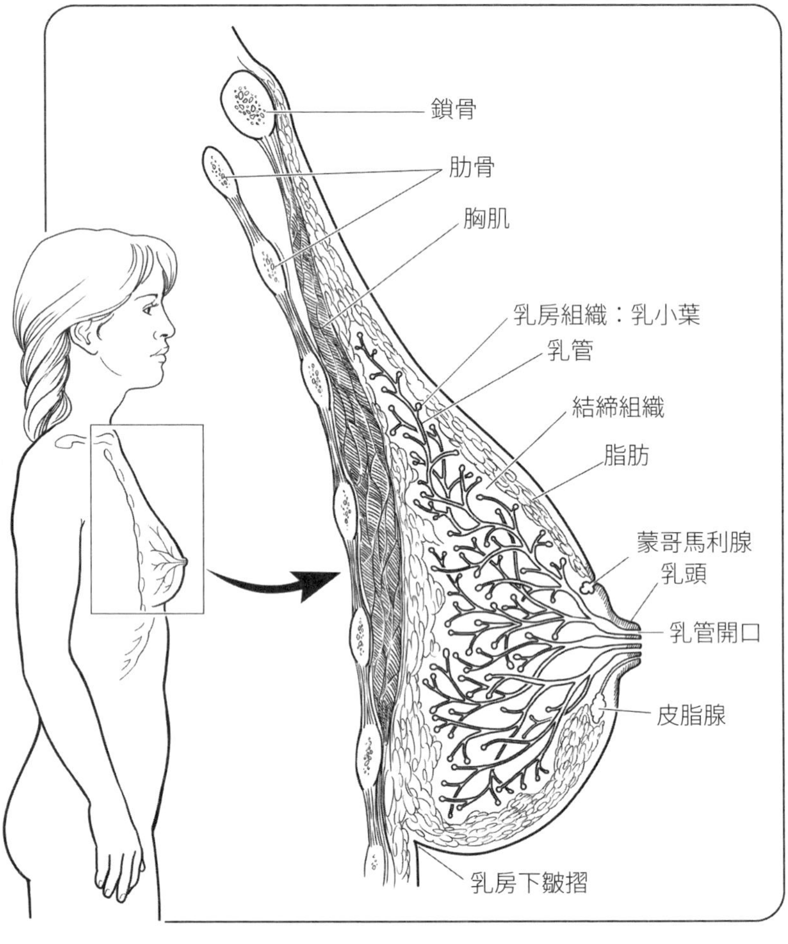
鎖骨
肋骨
胸肌
乳房組織：乳小葉
乳管
結締組織
脂肪
蒙哥馬利腺
乳頭
乳管開口
皮脂腺
乳房下皺摺

圖 1.1

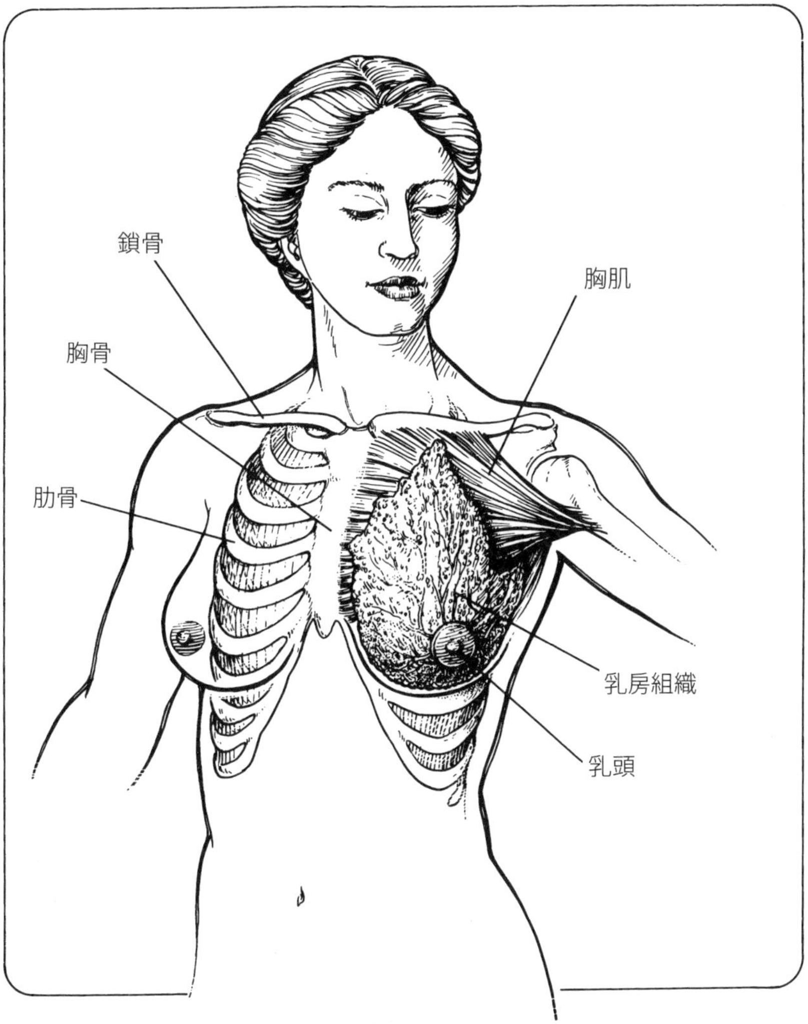

圖 1.2

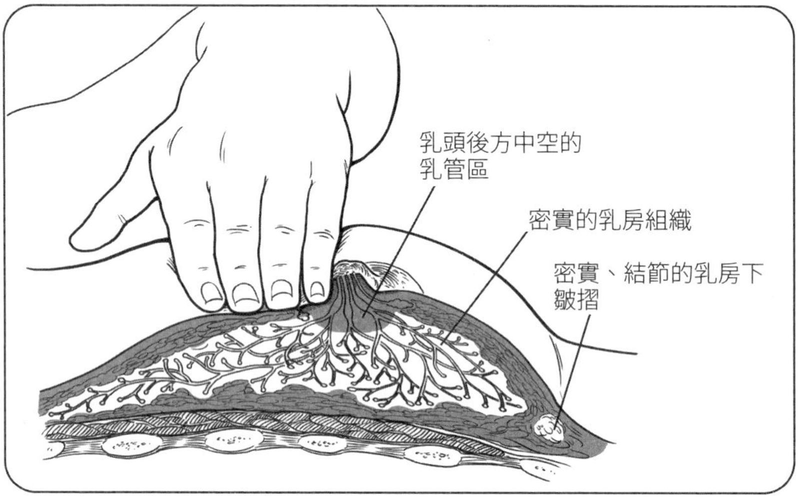
乳頭後方中空的
乳管區
密實的乳房組織
密實、結節的乳房下
皺摺

圖 1.3

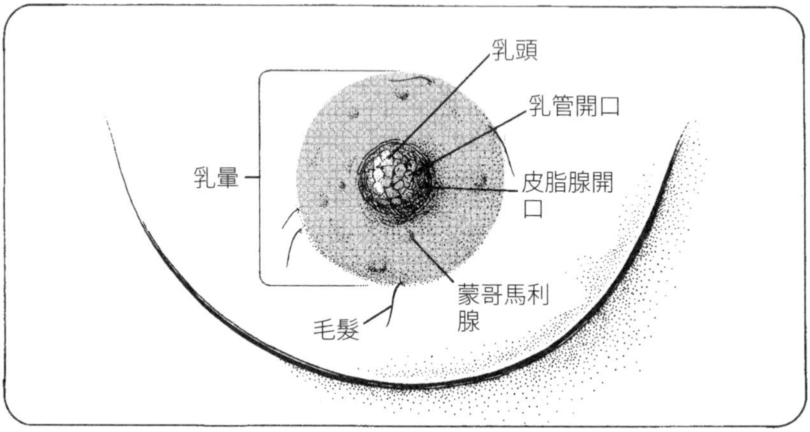
乳頭
乳管開口
乳暈
皮脂腺開
口
蒙哥馬利
腺
毛髮

圖 1.4

她覺得乳房和女人一樣，外表柔軟如水，內在堅強如鋼。乳房也具備一部分負責支撐整個身體的結締組織，其固態結構像是凝膠，可以容納其他類型的組織，鬆散地分布其中；有時候它也稱為基質（stroma），近年研究彰顯了它在乳癌扮演的重要角色，因此越來越受關注。

乳房就像身體其他部位一樣，也有動脈、靜脈和神經。另外，還有一種幾乎與之平行的系統，稱為淋巴系統，包括淋巴管與淋巴結。淋巴系統的任務是收集老廢細胞，並以散布在全身的淋巴結進行過濾，接著將過濾後的組織液送回血管，重新進入血液循環（見圖1.5）。這個負責回收與過濾的淋巴系統，可以幫助人體對抗感染。然而這個系統的功能不僅止於回收而已，在過濾掉非必要組織液的過程中，淋巴結會記錄內含物質。如果其中包括對人體有威脅的物質，比如細菌細胞、外來物質、病毒等，淋巴結會留下該物質，針對其產生免疫反應（見第3章「免疫系統：人體的國防部」部分）——先藉由細胞辨識入侵物質，再製造抗體來對抗。淋巴結在後文討論乳癌擴散的內容中，亦扮演關鍵角色。分辨哪些淋巴管和淋巴結負責過濾乳房的哪個部分，是至關重要的，因為唯有如此，才能確認要切除哪些淋巴結以檢查癌症跡象。

乳房：一個充滿互動的社群

在我的職業生涯中，醫界大多時候皆認為乳管系統是乳房的主要結構，其餘結構都只是陪襯。然而卻少見實際針對乳管的生理結構研究，因此我親自投入研究，希望深入探討這個議題。

多年來，我的研究[1]確認了其他研究者得到的結果[2]。當嘗試將一根管子（套管）插入乳頭表

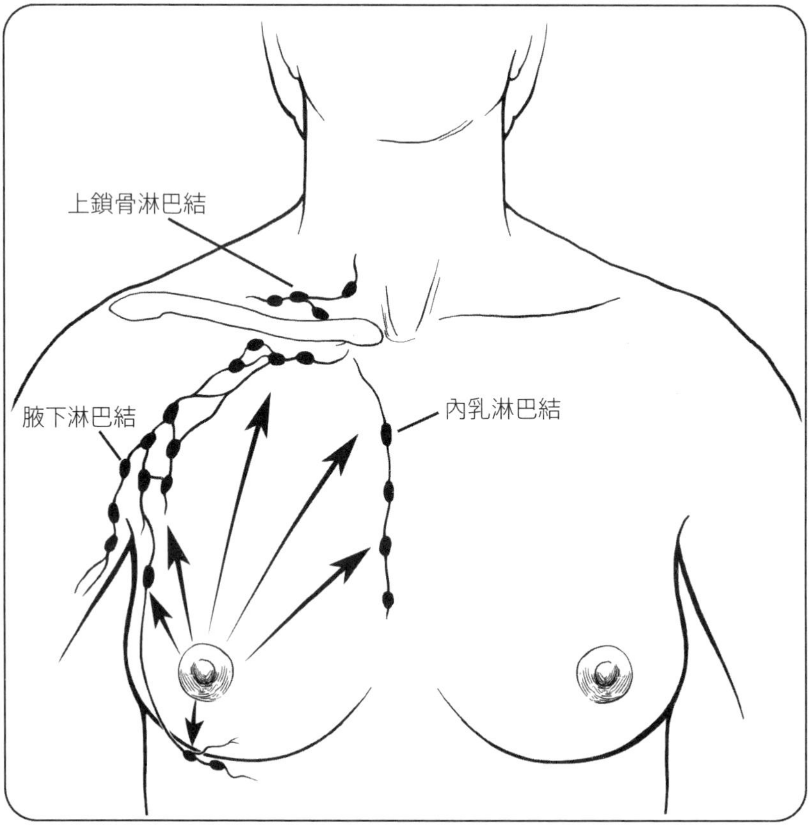

圖 1.5

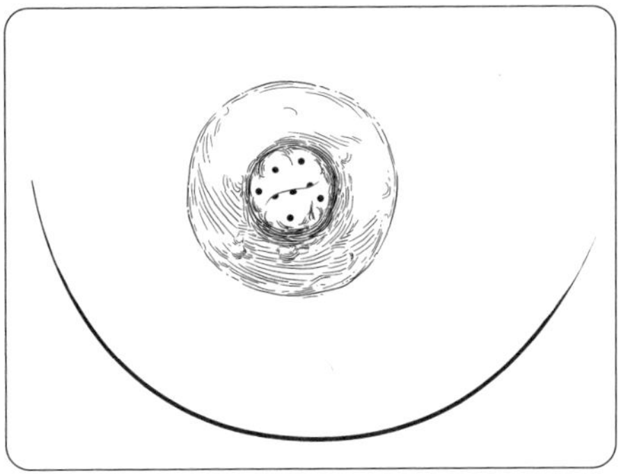

圖 1.6

面之乳管開口時，會發現共有五至八個開口（見圖 1.6）[3]。但這個數量可能只是假象；若仔細檢視被移除的乳房，將乳頭處經水平切割，可以發現更多乳管，共約十五至廿二個管狀結構[4]。為什麼有些乳管沒有開口？至今依舊是未解之謎，但近年研究顯示部分乳管會先在乳房內匯聚，之後才形成開口向外（也就是數根乳管共用一個開口），但其他乳管則是各自獨立。

此外，有些可能只是看起來像乳管，其實是其他結構，例如分泌皮脂（一種白色、油脂的物質）的小型腺體，亦與乳管相連接。這些皮脂腺遍布全身，但乳頭附近為何分布如此多皮脂腺，其原因與功用仍屬未知。我的看法是它們提供保護皮膚的包覆功能，宛如私人專屬的小型護膚系統。乳頭本就是準備被嬰兒吸吮的，格外容易裂開、受傷、疼痛，因此擁有許多皮脂腺也是非常合理的。

我和同事藉由大體解剖與乳房切除術移除的乳房（經患者同意），雙管齊下深入研究乳頭底下的乳房生理結構。我們發現乳頭上的乳管開口，直線延伸進入乳房約一公分，不到半吋的距離，就有一條小小的括約肌，能防止乳汁在哺乳期未餵乳時噴出。再往後是一個「前室」，稱為輸乳竇，乳管系統從這裡開始，像樹枝一樣朝乳房內部開始分支，這些分支就是乳管。每條分支末端有乳小葉，負責製造乳汁，再透過乳管將乳汁輸送到乳頭（見圖 1.7）。每個乳管系統各自獨立，分別製造乳汁；雖然共同存在，但彼此並不相通。有細胞內襯（或可說是「鋪設」）在乳管系統中，從乳頭一路到最靠近胸壁的分支，澈底分布在整個結構內部。目前認為乳癌是由內襯細胞（lining cells）產生的變化而引發，後文會進一步說明。

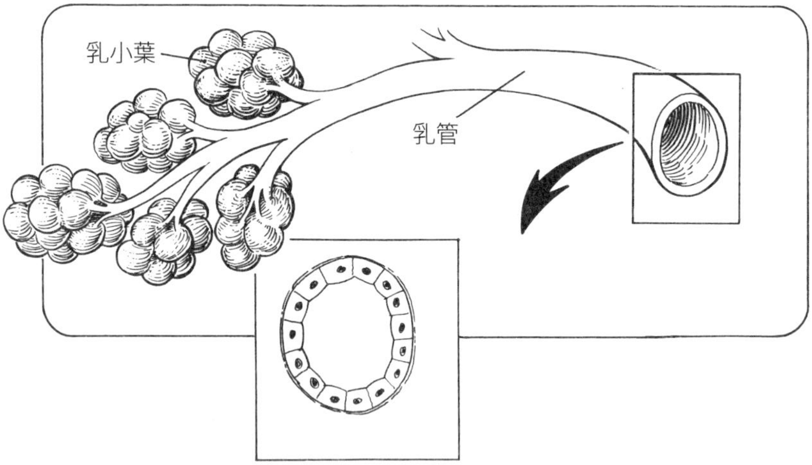

圖 1.7

最初我們認為，只要確定不再有哺乳需求，便選擇性地移除乳管系統的內襯細胞，就能消滅乳癌危機。但近期研究顯示，實際情況並沒有這麼單純。乳管及乳小葉周圍的細胞（脂肪細胞、纖維細胞以及白血球細胞），其特殊性與重要性並不亞於乳管系統的內襯細胞。這些細胞以複雜的形式相互影響，成就乳房的多種功能，使其得以從休眠期進入懷孕期，開始製造乳汁，然後再回復到休眠期（見圖1.8）。據我們所知，當細胞間的互動關係出現差錯，可能就會導致體內環境轉變，成為容易發展、生長癌細胞的狀態（見第3章「細胞環境」與「改變周遭環境」部分）。

配角

除了乳房本身，還有兩個器官也在乳癌中扮演重要角色——卵巢以及腎上腺。它們製造的賀爾蒙，對我們現知的乳癌及治療都有重大影響。

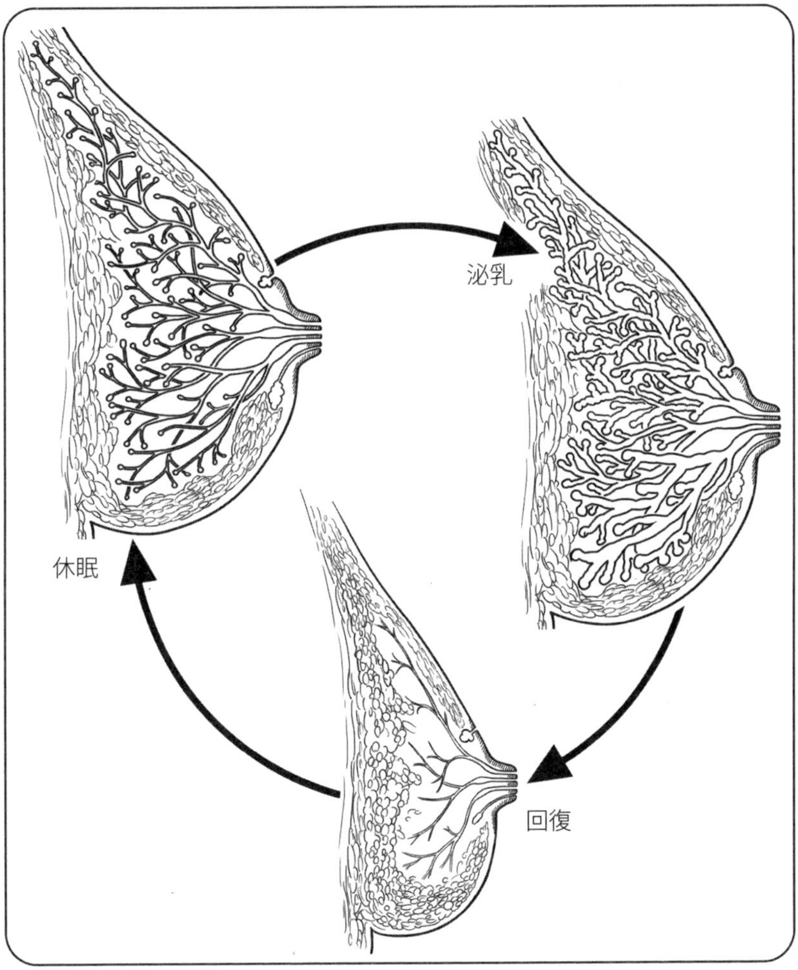

圖 1.8

卵巢的作用

行經期——

從青春期開始，卵巢每個月都會分泌重要的賀爾蒙（雌激素、黃體激素），藉此為懷孕做好準備（見圖1.9）。乳房也參與了這種每月一次的流程。每當這些賀爾蒙刺激乳房，我們就會經歷熟悉的週期性現象：乳房脹大、出現結塊狀、疼痛、壓痛。在超過四十年具有生育能力的日子裡，這種模式持續循環，乳房不斷有機會出現微小變化，造成許多女性常遭遇到的良性問題（見第2章）。

更年期——

以往普遍認為在更年期之後，當卵巢不再釋出卵子，就會乾涸枯竭，變成毫無用處的器官。之所以會形成這種觀念，有部分原因是因為血液中已無從測得雌激素濃度。現在我們知道，進入更年期後，卵巢的功能由分泌賀爾蒙轉變為製造賀爾蒙前驅物，促使其他器官自行製造最終產物。這是靠基質（或其周遭組織）來完成的工作，而卵子被包裹在其中。年輕時，卵子較多、基質較少；隨著歲月流逝，卵子數量越來越少，而基質則越來越多。最後，基質會停止行經期的週期性規律，轉而製造睪固酮及雄固烯二酮（androstenedione）；這些激素會在乳房中（以及其他部位包括骨骼、肝臟、大腦）被轉換為雌激素及黃體激素。這就是為什麼血液中開始檢測不到雌激素，因為進入

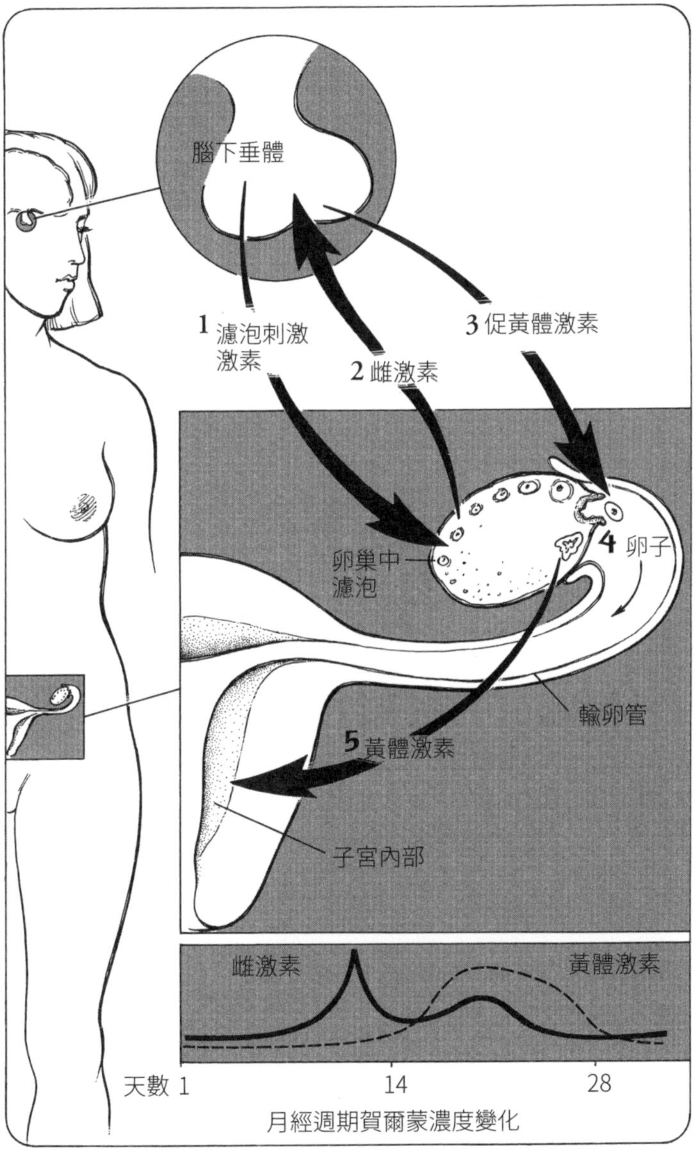
腦下垂體
1 濾泡刺激
激素
2 雌激素
3 促黃體激素
4 卵子
卵巢中
濾泡
輸卵管
5 黃體激素
子宮內部
雌激素
黃體激素
天數 1
14
28
月經週期賀爾蒙濃度變化

圖 1.9

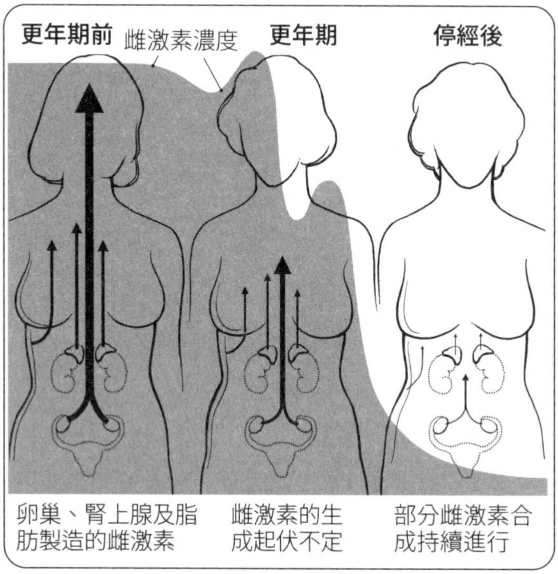

圖 1.10

更年期後，循環中只會出現雌激素的前驅物，而非雌激素本身[5]。所以體內的賀爾蒙分泌從未劃下休止符，它只是以不同形式繼續運作罷了（見圖 1.10）。

雖然睪固酮是男性賀爾蒙，但毋須擔憂，這不代表你會長出一副大鬍子（頂多在下巴上出現幾根毛髮）。女性體內的睪固酮及雄固烯二酮，大多被芳香環轉化酶這種酵素轉換為雌固酮，即雌激素的一種型態。這種持續的賀爾蒙生成狀況因人而異，或許也能說明，為何每個人更年期後出現的症狀各異。

此外，這也解釋了為什麼女性若手術移除兩邊卵巢、失去了這些賀爾蒙，更年期症狀往往比一般女性更嚴重，也更容易出現心血管疾病及骨質疏鬆症等問題[6]。

綜觀以上，卵巢其實不只單一功能。固然繁衍後代是它們最重要的使命，但並非唯一的任務。這個器官不僅能為世界帶來新生命，同時也是維繫女性生命與健康的重要一環。我在醫院的前同事帕克（Bill Parker）指出，整體來說，若女性接受子宮切除術時，同時預防性地移除了卵巢，其死亡率高於卵巢完好的女性（即使前者的乳癌及卵巢癌比率都較低，也不影響較高的死亡率）[7]，這種現象證實了卵巢在停經後，依然保有重要作用。邁入更年期，不代表卵巢就此失去作用、一事無成；它只是單純從生育功能切換到維護功能而已，就像是人到中年常會有不同的生涯規劃，最後決定轉換跑道一樣。

那乳房呢？顯然更年期代表的是最終的「回復」——乳房得到訊息，知道它們再也不需要執行任務，終於可以澈底休息了……但事情往往沒有那麼簡單。更年期後受到幾種因素影響，每位女性的賀爾蒙濃度各有不同。因為手術（如子宮切除術）或化療而進入更年期的女性，其賀爾蒙濃度變化會比自然進入更年期者更為劇烈。但即使是自然進入更年期的女性，也有些人天生就具有較高濃度的雌激素或睪固酮，提高他們罹患乳癌的風險。

舉例來說，我們觀察到骨質疏鬆症女性罹患乳癌的比率，比骨質密度正常者低了60%；這或許是天然雌激素濃度所致。停經後，體內的雌激素濃度相對較高者，骨質會比較健康，但乳房較不健康；相反地，體內雌激素濃度較低者，乳房會比較健康，但骨質就不那麼理想。透過乳房X光攝影，可以看見這種殘餘賀爾蒙刺激的差異。而個體的賀爾蒙多寡，甚至可能使基質密度看起來高於乳房功能已完全停止，而內部結構以懸浮在脂肪中的乳管為主的女性。

人工合成賀爾蒙

若額外給予女性賀爾蒙（雌激素，通常為黃體激素），可能會導致賀爾蒙敏感型乳房腫瘤。另外，採用停經後賀爾蒙補充療法（postmenopausal hormones）的女性，經常（但非絕對）出現乳房密度增加的情況，這是乳癌的已知風險因子之一（見第5章「乳房密度」部分）。並非所有接受停經後賀爾蒙補充療法的女性都會罹患乳癌，比較像是有些人對停經後賀爾蒙補充療法的敏感度較高；至於敏感度較高的對象及原因，仍須在相關領域做更深入研究探討。近期研究指出，能從乳房X光攝影顯現的乳房密度（見第7章「特殊情況」部分）看出一些端倪。克里科斯克（Karla Kerlikowske）指出，停經後的女性中，乳房X光攝影顯現乳房密度較高者，其罹癌風險高於乳房中脂肪較多的人[8]。

此外，近期研究也顯示，乳房組織本身具有芳香環轉化酶，可將睪固酮及雄固烯二酮轉換為雌激素。這代表在更年期後，乳房內的雌激素濃度或許真的高於身體其他部位，也可能是這個年齡階段會出現雌激素敏感型癌症的原因。我們越瞭解停經後乳房對賀爾蒙的反應，就越有機會找出導致更年期後罹患乳癌的原因。

認識你的乳房

以上所有資訊或許足以引起你的興趣，讓你有意願開始認識自己的乳房。無論你是才剛確診不久，或僅是心懷擔憂、想防患於未然，認識乳房都是一個很好的決定。對於剛剛確診的人而言，可能想專注於乳房的樣態變化，且在研究何種手術治療最適合自己時，仔細斟酌什麼才是最重要的。相對地，未罹癌者應偏重認識、理解何謂「正常」，以便發生變化時能注意到不同之處。至於病友則需重新認識自己身體，接納「新的」正常情況。

認識的第一步是觀察你的乳房。站在鏡子前面看看自己的模樣，觀察乳房在胸前垂掛、突出的姿態。如果你還年輕，乳房多半傾向於突出、挺立的形狀；如果你較年長，它多半會偏向下垂的狀態。感受你的乳房下皺摺，也就是乳房下方彎折的地方，還有底下的肌肉——胸肌。也要觀察你的乳頭：它是什麼顏色？上面有毛髮或小小突起嗎？如果有，這是完全正常的情況。你可以左右擺動手臂，看乳房如何隨著動作移動（或保持不動）。將手放在臀部活動一下肌肉，然後舉手向上伸展，看看乳房形狀在不同姿勢有什麼變化？

這個過程中很重要的一點是：不要帶著批判外表美醜的眼光來觀察乳房。要記得你是在認識自己的身體，不是為成人雜誌《花花公子》封面的拍攝試鏡。忘掉所有關於「乳房應該長什麼樣子才漂亮」的言論，要坦然自信的想這就是你的乳房，而且看起來好得很。

下一步是觸摸、感覺你的乳房。淋浴或沐浴時，身上塗滿肥皂就是最適當的時機，因為雙手能輕易地滑過肌膚。先選擇其中一側乳房，將同側的手舉到頭部後方，這樣能將腋下的乳房組織推到胸壁前。當乳房組織被夾在皮膚和胸骨之間，就能輕鬆地觸碰到。如果你的乳房太大，則試著以躺姿進行，無論是躺在浴缸裡或床上都可以。躺下後先翻身側向一邊，然後再側到另一邊，這樣能夠使乳房更貼近胸壁，更容易觸摸。

通常乳房組織具有微細的結節狀或顆粒狀質地，宛如大顆的種子。這種起伏、結塊感的形狀，有許多是因為正常脂肪與乳房組織混在一起的關係。但塊狀乳房曾誤導我們對身體驟下最不幸的判斷，不僅常與真正的乳房硬塊混淆（見第2章），更曾誤稱其為纖維囊腫疾病（fibrocystic disease）症狀（見第2章），引起不必要的焦慮、恐慌，甚至促成執行破壞性手術，影響乳房外觀。

這種起伏不平的塊狀乳房形狀，是乳房組織本身的型態所致。有些女性身上的乳房組織較為細緻、沒有「凹凸結塊」感；也有些女性的乳房會有凹凸、結塊的情況，摸起來可能有點像鵝卵石小徑的觸感；還有人處於兩種極端中間，只出現輕微的結節狀。這都非常正常。

乳房形貌就和身體其他部位一樣，也會因人而異，就像有的人長得高、有的人長得矮；有人皮膚白，有人皮膚黑；當然也就有人的乳房較凹凸不平、有人的乳房較細緻平滑。即使同一個人的乳房也可能會有差異，比如乳房在腋下或尖端的部分比較凹凸不平，可能兩側乳房都有，或僅出現在其中一側乳房。探索自己的乳房之後，你會發現一些整體具一致性的特色，進而瞭解自己乳房的型態，是非常重要的。

乳房發育的不同情況

健康的乳房會有許多不同形狀及尺寸，無論你的胸部是大是小、是否對稱，甚至擁有額外的

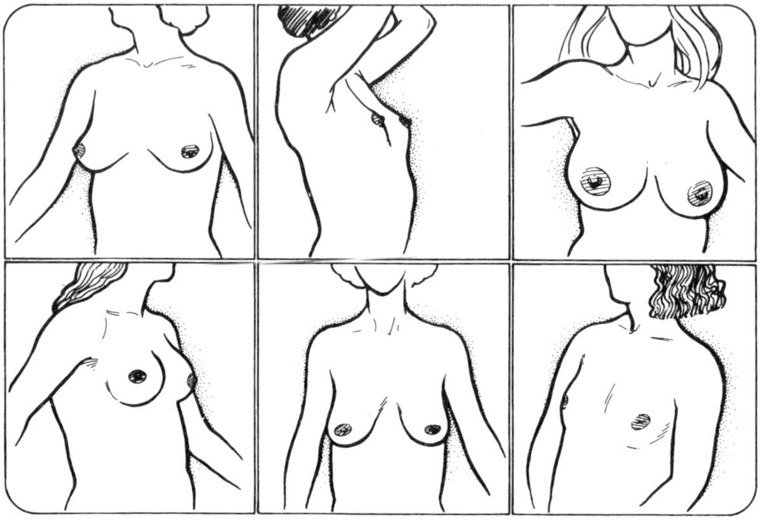

圖 1.11

乳頭，都不是什麼異常現象（見圖1.11）。

乳房發育的常見情況分為兩大類：從出生以來就很明顯的，以及直到青春期才開始出現的。後者的情況比前者常見許多（也有因意外或疾病造成的發育差異，這種情形下的手術治療，基本上與針對遺傳變異採取的方式一致）。

出生即明顯可見的發育差異——

出生後即出現的發育差異情形，最普遍的是多乳房症——身上多出一個或多個乳頭。此情況可能會發生在乳稜沿線的任何位置（見圖1.12）。如今人體內的乳稜多會在出生前就退化消失（乳稜標誌著人類曾有多個乳頭的進化演變），但在少數例子中卻終生被保留下來。身上有額外乳頭的母親，女兒出現相同情況的比例約為1至5%。這些乳頭通常出現在乳房下方，因為看起來像是痣，很多女性甚至從來沒注意到它們的存在。每次當我為患者指出多餘乳頭的位置，往往也是對方第一次注意到它。

額外乳頭沒有什麼問題，通常也不會引發外型醜陋等困擾。一名患者甚至告訴我，她很喜歡自己的額外乳頭，因為她先生也有一個，這讓兩人感覺像是天生一對！男性有時也會出現額外乳頭，但據目前所知，出現頻率遠低於女性。這可能與某些目前我們還不瞭解的生物因子有關，也可能是男性的胸毛較茂密，使他們和醫師較難觀察到額外乳頭的存在。

額外乳頭本身不會造成任何問題，但在哺乳期間，或許會跟著分泌乳汁。除非令你感到困擾，否則這種現象很正常，毋須擔憂。

除了額外乳頭，多乳症的另一種情況是出現沒有乳頭的額外乳房組織。多半位於腋下位置，

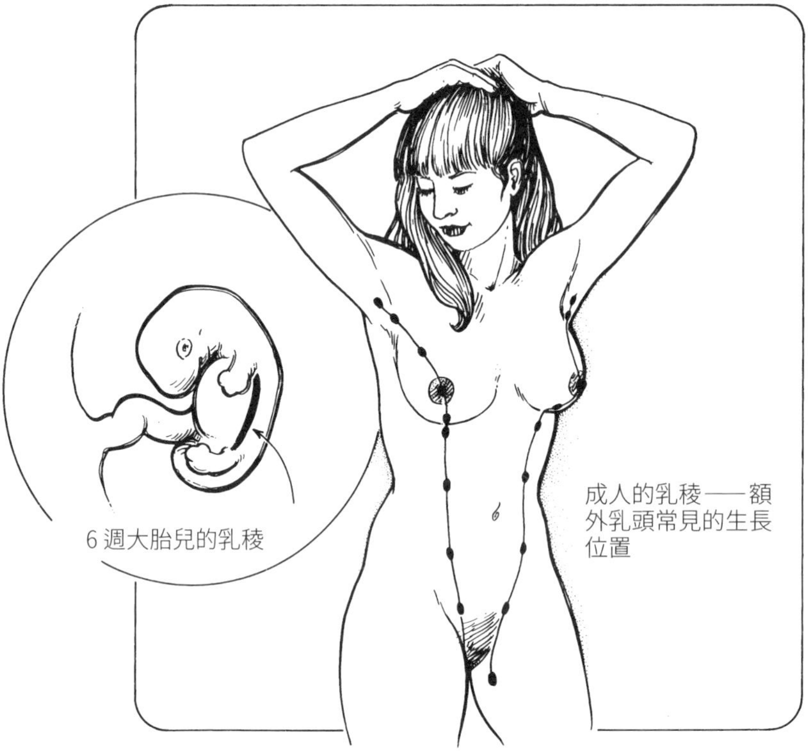
6 週大胎兒的乳稜
成人的乳稜——額外乳頭常見的生長位置

圖 1.12

摸起來可能像囊腫硬塊般的腫塊，且和乳房一樣，在行經期間會腫脹、疼痛。而且也與額外乳頭情況相似，額外的乳房組織常會被醫師及患者忽略。我有一位患者在第二次懷孕時，發現她兩側腋下都有腫脹情形，這很可能是額外乳房組織造成的；隨著哺乳期結束，腫脹也消失了。

既然同是組織，身體其餘部位的正常組織可能發生哪些問題，這些額外組織也有可能會面臨。我的患者就有囊腫、纖維腺瘤，甚至癌症等情況。

除非額外乳頭或乳房組織帶來生理上的極度不適，或者心理上的高度痛苦，否則都毋須太過擔心。然而如果這情況真的令你感到困擾，可以進行手術移除。額外乳頭移除手術可在醫師診所進行局部麻醉，乳房組織則需視情況進行局部或全身麻醉。

還有一種最罕見的狀況，稱為無乳畸形，也就是天生只有乳房組織，卻沒有乳頭。這種情形通常與胸骨和肌肉的發育問題有關，比如脊柱側彎及肋骨畸形。除了因這些相關問題而必須進行的治療以外，也可以考慮透過整型手術裝上假的乳頭，就像患者在乳房切除術後接受乳房重建手術一樣。可以使用乳房的皮膚來打造乳頭，乳暈則以刺青或皮膚移植的方式創造（通常使用大腿內側皮膚）。雖然人工乳頭外觀能夠以假亂真，但與真正的乳頭還是有所差異；它完全是為了外型美觀的目的而打造。

有些女性其中一側乳房發育不足，有時稱此情形為「波蘭症候群」，不僅與乳房相關，也對胸肌和肋骨產生影響，有時甚至會出現手部畸形。罹患波蘭症候群的女性，可能會有尺寸小又嚴重變形的乳房。

還有一種狀況是永久性內縮的乳頭（向內而非向外生長）。這是先天性的問題，且一般要到青春期才會顯現出來。

各種不同的損傷也可能影響乳房發育，包括手術或創傷。如果乳頭或乳房芽在青春期之前就受到嚴重傷害，也損傷了未來應發育成熟的乳房。有時皮膚創傷也可能會限制未來的乳房發育，最常見的是嚴重燒燙傷帶來的問題，結痂後的疤痕把皮膚拉得太緊，使乳房組織無法發育。過去醫界曾使用放射治療，處理一些先天性狀況如血管瘤（即胎記），但這種方式破壞了乳頭與乳房芽，阻礙後續生長。一旦乳房芽受到任何嚴重傷害，都可能導致抑制發育的後果。

青春期開始出現的發育差異——

乳房開始發育後，可能出現三種變異情況：乳房肥大、平胸或乳房不對稱。

乳房肥大——

乳房肥大可能出現在青春期早期，被稱為「處女性肥大」。當乳房開始發育，體內某種「喊停」的機制沒有履行職責，導致乳房繼續生長，變得過大，與身體比例嚴重失調。有時候這種狀況具有家族遺傳性。處女性肥大有極少的例子只發生在單側乳房。但須注意的是，「過大」的概念其實是非常主觀且因人而異的。同樣是C罩杯的乳房，對一百五十公分的女性而言很大，但對一百七十五公分的女性則不會帶來困擾；然而若是E罩杯，即使是一百七十五公分的女性，也很容易感到不適。

我有多名患者都深受巨乳所苦。曾有一名患者告訴我：「我幾乎從來不穿泳裝，因為大家都會盯著我的胸部看。」另一位患者已經七十一歲了，走路時卻仍然不敢抬頭挺胸，只為避開那些緊盯她乳房的眼光。過大的乳房對青少女而言尤為困擾，不但得面對同學的奚落嘲笑，還加上平胸女孩不會遇到的問題——生理上的極度不適。這些女孩可能無法參與某些體育活動，並時時受嚴重背痛所苦。她需要穿胸罩來支撐、包覆乳房，但胸罩會被乳房的重量向下拉扯，在雙肩勒出疼痛的痕跡。

這些女孩可能在青少女時期就希望進行縮胸手術，避開上述諸多不適與困擾。然而縮胸手術的手術創傷，可能會破壞哺乳能力，因此有些母親拒絕讓女兒接受手術，會說服她們等到生育後再考慮，但母女雙方都應該仔細評估可能經歷的生理及心理傷害。如果女孩打算生小孩，症狀可能會在懷孕期間變得更嚴重，因為當乳房內充滿乳汁，體積相對會變得更大，也令擁有大胸部的女性感到更不舒服。青少女那麼年輕就得面對影響一生的重大手術決定，確實很艱難；可是別忘了，選擇不進行手術雖然可避免手術創傷，但同樣也會影響女孩的人生。

許多十五、十六歲的少女已經夠成熟，能對其詳細解釋所有利弊得失，包括手術後或許只能瓶餵、無法親自哺乳的可能性，然後讓她們自己決定。畢竟無論怎麼選擇，結果好壞都是當事人自己要負責與經歷，所以更應給她為自己做選擇的權利與考慮時間。可以鼓勵她與醫師、育有幼兒的母親、同樣也有巨乳問題的女性等對象聊聊；閱讀所有找得到的相關資料，瞭解手術與哺乳的優缺點。當真正覺得已獲得足夠資訊以後，才做出選擇。

並非所有乳房肥大的問題在青春期後都會出現。有些原本擁有大乳房，但並未造成不適的女性，懷孕後發現自己的乳房明顯變大了；也有些人在體重增加或更年期後，乳房增大到感覺不舒服的地步。對於體重增加造成乳房變大的狀況，許多外科醫師並不願意幫她們執行縮胸手術，認為應等減重後再考慮，以免提高傷口癒合出現併發症的風險。

我也遇過因乳房肥大太過痛苦，反而以暴食來宣洩、補償的例子，最終形成體重增加與乳房變大的惡性循環。在這種情況下，若能藉由縮胸手術改善外觀，或許可以成為她們繼續努力、進步的動力。

無論如何，每個人都要自己做出選擇，因為她才是那個活在困擾與痛苦中的人，只有她最有資格判斷，該如何改善這種情況對人生造成的影響。也有些女性雖有乳房肥大的狀況，但並不介意：我遇過一位患者雖然認同巨乳帶來的不適，卻表示她還是很高興能擁有這麼大的胸部，因為這讓她覺得自己很有女人味、很性感。

平胸

與巨乳相反的問題，是極度平坦的胸部。和乳房肥大一樣，平胸、乳房過小是一種相對主觀、常被社會文化影響的概念。有些女性的乳房非常小，導致她們的胸部看來與男性相同，雖然這不會造成生理或健康問題，但可能會使當事人覺得自己沒有魅力，缺乏吸引力與女人味。

但畢竟乳房很小不會影響哺餵嬰兒或產生性反應的功能，因此有些女性並不感到困擾。有些人會選擇穿著厚墊內衣、隱形胸罩等方式來改善，也有些人想進行隆乳手術。

不對稱的乳房

大多數女性的乳房，或多或少都會有某種程度的發育不均。但有些人的狀況比較極端，會出現嚴重不對稱的情形，若造成困擾，可以考慮整型手術，將雙乳差異控制在可接受的範圍內。手術可以是將較大的那一側乳房縮小，也可以將較小的那一側乳房擴增，當然也可以兩邊同時進行，達成平衡。負責的外科醫師一定要記得與患者詳細討論這些選項，我們常假設患者一定會傾向於將較小的那側乳房隆大，忽略了應告知患者另一種可能性（將較大那側乳房縮小）。有許多因素都會影響患者的決定，比如原本的乳房大小、不對稱的嚴重程度，以及最重要的——她的審美觀與目標。

對於想要改變的女性而言，整型手術的出現是個天大的好消息。但請記得，即便你的乳房外觀與大多數人不同，也不代表你就非得改變它不可，其實有許多女性都很滿意自己乳房的模樣。

考慮整型手術

如果有人因為乳房外觀而感到鬱悶、痛苦，整型手術是調整辦法之一，或許能對她的人生觀產生巨大影響。但是沒有任何手術能讓人變得「完美無缺」（而且怎樣才算是「完美無缺」呢？），整型手術只能讓你覺得自己比較正常，並開始與自己的身體和平共處。

第2章

常見的乳房問題

我在本書的初版曾提到「纖維囊腫疾病」一詞，過去被許多醫師普遍用來描述各種不同症狀，而且這些症狀彼此之間往往沒有任何關連性，比如乳房疼痛、塊狀乳房，甚至包括在經期前出現的腫脹、堅硬情形。就我看來，醫師使用「纖維囊腫疾病」的潛台詞似乎是：「我們也不清楚你身上到底發生什麼事，但反正不是癌症，所以不用太過在意。」症狀是真實的，卻以沒有實質意義的詞彙來對應，所以我將這個詞稱為「垃圾桶」：每當遇到「非乳癌」的情況，就一股腦把它扔進「纖維囊腫疾病」的範疇內（見圖2.1）。

幸好，過去廿五年來，幾位研究學者致力於探討良性（即非癌性）乳房問題，並發現其中許多狀況，都與人具生育力時的不同階段有關，從正常到非典型都有，偶爾也有少數確實為疾病的症狀。乳房發育經歷懷孕期、哺乳期的變化，最終進入更年期；在這個過程中，無論是時機、各部位的配合與運作，都有極大可能出現各種不同的潛在變異。這些變異是多數症狀形成的基礎原因，且部分被認定是良性乳房疾病。

可惜就我迄今在臉書上收到各種留言訊息看來，仍有許多醫師告訴女性她們罹患的是纖維囊腫疾病。其中有些女性於多年前經醫師確診，至今依然認為自己罹病。這或許無傷大雅，但卻讓

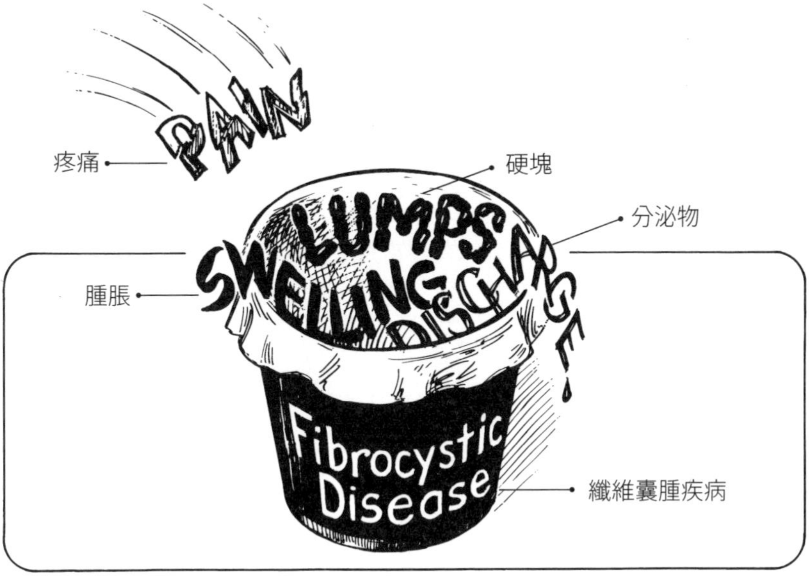

圖 2.1

這些女性無法明確瞭解自己到底發生什麼事，也就不知道該如何正確治療。而且被診斷為纖維囊腫疾病的症狀，其中大多數都只是正常的變異情形；無論纖維囊腫不囊腫，總之根本不是疾病。

接下來將探討女性可能經歷的各種良性乳房問題，盡量讓各位對身體狀況有更深入、更清楚的理解，並知道如何治療（或是否需要治療）。

硬塊與塊狀乳房

如第 1 章提及的塊狀乳房（lumpiness），與乳房中出現單一明顯硬塊是不同的；兩側乳房若有許多小型結塊，是完全正常的情形。辨別「乳房硬塊」與「塊狀乳房」之間的差異非常重要，如果混淆兩者，會對當事人造成數日或數週不必要的焦慮、痛苦。非專精於乳癌領域的醫師（比如家庭醫師、婦科醫師），常因發現塊狀乳房而緊張，擔心可能是癌症徵兆，而建議患者轉診，尋求專業人士如外科醫師或乳房專家等幫助，確認硬塊是否為癌性。

如果自己或醫師無法確定是真的有硬塊，或只是塊狀乳房，那麼接受進一步的檢查有益無害。但若能多瞭解一點真正的硬塊，也可能為你省下一趟毫無必要的看診。

我有一位乳房外科醫師同僚馬哈尼（Ellen Mahoney），她會請患者想像自己乳房內部的樣子，並且要嘗試形容：是奶油狀、砂礫狀，還是像氣泡紙那樣？如果整體而言都是相同的質地，那麼這就是乳房天生的狀態。如果有單一區塊與其他部分感覺不同，便須格外注意。

無論良性或惡性，這種顯性的硬塊有一個重要關鍵：它們幾乎不會是細微、難以察覺的狀態。這種硬塊不會像ＢＢ彈那樣細小，而是至少有一至兩公分的直徑，甚至將近三公分或葡萄大小。在乳房內正常的微小凹凸塊狀之中，硬塊會「鶴立雞群」般地明顯凸出，很容易就能夠發現異常。這也是為什麼幾乎所有乳癌都是患者自身先發現的，因為硬塊與其餘的乳房組織，差異實在太過明顯。

但一定很多人會問：「那要怎麼知道乳房內ＢＢ彈大小的塊狀物體，不是早期的癌症徵兆？」答案是：惡性腫塊還很小的時候，一般是感覺不出來的。癌細胞必須發展到某種程度，才會引起身體的反應，比如在癌細胞周圍形成纖維狀、如同疤痕般的組織。這些身體反應再加上癌細胞本身，才構成能被察覺出的硬塊，即「可觸摸」的狀態。當癌細胞病灶過小時，無法引起身體反應，因此需等反應出現，才能感覺到癌性硬塊。

雖然大型硬塊與多重硬塊幾乎都是良性的，但若要進一步做超音波檢測，以當今技術來說也非常容易。多數乳房外科醫師在診間就有超音波儀器，可以現場為患者檢查，排除疑慮。如果真的檢測出問題，也可以接著以乳房X光攝影來診斷。

顯性的乳房硬塊共有三種類型，其中囊腫及纖維腺瘤都是無害的；唯有當專業健康照護者檢測出第三種類型的「惡性」硬塊時，才需要謹慎看待、處理（我將在第8章深入解說腫塊診斷方法）。在更年期前女性而言，身上可觸摸到的顯性硬塊，惡性的比例為十二分之一。

我們時常無法找到出現非癌性硬塊的確切原因，但可大略得知其與賀爾蒙的變化息息相關（賀爾蒙變化說明見第1章）。囊腫及纖維腺瘤是在女性具生育能力期間形成，或許是乳房組織在不同時期產生的結構改變（纖維腺瘤），及大小萎縮（囊腫）的變異型態。

囊腫

醫師常傾向於將所有非惡性腫塊都稱為「囊腫」，但事實上並非如此。囊腫是一種特定類型的硬塊，一般常見於三、四十歲，乃至於五十歲出頭的女性，特別是接近更年期的人；在年輕女性與已過更年期的女性身上都很少見。然而，我也遇過後面兩種年齡層的女性出現囊腫，包括一名少女，以及一名更年期早已結束，且並未使用人工賀爾蒙的女性（有些人會額外補充雌激素來對抗更年期症狀，使身體誤以為自己仍處於更年期前）。

巨型囊腫指的是乳房組織中充滿液體的囊體，像是大型水泡一樣。它外部平滑，內部是浮動可擠壓的質地，如果用手推壓，可以感覺得出裡面含有液體。而這種性質也可能具有誤導性，因為只有當囊腫比較靠近皮膚表面時，才能以觸摸察覺其特性（見圖2.2）；陷在乳房組織深層的囊腫容易拉扯組織、將它向前推擠，因此觸摸時會感覺到堅硬的乳房組織，而非柔軟的囊腫，囊腫這時摸起來就像堅硬的塊狀。

女性在診間主述發現囊腫的典型狀況，大概是這樣的：四十餘歲的女性患者來到診間，和醫

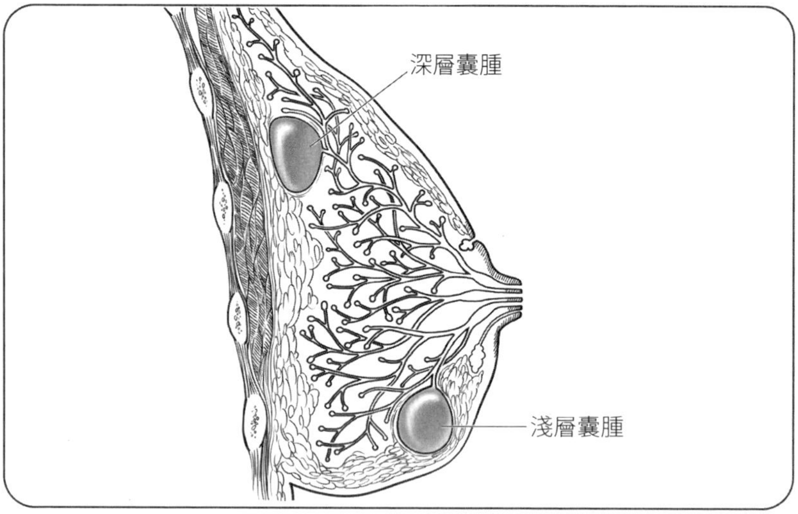

圖 2.2

療人員說：「六週前我才剛找婦科醫師做檢查，結果一切正常。還照了乳房X光攝影，也沒有異常現象。但昨晚洗澡時，突然發現乳房有硬塊——我很確定之前沒有。」於是醫師為她進行檢查，發現乳房確實有硬塊。

醫師對於這種一夜之間突然出現的硬塊，通常都很肯定它只是無害的囊腫；當然醫師還是會想要徹底驗證這個看法，患者自然更是迫切地想確定狀況，畢竟有部分癌症也是出現得毫無徵兆。此時醫師有兩種選擇，端視診間有無超音波設備。如果診間沒有超音波設備，可以向醫學影像中心預約超音波檢測，當檢查為囊腫，就在超音波的引導下進行抽吸。如果診間有超音波設備，就可以立即檢查硬塊，驗證診斷結果。

超音波檢測的運作原理就像雷達或聲納，如果乳房內是堅硬的硬塊，那麼超音波會反彈回來，呈現亮點和背後的陰影。但如果乳房內是囊腫，超音波會直接穿透，呈現一個黑色圓圈或橢圓，沒有陰影（見第8章「超音波」部分）。一旦確診為囊腫，醫師可當場以抽吸法將液體抽出。

若診間沒有超音波設備，但可以輕易地觸摸到硬塊，仍可採用抽吸法處理。醫師會用一根類似注射胰島素的細針，麻醉乳房硬塊區域的敏感皮膚，接著再用一根較粗、類似抽血用的針，與注射器連接，穿透皮膚插入乳房中的囊腫，抽出其中的液體（見圖 2.3）。囊腫會像被戳破的水泡一樣萎縮，迅速解決問題。這個方式聽起來很嚇人，但其實乳房大多數神經都分布在皮膚上，因此只要局部麻醉皮膚，患者在整個過程幾乎不會感到疼痛。當然有人天生較不耐疼痛，也有人乳房較為敏感，這些女性確實可能感到不舒服，但多數人沒有這種問題。抽吸法唯一可能出現的狀況，是瘀青或流血等的輕微不適。

抽出的液體看來很噁心，但其實是無害的。這些液體幾乎什麼顏色都有，常見的包括綠色、棕色或黃色；有時液體甚至可能是乳汁——正處於哺乳期的女性，有可能形成充滿乳汁的囊腫，稱為乳腺囊腫，其處理方式與其他類型的囊腫相同。此外，囊腫內的液體多寡也各有不同，少至

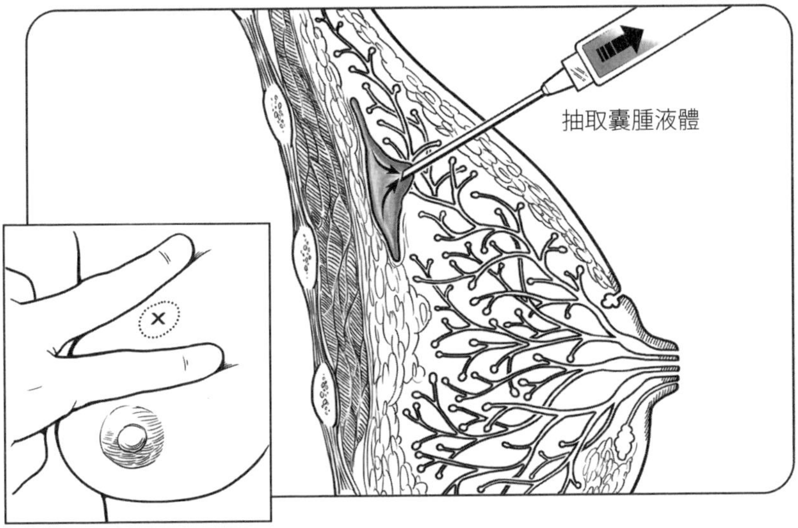

圖 2.3

數滴，多至一整杯的量都有可能。曾有一名患者來找我看診，她的乳房原本是不對稱的，但抽取囊腫之後，兩側乳房變成相同大小。

通常女性一生中只會出現一或兩個囊腫，也有些人形成囊腫的數量及頻率都較高。如果患者多次出現數個囊腫，應由備有超音波設備的乳房外科醫師持續追蹤、監控，準備隨時抽取囊腫。出現多個囊腫的女性，往往會不斷生成囊腫，直到邁入更年期；其中僅極少數只出現一次多囊腫的情況。

但如果囊腫是無害的，為什麼我們要費心思以影像檢測及（或）將它們抽取出體外？這主要是為了確定它真的只是囊腫而已，若不進行檢測確認，就無法保證乳房中的硬塊並非癌症；確知為囊腫後，醫病雙方都能夠鬆一口氣。

還有其他情況也可能讓你發現自己長了囊腫。像是在例行的X光攝影檢查中，若出現密度特別高的區域，患者就會接受超音波檢測，確認該區域究竟是囊腫還是堅硬的塊狀。若確定為囊腫且患者並不介意，那麼抽取治療就屬於非必要了，因為已經確知不是癌症。然而囊腫在某些情況會帶來疼痛感，特別是生長、發育得很快的囊腫，這時候將它抽取出來，往往能夠消除疼痛。

囊腫幾乎都是非惡性的，平均只有1％的機率形成癌症，這種囊內乳突癌（intracystic papillary carcinoma）也是危險性相對低的癌症（見圖2.4），通常不會擴散超過囊腫本身的範圍。除非有特定跡象證實癌症存在，否則多半不值得冒險動手術將之移除。因此，我只在有跡象顯示囊腫中可能有癌細胞，且超音波檢測結果看來癌症機率很高時，才會同意為患者動手術。

有時候，醫師在進行抽取治療時，會遇到抽不出液體的情形。但是不必擔心，有好幾種原因可能造成這種狀況，例如該硬塊可能根本不是囊腫，而是非惡性的硬塊，將在下文詳述；或者醫師在抽取時沒有對準囊腫中央：抽取方式是將囊腫固定在手指之間，然後將針插入（見圖2.3），但要命中中央並不容易，尤其是遇到體積特別小的囊腫時。當遇到這種情形，我會讓患者接受超音波檢測，

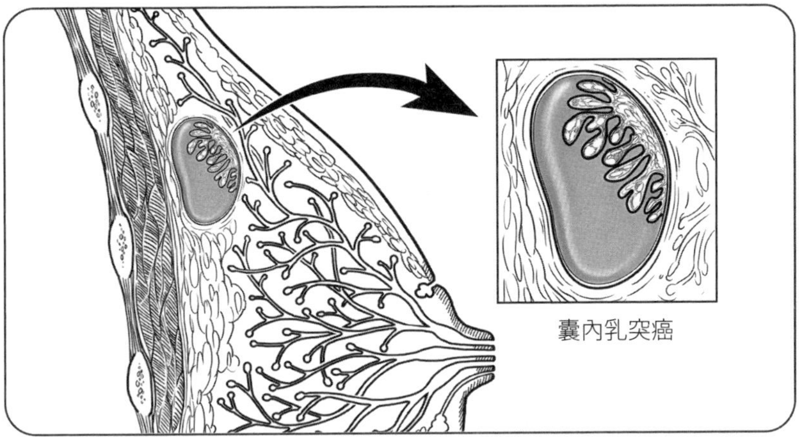

圖 2.4

並在有直接視野的條件下再抽取。若要以手術移除囊腫，則是萬不得已的最後辦法。

過去認為抽吸囊腫是具危險性的方式，因為若患者患有未知的乳癌，抽吸過程會使癌細胞沿著針頭移出的路徑擴散。但現今已知這種觀念完全錯誤[1]，無論抽吸與否，都不會造成影響。

囊腫不會提高罹癌風險，它真正的影響在於心理層面而非生理層面。頻繁生成囊腫的女性，在感受到乳房硬塊時，往往不會當一回事，認為肯定只是另一顆囊腫，事後才發現那是惡性腫塊。因此，每一個硬塊出現時都應謹慎對待、檢查，並確認它是無害的。

纖維腺瘤

另一種常見的非惡性硬塊是纖維腺瘤，是由對雌激素刺激特別敏感的乳小葉引起，通常在乳房剛開始適應賀爾蒙週期的青春期出現。纖維腺瘤是一種平滑、圓形的腫塊，較接近一般人觀

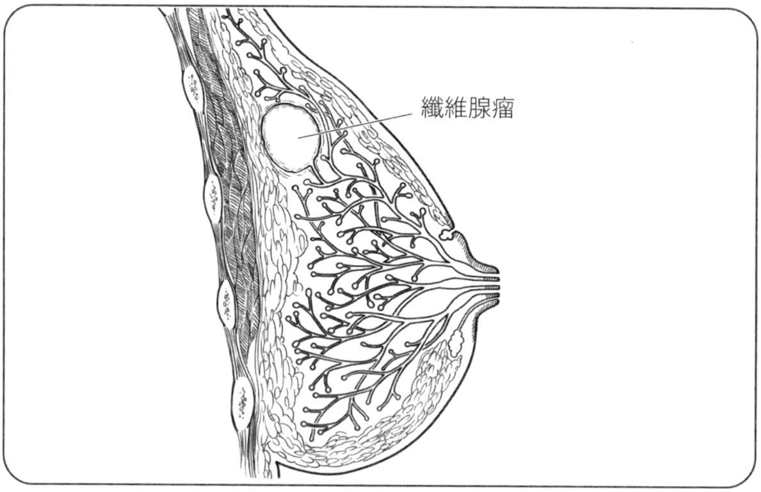

圖 2.5

念中認定的「囊腫」觸感——平滑、堅硬，像是一顆彈珠掉落在乳房組織裡（見圖2.5），能夠輕易地到處滑動。纖維腺瘤常出現在靠近乳頭的位置，但也有可能生成在乳房任何區域。它與其餘的乳房組織差異非常明顯，體積直徑也可能從小小的五毫米到檸檬大小的五公分不等。

最大的纖維腺瘤則稱為巨纖維腺瘤（giant fibroadenomas）。通常纖維腺瘤會在一年左右長到約二至三公分大小（尺寸約介於彈珠與大型葡萄間），之後數年都維持不變。其中15%的纖維腺瘤會自行消失，僅5至10%會繼續生長。有相關研究追蹤女性患者長達廿九年，發現纖維腺瘤最後往往會萎縮甚至消失；該研究最後推論，50%的纖維腺瘤會在五年後自行消失，另外50%也會在十五年後消失[2]。

醫師通常可以藉由簡單的觸診，判斷乳房硬塊是否為纖維腺瘤。如果進行針頭抽吸，卻抽不出任何液體，亦可得知該硬塊並非囊腫，進一步確認為纖維腺瘤。醫師可以透過粗針穿刺切片（見第8章「活體組織切片」部分），將組織送到實驗室再次確認診斷。乳房X光攝影或超音波檢測，通常也能明顯發現纖維腺瘤的存在。纖維腺瘤本身是無害的，只要能確定硬塊為纖維腺瘤，就不需要動手術移除。

因為纖維腺瘤是在青春期生成，所以青少女與年齡較長的女性相比，較容易出現纖維腺瘤，較不容易出現癌症；因此除非基於患者本人意願，否則都傾向於完全不移除。至於較年長的女性，就傾向於對所有纖維腺瘤進行粗針穿刺切片，甚至乾脆移除，以避免其為癌症的可能性。

如果醫病雙方都希望移除纖維腺瘤，只需要局部麻醉就可以輕易辨到。外科醫師只要切開一個小口，找到硬塊並取出即可（見圖2.6）。有些醫師為了留下最小的疤痕，偏好將切口開在乳頭周圍，再挖通到硬塊處；但我不太贊同這種較難找到病灶的做法。如果在纖維腺瘤上方開口，就能夠輕易找到硬塊，且大多時候也不會留下明顯疤痕。

雖然粗針穿刺切片的結果確認硬塊為纖維腺瘤時，並不需要移除，但有些人對於自己乳房

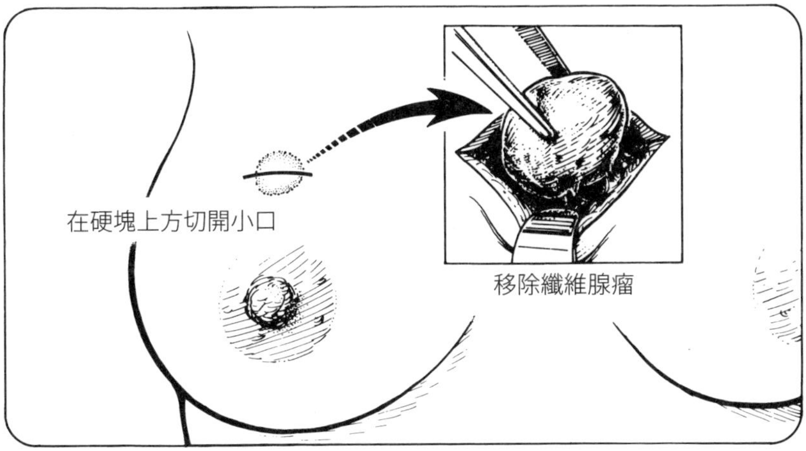

圖 2.6

內有個硬塊，依然感到緊張，那麼動手術移除以求心安，也是很合理的選擇。還有另一種方式適用於許多女性：採用最低程度的侵入手術，在超音波引導下將纖維腺瘤冷凍。低溫帶來的麻木，使手術幾乎沒有疼痛感，在診間進行只需約半小時，而纖維腺瘤於術後一至兩年內就會消失[3]。

通常一個人身上只會出現一個纖維腺瘤，經移除或治療後，就不會再長出其他纖維腺瘤了。但也有部分女性，一生中會有數個纖維腺瘤，其中少數人更是有許多個。而單一乳房中就有三、四個纖維腺瘤，或者纖維腺瘤生長到直徑超過四公分大小，也並非罕見。我曾為一名患者移除左乳的纖維腺瘤，數年後她回來看診，另一側乳房在完全相同的位置也長出一顆纖維腺瘤，幾乎如同鏡像般地精準。

偶爾也有數個纖維腺瘤同時存在的例子，移除後反而形成更多新的腫塊。我就遇過一位這樣的患者，無可否認，這狀況非常棘手。外科醫師總不能不斷地移除新生的纖維腺瘤，患者更會因此感到焦慮擔憂。有位女性曾告訴我，她的醫師要求她接受預防性乳房切除術（prophylactic mastectomies），藉此「一勞永逸」，讓醫師省下許多麻煩。我認為對於纖維腺瘤這種不會提高乳癌風險的良性健康問題，以切除方式處理實在太過極端。無論動手術與否，我的建議一向是以患者的安寧與福祉為判斷依據，而非醫師的感受。

不要將纖維腺瘤與子宮肌瘤（fibroid）混淆，後者僅指子宮內的纖維肌瘤。兩種狀況確實有相似之處：都是在腺體組織中的某一區域，自主性生長成為球狀；但彼此並沒有關連，若出現其中一種症狀，不代表也容易出現另一種症狀。事實上，這兩者通常發生在女性人生中的不同時期：子宮肌瘤常出現於接近更年期時，而纖維腺瘤則是青少年或二十歲出頭的時候。

但基本上纖維腺瘤還是有機會發生在任何年齡層，直到更年期為止。但更年期後如果接受人工賀爾蒙，使身體誤以為自己還在更年期前，那麼依然有可能出現囊腫。若觀察一般女性的乳房X

光攝影結果，在六、七十歲女性身上發現纖維腺瘤的機率越來越高，它們或許早在青春期就存在，只是當時尚未有X光攝影檢測技術，因此當事人自己也不知情。有部分極罕見的癌症，在X光攝影上與纖維腺瘤看來很相似，因此對於停經後患者，多半會進行細針抽吸、粗針穿刺切片來確認；如果上述兩者仍無法得到足夠資訊，則會進行切除性手術切片，也就是切除整個硬塊，來確認其是否為纖維腺瘤。

還有一種罕見的腫瘤：葉狀囊肉瘤（cystosarcoma phylloides / phylloides tumor；見第12章「乳房葉狀囊肉瘤」部分），與纖維腺瘤相似度頗高。在外科手術移除纖維腺瘤時，約有1%的比例會發現原來是葉狀囊肉瘤。它通常是較大型的硬塊（檸檬大小，甚至更大），一般而言是相對較無害的腫瘤，很少擴散到身體其他部位。有些醫師堅持移除所有纖維腺瘤，就是認為可能會出現葉狀囊肉瘤；但這樣的看法其實不太合理，特別是在粗針穿刺切片已證實硬塊是纖維腺瘤的情況下，畢竟葉狀囊肉瘤相對罕見，且危險度也不高。

最後要說明的是，纖維腺瘤本身並不會癌化。很少有癌細胞會在纖維腺瘤中出現，只要在診斷時與診斷後六個月檢查纖維腺瘤的大小，就不會錯過癌症跡象。如果狀況穩定，那麼在出現可疑變化前，不需要再特意確認纖維腺瘤的大小。

乳房好像有硬塊時，該怎麼辦？

當你發現乳房出現可能是硬塊的東西，第一件事毫無疑問是先諮詢醫師。如果醫師判斷真的有疑慮，則會為你進行超音波檢測，或將你轉診到有相關儀器設備的專業機構。若你超過三十歲，還會再做乳房X光攝影以取得更多資訊；所得的影像或許會顯示出硬塊為何的真正線索。若上述檢驗及影像還不足以讓醫師做出必要的確認，那麼最明智的選擇是進行粗針穿刺切片來找出真相。不需動手術，只要最低程度的侵入性粗針穿刺切片，就能輕易得到結果。

如果硬塊可以用手觸摸到或以超音波找到位置，那麼粗針穿刺切片可以直接由外科醫師來進行。你可以查詢自己所在地經驗最豐富的專家，許多地方都有乳房醫學中心，可以諮詢適當的專業人士，評估乳房硬塊的類型。

在這裡必須要強調一個重點，如果你很確定自己的乳房有問題，那麼無論醫師的診斷是什麼，都要去做一次切片檢查。有許多例子是這樣的：患者確信身體出了毛病，但醫師卻判斷沒有問題，結果一兩年後，乳房X光攝影發現了硬塊。患者認定這是醫師輕忽所致，但事實往往不是如此。因為患者對自己乳房的認識與感覺，畢竟是由內而外、較為全面的；而醫師只能從外部觀察、檢驗。但患者感知到狀況有異時，卻只能用自己最為熟悉的概念與詞彙來形容——長了硬塊。我相信，這種情況導致許多醫療過失官司，指控醫師「誤診」，沒有檢查出問題，以致於後續出現癌症。

所以，如果你真的覺得乳房有異狀，請堅持進行切片檢查。若檢查證實沒有問題，就可以放下心中大石；若結果發現你的直覺是正確的，那你等於是救了自己一命。切片是很簡單的小手術，風險極低，卻有機會達到極高的效益。

乳房疼痛

另一種乳房常見症狀是疼痛感，又被稱為乳腺痛（mastalgia/mastodynia，前者為拉丁文，後者為希臘文，兩者皆指乳房的疼痛症狀）。這種症狀可能引發大範圍的不適感且程度不一，從每個月數日的輕微疼痛，到幾乎令人難以行動的持續劇痛都有。一項針對一千一百七十一名更年期前的健康美國女性研究顯示，有69%的人都頻繁、長期地經歷這種不適症狀，其中36%曾因此就醫，11%出現過中等至劇烈的乳房疼痛[4]。另一項研究在英國威爾斯首府卡地夫的診所進行，記錄了三種主要類型的乳房疼痛：週期性，即與行經週期有關的疼痛；非週期性，即「觸發帶」（trigger zone）式的疼痛；以及並非源自乳房本身的疼痛。目前最普遍常見的類型為週期性疼痛[5]。

要判斷自己是哪一種類型的乳房疼痛，最好的方式就是將過程記錄下來：在月曆上標示出每一天感受到的疼痛是劇烈還是輕微，或者當天並無疼痛感[6]。此外，還要標出生理期的日期。這份記錄可以讓你輕易看出，乳房疼痛屬於規律的經前症狀，還是不規律的變動類型，亦即屬於週期性或非週期性。

週期性疼痛

我們知道週期性乳房疼痛與賀爾蒙變化有關。乳房在行經期前會變得較為敏感，直到行經期開始，敏感度才會下降。部分女性從排卵期開始就出現乳房壓痛，直到經期來臨前；這讓她們在持續的生理週期中，只有短短幾天是不被疼痛困擾的。有的人幾乎完全沒有疼痛感，但也有人疼痛劇烈到沒辦法穿上T-shirt、不能趴睡、也受不了和人擁抱。有時候疼痛只出現在單側乳房，但有時也可能一路蔓延到腋下甚至手肘，使當事人誤以為自己罹患癌症，還擴散到淋巴結了。

乳房疼痛確實非常惱人，但通常不會到難以承受的程度，真正令人受不了的，是弄不清它是否為癌症的那種恐懼。這時最好的療法，就是明確排除癌症的可能。前述的卡地夫研究指出，有乳房疼痛症狀的女性中，高達85％的人真正擔心的是癌症的可能性，而非疼痛本身。在接受檢查及乳房攝影，確認並無癌症疑慮後，絕大部分的人都鬆了一口氣，反而不太介意之後仍須忍耐疼痛。在巴西也進行了相同研究，以排除此現象為威爾斯女性的特有反應；結果證實，巴西的女性受試者中，也有高達70.2％的人反應與前述相同，僅10至15％因疼痛太過嚴重，即使非癌性也要求額外治療[7]。

如果你也有乳房疼痛問題，最好先找乳房醫學專家進行澈底檢查，或諮詢相關領域知識豐富者，重點是對方會正視你的症狀與擔憂；這或許需要花費一點心力去尋找。如果你已經年過三十，記得還要接受乳房X光攝影檢測。在確認並非癌症以後，就可以開始評估，未來是否能夠繼續忍耐這樣的不適感，或者你想要更進一步的治療。此外，也可以考慮中醫的草藥與針灸，這種方式在中國已經流傳數百年之久了。有時可以同時搭配使用草藥與針灸，有時患者及（或）醫師偏好只用其中之一。這也適用於非週期性疼痛，本章後文會再提及。

如第16章所述的冥想與想像療法（visualization），則是另一種可能性。不少研究指出，這類技術能夠有效減輕疼痛，或許能夠幫助減緩週期性及非週期性的乳房疼痛。

如果你是二十至三十歲、受週期性疼痛困擾的女性，也可以考慮嘗試服用避孕藥或止痛藥，如阿斯匹靈、泰諾①、伊布洛芬②等，能夠緩解疼痛。另外如穿著較牢固的胸罩以避免乳房晃動，也能降低乳房的不適感。還有非類固醇類消炎止痛藥（Non-Steroidal Anti-Inflammatory Drug, NSAIDs），能以膠狀藥膏的型態直接塗抹在乳房上，進而減輕疼痛[8]。

如果上述方式都不見效，塔莫西芬③或許能派得上用場；這是抗雌激素藥物，用於治療、預防乳癌。塔莫西芬是一種雌激素受體調節物（estrogen receptor modulator；見第6章「賀爾蒙」部分），根據一項英國研究發現，它對於減緩乳房疼痛非常有效（達80至90％）[9]，副作用包括熱潮紅及經期紊亂；所幸其用量每日只需十毫克（效果與每日二十毫克相同），且三個月療程即可（效果與六個月相同）。在明尼蘇達則有小組試驗服用十毫克劑量的塔莫西芬，為期兩個月，結果效果卓著，且復發率僅30％[10]。

非週期性疼痛

非週期性疼痛的普遍性遠低於週期性疼痛，且感覺也很不一樣。首先，疼痛出現後並不會隨著經期變動，而是持續存在。又稱為「觸發帶」式的乳房疼痛，因為幾乎無論在任何情況，痛感都集中在特定區域，患者能夠準確地指出疼痛位置。這種疼痛一般是由生理結構引起，而非賀爾

①〔藥師註〕商品名，Tylenol。學名乙醯氨基酚（Acetaminophen），為非類固醇類消炎止痛藥。
②〔藥師註〕學名，Ibuprofen。為非類固醇類消炎止痛藥。
③〔藥師註〕學名，Tamoxifen。

蒙問題，也就是乳房組織中某種東西所致（但目前多半不清楚確切原因）。有時候，非週期性疼痛可能是癌症跡象，所以最好找醫師澈底檢查，特別是年過三十的女性，更要格外注意。

非週期性乳房疼痛的肇因之一是創傷，例如對乳房重重一擊，顯然會造成疼痛；乳房切片也可能會留下一些疼痛的後遺症（切片過程見第8章「活體組織切片」部分）。許多女性在切片後，會經歷輕微刺痛、抽痛長達兩年甚至更久。另外，手術後也不可能完全恢復如初，就像曾經斷過的腿，在雨天總是特別有感一樣。這種類型的疼痛往往很明確，就位於傷疤所在位置，因此雖然令人感到不適、難受，卻不需要太過擔憂。

有時候，醫師無論如何都沒辦法確認造成非週期性乳房疼痛的原因，甚至連動手術切除疼痛部位、仔細檢查研究該部位組織後，都找不到任何異常。更糟的是，術後也無法減緩疼痛。

治療非週期性乳房疼痛的難度，比週期性乳房疼痛更高。首先，同樣需要仔細檢查；對於年過三十的患者，應進行乳房X光檢測。如果有明顯異常，就可以針對該部分來處理，例如用針抽治療大型囊腫造成的局部乳房疼痛或壓痛。

非週期性疼痛鮮少由賀爾蒙引起，因此賀爾蒙治療也多半效果不彰。然而，某些針對週期性乳房疼痛的治療方法，對部分患者還是有緩解效果。有時候乳房切片也可以緩解疼痛（這種方式不一定對每個人都有效），當然，切片手術本身也會帶來一段時間的疼痛。讓醫師將局部麻醉藥劑注射在疼痛部位，是很好的測試方法，如果這樣能減輕疼痛，那麼動手術很可能有效；如果這麼做並沒有改變狀況，那麼手術或許就不是一個好的選擇。

並非乳房引發之疼痛

第三種類型其實不能算是乳房疼痛的一種，只是患者主觀感受認為乳房部位疼痛而已；它通常是位於胸部中央的疼痛，且不會隨經期變化。最常見的情況是肋骨、胸骨之間的關節性疼痛，稱為「肋軟骨炎」（見圖 2.7）[11]。罹患肋軟骨炎的男性患者常誤以為是心臟病，女性患者則常把它當作乳癌。判別是否為關節炎的方法，包括：在肋骨區域對著胸骨向下壓，則疼痛明顯加劇；深呼吸一口氣，而胸口正中感到疼痛；能因阿斯匹靈或莫痛寧④而有效緩解疼痛，因為這種抗發炎止痛劑對於關節炎的效果特別顯著。請醫師將局部麻醉劑及類固醇注射在痛點，將能消除 90% 的胸壁疼痛[12]。

頸部關節炎〔即神經根型頸椎，或稱夾神經（**pinched nerve**）〕也可能導致非乳房引發之疼

④〔藥師註〕商品名，Motrin。學名伊布洛芬（Ibuprofen），為非類固醇類消炎止痛藥。

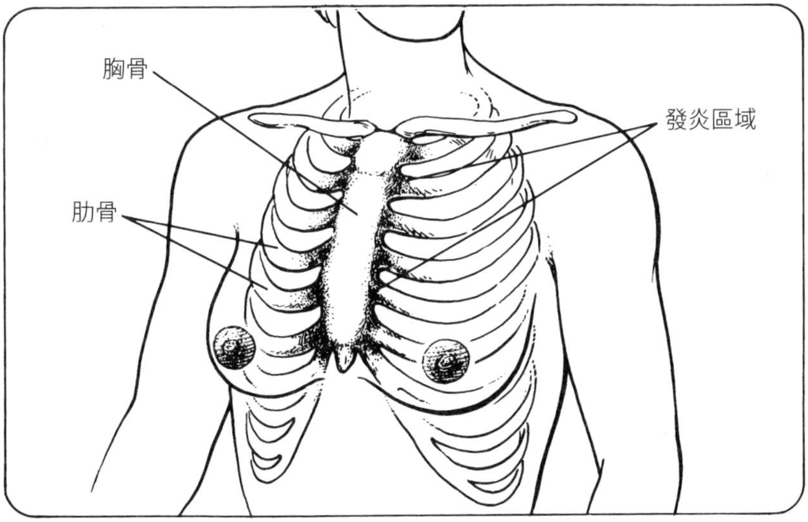

圖 2.7

痛[13]。這種疼痛可能會向下擴散到乳房，就像下背關節炎的疼痛蔓延到雙腿一樣。還有一種特殊的靜脈炎（phlebitis；即靜脈發炎），也可能發生在乳房部位，稱為胸壁硬化性靜脈周圍炎（Mondor's syndrome）。患者會在乳房外圍感受到一種拉扯的痛感，一路延伸到腹部，有時候甚至可以在壓痛最劇烈處，摸到類似繩索般的突起。

這些症狀其實都不嚴重，出現在乳房部位的非乳房引發之疼痛，治療方法與出現在身體其他部位的疼痛相同。也就是上述這些疼痛症狀，多半能以阿斯匹靈或其他消炎鎮痛劑來治療；它們多半是自限性的疾病，且會隨時間慢慢消失。

癌症的可能性

乳房疼痛的症狀，背後原因其實是乳癌的機率有多高？週期性疼痛與癌症無關，不需要太過擔憂。非週期性疼痛亦鮮少為癌症徵兆，但還是有一定的可能性，因此最好檢查確認。我有一名患者在歐洲旅行時，發現趴著的姿勢會使乳房感到疼痛，雖然摸不到任何硬塊，她回國後還是決定就醫檢查，最後竟然發現痛點真的有很小的癌症腫瘤。在「乳房區域」的所有類型乳房疼痛中，約有5％的案例是癌症，所以即使只是為了讓自己安心，確認你不是那5％，也應就診請醫師為你澈底檢查。

乳房感染

乳房感染與乳頭分泌物並不常見，其影響通常也僅止於令人感到厭煩、不適，但可能會引起患者巨大的焦慮感。

哺乳期乳腺炎

哺乳期乳腺炎是最常見的乳房發炎問題[14]，因為女性在哺乳期間，乳房充滿乳汁，是利於細菌生長的媒介；加上寶寶不斷在乳房上啃咬、吸吮，使皮膚受傷破裂，十分容易引入細菌。由此看來，哺乳母親遇到發炎情況的比例這麼低，反而是一件很不可思議的事。

或許是因為乳汁持續通過乳頭流出，同時也沖走細菌的緣故。然而乳管在哺乳時會被濃稠乳汁堵塞，流動並不通暢，造成細菌滯留在乳房內。此時細菌又受到乳汁滋養，乳房會忽然變得紅腫、發熱，且伴隨劇烈疼痛（見圖 2.8）。

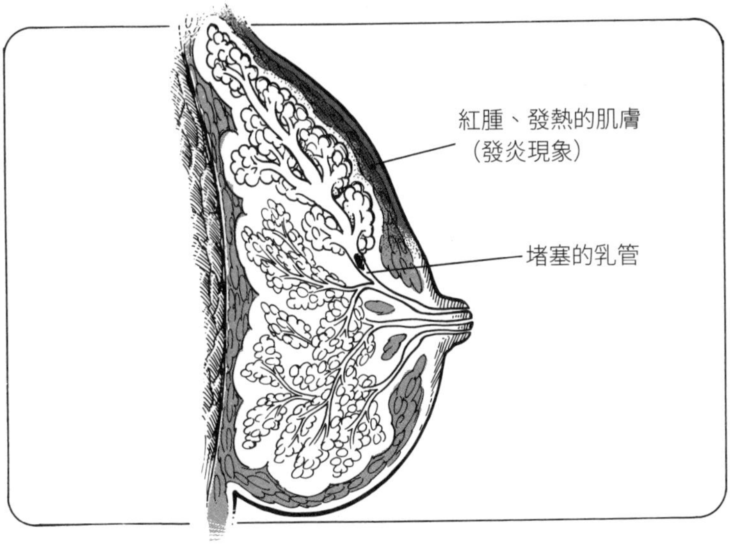

圖 2.8

醫師或許會建議你嘗試採取按摩、溫水浴或其他熱敷（使乳汁液化）等方式，來疏通堵塞的乳管。如果發炎情況持續，可以透過超音波檢測，確認是否有感染區域需要以抗生素治療，或者有膿瘍需抽取出來。不必擔心抗生素會影響吃奶的寶寶，你的產科醫師很清楚嬰兒攝取抗生素的安全劑量是多少。另外，細菌也不會傷害孩子，它們在進入寶寶胃部後就會被胃酸消滅。持續哺乳其實有利於緩解症狀，寶寶持續吸吮，能夠幫助乳管暢通。

幾乎所有使用抗生素來治療感染的案例都是有效的，但其中也有約10%的患者，會在乳房中形成膿瘍，這是抗生素無法消除的。膿瘍就像充滿膿的氣泡，醫師需要將這些膿吸取出來。一般是採用超音波檢測搭配針抽方式，需要重複操作超過一次。膿會被送去化驗，辨識其中的細菌，並確認它對什麼藥物較敏感，才能決定要使用哪種抗生素來治療感染。現在已經很少動手術治療乳房感染了，手術是其他方法無效時的不得已選擇。

再次提醒各位，於感染及治療期間，哺乳不受影響，可以正常進行。

非哺乳期乳腺炎

非哺乳期女性也有可能出現乳腺炎，尤其是在某些特定情境，比如：接受放射線治療之後，又進行乳房腫瘤切除術、患有糖尿病、因其他原因導致免疫力下降等等。有這些情況的女性較容易受到感染，因能幫助身體對抗感染的部分淋巴結被移除，或者其免疫系統較多數人弱的關係。這種感染通常以蜂窩性組織炎（一種皮膚感染）的形式出現，症狀包括大片的泛紅、發熱、腫脹，而非侷限於某一特定區域，且常伴隨高燒、頭痛——這是鏈球菌感染的兩種特性，與葡萄球菌感染相反，後者多半集中在局部區域。醫師會使用抗生素（一般為盤尼西林）來治療，治療期間或許需要暫時住院。

皮膚膿泡（或稱葡萄球菌感染）可能形成於身體許多部位，其中也包括乳房。葡萄球菌攜帶者，或較容易感染者（如糖尿病患者），其身上出現皮膚膿泡的機率高於非攜帶者或較不易感染者。另外，即使在非哺乳期，也沒有其他風險因子存在，乳房內依然可能產生膿瘍，但這種情況並不常見。蜂窩性組織炎及膿瘍可能會掩蓋癌症存在的跡象（稍後會更詳細探討，見「感染與癌症」部分），因此雖然這類癌症很罕見，但只要出現上述症狀，最好還是就醫檢查。

慢性乳暈下膿瘍

第二普遍（其實已經算很少見）的乳房感染是慢性乳暈下膿瘍，發生位置為乳頭下方。我們目前對於這種症狀所知甚少，但有部分證據顯示，它較容易出現在抽菸者身上。關於慢性乳暈下膿瘍的成因，目前有兩種理論，兩者都凸顯出我們對乳管與乳頭生理構造的瞭解有多麼淺薄。其中一種理論認為是乳管被角蛋白堵塞而導致感染[15]，但天普大學的德瑞克博士（Dr. Bruce Derrick）及沙特瑞斯博士（Dr. Otto Sartorius）則抱持不同看法，也是我比較贊同的理論[16]。

本章前文有提及，乳頭上也有一些小腺體和乳管；無論是否哺乳，這些閉塞型的小腺體都有可能感染。來自皮膚、嬰兒或情人口腔的細菌會進入腺體，讓分泌物變得更濃稠，以致堵塞乳管

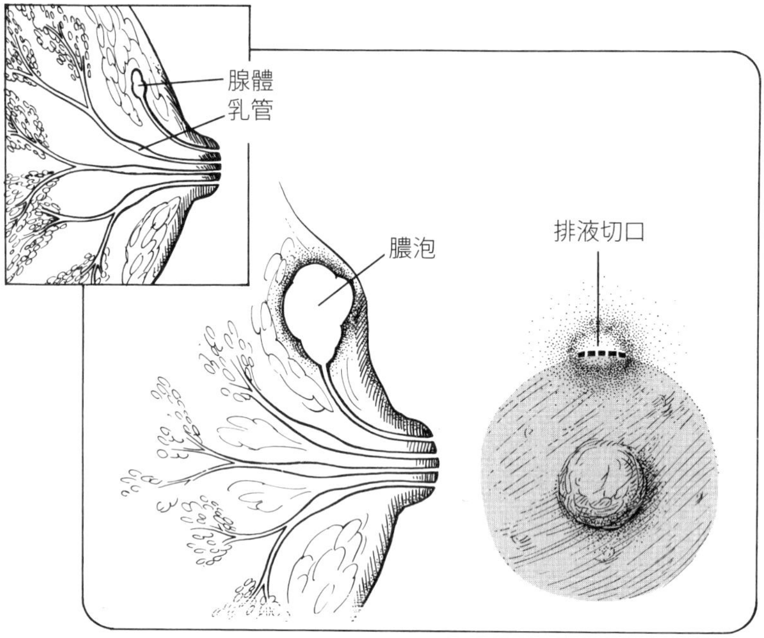

圖 2.9

而無法順利流動，最終形成發炎反應。具內凹乳頭的女性特別容易有這種情況，因為她們腺體的開口更窄。

無論引起發炎的是乳管還是腺體，對患者而言都沒有什麼差別。形成膿瘍後，液體無法通過一般出口，因此會試著由皮膚最脆弱的部分排出，即乳暈與一般肌膚的交界處（見圖2.9）。膿瘍是泛紅、發熱、腫痛的區域，有點像水泡那樣。它看來很糟，也讓人非常不適，因此患者很可能會驚慌失措，誤以為是乳癌。但這不是癌症，而且感染也不會提高罹癌率。

如果感染在非常早期發現（膿瘍尚未成形），那麼可以使用抗生素與針抽方式處理。但通常發現的時候已無法這麼做，而需要切一道開口使膿排出。我認為最佳方式是在乳暈邊界處切一道開口，這樣術後恢復時就看不太出疤痕。一旦膿排出體外，暫時就沒有問題了。比較麻煩的是這類型感染很容易復發，腺體是一種閉塞通道，沒有內部開口，因此未來隨時可能再次自我感染、排出膿，最後會留下永久性的開放管道。

依我個人經驗，移除整個腺體或管道，某種程度上能夠減少復發率。若要動到整條管道，需要在乳頭上切除一塊楔形的部分。這種方法並不完美，但它的成功率較其他方法高。

截至目前為止，我們仍不清楚高復發率的原因為何，即使是以最精湛技術完成的手術，也無法避免[17]。或許病症不只在一條乳管上發生，因此特別容易發炎，稱為乳管擴張或乳管周圍乳腺炎。對於這種症狀已多有描述，並屢次推測、假設其成因。或許發炎是從一個腺體蔓延到另一腺體，也或許原本腺體內仍有手術忽略遺留的部分內襯細胞。罹患慢性乳暈下膿瘍的患者，需要做好心理準備來面對現實：這種發炎患者中，約有40％的案例會復發，有時候甚至頻繁到每幾個月就復發一次，尤以吸菸者特別嚴重。

因此，常有醫師認為動手術是必要之舉，無論它會使乳房外型變得多麼面目全非，也應照做。有一名患者來找我看診，說她前一位醫師再也受不了她頻頻復發的情況，要求動手術切除兩側乳房。幸好她還算理智，沒有聽那名醫師的話。事實上，只需要一項仔細規劃、不會使人留下殘疾或缺損器官的手術，就能解決她的問題。更何況即使這種辦法無濟於事，在她應採取的可行、合理選項中，最激烈的也不過就是移除乳頭後方的乳管，而不是切掉整個乳房。

感染與癌症

如前所述，乳房感染並不代表一定有乳癌發生。然而，有些乳癌確實會造成感染，或者症狀看起來像感染。在癌細胞生長時，非癌細胞因缺乏血液供給而死亡，壞死組織就可能會因而感染。所以即便機率很低，但乳癌最初確實有可能以乳房膿瘍的形式出現。

發炎性乳癌也可能被誤認為感染（見第12章「發炎性乳癌」部分）。最初症狀包括皮膚泛紅、發熱、腫脹，且通常沒有硬塊。發炎性乳癌與感染最明顯的分別，是前者對抗生素治療毫無反應。乳房感染患者接受十天至兩週的抗生素治療後，症狀未獲得改善者，應找乳房外科醫師就診，且醫師或許會建議切片檢查來確認。

如果有感染情況，不要太擔心，但最好還是馬上就醫檢查。畢竟感染雖不會造成癌症，仍應接受治療、消除症狀，而且檢查時也能確認是否為癌症引起。

乳頭問題

哺乳期的乳頭裂傷、腫痛

乳頭是人體格外敏感的區域，可能會經歷數種健康問題，包括前文討論的乳暈下膿瘍。剛生完寶寶的哺乳母親有時會出現乳頭裂傷、腫痛的問題，帶來強烈不適。這種疼痛可能非常劇烈，無法繼續哺乳引發的愧疚感又使她難以承受；尤其此時女性體內的賀爾蒙正高漲，進一步影響情緒。生產後數週內，高達17％的女性都會經歷這種疼痛。一般常見的是乳頭上出現小小的糜爛或裂傷，這種情況通常會自己慢慢消失，但若嬰兒吸吮困難或太過用力，乳頭可能會破皮紅腫，在七天內形成更大的裂傷。

裂傷的乳頭往往伴隨著細菌感染。一份近期研究探討四種不同的乳頭裂傷治療方法，發現口服抗生素擁有最佳的緩解效果，並降低症狀發展成哺乳期乳腺炎的機率[18]。只要同時保持良好的乳頭衛生，就是預防這種症狀的良方。

另一種哺乳時乳頭及（或）乳房疼痛的原因，是念珠菌（一種導致酵母菌感染的黴菌）引起的感染。一項近期針對母親的乳頭、乳汁及嬰兒口腔進行的微生物分析發現，19％的女性有念珠菌感染問題。感染的女性其乳頭有輕微發炎及壓痛情形。治療方式很簡單：在乳頭及嬰兒口腔內局部塗抹邁可那挫⑤口服凝膠，以及口服耐絲菌素⑥。

分泌物

最常見的乳頭健康問題就是分泌物，或該說是「患者最普遍擔憂、焦慮的情況」，因為這種現象不一定代表健康出了問題。很多女性在乳房被擠壓時，會出現某些分泌物或液體，這是很正常的（見圖 2.10）。波士頓一間乳房醫學中心兼產科醫院進行研究，在女性乳頭上放置小型吸盤，有點像擠乳器，並對乳頭施予輕柔、溫和的吸取動作[19]。結果受試者中 83％的女性，無論年長、年少、是否曾經生育、目前是或不是母親，或多或少都有液體分泌。第 5 章「罹癌風險檢測」部分，會再進一步詳述，這種液體可用於分析檢測是否有癌前期細胞（precancerous cell）。

⑤〔藥師註〕學名，Miconazole。抗黴菌藥物。
⑥〔藥師註〕學名，Nystatin。抗黴菌藥物。

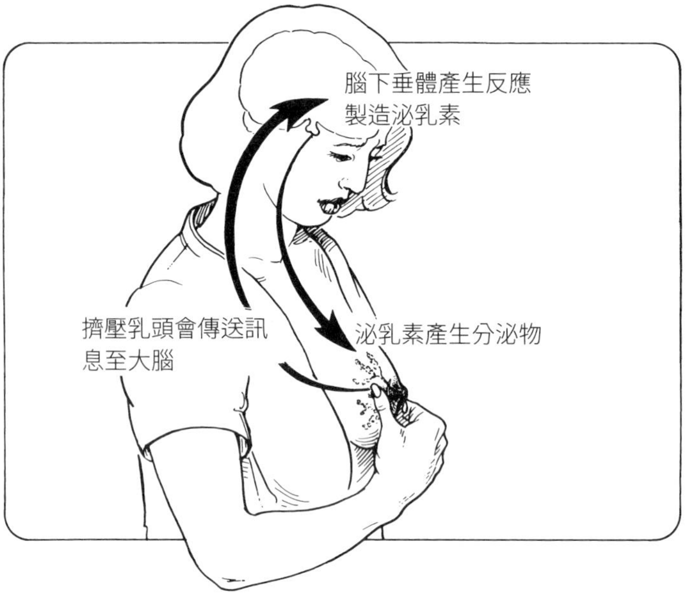
腦下垂體產生反應
製造泌乳素
擠壓乳頭會傳送訊
息至大腦
泌乳素產生分泌物

圖 2.10

乳頭部位的乳管扮演「運輸管線」的角色，將乳汁傳輸到乳頭；因此，管腺中有少量液體毋須大驚小怪（這些液體不一定是白色，也有可能是其他顏色，例如灰色、綠色、棕色等）。

有些人會將乳頭分泌物與其他健康問題混淆，如嚴重的腫痛、感染、膿瘍（如上所述）。此外，有時灰塵髒汙與乾掉的汗漬會卡在內凹型乳頭（請見第1章）中，使人誤以為是分泌物。

某些女性會比其他人更容易出現分泌物。例如服用避孕、抗高血壓或者強烈鎮靜劑藥物者，可能發現分泌物增多，因為這些藥物會提高泌乳激素（prolactin）的濃度。這種分泌物或許會對外觀造成負面影響，但除此之外沒有問題，毋須擔憂。

在人生不同階段中，有幾個時期出現分泌物的機率較高：即青春期與更年期。新生兒也可能出現「魔乳」（witch's milk）現象。這些都很合理，因為分泌物其實就是賀爾蒙引發的結果。

什麼情況需要重視、擔憂？

如果只有一側乳頭出現自發且持續性的分泌物時，就不能輕忽。若無外力擠壓乳房，乳頭卻持續有分泌物出現、只出現在單側乳頭（且往往是單一乳管）、液體透明黏稠像是蛋白甚至帶血，那麼應儘速就醫，檢查分泌物。以下為幾種可能的肇因：

1. 乳管內乳突瘤（Intraductal papilloma）：生長在乳管內襯，類似小型肉疣的東西。它破裂、流血，造成帶血的分泌物出現。這種乳突瘤是良性的，外科醫師會將其切除，以便檢查、確認。
2. 多發性乳管內乳突瘤（Intraductal papillomatosis）：長出多個乳突瘤。
3. 乳管原位癌（Ductal Carcinoma In Situ, DCIS）：這是一種「癌前」（precancer）現象，如鐵鏽般堵塞乳管（見第12章「乳管原位癌」部分）。
4. 癌症：癌症鮮少是導致分泌物出現的原因。在所有單側、自發性、帶血分泌物中，僅低於10％的情況真的為癌症引起。但檢查確認還是很重要的。

年齡是分泌物是否與癌症有關的重要預測因子。在所有乳頭出現分泌物的患者中，四十歲以下者僅3％、四十至六十歲者僅10％得到癌症；但六十歲以上的患者，罹癌比例則一躍達32％之譜[20]。

首先，醫師會採樣本放在卡片上，再加入化學物質進行潛血試劑測試。若試紙變藍，則代表

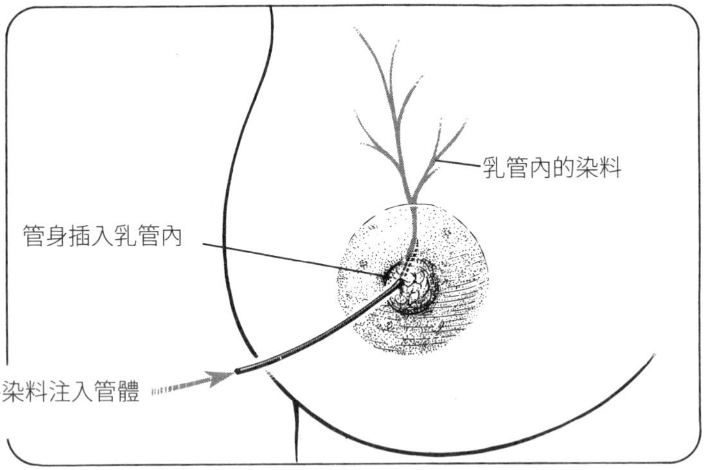
乳管內的染料
管身插入乳管內
注射器將染料注入管體

圖 2.11

有血液存在（若單純以肉眼觀察分泌物，可能看不出血液顏色）。醫師也可以進行抹片檢查，方法與篩檢子宮頸癌的抹片檢查很類似：將分泌物放在玻片上送檢，檢驗其中的細胞。佛蒙特州一份近期研究顯示，這種方法對檢測惡性細胞效果良好，但檢驗良性細胞的精確度卻較低[21]。

接著，醫師會試著以觸診在乳房找出「觸發帶」的位置，即確認分泌物是從哪條乳管分泌出來的；其實患者本人或許能提供更精確的資訊。此外，超音波評估也可以用來辨識乳管內乳突瘤。如果患者年過三十，也需要接受乳房X光攝影檢查，確認乳管底下沒有腫瘤。若以上所有步驟都沒有發現癌細胞，那麼也就毋須動手術了。

若有疑慮，或者需要進一步檢測，許多醫師會使用乳管鏡或乳管攝影。乳管鏡是一種非常小型的內視鏡（長型可彎曲的管體，用來檢查身體內部），穿過麻醉後的乳頭，使醫師能尋找問題所在。用這種方式檢查乳管內乳突瘤非常有效，德國甚至出現新型內視鏡，能夠在找到之後隨即切除乳突瘤[22]。其他找出乳管內異常原因與位置的工具，包括超音波與乳管攝影。放射科醫師會將非常細的導管與放大鏡一起穿入乳管內，注射染料，接著進行X光攝影（見圖2.11）。這聽起來或許很可怕，但其實沒有那麼嚇人，因為乳管本身就是開放式的開口，且分泌物已經使它擴大了一些。

有兩項研究都顯示，手術前的乳管攝影能夠增加找到異常組織的機率[23]。如果你的醫師不建議進行這項程序，或許應考慮更換醫師，找有意願的醫師就診。

你也可能在門診時就接受簡單的局部麻醉小手術：在乳暈邊緣切開一個小口，翻起乳暈，找到充滿血液的乳管並將之切除（見圖2.12）。有時候，放射科醫師會切一條細小的縫線，將它置入乳管內，移動到要切除的部位；或者將染料注入乳管，協助手術時易於辨識。這兩種方法都能幫助醫師找到正確的切除區域。有時乳管攝影顯示病灶距離乳頭太遠，那麼醫師會使用金屬線來定位出正確位置，如第13章「腫瘤定位」部分所述。

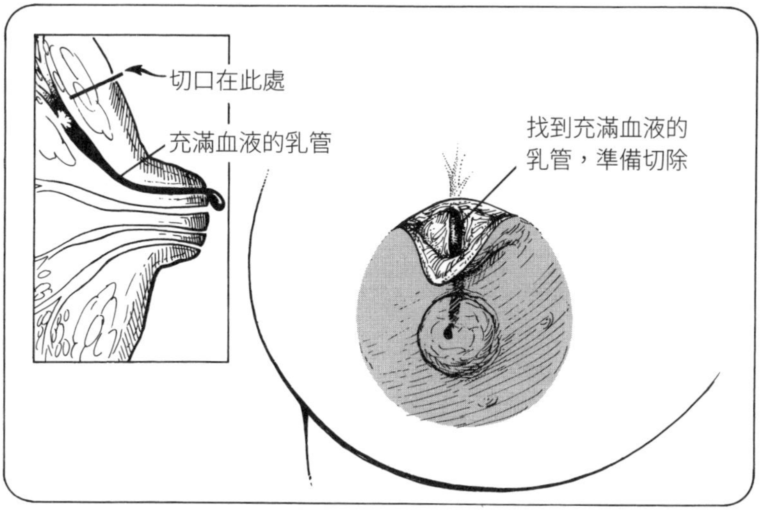

圖 2.12

另一種形式的異常分泌物是自發性、雙側、乳白色的。若並非處於哺乳期（且過去一年都沒有餵過奶）的患者出現這種現象，很可能是乳溢症——過多或自發性的乳汁流出症狀。這是泌乳素因某些緣故增加而引起。在很罕見的情況下則是由腦瘤造成，可透過腦下垂體部位的核磁共振（MRI）偵測到——其實這情況沒有聽起來那麼糟糕，往往只是很小的腫瘤，可能根本不需要動手術取出。神經外科醫師及內分泌科醫師都需對此進行檢查、確認。患者或許要服用溴隱亭⑦，以抑制泌乳素。乳溢症常與無月經症（amenorrhea）有關，即月經週期缺失或停止的症狀。此外，也可能是由攝取大量鎮靜劑、大麻或高劑量的雌激素引起。

只有當雙側都出現分泌物，才能被確診為乳溢症。許多醫師並不瞭解這一點，常將任何出現分泌物的患者都送去檢測泌乳素。其實不該發生這種情況的，單側分泌物與賀爾蒙問題毫無關係，因此這些花在泌乳素檢測的金錢都是白白浪費。

其他乳頭問題

除上述內容，還有幾種女性可能經歷的乳頭問題。像是有些患者抱怨乳頭搔癢，尤其如果兩側乳頭都有癢感，這通常不是什麼嚴重的問題，因為乳頭和身體其他部位的肌膚一樣，都可能因太過乾燥引起搔癢；也可能是對內衣或內衣洗潔劑過敏所致；青春期少女乳房正在發育，常會因皮膚被拉扯而感到搔癢，除此之外就真的原因不明了。如果這真的令你困擾，可以使用卡拉明洗

⑦〔藥師註〕學名，Bromocriptine。泌乳素抑制劑。

劑（calamine lotion）或其他止癢藥物來減緩症狀。

有一種癌症稱為佩吉特氏病（Paget's disease），常與乳頭濕疹混淆。它看來就像一片開放性的腫痛區域，並伴隨搔癢症狀。如果出現這種只發生在單側乳頭，且一般治療濕疹的方式都無效的狀況時，請儘速就醫。可以在乳頭部位很小的區域進行切片檢查（見第12章「乳房之佩吉特氏病」部分）。

若兩側乳頭都有紅疹，且患者本身就很容易得到濕疹，那麼毋須擔心，濕疹這次只是選擇新的區域發作而已。

上述感染與症狀，絕大多數都是良性的，除了使人不適以外，不會有更糟的影響。若遇到這些情況都可以就醫檢查，一方面確認它確實只限於表面症狀，沒有更深層的病灶，另一方面也尋求緩解症狀的可行治療方法。

第二部

乳癌為何而來，又如何預防？

What Causes Breast Cancer And How Do We Prevent It?

第3章

癌症生物學

患者在確診癌症後，問的第一個問題總是：「我會死嗎？」出現這種恐懼很正常，我完全可以理解。然而如今治療乳癌的技術與時俱進，大多數患者都能成功對抗癌細胞，所以我總是回答：「死亡是人生最終不可避免的結果，但目前應該不會發生。」此時患者下一個問題往往是：「我為什麼會罹癌？」罹癌後，我們常忍不住回首過去的人生，試圖找出可能的致癌物：會不會是在醫學院上解剖課時，吸入太多甲醛？還是通過機場安檢時被過多輻射影響？事實上，我們很難找出造成某種特定癌症的確切原因；而且面對確診的事實，原因已經沒有那麼重要了。民眾之所以要瞭解癌症生成所需的條件，是為了理解如何治療，最後甚至可能掌握預防方法。

本章內容是為了有意願瞭解乳癌生物學及免疫學的讀者而寫的。除此之外，本章也介紹了一些乳癌治療方法的發展基礎，有助於進一步理解各章提及的療程。有些讀者可能會想跳過本章，我完全尊重；但對於那些想要瞭解越多越好的無畏勇者，我將盡全力說明清楚。

我在第1章將乳房比喻成一個充滿互動的社群。在「社群」內，乳管及乳小葉細胞與周遭的纖維組織、血管、免疫細胞甚至脂肪都有互動，會彼此影響。這種互動影響的交流有如一支優雅的舞蹈，近年來逐漸吸引學界進行相關研究。目前所知的研究結果，也慢慢改變了我們對癌症成因的看法[1]。研究顯示，無論任何癌症都需要同時具備兩個條件，才能夠生成並發展、茁壯。第一個條件是：一個細胞因為某種原因（可能是遺傳性，也可能由環境引起），其內部 DNA 在重要的部分形成突變，該突變改變了細胞的潛在行為；第二個條件則是細胞周遭環境也配合、促進其成長[2]。

只要我們活在世上，就代表隨時都可能會遇到突變。想像如果你一輩子只擁有一輛汽車，開了一陣子以後，車身無可避免地會開始有些凹痕（突變）。車齡越長，凹痕也就越多。有些凹痕位置比較關鍵，會干擾汽車運行，有些凹痕只影響外型美觀。同樣的，細胞突變也有輕重之分。深入認識不同的突變，瞭解它們影響哪些細胞活動，是現代癌症研究很重要的部分[3]。輻射、環境毒素甚至病毒都有可能引發突變[4]。

人體其實早就預料到這些問題，因此天生內建了修復基因或機制來處理這些「凹痕」。其中一種是人體所有細胞都能找到的基因[5]，名為 BRCA（即 Breast cancer（乳癌）的縮寫）。BRCA 是一種非常重要的基因，可以修復被破壞的 DNA。當其中一個 BRCA 基因出現遺傳性突變時，第二個「備份」BRCA 基因（來自父母中另一人）仍能運作，就像天生的單眼盲者，仍能靠著另一眼視物一樣。這種現象會發生在遺傳了突變基因的女性身上（見第 4 章說明遺傳性乳癌），但不足以引起癌症。

然而如果乳房本身出了狀況，造成第二個 BRCA 基因也發生突變（可以想成單眼盲人失去唯一一眼的視力），則身體不再有能力修復被破壞的 DNA，只能使問題進一步擴散，增加突變細胞進入乳房的機率（見圖 3.1）。

然而如此還不至於引發癌症，除非第二個條件也醞釀具足。突變細胞與其他細胞相鄰，包括脂肪細胞、免疫細胞、血液細胞等等，統稱為微環境（microenvironment）。當這些細胞都順利運作時，它們對突變細胞會有正面影響，彼此可以和平共存，不會引發疾病。但若周遭細胞沒有那麼

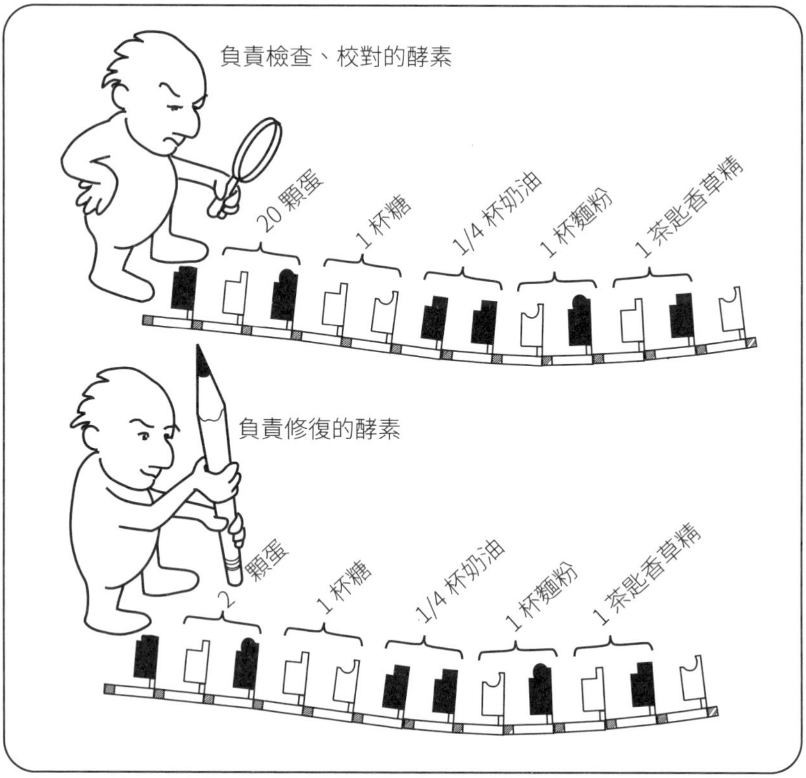
負責檢查、校對的酵素
20 顆蛋
1 杯糖
1/4 杯奶油
1 杯麵粉
1 茶匙香草精
負責修復的酵素
2 顆蛋
1 杯糖
1/4 杯奶油
1 杯麵粉
1 茶匙香草精

圖 3.1

「聽話」，激發或甚至容許叛逆行為，就可能產生麻煩。當突變細胞受到周遭細胞的刺激或接納，就成了引發癌症的第二個條件，乳癌於焉發生（見圖3.2）。

能以這種新的思考模式面對癌症，我覺得非常令人興奮，不僅讓我受益良多，更學會以一種全新角度來看待疾病、病因與風險因子。我們可以找出造成突變的原因，並研究如何預防或修復它；也可以探討什麼因素會影響突變細胞周遭的「社群」（即微環境）——微環境也是由細胞組成，所以也可能發生突變或行為改變（見圖3.3）。來用比喻想像一下：有一個平和的小鎮開始遭到破壞，例如犯罪分子開始遷入；興建工廠、汙染水源；或者大型連鎖賣場進駐，使所有小型企業無法生存。社區任何部分遭遇的大小變化，都可能會影響社區居民，包括突變者自身。

因此我們將在本章先探討基礎分子生物學，這是理解癌症所需具備的知識，然後再說明（乳管的）上皮細胞以及周遭組織或基質，就像是先介紹發生上述劇情的小鎮。此外，也不會漏掉小鎮的執法單位，也就是免疫系統。免疫系統是把雙面刃，帶來的效果究竟是正面還是負面，取決於其表現為有益、太具侵略性，或是太怠惰。下一章將運用本章提及之知識，探討乳癌已知及潛在的風險因子，以及我們如何透過改變生活方式、善用免疫系統，來打理細胞社群。

對我而言，這些知識既實用又令人著迷，但對部分讀者來說可能並非如此。有些人可能和本書的共同作者很相似——她大學的生物學總是拿D，從來就沒喜歡過這門科目。在撰寫本章的過程中，她不斷抱怨、發牢騷，還威脅我若是內容越來越難，她就辭職不幹了。不過，她既然領了薪水就要完成工作；反之，讀者是付款的角色，既然買了書，代表盡了責任，有讀與不讀的自由。所以如果研讀生物學對你而言是種負擔，那麼可以直接跳到下一章，因為前面我已經提供了重點概念——讀者只要知道小鎮內突變細胞的比喻，以及免疫系統是人體內建的「國防部」就可以了。當然，如果有興趣深入探討事物緣由，那麼請繼續讀下去，我會盡量以最簡單明瞭的方式來闡述。

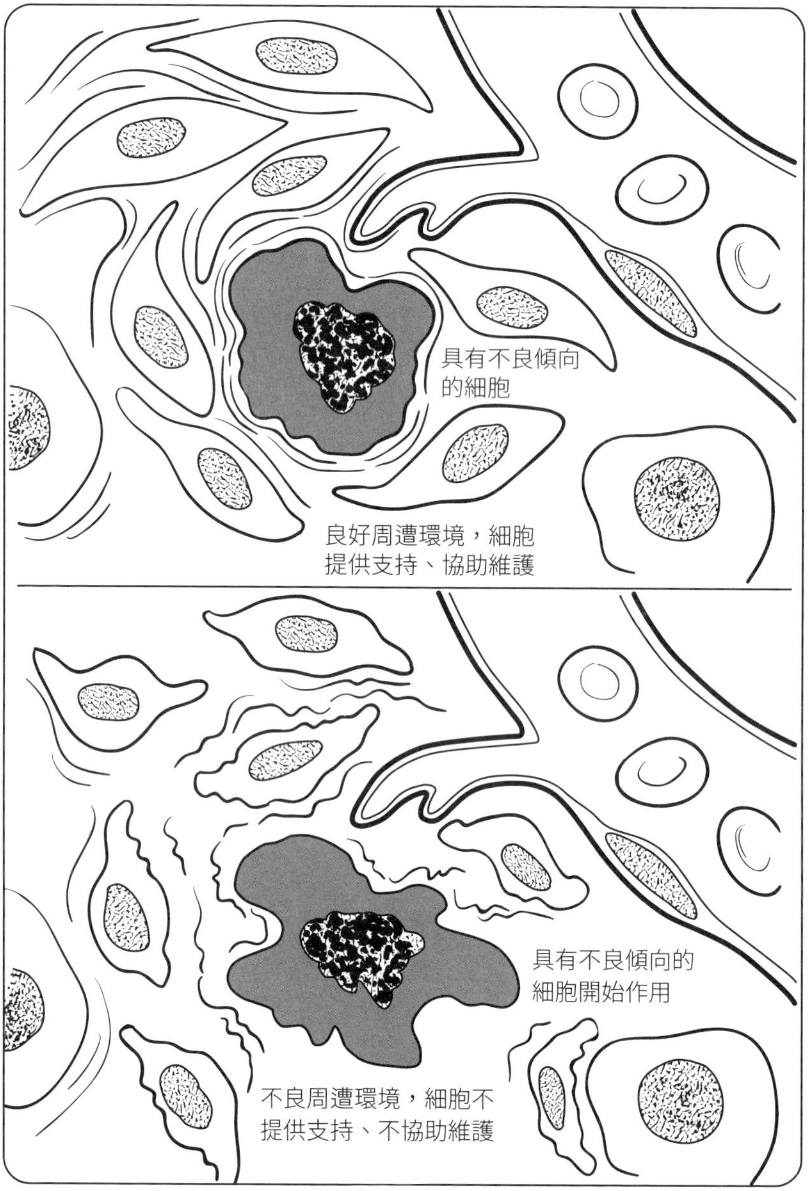
具有不良傾向
的細胞
良好周遭環境，細胞
提供支持、協助維護
具有不良傾向的
細胞開始作用
不良周遭環境，細胞不
提供支持、不協助維護

圖 3.2

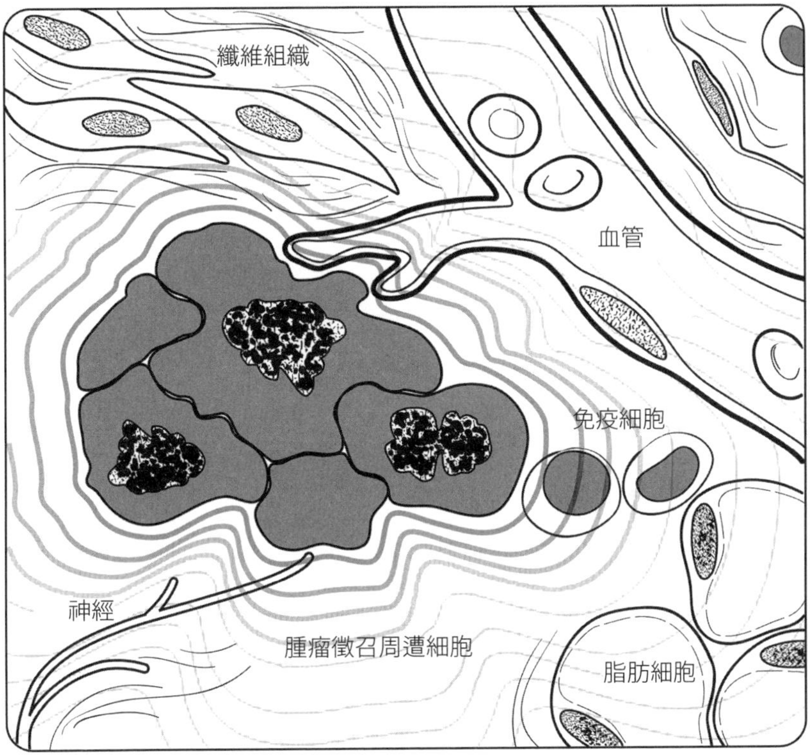

圖 3.3

生物基礎概念

DNA（去氧核醣核酸）

既然突變是發生在DNA之中，那麼我們就從這裡說起。生命以一種極其優雅、奇妙的系統運作。從每一個細菌、每一棵樹、每一隻狗到每一個人，生命的重要資訊都被編碼在細胞核中的DNA內，負責轉譯基因特徵（genetic characteristics）。世上所有的生命體，包括細菌和病毒，都被這種由四個鹼基（base；就像是四個字母）組成的簡單系統支配。這就像是英文字母不過廿六個，卻能造就文學巨擘莎士比亞、讓希特勒得以寫出《我的奮鬥》，或成為茱莉雅•柴爾德的各式食譜。

生命體中的「字母」稱為核苷酸，是體內最小的基本資訊單位。核苷酸結合組成DNA的形式非常關鍵，DNA儲存了所有身體資訊——它決定你眼睛和頭髮的顏色；指示肺部如何從空氣中吸取氧氣、轉換為能量。這可能有點複雜，所以在此我以另一種比喻來說明。

這個比喻是借用霍格蘭（Mahlon Hoagland）及竇德生（Bert Dodson）合著的一套精彩書籍：《觀念生物學》（*The Way Life Works*）[6]中提及的概念，他們將DNA比作一份食譜。這份食譜使用一組明確的編碼——四個不同的鹼基，以四個字母來命名（見圖3.4）。核苷酸是成對的，稱為鹼基對；這些鹼基對是後續變化的基礎。這種配對極度精確，像是迷你拼圖一樣——A與T成對，G與C成對，而且絕對不會改變。

我在本書引用霍格蘭及竇德生關於字母組成字詞，以及字詞組成文章的譬喻，但為了更符合我的需求，做了些微更動。我會說這些字詞與文章，將結合成一套「食譜書」。鹼基如同兩個字母

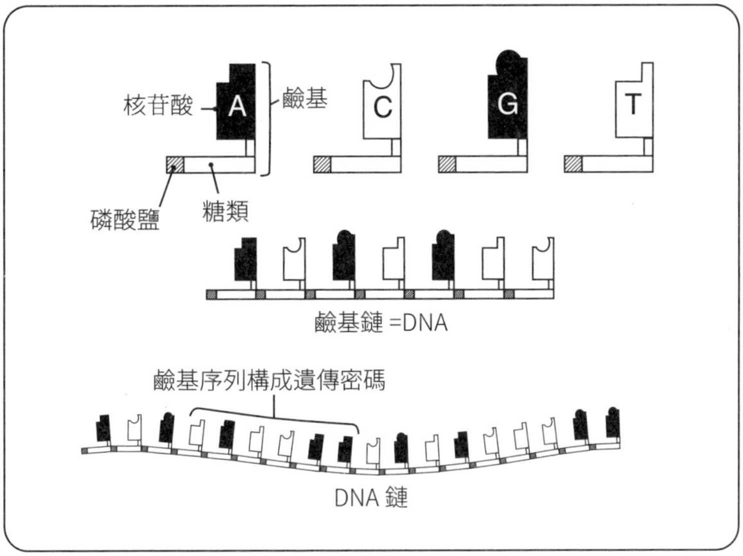

圖 3.4

的組合，數個鹼基結合成一段，形成基因；至此，基因就如同一份由字母組成的食譜。基因再以一串長鏈形式並列，形成染色體，就成了比喻中的一本食譜書。所有染色體再共同組成基因體——亦即一整套食譜書，收錄了烹調出完整宴席（也就是人體）的所有食譜（見圖 3.5）。這真的是一連串層層疊疊的創造歷程啊！

而為什麼鹼基必須成對出現呢？因為每則訊息只會編碼在單一股染色體中，但是基因需要自我複製，否則無法生長，所以雙股染色體彼此呈現鏡像，連接在原本單股的染色體上，這就是著名的雙股螺旋結構。當細胞需要分裂時（有許多原因會造成分裂，小至小傷口的癒合，大至身體準備懷孕），雙股螺旋結構使之得以順利進行。細胞準備複製時，雙股螺旋會分離，以游離在細胞周圍的其他鹼基，形成各股染色體之鏡像（見圖 3.6）。接著，兩股鏡像再次連結，形成一對新的雙股螺旋結構，這種非常聰明的方式，能夠確保遺傳密碼不會改變。

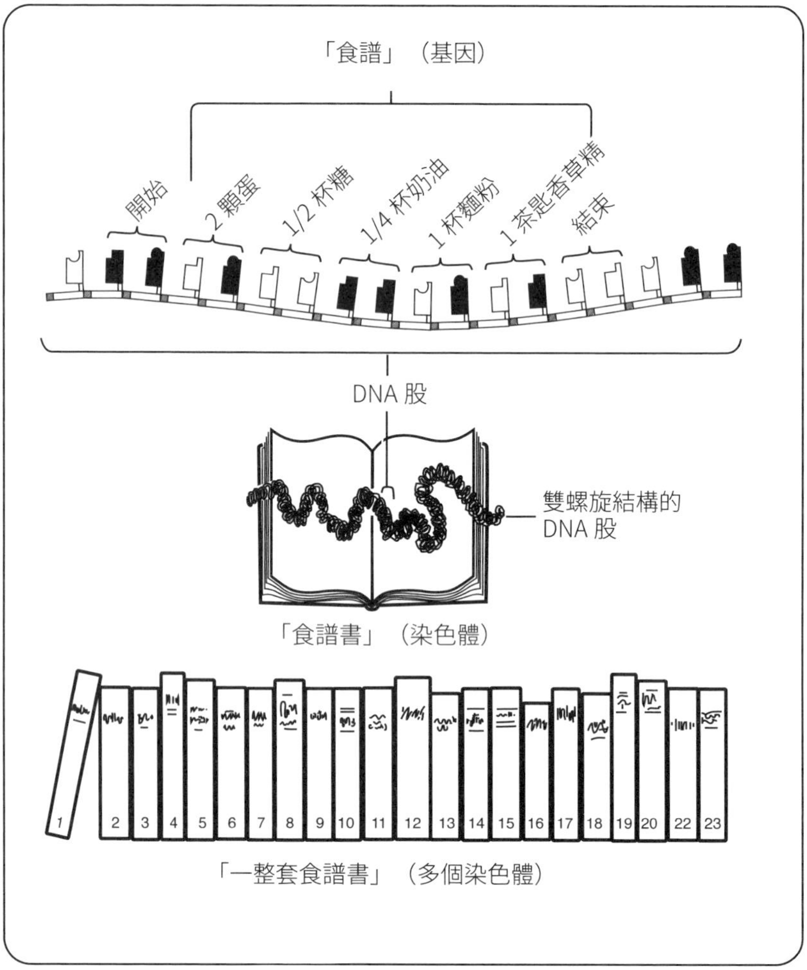
「食譜」（基因）
開始
2 顆蛋
1/2 杯糖
1/4 杯奶油
1 杯麵粉
1 茶匙香草精
結束
DNA 股
雙螺旋結構的
DNA 股
「食譜書」（染色體）
1
2
3
4
5
6
7
8
9
10
11
12
13
14
15
16
17
18
19
20
22
23
「一整套食譜書」（多個染色體）

圖 3.5

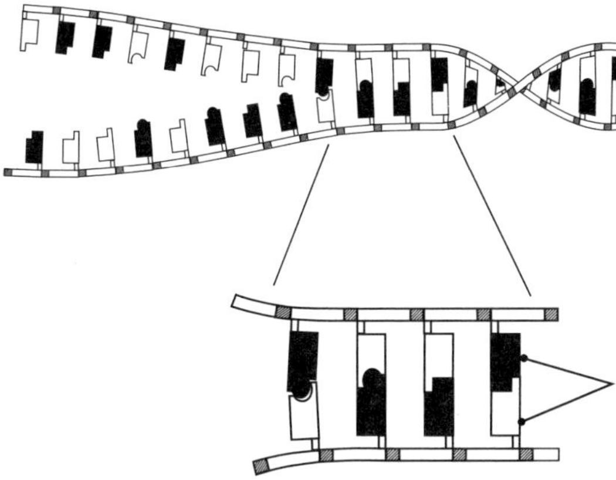
兩股 DNA 相互連結並呈螺旋狀，以保護內部相對的遺傳密碼
每個鹼基都只能與各自的特定鹼基結合

圖 3.6

RNA（核糖核酸）

如果以上DNA的敘述已經讓你頭昏眼花，那我還要告訴你：DNA並不是獨立運作的。它有個暫時性的合作夥伴，叫做RNA。DNA只是一段用來製造蛋白質的遺傳密碼，單靠它本身並沒有任何作用。可以繼續用食譜的比喻來說明：廚房裡有一本很棒的食譜書，但它很稀有、昂貴又古老，所以烹飪時你當然不想冒著弄髒書本的風險。最好是複製其中一頁，帶到流理台前，再依那一頁內容開始製作料理。RNA扮演的就是這一頁複製食譜。它會複製當下所需的那一段基因，接著將這份遺傳密碼訊息帶到細胞的另一部分，並將密碼轉譯成蛋白質。當身體不再需要這份複製品時，它就會自動消失（也就是烹飪結束後，你會把那頁複製食譜丟進垃圾桶）。

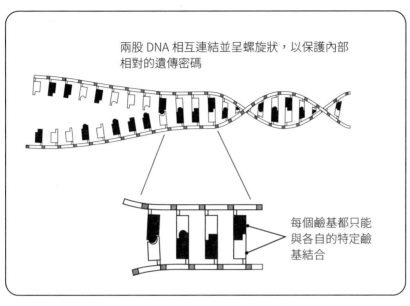

某些基因會頻繁生成RNA，出現次數就像每天都要吃的早餐麥片；某些基因則沒那麼頻繁生成，次數有如節日大餐。RNA的生成決定製造

的蛋白質多寡，以及某特定蛋白質表現（expression）的程度。

因此，一段基因就如同一份食譜，只能烹調出一種食物。DNA 是這份食譜內含的訊息。染色體是許多食譜集結而成的食譜書。RNA 是可拋棄式的複製食譜，我們才不用把整本食譜書帶來帶去。

蛋白質

蛋白質是構成身體的「砌磚」，是我們生命不可或缺的成分，也是維持上述「食譜系統」運作的關鍵。正如霍格蘭與竇德生所言，蛋白質「負責維繫日常生存，使細胞具備形狀與獨特能力」。蛋白質有許多種類（就像世界上有各式菜餚）——酶、運輸蛋白、運動蛋白等等。共有廿一種胺基酸扮演「食材」的角色，在 RNA 的指引下相互連接，食材最終按照食譜成了美味料理，也就是構成了蛋白質（見圖 3.7）。

基因與乳癌

在認識了 DNA、RNA 及蛋白質後，就能夠開始理解癌症的成因；錯誤可能發生在整段歷程中的任何環節。首先，可能在 DNA 階段就出現錯誤。細胞在生成卵子時會分裂，每個卵細胞中只會

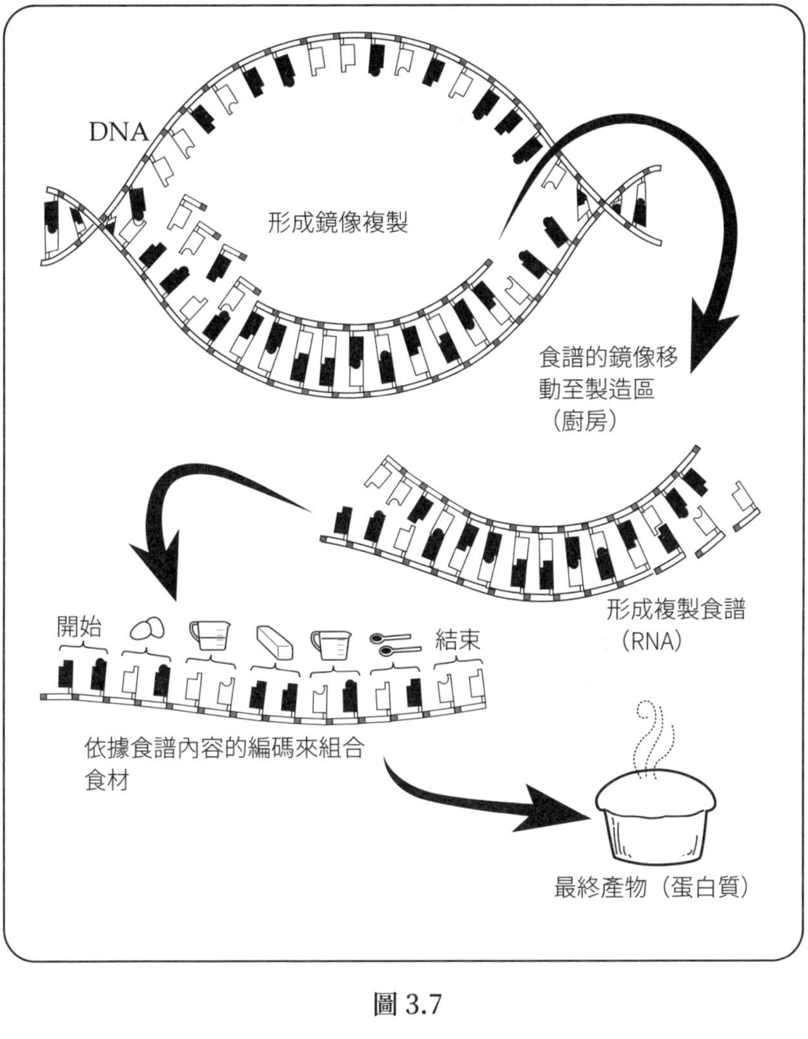
DNA
形成鏡像複製
食譜的鏡像移動至製造區（廚房）
形成複製食譜（RNA）
開始
結束
依據食譜內容的編碼來組合食材
最終產物（蛋白質）

圖 3.7

有一股 DNA ——母親將自己一半的 DNA 遺傳給孩子，另一半則由孩子的父親給予；兩者結合，成為獨一無二的個體。

然而當錯誤的核苷酸插入新生成的 DNA 中，就會造成突變。若以我們剛才食譜的比喻來看，就是食譜出現了錯字（突變）（見圖 3.8）。突變可能發生在體細胞（即構成身體各部位組織的細胞）或生殖細胞（包括會遺傳給下一代的精子細胞及卵子細胞）。這兩種細胞的突變都影響甚鉅，前者會影響攜帶者本身，後者則會影響後代子孫。

部分遺傳性乳癌患者案例中，曾發現 BRCA1 與 BRCA2 生殖細胞突變。當父親或母親體內的單股 DNA 上有 BRCA1 突變基因，有一半的機率會遺傳給子女——別忘了，父母各自只會遺傳一股 DNA 給下一代，因此可能是帶有突變的那一股，也可能是正常的那一股。但即使從父母一方遺傳到一股突變的 DNA，絕大部分會從另一方遺傳到一股正常的 DNA，兩者會彼此連結，分布在體內所有細胞。

當發生這種情況，罹癌的機率會比較高，因為只要正常的那股 DNA，在乳房或卵巢內發生突變，就會生成癌症。所以帶有突變基因的女性患者，往往很年輕就會發病——因為這條通往癌症的道路，她們天生就已經走到半路了，只要再往前一半，就會抵達罹癌終點。同時這也說明了為何不是每個 BRCA1 或 BRCA2 突變基因攜帶者，都會罹患乳癌（第 4 章將就此深入探討）。

體細胞突變（或稱後天基因突變）則是更為常見的情況，因為人終其一生都暴露在各種致癌物中，包括輻射、電、紅外線，以及其他許多可能造成突變的東西。但這些突變多數是無害的，就像一份食譜如果從來沒有人使用或複製，那即便出現錯字也無礙；或者有些突變並不會造成誤解（見圖 3.9），就像是食譜寫「加入一杯唐」，你可能會一笑置之，心裡非常清楚它指的是一杯「糖」。在少數情況下，某些突變甚至是有益的，例如當食譜誤植為「加入半杯糖」，成品可能還是一樣美味，卻更健康了。甚至有一種論點，認為突變是文明發展的基礎，因為沒有突變就沒有進化。

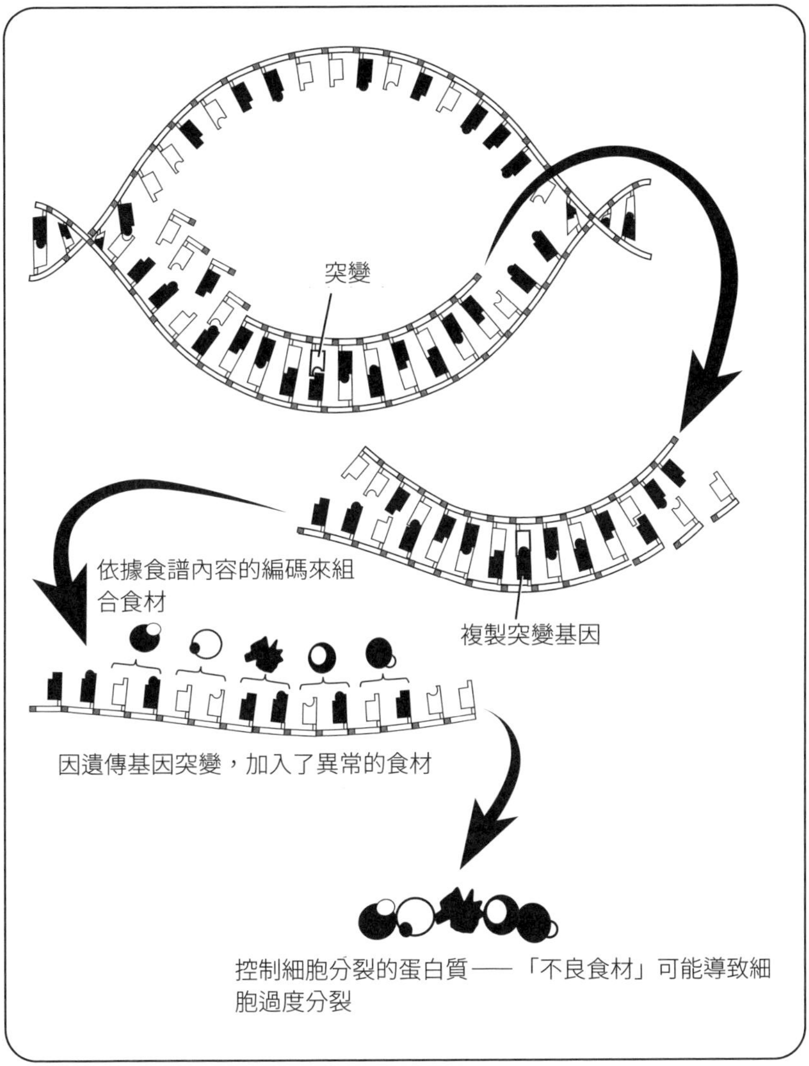
突變
複製突變基因
依據食譜內容的編碼來組合食材
因遺傳基因突變，加入了異常的食材
控制細胞分裂的蛋白質──「不良食材」可能導致細胞過度分裂

圖 3.8

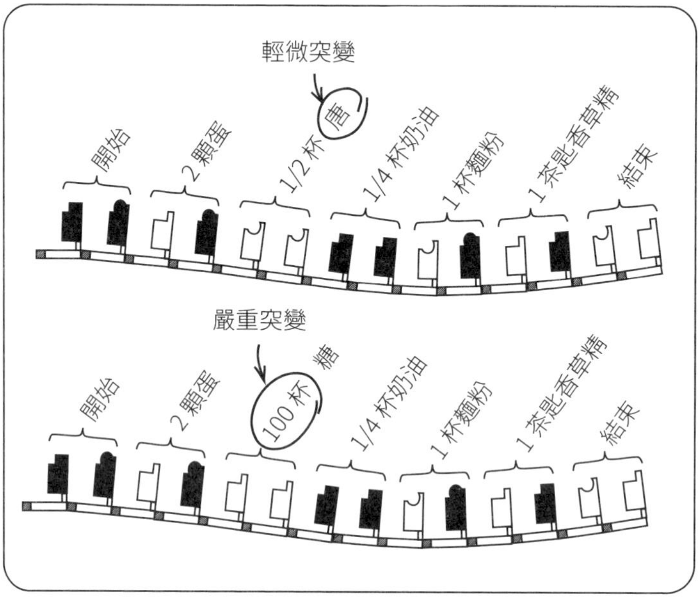

圖 3.9

除此之外，還有癌症基因。這些基因負責促成、調節細胞成長；但當它們因突變產生變化時，就可能改變DNA的品質、修復能力或生長，進而導致癌症。這些癌症基因的突變多由外力引起，例如輻射、食物毒素或環境汙染因子等等。一般而言，需要同時出現多個上述突變情況，再加上周遭其他細胞的環境允許（這些條件也可能出現體細胞突變），才會引發癌症。也就是說，癌症是多個基因出現多重變化的結果。

BRCA1與BRCA2基因，負責雙股DNA的修復機制。若女性其中一股DNA天生就帶有突變基因，因其修復潛在突變（如由輻射引起的突變）的能力較低，若乳房細胞出現第二個突變，就很可能形成癌症。有一種備用的DNA修復系統，以聚腺苷二磷酸核糖聚合酶〔Poly (ADP-ribose) polymerase〕為基礎構成，簡稱為PARP，畢竟「聚腺苷二磷酸核糖聚合酶」這名字實在是拗口得太離譜了（見圖3.10）。透過這種途徑來修復DNA，是近年來廣受關注的抗癌新藥研究方向，已進展至對乳癌患者進行人體實驗的

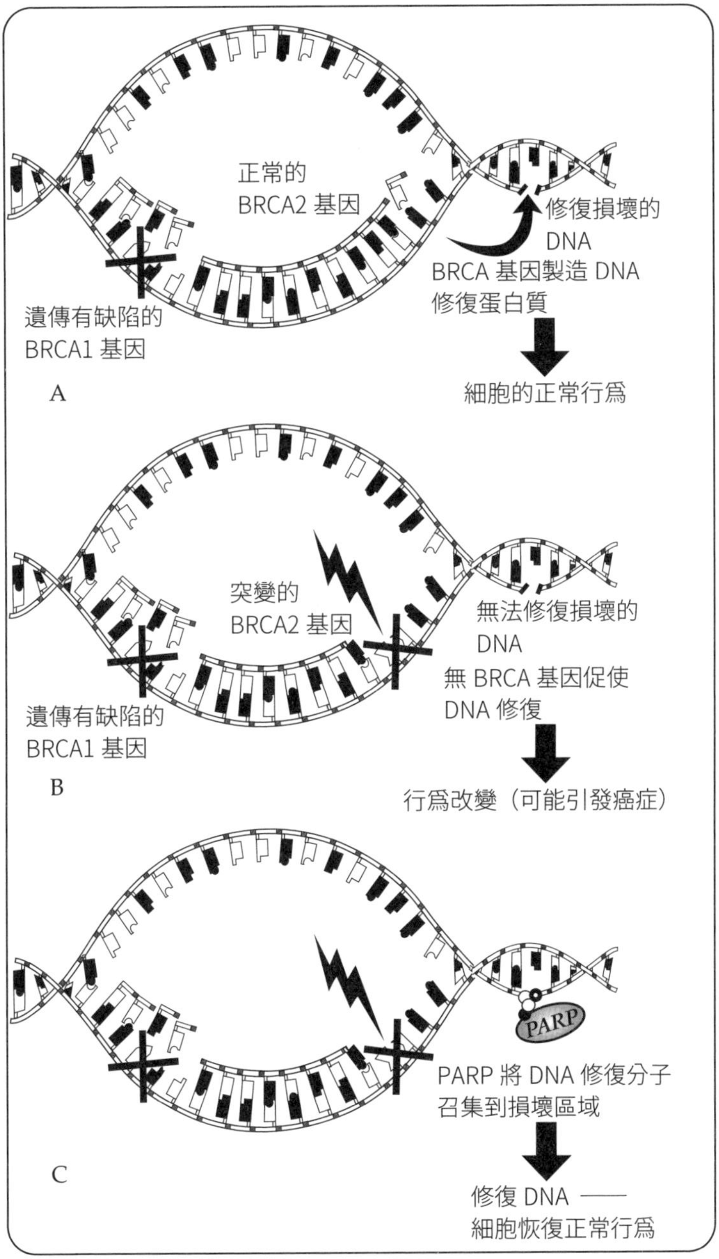
正常的
BRCA2 基因
修復損壞的
DNA
BRCA 基因製造 DNA
修復蛋白質
遺傳有缺陷的
BRCA1 基因
A
細胞的正常行爲
突變的
BRCA2 基因
無法修復損壞的
DNA
無 BRCA 基因促使
DNA 修復
遺傳有缺陷的
BRCA1 基因
B
行爲改變（可能引發癌症）
PARP
PARP 將 DNA 修復分子
召集到損壞區域
C
修復 DNA ——
細胞恢復正常行爲

圖 3.10

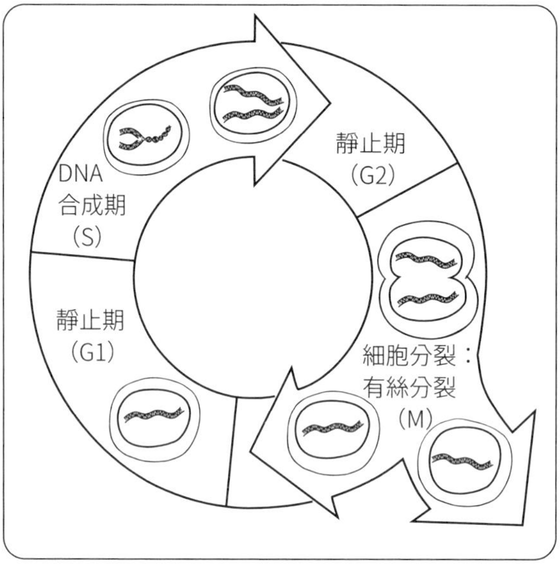

圖 3.11

階段。儘管在卵巢癌治療上展現出潛力，但效果尚不如預期，仍須進一步深入研究[7]。

另一種癌症基因會促使細胞分裂。這種基因在正常情況下稱為原致癌基因，突變後則稱為致癌基因。乳癌患者的原致癌基因，多半是促進更多細胞分裂，加快細胞的生命週期。

其中一種類型的原致癌基因，與表皮生長因子受體（Epidermal Growth Factor Receptor, EGFR）有關。該受體位於細胞表面，當表皮生長因子靠近時，會與其結合，促進表皮細胞分裂；亦即，在生長因子出現前，表皮生長因子受體只是一種被動的受體，像是沒有鑰匙的鎖。在生命歷程中的某些時間點，這些生長因子與受體是人體必須的；例如青春期，身體的變化與成長幅度都很大，因此需要生長因子來刺激細胞，對它們大喊：「快長大！快長大！快長大！」表皮生長因子會找到受體，與之結合，並傳送訊息給細胞，指示它開始複製（生長），如圖3.11所示。

表皮生長因子有多種不同類型，其中很重要的一種是第二型人類表皮生長因子受體基因——

在美國多以 HER-2/neu 來表示，在歐洲則以 erbB-2 代表。發生在 HER-2/neu 上的變異類型叫做「放大表現」（amplification），使基因不止製造一份複製品，而是許多份（數量從十到六十都有）。這種情況下，該細胞會擁有比正常細胞更多的 HER-2/neu 受體、製造更多蛋白質、攜帶的訊息也更「強烈」，就像在筆電接上特別大聲的耳機一樣。這會加速周遭任何癌細胞的生長（見圖 3.12）。在檢驗、研究切除的女性腫瘤組織時，可以發現這種基因過度表現或有過多蛋白質。

腫瘤抑制基因（tumor suppression gene）以及修復基因（repair gene），能夠抑制、減輕致癌基因與原致癌基因的作用，相當於細胞系統中的煞車機制與維修中心。體內有些基因會促進細胞生長、分裂，同時也有另一些基因負責站出來阻止，說：「夠了，再這樣生長、分裂下去，並不是個好主意。」或是說：「還是先把你修好吧（見圖 3.13）。」舉例而言，P53 就是一種抑制基因，阻止帶有突變 DNA 的細胞繼續分裂。但若 P53 本身也遭到變異影響，就沒有任何機制能減緩突變 DNA 生長了。

腫瘤的異質性

本書的上一版本中，著重在辨識乳癌的不同種類，以便選擇最恰當的治療方法。過去我們認為，每一種癌症都是由不同的突變、經由不同的途徑引發。因此如果可以針對該特定突變，或者受其影響的生長因子或賀爾蒙，就能夠治療特定癌症，這稱為「精準醫療」（precision medicine）；當發現有些癌症的基因突變出現於不同器官後，這種方式就廣受信任與肯定。舉例來說，HER-2 的過度表現除了乳癌以外，有時也會出現在胃癌，亦即對抗這種生長因子的藥物，能夠同時適用於

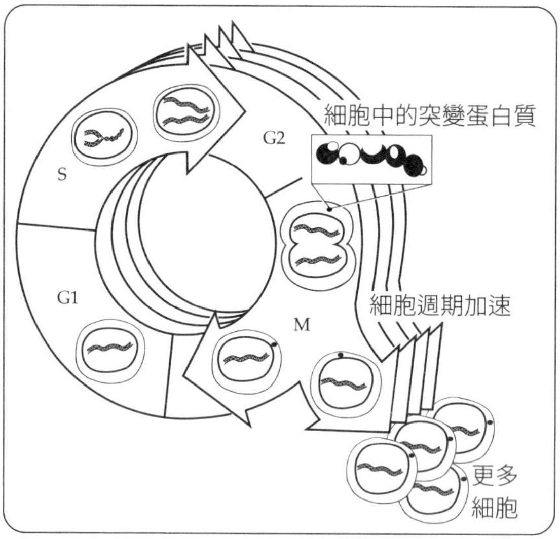
細胞中的突變蛋白質
G2
S
G1
M
細胞週期加速
更多
細胞

圖 3.12

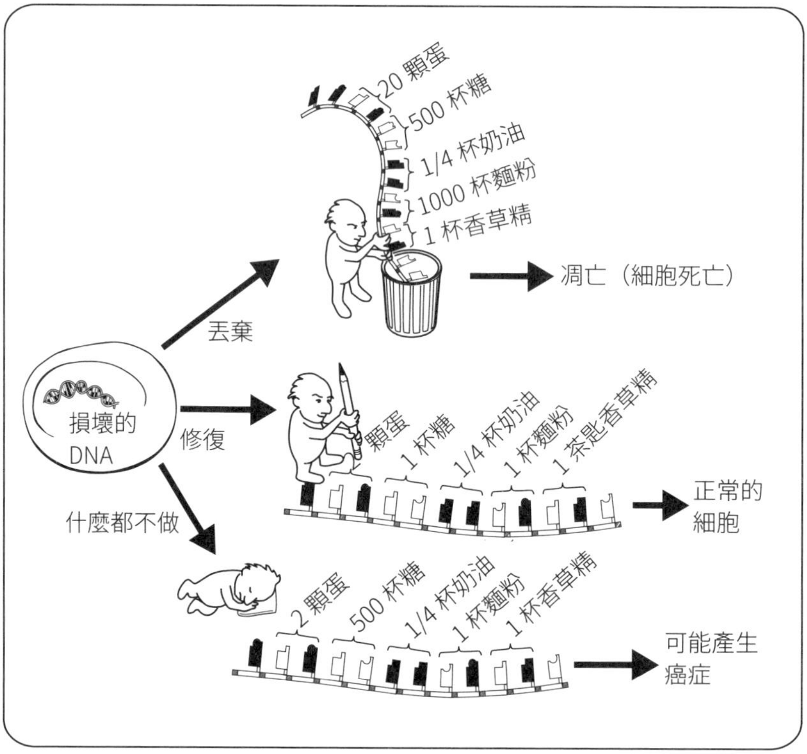
20 顆蛋
500 杯糖
1/4 杯奶油
1000 杯麵粉
1 杯香草精
凋亡（細胞死亡）
丟棄
損壞的
DNA
修復
顆蛋
1 杯糖
1/4 杯奶油
1 杯麵粉
1 茶匙香草精
正常的
細胞
什麼都不做
2 顆蛋
500 杯糖
1/4 杯奶油
1 杯麵粉
1 杯香草精
可能產生
癌症

圖 3.13

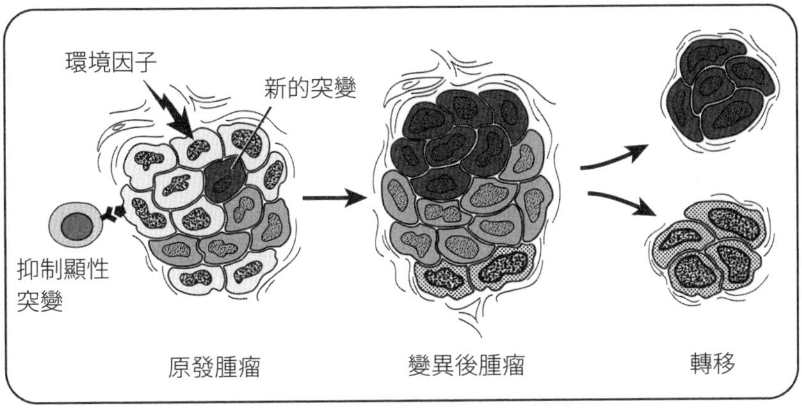

圖 3.14

治療乳癌及胃癌。可惜的是，雖然這些發現使大眾非常興奮，但最終效果卻不如預期——因為科學家很快就意識到：發現的標的物太多，但可用藥物卻不足。

縱然這種情況非常值得重視，但其中真正的問題很快就浮上檯面——腫瘤不是「同質性」的！意即腫瘤是由具有不同突變基因的細胞構成的結合體[8]。如果抑制了其中佔主導地位的顯性突變，很可能變成容許（甚至促進）其他較小型突變的生長；這就好像趕走問題社區中的主要幫派，變成其他小幫派有機會崛起並掌權。在基因體定序（genomic sequencing）技術被應用到癌症治療後，這種現象就變得更加明顯。同樣一種癌症，不僅有許多不同種類的突變，也會出現在許多不同區域（見圖 3.14）。

此外，還可能會隨時間生成新的突變。擴散到其他器官的突變（或癌細胞），其特性可能與原本的癌症不同，這也改變了轉移性疾病的治療方式。腫瘤突變不斷轉移區域，讓醫界意識到單純只用「針對性」的角度、想辦法消滅每一個癌細胞是不夠的。真正應該努力的方向，是改變最初使癌細胞得以生長的環境與條件[9]。因此我們不再只專注於研究細胞本身，而是進一步將腫瘤視為一個複雜的有機體，其存在與增殖都受到許多不同的因素影響。重要的不僅是細胞，還有使它得以生長的周遭環境。

細胞環境

我們在前文已經探討過，突變細胞需要適當環境才會發展成癌症。但一個人真的可以存有突變細胞，但並未罹癌嗎？答案可能有點驚人，因為實際上就是可能如此。隨著年齡增長，我們體內可能或多或少存有突變細胞。一項研究針對四十至五十歲的女性遺體，檢驗其因解剖移除的乳房，這些女性的死因並非乳癌，但其中竟然39％的乳房有休眠（dormant）的癌細胞巢。加州大學舊金山分校的提爾斯蒂（Thea Tlsty）教授研究了乳癌的早期突變。她觀察縮乳手術（使過大乳房變小）切除的組織時，非常意外地發現這些細胞裡有早期腫瘤標記（cancer marker），卻沒有對組織造成影響[10]——這就是變異細胞在良好環境中的情況。

而我的好友比索（Mina Bissell）博士的研究，則進一步證實了這一點。比索博士是加州大學柏克萊分校的研究員，一生都致力於研究乳房組織環境內的乳癌細胞。她將攜帶乳癌突變的細胞，置入正常乳房基質內培養，結果癌細胞表現得就像普通細胞一樣，也會製造乳管，行為與一般的健康細胞無異[11]。周遭正常細胞對癌細胞產生正面影響，故即便它們帶有基因變異，行為卻沒有脫軌。但當比索博士及同事把這些細胞轉移到惡性環境時，它們就出現癌症的行為（見圖3.15）。

這個發現代表只要知道「良好」的環境是什麼，病變就是可逆的，亦有機會控制癌細胞，使其維持正常健康細胞的行為。同時，這種控制或逆轉癌症的能力，也能夠解釋「腫瘤休眠」的現象（見圖 3.16）。這指的是有些女性在治療後看似已經痊癒，但十年後卻又再度復發的狀況。這些細胞在十年來都做了什麼？答案是它們在休眠。但是是什麼讓它們進入休眠狀態？又是什麼喚醒了它們？

總而言之，所有癌症的肇因或許都是如此：因致癌物而變異的基因，受到周遭環境刺激，促使其生長、擴散。

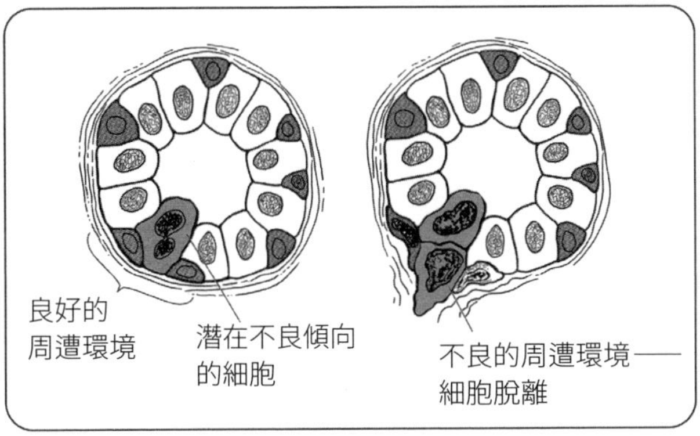

圖 3.15

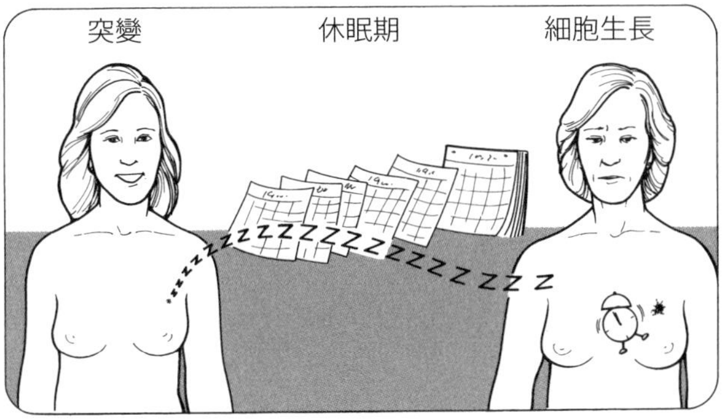

圖 3.16

免疫系統：人體的國防部

本書上一版只有簡單介紹免疫系統，將之歸於細胞周遭環境的一部分，但更近期的研究顯示，免疫系統對癌症的成長其實至關重要。首先，「免疫系統」一詞的範疇很廣，包括許多不同的細胞、抗體、蛋白質。我將它視為身體的防護系統，這個系統包括：地區性的鄰里守望機制；私人安保服務，如保全公司；專門機構如警察、消防及急救單位；以及最終的國民警衛隊、軍事力量，就是身體的國防部。

為了多瞭解免疫系統與乳癌相關的部分，我投入研究後發現，這是個既令人著迷又難以駕馭的領域。每次我才剛有進一步的理解，就會出現新的研究，澈底推翻先前的理論。但儘管如此，我們依然不能忽視它的重要性——因為若要解開乳癌成因及是否復發的謎，或許關鍵就在其中。我會先簡單說明相關知識，以便之後探討疫苗、免疫治療、免疫檢查點抑制療法（check-point blockades）時，讀者能具備概略的認識。

一般來說，免疫系統包括兩種：先天免疫系統，具有非專一性及局部性的特徵；以及後天免疫系統，具有專一性及系統性的特徵。就從局部說起吧。先天免疫系統（或稱非專一性免疫系統）係由負責「防衛邊境」的細胞構成，位於身體會與外界接觸的部分，如皮膚、嘴巴、消化道（仔細想想，我們其實就像中間開了個洞的甜甜圈一樣）、肺部、陰道、肝臟。當有威脅出現，例如尖銳的碎片或病毒，這些細胞會立即反應，查出入侵者並發出警報。

它們就和社區鄰里守望的角色一樣，主要負責發現問題並請求支援。特殊的白血球細胞在此多以嗜中性白血球及巨噬細胞的型態出現，但越深入探究這些初始反應，會發現內部機制比表象更複雜。下一道防線，是對出現狀況的區域提升供血量；這等同於私人保安團隊的角色。在碎片侵入的區域周遭會產生發紅、腫脹、疼痛，最終化膿（代表嗜中性白血球在「值勤」過程中死亡）

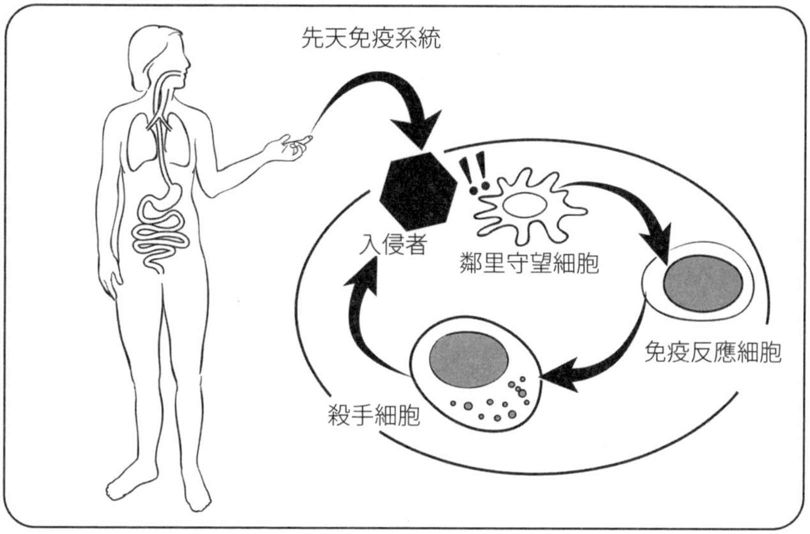

圖 3.17

的情形。幸運的話，局部的免疫系統防衛就足以完成任務，消滅入侵的碎片，傷口將迅速癒合（見圖 3.17）。

但為了進一步討論，我們繼續假設若局部防禦沒有成功，會怎麼樣呢？此時就是後天免疫系統起作用的時候（見圖 3.18）。地區性的鄰里守望機制會先通報安全巡邏隊，讓它們分辨威脅的類型，再依據情況通報合適的專門機構（如消防、警察或急救單位）。抗原呈現細胞（antigen-presenting cell）負責這項任務，稱為樹突細胞及巨噬細胞；它們會拍幾張問題區域的照片（我承認，這樣比喻有點太過隨意了），然後把資料送到鎮上的緊急應變中心，就是淋巴結。

有些人可能有過這種經驗：最初是手指、腳上甚至喉嚨出現感染，接著淋巴結就腫脹起來。這是第二道防線，也是更特定的記憶 T 細胞（memory T cell）出現的位置。它們負責檢索資料庫，如果能從過去的檔案中辨識出與這張照片相同的狀況，就會與相對應的特定抗體或殺手 T 細胞（killer T cell）一起對抗入侵者。這也是疫苗的運作原理：第一次

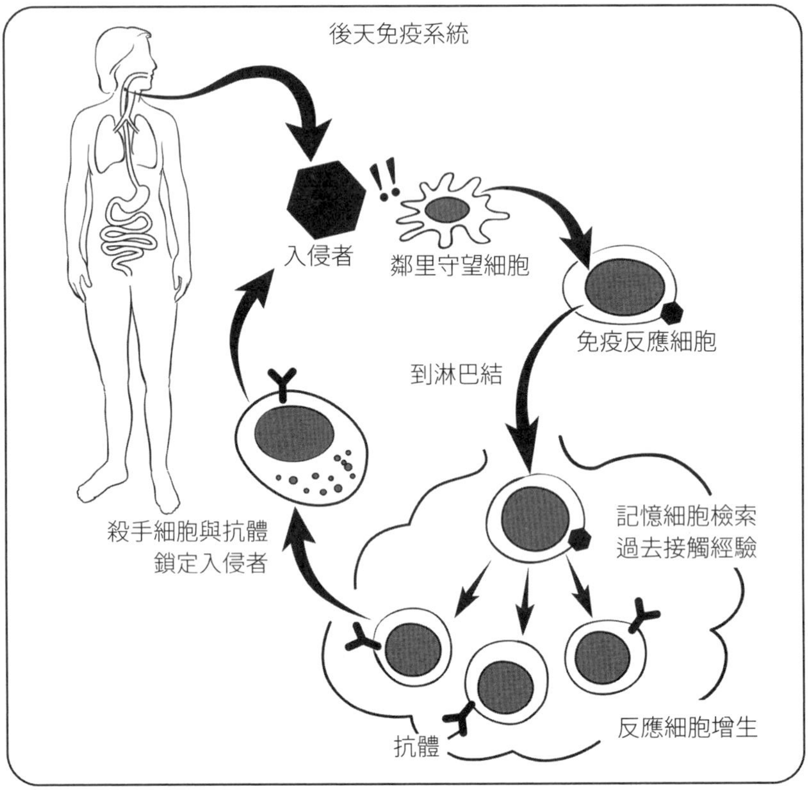
後天免疫系統
入侵者
!!
鄰里守望細胞
免疫反應細胞
到淋巴結
殺手細胞與抗體
鎖定入侵者
記憶細胞檢索
過去接觸經驗
抗體
反應細胞增生

圖 3.18

先讓身體接觸部分病毒（如小兒麻痺病毒），數量剛好足以讓免疫系統對這種病毒「建檔」。從生物學角度來看，這份檔案會由記憶T細胞與B細胞保存；當身體再次接觸到同種病毒時，就能夠辨識並立即展開對抗，省下初次接觸建檔耽誤的時間。

這個過程也可以說是病毒入侵喉嚨，使其變得又紅又痛，引起發燒和大量對抗病毒後產生的黏液。而腫脹的腺體、後天免疫系統或稱下一道防線，受到召喚並消滅入侵者。

先天免疫系統（非專一性鄰里守望），及其在淋巴結內與後天免疫系統間的互動關係，在抵禦感染時扮演至關重要的角色。所以接受化療的患者更容易受到感染，因為化療殺死所有會分裂增殖的細胞，包括白血球細胞。

這些知識都很有趣，但真正的問題在於：這與乳癌到底有什麼關係？為什麼免疫系統無法認出癌細胞是邪惡的敵人，並在身體受到傷害前搶先撲滅它們？這有點像是在問：911事件的恐怖分子是如何進入美國，並成功襲擊世貿中心與五角大廈？

癌細胞與免疫系統間的關係非常複雜。我現在常把癌細胞視為恐怖分子，但就像沒有人生來是恐怖分子，而是受到環境、創傷經驗、武裝衝突、政治等等諸多因素影響。癌細胞也是如此，它們是由正常細胞突變後形成的。癌細胞有許多方式能躲避後天免疫系統的檢查，就像恐怖分子通過機場安檢一樣——這涉及多種機制，包括直接干擾後天免疫系統反應細胞，以及間接影響腫瘤微環境或周遭環境等。學會如何躲避或屏蔽免疫系統監測的癌細胞，就能存活下來。

那麼，我們是否能控制免疫系統，或使它轉而幫忙消滅腫瘤？早在一八九一年，科利（William Coley）醫生[12]就將細菌注射至癌症患者體內，以激發免疫反應。後來又再次採取這種策略，嘗試利用免疫系統來治療癌症。第15章會探討針對特定乳癌進行的免疫治療，在此我先盡量說明發展背景，協助理解現存療法，並介紹未來所需的基礎免疫系統與癌症知識。

免疫檢查點抑制療法

免疫系統必須能夠辨識並略過正常細胞——免疫系統會回應特殊編碼，在不需要反應時關閉防衛。如果使用前述的防衛系統比喻，那麼這些「檢查點」就等同於要進入某處時需輸入密碼，或者在機場時向海關出示證件一樣。當體內這種安全系統失效時，就會出現自體免疫疾病，即免疫系統開始攻擊正常器官，引發疾病，例如腸道炎症、類風濕性關節炎、某些甲狀腺疾病及皮膚病等等。

這些檢查點一般都能正常運作，但就和保全系統一樣，也可能被屏蔽、欺騙或覆蓋。癌症就是如此，它會抑制或屏蔽免疫系統，使癌細胞得以不受干擾地恣意分裂、增生。其中一種免疫檢查點阻斷物是CTLA-4。一九八〇年代，法國科學家無意間在T細胞表面發現CTLA-4，當時他們的研究目的根本不是癌症。後來學者艾利森（James Allison，現服務於安德森癌症中心）發現，CTLA-4的作用就像是T細胞上的煞車器，阻止T細胞產生全面反應（見圖3.19）。他嘗試阻斷CTLA-4的功能，並在一九九六年的實驗中成功消滅老鼠體內的癌症腫瘤。這個結果為轉移性黑色素瘤的治療另闢蹊徑，同時也為免疫治療開創出一條嶄新的路。

改變免疫反應以治療乳癌的其中一個例子，是針對T細胞上的受體PD-1；它必須與腫瘤連結，才能促發免疫反應。腫瘤細胞會分泌訊號蛋白質PDL-1，可與PD-1受體結合，傳遞「毋須干預」的訊號給免疫系統（見圖3.20）。如今，稱為「免疫檢查點抑制劑」的新藥已經進入測試階段（見第11章「免疫治療」部分）。它們可以阻斷PDL-1或PD-1，避免人體監控功能受到破壞，並通知免疫系統：這些癌症細胞其實是居心不良的恐怖分子。

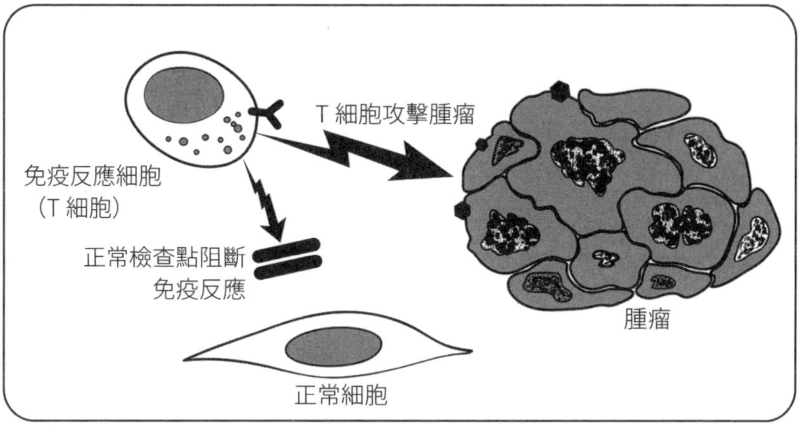
T 細胞攻擊腫瘤
免疫反應細胞
（T 細胞）
正常檢查點阻斷
免疫反應
腫瘤
正常細胞

圖 3.19

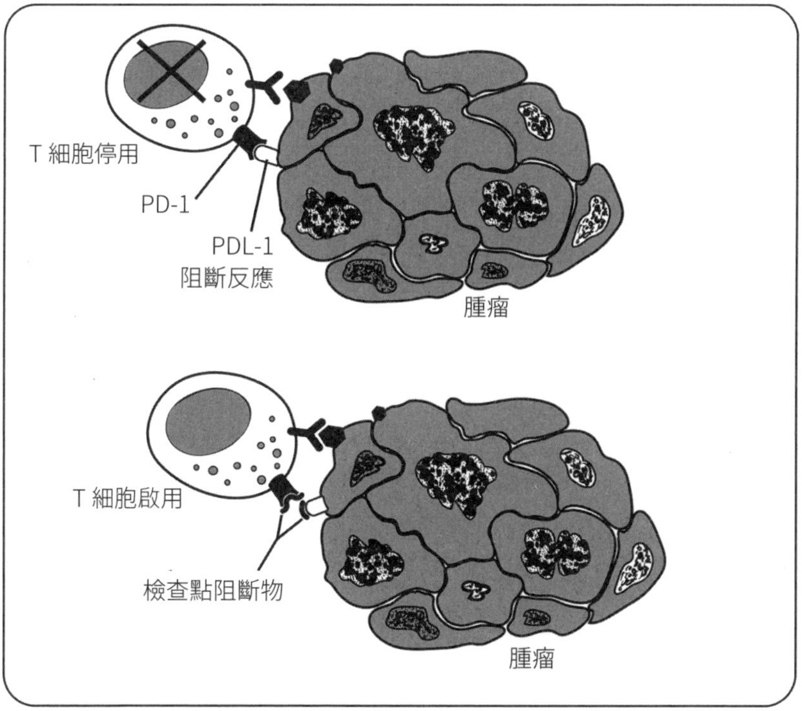
T 細胞停用
PD-1
PDL-1
阻斷反應
腫瘤
T 細胞啟用
檢查點阻斷物
腫瘤

圖 3.20

疫苗

與免疫系統相關的另一種癌症治療方法，是使用患者自己的腫瘤細胞來接種疫苗。初期已有部分案例成功預防癌症復發（見第11章「免疫治療」部分）。疫苗係針對癌細胞上的抗原如HER-2/neu，提供給接受初步治療後的患者，以預防復發。另一種疫苗治療方法，是利用乳腺球蛋白（mammaglobin），這是乳癌細胞上的一種蛋白質。上述兩種疫苗治療都深具潛力，但在撰寫本文的此刻，仍處於非常初期的階段。

研究與實驗發展到最後，是希望能靠著針對細胞突變的肇因接種疫苗，以預防罹癌，人類乳突病毒（HPV）疫苗就是利用這個原理。子宮頸癌、口腔癌與肛門癌都是由HPV引起；只要接種對抗HPV的疫苗，之後無論病毒何時出現，免疫系統都會發動攻擊，這是預防癌症的絕佳方式。

改變周遭環境

談到癌細胞的周遭環境，有一個重要問題：是癌細胞周遭的區域性環境會造成影響，還是整個身體的大環境呢？我猜測兩者都有可能，甚至兩者皆是。舉例來說，我們都知道，許多人是在經歷各種劇烈的壓力情境後罹癌。那麼，是這些壓力導致癌症的嗎？或許不是，但它很可能改變了身體的賀爾蒙與免疫系統，進而營造出一個容許甚至促進休眠腫瘤細胞生長的環境。

如果繼續使用我的恐怖主義比喻，那就是一個國家或世界上，總會有些因素助長、支持恐怖主義活動。若在不同的時間或情境，同樣一批人可能根本不會成為恐怖分子。那麼感染或慢性炎症會導致癌症嗎？還是它們使體內的免疫系統疲於奔命，以致於讓癌細胞成為漏網之魚？雖然這些只是比喻，但可以從中看出這一切有多複雜。

想像一下一個惡劣的社區環境：充斥幫派、毒販、廢棄建築，街道上滿是垃圾……如果說這個地方的犯罪率很高，你一定不會驚訝。若透過多種方式改善，包括清理閒置廢棄建築、鼓勵受社會認可的團體發展（如運動社團、童子軍或樂團）、提供孩子正當合法的賺錢管道等等，就可以降低犯罪率，改善鄰里環境的安全性。而面對癌症也是一樣的狀況。

我們一生中很難避免細胞突變。事實上正如前文所言，大部分的人體內都有癌細胞。八十歲男性中，有八成的前列腺內都存有癌細胞。而且這還只是我們目前所知的癌細胞而已，可能所有人體內都有休眠的癌細胞，但只要它們保持休眠狀態，不要甦醒並製造麻煩，其存在與否一點都不重要。

那麼，影響它們休眠或甦醒的因素究竟是什麼？這就彰顯了細胞周遭環境的重要性。靠著改善周遭環境，就能控制許多細胞，例如多運動、維持理想體重、減輕壓力等等。腫瘤細胞是無法根除的，就像有些人無論身處什麼環境，始終都是帶有劣根性的壞人，但他們在正確的環境與條件下，多數都會維持正常行為。

關於這一點的相關證據日漸增多。在顯微鏡下看乳癌時，具有較多血管的樣本，代表是對癌細胞較寬容、鼓勵的環境，其癌細胞更具攻擊性；附有更多白血球或淋巴細胞（Tils，即腫瘤浸潤淋巴細胞）的樣本，代表其免疫反應較強，預後也更樂觀。後者是免疫系統（就是我比喻中的鄰里守望或警察單位）注意到周遭環境有異常現象，因此加強巡邏監控。

腫瘤是有機體

在撰寫本書期間，我很幸運地前往聆聽偉大的科學家布魯格（Joan Brugge）的演講。她提出我們應該把腫瘤視為有機體，也就是一個有生命的活體，而非只是一些不良的細胞（見第79頁的圖3.3）。腫瘤的構成包括非常多不同種類的癌細胞，以及大量的支持細胞與組織，如血球、神經、淋巴、免疫細胞、纖維組織、脂肪細胞等等，腫瘤不只是一大群相似細胞組成的結構。這也代表切片檢查得到的細胞，不一定與構成腫瘤的其他細胞相同。它是個變化莫測的有機體，隨時間不斷生成新的突變，更會轉化支持細胞為其所用，無所不用其極地善用各種資源入侵身體。

從治療的角度來看，我們需研究如何運用化療與標靶治療，來對抗不斷突變的癌症。那麼，有必要為初發、復發、轉移性癌症設計不同療程，並針對腫瘤每一個時間點的每個特定基因變異，修正治療方法嗎？就算這種方式真的可行，也得顧及癌症細胞的表現型（phenotype），是可能隨微環境或周遭環境產生變化的。這也是預測細胞行為很重要的因素。

我們需要澈底瞭解腫瘤的生態體系，才能消滅它，防止生成抵抗性細胞（resistant cell），同時又確保對正常細胞的傷害降到最低。儘管腫瘤的生態系統非常頑強，對新的療法與環境的適應力都很強，但它能承受的攻擊畢竟有限。這代表我們得發展出，能將腫瘤的生態系統壓迫到超過其適應力的療法，否則只會增強它的抵抗性而已。

為達此目的，我們不應再將注意力放在殺死個體癌細胞上，而要專注對付整個腫瘤生態體系——針對不同類別、等級的乳癌，鑑別出最有效的免疫療法；整合現行與新興手術，和系統性的治療方法；同步針對細胞較脆弱的多個部分，以防止癌細胞產生適應。

要是將腫瘤視為一個整體的有機體，並找到正確的工具逐步削弱它，癌症或許是可逆的，或至少是可控制的，而不需要殺死每一個癌細胞。或者也可以摧毀突變細胞巢，直接預防它們增生。這比一般常聽見的「及早發現、及早治療」更加複雜，但我認為也更令人期待，因為抵抗、消滅癌症之路，又開啟了許多新的希望與方向，一定要繼續密切關注喔！

第4章

遺傳性乳癌

我們在上一章討論了乳癌生成所需的生理因素。儘管這些因子對研究乳癌肇因的學者至關重要，但對於人生正面臨特殊時間點的讀者而言，這些內容不足以回答心中抱持的疑問。因此，本章和下一章將探討女性能透過哪些檢查方法，瞭解自己的基因或乳房內部，是否具有較高罹癌風險的因子。

我常聽見剛確診的患者擔憂女兒將注定罹癌，而且是她這個母親一手造成此番命運。但其實患者的女兒不一定會與母親有相同遭遇，所以這種負疚感是不太理性的。雖然若一級親屬有乳癌病史，確實會增加罹癌風險，但其中絕大多數仍是不會罹癌的。在乳癌較為普遍的國家，若女性有一名一等親屬具乳癌病史，其終生發病風險增加5.5％；若有兩名一等親屬具乳癌病史，其終生發病風險增加13.3％[1]。

即便有多名家庭成員罹患乳癌，也不一定代表其肇因與遺傳基因有關，可能是因為患者都暴露在相似的外界風險因子中。我有一個朋友，一家姊妹共五人都得了乳癌，檢測後驚訝地發現她們體內並沒有 BRCA 1 及 BRCA 2 基因突變。當癌症集中出現在家族某一世代，例如這家五姊妹的例子，很可能是因為她們都暴露在某種致癌環境下，造成暫時性或永久性的基因突變。

我從基因開始說起，是因為我們對它最為瞭解，之後會再探討醫師檢查乳房以預測癌症的各種方法。還記得在第3章提到，癌症生長需要突變與適當環境兩者並存嗎？有些人本身就具有遺傳的突變基因，這可能是直接促成乳癌生成的關鍵突變基因，也可能是造成細胞在分裂時無法修復錯誤，進而使攜帶者更容易出現關鍵突變的基因。另外如前文所述，還有許多新的突變都與乳癌有關，但目前的研究尚不足以彰顯其重要性。接下來五年肯定會有更多學者，投入研究基因體這個關鍵領域。

大部分乳癌都屬於偶發性，患者沒有家族病史，因此多半也不是遺傳而來。只有5到10%的女性乳癌患者是遺傳性，也就是體內帶有由父系或母系遺傳的顯性癌症基因。但是並非每個擁有這種基因的人都會罹癌，只是具有較高的罹癌風險。多基因性的乳癌情況相較之下佔更多數，亦即家族有乳癌病史，但並非直接透過單一顯性基因遺傳給下一代；有的家庭成員會遺傳到這種基因，有的則否。這種類型也包含基因性乳癌的可能性（或許是由未知的顯性基因引發，但因為未知，所以還沒有相關檢驗）。

多基因性類型女性罹患乳癌的風險，高於一般大眾，但低於遺傳性。有許多基因都可能使攜帶者更容易罹患乳癌。舉例來說，一位女性可能遺傳到一種基因，使她在比較小的年紀就開始月經來潮；而「初潮較早」這個因子，往往與較高的乳癌發病率有關連。其他遺傳到相同基因的家庭成員，罹患乳癌的風險也同樣較高。或者，她可能在BRCA基因遺傳到突變（BRCA基因負責在細胞分裂前或受損後修復DNA，見圖3.10）。突變不會特別造成乳癌，但可能會影響正以細胞分裂自我更新的器官，如結腸、肺、乳房等，提高這些區域生成腫瘤的風險；且乳房中沒有備用替代的DNA修復物質，如PARP。

BRCA1 及 BRCA2

約50至90％的遺傳性乳癌案例，是因BRCA1及BRCA2基因突變引起；說得更精確一些，即是90％的案例有家族遺傳性乳癌及（或）卵巢癌病史，50％的案例有家族遺傳性乳癌病史（但別忘了，BRCA基因是無害的，我們體內都有這種基因，真正需要擔心的是它們發生突變）。自從一九九〇年代初期發現了BRCA基因以後，我們越來越認識它們，例如除了乳癌以外，BRCA基因突變也代表較高的卵巢癌與胰臟癌風險（但後者的風險相對較小）。這兩種基因的突變都很常見，且男性也可能同時帶有此兩種基因。

女性體內的BRCA1或BRCA2若發生突變，最終罹患乳癌的風險大約落在50至80％之間。最初，以出現多起乳癌及卵巢癌案例的家族為研究對象，發現所有帶有BRCA1突變的人，都有80％的乳癌終生發病率[2]。此外，也研究儘管帶有這種突變基因，但家族中只有一、兩名親人有乳癌病史的女性，不出所料地罹癌風險相對較低，約為37至60％[3]。

男性若帶有BRCA1或BRCA2突變基因，同樣也較易罹癌，但風險相對而言比較低。對女性來說，攜帶突變基因BRCA1者的風險最高，但對男性來說則是突變BRCA2的風險最高。男性BRCA2突變基因攜帶者，在六十五歲前的罹癌機率比較高，多半為乳癌、前列腺癌及胰臟癌。當然，BRCA1或BRCA2突變攜帶者也可能把這種突變基因遺傳給下一代[4]。

但為什麼並非所有攜帶者都會罹癌？為什麼隨著時間過去，罹癌風險會越來越高？這種變化性稱為「外顯率」，亦即罹患乳癌的終生（一般定義為至七十歲）風險。突變基因最後是否會發展成為癌症，取決於該突變是否有影響。我們不知道造成外顯率差異的因素，但有的攜帶者或許只有當體內出現另一種關鍵的基因變異時，才會罹癌；又或者遺傳到一種具保護效力的基因，如上一章所述。有些突變或許得依序出現，才會引發乳癌。舉例來說，一名攜帶 BRCA 突變基因的女性因暴露於輻射下，罹患了乳癌。她遺傳這個突變基因給女兒，因此女兒只要再出現第二個突變，就會罹患乳癌。如果第二個突變是可避免的因素（例如暴露在輻射下），理論上她就有機會避開這個因素，逃過一劫；或者雖然存在突變細胞，但細胞所處的周遭環境抑制了它的生長。事實上，研究顯示近年來的世代，罹癌風險較過去更高，代表非遺傳性因素可能改變了遺傳的罹癌風險。

不消說，最大幅改變風險的因素包括生產經驗與賀爾蒙的影響（見第5章「風險因子」部分）。口服避孕藥能顯著降低罹患卵巢癌的風險，同時又不會增加（或僅有極微的影響）罹患乳癌的風險。其他因素包括初潮的年紀、是否曾懷孕、是否曾親餵母乳、是否移除了卵巢等等。這些因素端視何種基因發生突變，而產生不同影響。對 BRCA1 突變攜帶者而言，「生產超過一次」是具保護性的良好因子，但對 BRCA2 突變攜帶者而言，卻代表了較高的風險[5]。

然而綜觀以上，BRCA1 及 BRCA2 突變攜帶者的乳癌外顯率都約80％，卵巢癌則分別為40及20％[6]。兩種攜帶者的卵巢癌罹患風險都會在四十歲後急遽升高，平均確診年齡為五十一點二歲[7]。攜帶 BRCA1 或 BRCA2 突變的男性，有5.8％罹患乳癌的終生風險，非攜帶者則為0.1％[8]。

創始者突變（Founder's Mutations）

每一個 BRCA 基因都有超過七百種可能的突變，就像一個單字可以有許多種拼字錯誤。其中三種突變在阿什肯納茲（Ashkenazi，即東歐猶太人）後代女性身上不斷重複出現，像是同一個單字不斷以相同方式拼錯一樣。這三種突變分別是：185delAG、5382InsC、6174delT，常被稱為「創始者突變」，因為它們往往出現在集中、小型、緊密連結的群體之中。「創始者」是指第一個出現突變基因的人，「創造」突變基因以後遺傳給下一代，通婚使這種基因得以世世代代延續下去。有2.5%的阿什肯納茲猶太人帶有其中一種創始者基因，因此這個族群受到廣泛研究。

當然，這種效應並非僅出現在阿什肯納茲猶太人身上，當研究者開始關注其他族群，也發現了相似情況。冰島當地通婚頻繁，也有一種BRCA2的優勢突變基因。冰島攜帶BRCA突變基因的人口中，僅9%為BRCA1突變基因，同時卻有高達54%為BRCA2突變基因[9]。這與多數西方國家的情況相反，那些國家的BRCA1突變攜帶者遠多於BRCA2。在挪威，突變基因攜帶狀況更有明確的地域性——挪威人都可能出現BRCA1或BRCA2突變，但究竟是哪一種突變，取決於攜帶者居住在哪一個峽灣地區[10]，每一峽灣各自對應不同突變。

但狀況並非總是如此單純。魏澤爾（Jeff Weitzel）研究了居住在洛杉磯的泛西班牙裔女性，發現基因檢測呈陽性的案例中，有47%都是由六種突變引起，且其中四種幾乎可說是僅出現在拉丁美洲與加勒比海或西班牙血統上。更有趣的是，這六種突變之一，與上述阿什肯納茲猶太人的三種突變之一，其實是相同的；這意謂著這一種突變可追溯至宗教裁判時期，留在西班牙的猶太人，他們融入西班牙文化，又在十五世紀末期遷移到美國[11]。另外，也在來自西班牙或南美洲的女性身上，發現前所未見的BRCA1突變；研究者推測，這種突變是將近一千五百年前出現，比西班牙殖民時期更早，有墨西哥血統的女性BRCA1突變攜帶者中，有10至12%的人屬於這種突變[12]。

若用剛才拼錯單字的比喻來看，BRCA1或BRCA2基因有無數種可能的拼錯方式。上述情況就像所有阿什肯納茲猶太人都使用同一個希伯來語鍵盤，上面的e字母按鍵壞了；冰島人用的是另一個t字母按鍵故障的鍵盤；墨西哥的美國原住民則用了另一個鍵盤，有不同的字母按鍵故障。

這些特徵在基因檢測時尤為重要。若患者來自阿什肯納茲猶太家庭，罹患了乳癌或卵巢癌，那麼醫師不必在成千上萬種可能的突變中大海撈針，可以聚焦搜索這個族群最常見的三種突變，讓基因檢測變得簡單許多。研究顯示，如果猶太女性體內沒有這三種創始者突變基因之一，那麼她攜帶其他突變的可能性也是極低的。對其他族群而言，檢測突變基因等於是要在整篇文章中找出一個錯字，需要花費更多時間，因此費用也更昂貴。

瞭解更多 BRCA1 及 BRCA2

這些基因究竟有什麼功能？為什麼一旦遍布人體各處的 BRCA1 發生突變，會導致乳癌及卵巢癌，而非其他部位的癌症，例如腎臟癌？據我們所知，BRCA1 及 BRCA2 與 DNA 的檢查點（或說品質控管）有關。在細胞分裂、複製前，必須先檢查其內的 DNA，確保沒有產生突變。BRCA1 及 BRCA2 擔任品質控管，負責標記受損嚴重的 DNA。另外，BRCA1 及 BRCA2 也參與 DNA 的修復工作，當致癌物如輻射使 DNA 發生突變，這些基因就在修復機制中扮演重要角色。

有時候也有備用的修復基因，如乳房中的 PARP，但其效果仍不如原本的好（請見第 89 頁，圖 3.10）。當這些基因自己發生突變且無法修復時，就會開始累積受損的基因。但這仍無法解釋，為什麼腫瘤會特別出現在乳房與卵巢。

有一種理論認為，一旦 BRCA1 及 BRCA2 失去功用，會使組織特異啟動子（tissue specific promoter）如雌激素及黃體素的行動惡化。當我在為本章進行研究、收集資料時，這個理論讓我思考了一陣子，然後我想：「嗯……我以為 BRCA1 突變引發的癌症，並沒有對雌激素特別敏感，那為什麼 BRCA 會受雌激素影響呢？」這讓我再度埋首書堆，想找到答案，但卻發現另一種理論：在 BRCA1 突變引發的癌症中生成的乳癌幹細胞，確實對雌激素受體的表現為陰性，但鄰近的細胞則否。會不會是這些周遭細胞對雌激素產生反應，進而將促存活訊息（prosurvival signal）傳遞給原本對雌激素受體反應為陰性的癌症幹細胞？

在這裡，我只想先提出：大多數降低雌激素的治療方式，同時也會縮減 BRCA1 雌激素受體陰性反應腫瘤。雖然現在我們還無法澈底瞭解，這些基因突變的運作方式，但由於全球研究進展飛快，我很有信心答案就在不遠處。

當然，兩側乳房都會出現變異，因此如果女性其中一側乳房出現癌症腫瘤，那麼很可能（機率約 40 至 65％）另一側還會出現另一個腫瘤。耐人尋味的是，在檢查過越來越多男、女性 BRCA1 及 BRCA 2 突變攜帶者後，漸漸發現他們在某些癌症的罹癌風險也較高。目前普遍為人所知的是 BRCA1 突變女性攜帶者，罹患卵巢癌的風險相對較高；但也有較少被提及的情況，如 BRCA2 突變攜帶者更容易得到胰臟癌、男性乳癌、前列腺癌及肺癌[13]。

其他已知突變

對突變基因的測試技術日新月異，不但能檢測較為普遍的 BRCA1 及 BRCA2 突變，也開始將測試目標拓展到其他突變基因。除了 BRCA1 及 BRCA2 外，其他帶來中等發病風險（50 至 80％）的乳癌易感基因（susceptibility gene）包括 TP53、PTEN、STK11 及 CDH1。TP53 有時也稱為李 - 佛美尼症候群（Li-Fraumeni Syndrome），這是以發現它的科學家來命名；它會造成嚴重的症狀，如兒童惡性腫瘤、肉瘤、腦瘤、白血病、腎上腺皮質癌及大腸癌。PTEN 又稱多發性缺陷瘤症候群（Cowden syndrome），可能在兒童時期出現頭部漲大、皮膚狀況、良性甲狀腺與子宮狀況，以及發育遲緩等等。除此之外，這些人對以下疾病也有較高的發病率，包括乳癌、子宮內膜癌、甲狀腺癌、腎臟癌、大腸癌及黑色素瘤。有多起癌症病例（也包括乳癌）的家庭，較常出現這種症候群。

另外還有 STK11，也稱黑斑息肉症候群（Peutz-Jeghers Syndrome），有時嘴唇會產生大量斑點；這種症候群也對乳癌、大腸直腸癌、小腸癌、胰臟癌及卵巢癌等具有較高罹患率。最後，遺傳性瀰漫型胃癌（Hereditary Diffuse Gastric Cancer, HDGC，或稱 CDH1），會以乳小葉癌的形式出現在乳房，同時也可能造成胃癌。

除了上述基因，仍不斷發現新的中等外顯率基因，如 CHEK2、ATM、BRIP、BARD 及 PALB2。單是在完成本章初版草稿到第二次修改這段期間，就有研究指出，上述其中兩種基因帶來的罹癌風險，比以往預期的更高。

CHEK2 突變出現在北歐與東歐血統的歐洲人身上，它同樣也涉及 DNA 修復工作。攜帶此突變基因的女性，乳癌發病率是一般人的二至三倍，致死率是一般人的一點五倍（即若一般女性有30％的致死率，那麼 CHEK2 攜帶者的致死率為45％），且另一側乳房也出現癌症腫瘤的風險是一般人的三點五倍[14]。這意謂著若一般的平均風險是每年1％，那麼CHEK2 攜帶者的風險則高達每年3.5％。此外，在罹患賀爾蒙陽性類型乳癌的女性身上，也發現這種突變，並與 PALB2 有關。

PALB2（負責 BRCA2 共同作用及定位的基因）最初被認為是中等風險的基因突變，但二〇一四年一項研究顯示，其終生罹癌風險其實與 BRCA2 相同——到了七十歲，乳癌發病率是35％。年齡低於四十歲的攜帶者，其發病風險最高[15]。攜帶 PALB2 的男性，其發病風險是一般男性（發病率極低）的八點三倍。

基因檢測

從本書上一版問世至今，基因檢測的世界已有了劇烈變化。原本在美國只有 Myriad Genetics 一間公司，擁有 BRCA1、BRCA2 基因與其突變的專利，代表他們是唯一合法的檢測單位。美國公民自由聯盟（American Civil Liberties Union, ACLU）對此提出告訴，質疑壟斷獨佔的現象。二〇一三年六月十三日，最高法院裁定：基因不可申請專利。這項裁決為基因檢測敞開大門，使其他技術、公司，更重要的是學界研究，都得以參與其中。

再加上下個世代的基因體定序技術，使基因篩檢市場前景大好。如今已有專門的商業性基因檢測方案，可透過基因定序方法，同時檢測各種低至中等程度的外顯率基因。我很確定在這一版成書後，還會有更多選擇出現。除了基因篩檢外，現在也有檢測低外顯率單核苷酸多態性（Single-Nucleotide Polymorphism, SNP）的方案供市場選擇。這些都是常見的 DNA 定序變體，建構完整的基因體圖譜所需費用也正迅速降低。但這些資訊並非一般人能夠自行理解的，因此，如果想要進行基因檢測，最重要的是諮詢專業人士。檢測結果需由具備充分知識的專家來解讀、詮釋，如專精於基因風險評估的腫瘤醫師，或遺傳基因諮詢專家。

遺傳基因諮詢專家可以幫助你判斷是否有接受基因檢測的必要性，如是，則建議該進行哪些檢測，以及在檢測後替你判讀、解釋結果。此外，如果出現新的發現，且根據檢測結果判斷可能與你有關，他們也會再次聯絡你。如果有興趣徵詢遺傳基因諮詢專家意見，可以詢問鄰近的醫學院校，或撥打 1-800-FOR-CANCER 專線。或者也有網站以地區分類，列出全美腫瘤遺傳諮詢專家的名單，供民眾參考，網址為：http:// ancer.gov/search/geneticsservices。

《外科年鑑》（*Annals of Surgery*）刊登了J・D・伊格哈特（J. D. Iglehart）一篇有趣的文章，主題是觀察前往檢測中心尋求諮詢、考慮接受 BRCA 基因檢測的女性[16]。即使與諮詢專家進行深入討論、充分說明檢測的侷限性以後，許多女性依然認定：只要檢測結果是陰性，她們就一輩子都不可能罹患乳癌。當一個人極度迫切地希望某件事為真時，往往會不自覺地在腦中修改所得資訊，將它轉化為自己想聽的內容。

然而，雖然諮詢的效果有限，但若不接受諮商就貿然進行檢測，後果可能更加嚴重。偏偏大多數進行基因檢測的女性，都沒有先經過專業諮詢。如伊格哈特博士所言：「未受過專業遺傳基因訓練的醫師，雖然可以為患者進行檢測，卻很難提供相關的專業諮詢。」而接受過專業遺傳基因訓練的醫師其實為數甚少。

伊格哈特在研究中，請因家族病史而具有高風險的女性在進行基因檢測前，先自我評估帶有這種基因的風險有多高。這些患者通常會遠遠高估自己的風險，認為機率高達百分之百。相對地，非專精於基因檢測風險評估的醫師，則傾向於認為大多數患者的風險都是零，只有少數人有10或20％的風險。

誰應該接受基因檢測？

有些人會問，為什麼乳癌基因檢測只提供給具有高風險的女性？為什麼不讓所有罹患乳癌的女性，甚至全國女性都接受檢測？一部分的原因是對絕大多數人而言，帶有這種基因的機率都是極低的，並不值得進行檢測。《美國醫學會雜誌》（*Journal of the American Medical Association*）刊載了貝絲・紐曼（Beth Newman）的一項研究，針對一群二十歲至七十四歲的女性乳癌患者，檢測她們之中有多少人攜帶這種突變[17]，結果僅3%的人攜帶BRCA1突變基因。不進行廣泛檢測的另一個原因是，目前預防未來可能發生疾病的方式，多半仍需要動手術切除正常的身體部位。

然而，乳癌基因篩檢這項議題仍存在爭議。在撰寫本書期間，發現BRCA突變基因的學者瑪麗-克萊爾・金（Mary-Claire King），就提議以族群為基礎進行篩檢。她引用自己過去在以色列對阿什肯納茲猶太族群的研究內容[18]：先讓男性接受檢測，再針對那些結果為陽性者的女性家屬，檢測阿什肯納茲猶太族群最常見的三種基因突變。瑪麗-克萊爾・金指出，帶有BRCA1或BRCA2突變的家族中，50%從未有過乳癌或卵巢癌家庭病史，因此若在美國，他們將未得以接受檢測、發現自己帶有這種基因。她將這種情況歸因於小家庭型態，當子女數量減少，遺傳到突變基因的人數也相對減少，癌症病例自然較少出現。

另外，檢測結果也可能出現未知意義變異數（Variants of Unknown Significance, VUS），亦即因資訊不足而無法歸類的DNA變異，所以她建議只篩選明確失去功能的基因。以BRCA1及BRCA2突變而言，就是失去部分DNA修復能力的基因。最後她也指出，以族群為基礎的基因篩檢，可使突變基因攜帶者在缺乏醫師引薦或家庭影響的條件下，仍能發現自己是攜帶者（僅19%的美國家庭醫師，能依據家庭病史正確評估 BRCA1 及 BRCA2 之檢測結果[19]）。

無論如何，全盤理解遺傳性癌症的風險仍舊非常重要。一九九九年夏天，J．佩托（J. Peto）帶領研究團隊在英國研究罹患遺傳性乳癌的女性[20]。他們將研究對象依年齡分組，探討遺傳性癌症與 BRCA 基因間的相關性。在最可能攜帶這種基因突變的組別（在卅六歲前罹癌的女性）中，僅 3.5％攜帶 BRCA1 突變基因、2.4％攜帶 BRCA2 突變基因；卅六歲至四十五歲的女性組別，攜帶 BRCA1 突變基因者的比例為 1.9％，BRCA2 突變基因則為 2.2％。由此可以看出，即使在年輕女性的組別，這個比例依然很低。然而在卅五歲前確診乳癌的女性，或者有早期乳癌病史、且近親有卵巢癌病史的女性，她們攜帶突變基因的風險就可能超過 30％。

如果你本身沒有乳癌，但認為家族有遺傳性乳癌的可能，最好的方法是讓患有乳癌或卵巢癌的親人先接受檢測。若你的母親有乳癌，檢測後發現她並未攜帶突變基因，那麼你就不需要再接受檢測了。而假設在母親身上發現 BRCA1 突變基因，你就可以特別針對這一種特定突變進行檢測，這樣能節省許多費用與時間。若並未帶有這種突變基因，就代表你沒有遺傳到它，這種檢測結果稱為「真陰性」（true negative）。但同樣地，這不表示你這輩子絕對不可能罹患乳癌，只是風險大幅降低至與一般人（父母沒有攜帶突變基因的人）無異。

我有一位阿什肯納茲猶太血統的朋友診斷出乳癌，並發現是 BRCA1 突變基因的攜帶者。這件事促使她的兩位手足（一男一女）都去接受檢測，結果發現兩人身上也帶有突變基因。數月後，女性手足診斷出乳癌。我朋友廿五歲的女兒前往華盛頓諮詢遺傳性乳癌專家，並在審視自己的可行選項後，決定接受檢測——結果出爐時，所有人都鬆了一口氣：她並未遺傳到母親、阿姨與舅舅身上的突變基因。

至於那些家族中出現許多乳癌病例（家中五十歲以下確診人數為兩人以上，或者不限年齡確診為三人以上），BRCA1 或 BRCA2 檢測結果卻均為陰性者，面臨的狀況就更複雜了，這叫做「無資訊檢測結果」（noninformative test）；儘管沒有偵測到任何出錯或缺陷，但卻無法保證不存在高風險。這種結果不代表你沒有乳癌突變基因，只是並非 BRCA1 或 BRCA2 突變而已。你可能帶有目前未知的突變基因，例如 BRCA3 或 BRCA4 突變。在只有乳癌病史（無卵巢癌病例）的家族中，僅 25％的成員帶有突變基因，代表帶有未知突變的家族成員數量龐大。遺傳基因專家可能會建議這些家族接受基因檢測方案，針對如上述其他遺傳性症候群進行篩檢。

經納洛德（Steven Narod）博士在加拿大的研究團隊計算，這類型家族的乳癌發病風險仍是一般人的四倍之多，因此應接受篩檢，甚至考慮採取化學預防（chemoprevention）的方式（見第 6 章「化學預防方法」部分）[21]。一位臉書好友告訴我，她是家族裡第九個罹患乳癌的人，所有電腦程式模擬及遺傳基因諮詢，都預估她攜帶 BRCA1 或 BRCA2 突變基因的機率高達98％，但她的檢測結果卻顯示為陰性。當然，她的發病率還是遠高於一般人，可能只是她帶有的基因、突變或症狀，是目前尚未能檢測的。

還有許多與乳癌發病風險相關的基因突變，隨著該領域研究日新月異，也逐漸浮上檯面。如果認為家族可能有突變基因，可以尋求遺傳基因諮詢師，或該領域專家的意見。

基因檢測的風險與益處

那麼基因檢測究竟有哪些風險呢？經濟考量就是其中之一，因為檢測費用可能非常昂貴，從三百美金到五千美金都有，取決於你是要檢測已知的特定家族突變基因，還是更昂貴的篩檢。你可以到幾間商業研究中心，先從最常見的BRCA1、BRCA2以及PALB2等突變開始，費用會比較低廉；當然也可以選擇更全面的篩檢，費用就會較高。因此，若知道要尋找哪種特定基因，是很有幫助的，例如已知家族中有某特定突變基因的病史，就不需要大海撈針；此外，若辨識出某一特定突變，其他家族成員接受檢測時，費用也可以降低。因為真正困難的是從頭找出可能的突變基因，這就像是校稿時瀏覽整本手稿，只為了找出一個錯字一樣；一旦知道錯誤位在哪裡，在其他手稿裡尋找起來就變得易如反掌了。

有些保險公司會支付檢測費用，但並非盡皆如此。最初，大家很擔心保險公司會對接受過檢測的女性有差別待遇。二○○八年制訂的《反基因資訊歧視法》（Genetic Information Nondiscrimination Act）保護個人不會因基因資訊受到健康保險方案歧視，但卻未涵蓋人壽保險的部分。個人可以用編號或化名形式接受檢測，但最好還是在檢測前，確認居住州的法條和保險公司的政策。

要記得，決定檢測帶來的後果，不是你能夠獨自承擔的，而是全家人都會牽涉其中。假設我接受檢測，結果為陽性，那麼也會影響我的姊妹或女兒，左右著她們是否要接受檢測。以及，若檢測後發現自己攜帶突變基因，也不得不思考該如何面對這項資訊。

對已經確診乳癌的患者來說，基因檢測帶來的情感衝突會更強烈，患者往往會認定自己一定帶有不良基因。自身的心理層面也會影響、混淆知覺，例如覺得是否因母親罹患乳癌時，自己對她不夠好，現在才得到報應，遺傳了致命的基因？即使再成熟世故的人，也常會不自覺地陷入這般奇想之中。

基因檢測的優點之一，是能夠降低不確定性。若檢測結果為陽性，那麼你就可以開始計畫要如何降低罹癌風險（見第6章「BRCA1和BRCA2突變基因攜帶者的癌症預防方法」部分）。前面提到那位阿什肯納茲猶太朋友就曾告訴我，她強烈建議 BRCA1 攜帶者的女兒接受檢測。當女兒檢測出陰性時，他們都放下心中一塊大石；但即便檢測結果發現女兒也是攜帶者，一樣有所幫助，因為「未知」才是造成焦慮的元兇。

我的一位臉書好友寫道：因為父系家族有卵巢癌及乳癌病史，加上大姊也有卵巢癌，因此她決定接受檢測。其實最佳方式是讓姊姊先進行檢測，但她不想知道結果所以拒絕了。而我的好友為了自己和女兒，依然決心要得知結果。

若你決定接受檢測，可能會得到幾種結果，而最理想的是「真陽性」與「真陰性」。真陽性代表檢測明確發現有突變基因存在，真陰性則是受測者檢測出陰性，但其家庭成員是確定的突變基因攜帶者。這種情況下，可以確知你沒有遺傳到家族的突變基因。

較為複雜的情況則是，未檢測出任何已知突變，家族成員中也沒有人確定攜帶某特定突變基因。這樣一來，就無法確定自己到底是攜帶了目前無法檢測出來的突變基因，還是根本沒有攜帶突變基因。另外，也可能發現臨床上意義未知的異常基因變異，且與乳癌完全無關。這兩種狀況都會帶來更多無法解答的疑問。

在檢測基因序列的變化時，可能會發現只有一個核苷酸出問題（見第 3 章「基因與乳癌」部分），且其不一定具有重要性。如上所述，那可能是個未知意義變異數（VUS）。這對醫師和受測家庭來說，都是很惱人的結果。在所有檢測 BRCA1 及 BRCA2 基因者中，約 10 至 15％會發現未知意義變異數[22]。這在非白人族群中更為常見，非裔美國人族群的出現頻率高達 14％[23]。有時候，遺傳基因偵測可協助釐清問題，但多數情況是這些女性根本無從得知，自己的罹癌風險究竟是高是低[24]。此時最好到診所或大學醫學中心等單位，進行高風險設定的後續追蹤，因為這些單位會持續進行相關研究。可以詢問如何針對這些變異登記註冊，以便在有最新資訊時獲得通知。

雖然現在還有一些問題懸而未決，但隨著研究不斷發展，我們對這個領域的瞭解也會日益增加。除了變異以外，在大型基因重組的過程中，也可能產生突變，但標準的檢測方法無法發現它們。這些大型基因重組（不再是一個錯字，而是一個語詞在句子中的位置錯誤）造成目前已知約10％的突變，較常見於拉丁美洲與加勒比海血統的族群[25]。新型BRCA1及BRCA2基因的檢測方法變得更加敏銳，可以發現這種重組的情況。

對乳癌發病風險基因檢測的建議[26]

一般建議乳癌發病風險10％以上的女性，尋求遺傳基因諮詢專家協助，考慮是否接受檢測。這些人包括：

1. 本身在四十五歲或更早之前曾確診乳癌。
2. 本身曾確診乳癌，且具有阿什肯納茲猶太血統。
3. 本身在五十歲或更早之前曾確診乳癌；且有至少一位一等或二等親曾在五十歲前確診乳癌，或曾在任何年齡確診卵巢癌。
4. 本身曾確診乳癌，且有兩位以上同系血親（同為父系或母系）曾確診乳癌。
5. 本身曾確診乳癌，且有一位以上親人確診上皮性卵巢癌。
6. 本身曾確診卵巢癌（無論發病年齡），尤其是具有阿什肯納茲猶太血統者。
7. 本身曾確診男性乳癌，尤其是當一位以上一等或二等親，曾在五十歲前確診乳癌及（或）卵巢癌。

8. 本身在六十歲或更早之前曾確診三陰性乳癌。
9. 曾有家族成員攜帶 BRCA1 或 BRCA2 突變基因。

確診乳癌女性的基因檢測

罹患乳癌的女性是否要接受檢測，可能有幾種考量，包括想知道其他家庭成員是否有較高的癌症發病風險，或者正考慮生子育女，擔心將乳癌基因遺傳給下一代。單側乳房出現癌症腫瘤的女性患者，在另一側乳房也生成腫瘤的機率較高，因此若確知自己帶有突變基因，就會考慮進行雙側乳房切除術。未攜帶突變基因的女性，一年內得到第二原發癌症（second primary cancer）的風險是0.5至1％，終生發病風險則是15至25％；但BRCA1或BRCA2突變攜帶者一年內的發病風險是1至2％，終生發病風險為30至50％。另外，攜帶BRCA1或BRCA2突變基因的女性，或許會考慮切除卵巢，如此可將乳癌風險降低53％。

我不認為每一個乳癌患者都需要接受基因檢測，因為遺傳性乳癌其實是很罕見的。但仍可透過一些特徵，推測攜帶突變基因的可能性。例如猶太裔女性在四十歲前確診乳癌，有33％的機率是攜帶者；非阿什肯納茲猶太血統女性在三十歲前確診乳癌，有12％的機率是攜帶者；在四十至五十歲之間確診雙側乳癌的女性，且有一位一等或二等親在五十歲前曾確診乳癌或卵巢癌，則有42％的機率是攜帶者。而五十歲後確診乳癌的患者，其攜帶突變基因的機率相對較低；此外，有兩位親戚在五十歲後確診乳癌的女性，其攜帶突變基因的機率僅2％[27]。

可行的選項

若檢測出攜帶 BRCA1 或 BRCA2 基因，該怎麼做呢？首先你要知道，獲知陽性結果並不是十萬火急的病症，這只是證實了你的懷疑無誤：你確實有較高的乳癌發病風險。而真正的問題在於，怎麼應對最讓你安心自在。可行的選項從完全忽視不理（這或許不太明智），到透過化學預防或手術性預防（見第6章）[28]來密切監測追蹤[29]。

無論如何，最好諮詢專精於高罹癌風險女性，及具遺傳基因風險女性領域的醫學中心或診所。他們會考慮你個人的特殊狀況，並提出各種可行選項，例如你是否打算生育（若有，就必須排除立即切除卵巢的預防方式）、是否有幽閉恐懼症（因此無法接受核磁共振檢查）等等。在經過討論、好好消化這些資訊後，才能為自己與未來人生擬訂最適合的計畫。

監控追蹤

追蹤、監控帶有突變基因女性的狀況，其方式仍在持續進步中，通常包括從廿五歲至卅五歲間，每半年檢查一次，即每年一次的乳房X光攝影與核磁共振檢查（以每半年的頻率交替進行）。乳房X光攝影的效果仍具爭議性，因為年輕女性的乳房密度較高，會影響攝影的準確度——事實上，乳房X光攝影對於帶有突變基因的乳癌患者，能夠偵測出的比例不到一半[30]，然而可以透過乳房攝影找到微鈣化，有時也有機會發現癌症腫瘤。早期的替代方式可額外採用全乳房自動超音波

（Whole Breast Ultrasound, WBUS）（見第7章「全乳房超音波」部分），常用來檢測高發病風險、乳房較緊實的年輕女性。

目前最佳的追蹤辦法，應是從約廿五歲至三十歲開始，以核磁共振搭配乳房X光攝影與超音波。但記得要選擇專精高風險或遺傳基因醫療中心，接受核磁共振檢查，才有最專業的影像讓專業人士解讀。

當然，帶有BRCA突變基因導致的發病風險，並不僅限於乳癌而已。攜帶者需留意監控卵巢癌的發病風險。從很多方面來看，卵巢癌雖然如前文提及較為罕見，但致死率卻比乳癌更高。每當篩檢出癌症時，乳癌通常還有治療的機會，但卵巢癌卻很少在早期階段發現。它是一種非常詭譎的癌症，在生長、發展成熟前，幾乎無跡可尋，不會出現任何症狀，骨盆檢查也很難發現卵巢癌的跡象。

CA125血液檢查對追蹤轉移性卵巢癌有良好效果，但只在癌症初期有50％的有效率；在尚未邁入更年期的女性身上尤其困難，常出現許多偽陽性結果，使患者陷入恐慌，害怕得了絕症，甚至因此選擇進行不必要的手術。陰道超音波是近年較新的技術，將超音波設備置入陰道，以便檢查卵巢區域。這種方式得到的影像具有非常高的畫質，但發現的問題多半屬良性。這對高風險族群的女性而言，或許是不錯的方式；但若用於較廣泛的篩檢，那麼可能每千人就有五十人獲得可疑跡象，她們將因此動大型手術，其中卻只有一人是真的得了癌症。

第5章 瞭解罹癌風險

每個女人都想知道自己罹患乳癌的機率有多高，以及如何因應。本章將先討論檢測罹癌風險的生物試驗，接著說明如何預防或降低風險。可能的話，我也希望能有輕鬆計算出每個人發病風險的簡單方式，但實際上風險會隨許多變因而不同，例如暴露在致癌物下、生育情形、時間變化等等。就乳癌而言，最可能發生三種類型的風險：絕對風險、相對風險以及可歸因風險（見圖5.1）。

雖然其他章比較沒有這麼複雜，但我認為瞭解風險是很重要的，無論是事前預防的決策，還是治療所需的選擇，都有所助益。所以建議大家花一點時間，耐心聽我盡可能清楚介紹這些不同風險，以及它們代表的意義。但如果真的不想知道這些資訊，也可以跳到第6章，將探討現存能夠證實行為、暴露於致癌物下與乳癌發病風險間的相關因素。

如何研究致癌原因與預防方法

我們在第3章討論了藉由分子生物學，得以更深入理解異常細胞是如何生成的。然而分子

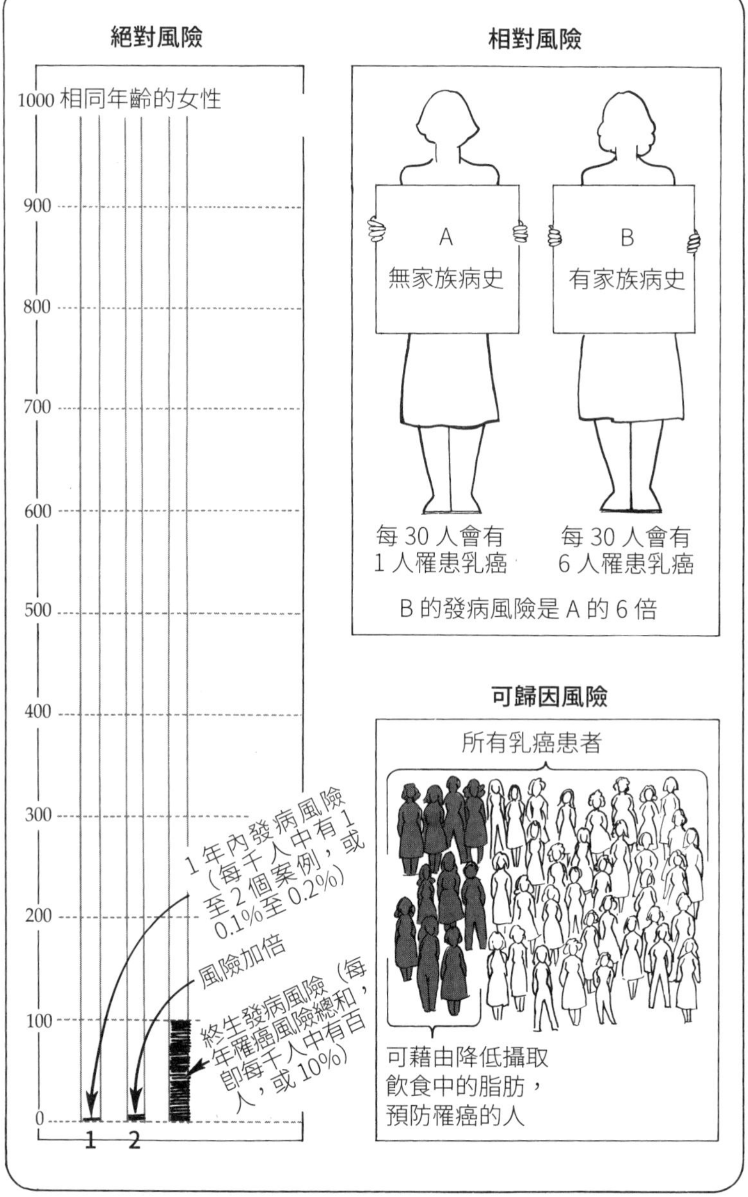
絕對風險
1000 相同年齡的女性
900
800
700
600
500
400
300
200
100
0
1
2
1 年內發病風險（每千人中有 1 至 2 個案例，或 0.1%至 0.2%）
風險加倍
終生發病風險（每年罹癌風險總和，即每千人中有百人，或 10%）
相對風險
A
無家族病史
B
有家族病史
每 30 人會有 1 人罹患乳癌
每 30 人會有 6 人罹患乳癌
B 的發病風險是 A 的 6 倍
可歸因風險
所有乳癌患者
可藉由降低攝取飲食中的脂肪，預防罹癌的人

圖 5.1

生物學在探尋惡性腫瘤的肇因與預防方面，成效相對緩慢很多。因此，我們必須將問題看得更全面——究竟是什麼讓細胞出現變異，又是什麼因素影響細胞周遭環境？要瞭解這些，得研究更大群體的女性，她們既具備某些一致性特徵，同時彼此又存有差異，這就是流行病學派上用場的時刻。

打開電視或翻開報紙，常會看見許多屬於這一領域的研究，例如某種食品會增加罹患乳癌的機率，或者某活動能夠預防疾病等等。通常這些都是以不同組別女性做比較分析的大型研究，這些研究能夠提供一些線索，但無法證實原因與效應，最多只能列為間接證據而已。舉例來說，若研究毒癮者的一生，可能會發現大部分的人在兒童時期都有喝牛奶的習慣，但你絕不會因此就做出「喝牛奶會造成毒癮」的結論。要找到兩者之間的關連，需要比較毒癮者與非毒癮者的狀況，進行更大型、更複雜的研究。

有許多不同途徑，可針對疾病與其控制、治療、預防方法進行相關研究。然而沒有任何研究能達到完美、準確又全面的結果，即使是最簡單的部分，也存在太多無法控制的變數。但在眾多研究中，還是有較為出色者。若要理解一項研究的精確度有多高，就必須知道它是如何設計的；此外，它可能在A領域成效不彰，但在B領域卻有不錯的成果，甚至在C領域貢獻卓著。

真正瞭解研究設計的人並不多，且醫師與一般人一樣，都很容易陷入自我欺騙的誤區——我們都傾向於相信那些支持自己偏見的研究，而非與我們期望相悖的理論。這種傾向也反映在媒體上：記者往往無法理解研究的細節差異，而他們精心打造、吸引觀眾注意的金句雋語，也往往忽略研究設計的侷限性與缺陷。此外，媒體常誇大學術研究推斷的結論，有時報導會把僅佔整體一小部分的數據，作為彷彿全部結果的唯一肇因。也難怪身為非科學家的普羅大眾，在生活中會對研究結果感到困惑不解。

觀察性研究

學術研究分為兩大類基礎，各有其優缺點。觀察性研究主要是在不干預的前提下，觀察人在一般情況中的行為，臨床試驗或介入性研究則是針對一群被規劃參與的受試者，在一特定期間內進行特定治療。稍後在第11章探討治療方法時，會再詳細說明後者。在此我們先介紹觀察性研究，因為它與罹癌風險及預防的相關性較高。

觀察性研究是建立假設的良好途徑，研究者可以觀察某種現象，然後試著想出能夠解釋該現象的原理。舉例來說，波士頓有一項研究觀察到罹患乳癌的女性，比一般人更常將衣物送去乾洗，而假設乾洗造成的煙霧可能導致乳癌。這個想法很有趣，但距離「經驗證為真」還差得很遠。要進一步驗證，可設計利用老鼠來實驗，觀察乾洗液是否增加牠們罹癌的比例；同時，也可以觀察乾洗店的女性員工，探討她們是否具有比一般人更高的罹癌傾向。若這些研究都表現出關連性，那麼就可以再進一步進行對照試驗，將受試女性隨機分配到不同組別，有的使用乾洗服務來清潔衣物，有的則否，再觀察其中有多少人罹患乳癌。當然，最後這項實驗很難真的實踐，但卻能提供最終的關鍵證據。

在這個例子裡，乾洗店的女性員工並沒有表現出較高的乳癌發病風險，最後發現是社經地位較高的女性，乳癌發病風險較高，同時她們也比較常使用乾洗服務。儘管這兩項敘述都是正確的，但兩者之間並無關連性。觀察性研究有其實用性，但並不能提供確定性的結果。媒體常使用「可能」一詞，來表明這類型研究結果的侷限性，例如「乾洗可能導致乳癌」，只要在後續內文確實說明該研究的限制與缺點，下這種標題是沒有問題的。

雖有許多侷限性，但不代表這種研究就是無用的。它們能指出新的方向，讓其他學者進行更深入的研究。觀察性研究可以採用橫斷面研究、病例對照研究以及世代研究的形式，也變得越來越複雜且昂貴。因此我們通常從最簡單的方式開始，在得到進一步確認、證實後，才會進行更複雜、昂貴的研究〔可參閱婦女之友協會（Army of Women）之〈女性健康研究〉（HOW study）結語〕。

風險的類型

絕對風險指的是癌症（或癌症致死率）發生在一般大眾身上的機率，可以用某特定人口群中的案例數（如每年每一萬人中有五十例），或者用達到某年齡層的累積風險來表示。以非泛西班牙裔白人女性為例，其累積風險就是我們常聽見的：每八人就有一人會罹患乳癌（其他人種、族裔的風險可能反而是較低的，見圖5.2）。

請注意，絕對風險無法讓你知道自己確切的罹癌風險有多高，因為它會隨不同時間的人生經歷、是否暴露於致癌物下、服用或接觸過的藥物等等條件，而有所變化。以年齡來說，未來的罹癌風險可以有大幅差異：一名二十歲女性未來十年內的罹癌風險，是每一千七百卅二人有一人罹癌（即0.06％）；但對五十歲的女性來說，未來十年內的罹癌風險是每四十三人就有一人罹癌（即2.31％）（見表5.1）。

我們要討論的第二類風險是相對風險。相對風險是觀察一群具有某特定風險因子的人，將她們與沒有該特定風險因子的人（或稱「基礎群體」）進行比較，看兩組的乳癌發病率或乳癌致死率有什麼差異。這種測量方式對女性個人而言較為實用，能夠確認自己有哪些風險因子，並評估

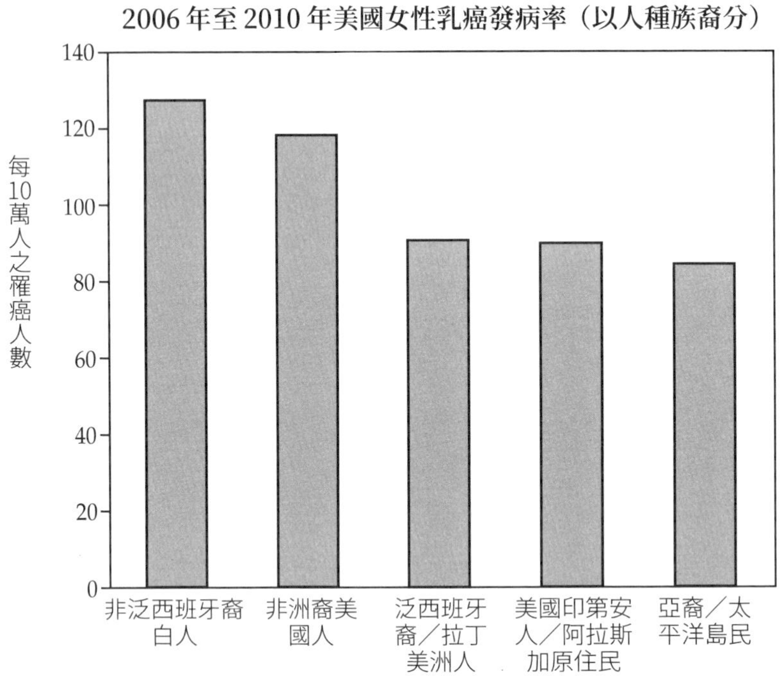
2006年至2010年美國女性乳癌發病率（以人種族裔分）
每10萬人之罹癌人數
140
120
100
80
60
40
20
0
非泛西班牙裔白人
非洲裔美國人
泛西班牙裔／拉丁美洲人
美國印第安人／阿拉斯加原住民
亞裔／太平洋島民

圖 5.2

表 5.1　女性於不同年齡別的侵襲性乳癌發病率

目前年齡	未來 10 年內罹患乳癌的機率	或每多少人中有 1 人發病
20	0.06%	1,732
30	0.44%	228
40	1.45%	69
50	2.31%	43
60	3.49%	29
70	3.84%	26
終生發病風險：	12.29%	8

註： 此數據基於在進入該年齡層階段時為罹癌者，參考二〇〇八年至二〇一〇年間確診病例。因四捨五入，表格中百分比與每多少人中有一人之數值，可能不完全相等。表中呈現之概率係使用美國國家癌症研究所（National Cancer Institute, NCI）DevCan 軟體計算之結果，軟體版本 6.7.0。為美國癌症協會（American Cancer Society）於二〇一三年之健康監測研究。

來源： American Cancer Society. *Breast Cancer Facts & Figures 2013–2014*（Atlanta: American Cancer Society, Inc., 2013）

它們如何影響自身的罹癌風險。

但即便如此，我們依然得抱持非常謹慎的態度。首先，不能單純使用上述絕對風險的每八人中一人（或12%）的比例進行比較，因為這個數值是以所有女性群體為基準，無論她們有任何風險因子，都會納入計算。在這裡我們需要一個能夠在不受任何風險因子影響下，反映女性罹癌風險的數值。對一名沒有任何明確風險因子的女性（亦即無癌症病史、無家族病史、十一歲後才有月經初潮、五十二歲以前進入更年期、三十歲以前懷孕生育），其發病風險為每三十人中一人或3.3%，明顯低於上述12%的「平均」風險[1]。

若把這種無特定風險因子女性的罹癌風險設定為一點零，那麼就能以此為參照，估算出具有某些特定風險因子者的風險，這就是相對風險的推導方式。舉例來說，若母親在四十歲前出現雙側乳癌，那麼女兒的終生發病風險是二點七——亦即較無家族病史的女性高二點七倍，而非上述12%的二點七倍（見表5.2）。

當你閱讀一份學術研究，或在媒體上看見相

表 5.2　增加乳癌相對風險之因子

相對風險	風險因子
大於 4.0	• 年齡（大於 65 歲和小於 65 歲，但風險在所有年齡層都會增加，直到 80 歲為止）。 • 經切片檢驗證實具有非典型增生。 • 遺傳乳癌特定突變基因〔BRCA1 及（或）BRCA2〕。 • 乳小葉原位癌。 • 乳房 X 光攝影顯示較為緻密的乳房。 • 個人有早發性乳癌病史（發病時未滿 40 歲）。 • 有 2 名以上一等親在較年輕時就罹患乳癌。
2.1 至 4.0	• 個人有乳癌病史（發病時已滿 40 歲）。 • 高濃度內源性雌激素或睪固酮（停經後）。 • 胸部經歷高劑量輻射。 • 有 1 名一等親罹患乳癌。
1.1 至 2.0	• 酒精攝取。 • 阿什肯納茲（東歐）猶太血統。 • 接觸過己烯雌酚（Diethylstilbestrol, DES）。 • 月經初潮較早（12 歲前）。 • 身高較高。 • 高社經地位。 • 初次足月妊娠年齡較高（30 歲後）。 • 較晚進入更年期（55 歲後）。 • 從未親餵母乳。 • 從未足月妊娠。 • 肥胖（停經後）/ 成年後體重增加。 • 個人有子宮內膜癌、卵巢癌或大腸癌病史。 • 近期及長期使用停經後賀爾蒙補充療法（包括雌激素與黃體素）。 • 近期使用口服避孕藥。

來源：American Cancer Society. *Breast Cancer Facts & Figures 2013–2014* (Atlanta: American Cancer Society, Inc., 2013)

關報導時，確認相對風險數值的基礎，是很重要的步驟。多數作者都會將具有某特定風險因子的女性，與無該風險因子的女性做比較，並假設兩組女性在其他風險因子的狀況都相同，因此只考慮研究中針對的該特定風險因子。

評估乳癌治療方式時也會應用相對風險。假設女性患者服用某種藥物，與未服用者相比，能使未來五年內的乳癌致死風險降低30%，聽起來會很令人振奮，但確認原本的致死風險多高，也很重要。或許服用該藥物的組別，死亡率為9%，未服用者為6%——確實降低了三分之一左右，但患者可能不願意為了3%的概率服用藥物。

最後需要考量的是可歸因風險，這個概念與個人健康的關連性較低，主要還是與公共政策有關。可歸因風險探討的是在群體人口中，透過減少哪些風險因子，能降低多少疾病發病率。舉例來說，可能有某一風險因子，可大幅降低一種疾病的相對風險，但僅在少數人身上有用，因此改變該風險因子，只能使少數人受益。米勒（Anthony B. Miller）博士就曾提出這樣的假設：如果全球每位女性都在廿五歲前生育，就可以使世界上的乳癌發病率減少17%[2]。若以公共健康政策的角度來看這個假設，就必須衡量利弊得失，比較全面推動早孕帶來的益處，以及大量年輕、很可能心智尚未成熟的父母會引發的問題，和人口增加的危險。

若要對此有較清楚的理解，首先要弄懂「風險因子」的意義：「風險因子」到底是什麼意思，又該如何確認？「風險因子」指的是可識別的因素，使某些人比其他人更容易得到某種疾病。舉例而言，吸菸是肺癌的風險因子，高膽固醇則是心臟病的風險因子。醫療研究學者嘗試識別風險因子，以確認哪些人最容易得到某種疾病，來找出疾病的來源、肇因，進而研究出預防及（或）治療方式。風險因子一般是透過觀察性研究來確認，例如最初發現子宮頸癌的其中一項風險因子，是在較頻繁發生性行為及多重性伴侶的女性身上（性工作者較常得到這種癌症，修女則較少）[3]。

這種現象令人疑惑它是否為性傳染疾病，最終發現那是人類乳突病毒（Human Papillomvirus, HPV）。

我們也找出了一些乳癌風險因子，如接觸輻射等等，下一章將再詳述。但截至目前為止，還沒有發現任何風險因子，像性行為與子宮頸癌具有那麼明確的關連性，所以很遺憾我們暫時無法如子宮頸癌一樣，肯定地說：「只要沒有感染這種病毒，你就是安全的。」事實上，有70%的乳癌患者，過去經歷與病史都沒有任何典型的風險因子[4]。先理解這個事實是為了兩個主要原因：第一，若高估風險因子的重要性，對背景、經歷具有風險因子的人，往往會導致不必要的心理痛苦與恐慌；第二，對不具風險因子的人，則容易使他們掉以輕心，認為自己沒有危險性。

我已經數不清多少次，有患者因可疑的腫塊來找我看診，發現是惡性腫瘤時極度震驚地說：「怎麼會這樣？我們家族根本沒有人得過乳癌！」而我只能告訴她，她並不孤單——大部分的乳癌患者，家族都沒有乳癌病史。身為女人，我們天生就有罹患乳癌的風險。

風險因子並不必然會以算術的方式增加，意即若一種風險因子造成20%的乳癌發病率，另一種風險因子造成10%的發病率，也不代表你的罹癌風險會變成30%，風險因子彼此間的互動影響，是非常複雜難解的過程。在這裡舉一個例子：針對酒精與乳癌進行的研究顯示（下一章會再討論這一點），對本身就具有其他風險因子的女性來說，喝酒並不會顯著增加其罹癌風險；但對本身不具其他風險因子的女性，喝酒卻大幅增加了她們的罹癌風險[5]。

這讓我想起了盲人摸象的故事：每個人都仔細地描述出大象身體的一部分，但還是沒有人能得知牠的全貌。我們對風險的認知仍是非常片段，且常覺得少了將所有線索連結在一起的關鍵部分，然後讓我們能肯定地說：「就是這個因素會導致乳癌，以後別這麼做！」乳癌是如此複雜，有許多因素交互作用，以我們還不理解的方式彼此影響。目前看來，已知四、五種不同類型的乳癌（見第10章），甚至可能各自受到不同的風險因子影響，僅有少部分重疊。我們要面對的或許是在乳房發生的好幾種不同疾病，而非只是單一疾病的不同樣貌。

就是因為還在未知之境探索，所以請大家繼續讀下去——本章雖然無法讓你為自己或女兒計算出精確無誤的罹癌率，也提不出讓人生完全避開風險的方法，但可以幫助你在閱讀媒體報導時，更容易理解其內容，並深入瞭解、探索乳癌的一切。若你也想盡一份心力，可以加入樂芙婦女之友協會（Love Army of Women），支持女性健康研究（請上官網：www.armyofwomen.org），幫助我們朝終結乳癌的方向努力。

風險因子

讓我們再回到前面幾章的比喻，假設突變基因是處在一群支持細胞構成的周遭社區之中（見第3章），照理我們應可將乳癌的潛在肇因分為兩種：造成突變生成的來源，以及影響突變所處周遭環境的來源。然而，努力啃完前面章節的讀者就會知道，事情永遠沒有那麼簡單。首先，有證據顯示停經後的雌激素可能會造成細胞內突變[6]，也有更多證據指出它會迅速改變突變細胞的周遭環境，使其變成利於突變增生、生長的狀態。同時我們也知道其他因子，可能會改變潛在腫瘤細胞及（或）其所處環境。

上一章提到多數女性並沒有攜帶乳癌基因，但會因為其他不可控的生物因素（如賀爾蒙或者遺傳到的乳房組織類型），而具有較高的發病風險。大部分女性想知道什麼是風險因子，又該如何避免？而我們想弄清楚的則是：非遺傳性乳癌的成因是什麼，又該如何預防？還有，為什麼不是每一個攜帶突變BRCA基因的人，都會罹患乳癌？當然，若能解答這個問題，我就不會只是坐在這裡撰寫這本書，而是去領我的諾貝爾獎了。

雖然如此，透過研究增進瞭解乳癌風險的原因，甚至不同國家或人種族群間風險的變異性，都能提供一些線索。安德森（William Anderson）[7]及其他人，在二〇一五年就乳癌議題提出一種很有趣的假設：乳癌可能有兩種以上的成因，正如它也有好幾種不同類型一樣。舉例而言，造成類基底細胞型賀爾蒙受體陰性乳癌的成因，與賀爾蒙受體陽性乳癌的成因不一樣（見第10章「分子分類法」部分）。這種理論非常令人著迷，而且也有可能是正確的。在其他非西方國家，甚至美國國內不同人種族群之間，乳癌都表現出一些不同的模式和特徵；然而，要將這些差異分門別類、理出頭緒是很困難的。就非洲裔美國人、泛西班牙裔[8]以及馬來裔女性的發病率來看，腫瘤並不具有賀爾蒙敏感性，且在年輕的年齡層中較為普遍。造成這種現象的原因，究竟是與生物性、種族、社經地位還是生活習慣有關？

一般而言，雌激素受體陰性類型的腫瘤，其發病年齡較輕，發展速度較快，且在步入更年期後會趨緩、減輕；而賀爾蒙受體陽性類型的腫瘤，則以較緩慢的速度生長，在患者七十歲左右達到最高峰。有沒有可能……某種癌症是來自某個類型的細胞，而另一種癌症則是來自另一類型的細胞？我覺得以這種新的角度來看乳癌，非常發人深省。請密切鎖定後續研究，未來發展潛力無窮，或許對治療及預防乳癌都能做出極大貢獻。

我們自身的賀爾蒙

談到賀爾蒙與乳癌，大家首先會想到的是口服賀爾蒙，像口服避孕藥、更年期賀爾蒙補充療法、催孕藥與乳癌之間的關係備受關注（也確實應該得到關注）；但卻少有人將我們自身分泌的賀爾蒙（見第1章）納入考量。我們目前還不清楚，人體內原有的賀爾蒙會對乳癌產生什麼影響，但幾乎可以肯定，它們也是改變突變細胞周遭環境、使其更適合腫瘤生長的因素之一。即使不是乳癌的直接成因，也對這種疾病具有重大影響。

產前賀爾蒙

關於賀爾蒙對人體的影響，部分數據顯示，產前賀爾蒙可能會使乳癌發病風險產生變化。曾有實驗讓老鼠胚胎接觸類雌激素——雙酚A，這是一種用於製造塑膠的物質。結果對老鼠的乳腺造成長期影響，且在青春期出現癌前期變化的現象[9]。這在人類女性身上，也證實有相同效應：一九五〇、一九六〇年代，懷孕女性的處方箋中常包括己烯雌酚（DES）這種人工雌激素，用來預防流產，多年後卻發現DES使那些女性的女兒，具有較高的陰道癌與子宮頸癌風險。一項近期追蹤研究提出（但未經證實），那些女性的女兒中，不到四十歲者具有稍高的乳癌發病風險，超過四十歲者的風險則增加更為顯著[10]。儘管結論尚不具確定性，但這些研究讓我們知道，胎兒從出生前就可能在子宮內受到影響，改變其未來的罹病風險。

另一種探討這些影響的方式，是研究出生時的賀爾蒙濃度。出生時體重較重（我們可藉此推斷子宮內的雌激素濃度）的嬰兒，與其後乳癌發病風險間的關連性，得到的數據保持一致性[11]。相對地，低雌激素濃度雖與子癇前症有關，但能降低嬰兒未來的乳癌風險[12]。另有其他因素顯示，童年時期的良好營養，同樣與乳癌發病率有關。一種假設是早期的生長發育刺激物（包括促進發育的內部及外部因子，就像雨水、陽光、肥料能促進植物生長一樣），會增加可能突變的乳房幹細胞數量[13]，這些突變可能是由遺傳或接觸致癌物而來。另一種理論則認為，早期賀爾蒙會造成暫時性的DNA變化（這種改變有機會隨時間恢復，但並非必然）。

成人賀爾蒙

毫無疑問，賀爾蒙會影響我們一生的罹癌風險。舉例來說，女性越早開始初潮、越晚進入更年期（亦即體內處於具生育能力、高賀爾蒙濃度的時期越長），其乳癌發病風險會高於可生育期短的女性（請參考第132頁表5.2）。尤其是行經期超過四十年者，罹癌風險更是特別高。切除卵巢且並未接受賀爾蒙治療的女性，罹患乳癌的風險則顯著降低[14]，但這或許也需要付出相對代價。一項近期研究指出，切除卵巢反而會提升總體死亡率；雖然降低罹患乳癌的風險，同時卻使人更容易得到其他疾病如心臟病等[15]。至於子宮切除術是否會影響乳癌風險，取決於是否也移除了卵巢；若卵巢未被切除，那麼雖然不再有月經，但體內仍存在賀爾蒙週期，且會持續直到自然進入更年期為止。

懷孕則會以兩種形式影響乳癌的發病風險：生育年齡與是否親餵。在懷孕期間和懷孕後十年內，女性罹患乳癌的風險會增加；這或許是因為孕期賀爾蒙造成更頻繁的細胞分裂，因此出現突變的概率也會提高[16]，尤其是未親餵母乳的女性。近期有人提出一項假設，認為離乳後的乳房復舊（即不再分泌乳汁後恢復原況），可能也會增加罹癌風險[17]。然而，從未懷孕的女性之發病風險，似乎又高於在卅五歲前生育過的女性。

理論上，懷孕至足月妊娠，其賀爾蒙會使乳房組織成熟，較不容易受到致癌物影響。卅五歲後才初次懷孕的女性，罹癌風險則會高於從未懷孕過的女性。儘管有假設認為，治療性墮胎或流產可能增加乳癌風險，但大型研究則未發現兩者存在關連性[18]。親餵母乳則能夠對抗乳癌，除了每次生育可降低7％的相對風險外，每餵奶十二個月，可再降低4.3％；這也能解釋國家開發程度不同的乳癌病例差異，因為在較貧窮的國家，通常親餵母乳的人數較多，持續時間也較長[19]。

我們已經知道，血液中的賀爾蒙濃度與停經後乳癌有關連性；但近期研究顯示，它也會影響「更年期前」的女性[20]。行經期結束後，體內大部分的雌激素都是透過將腎上腺的男性賀爾蒙轉換為雌二醇而來。這種轉換多半以脂肪組織進行，因此雌二醇的濃度往往會隨體重增加[21]。相反的，在進入更年期前，體重並非乳癌的風險因子之一，因此時的雌激素來自卵巢（見第1章「卵巢的作用」部分）。

我們知道至少有一部分的女性，她們的乳房組織能夠透過芳香環轉化酶及硫酸鹽酶等酵素，製造出少量的雌激素[22]。據發現，腫瘤周圍的組織，與距離較遠的組織相比，雌激素濃度較高[23]。因此，藉由阻斷雌激素，可以降低乳癌風險、治療雌激素敏感癌症，也就不令人意外了（詳見第6章「化學預防方法」與第15章「輔助性賀爾蒙治療」部分）。後來的研究數據逐漸顯示，泌乳素與睪固酮也會影響乳癌生成[24]。

睪固酮扮演了什麼樣的角色呢（我在第1章提過，女性也有睪固酮，只是量較男性少很多）？從本書上一版出版至今，已有新的研究指出，無論是更年期前或停經後的婦女，循環雌激素與睪固酮都會增加罹癌風險[25]。而與纖瘦女性相比，肥胖女性擁有較高的賀爾蒙濃度；相似的差異也出現在吸菸、飲酒與不菸不酒者之間。這種賀爾蒙濃度的效應不屬於一般典型的風險因子，如月經初潮年齡、懷孕次數、初次懷孕年齡、家族乳癌病史等。

乳房密度

另一種可能造成罹癌風險的生物性因子，是透過乳房X光攝影可觀察到的乳房密度[26]（見第8章「乳房X光攝影」部分）。緻密的乳房組織在X光攝影影像上為白色，更透明的脂肪組織則為灰色。有些研究學者將它歸因為乳房細胞數量增加的緣故，但證據顯示真正的原因是基質，也就是局部的細胞周遭環境。根據部分流行病學資料，乳房緻密度可能會帶來兩種影響：首先，緻密組織會使乳房X光攝影很難發現腫塊存在；其次，乳房組織中的基質會受到刺激。第一次聽見這項理論時，我對它嗤之以鼻——乳房X光攝影照出的緻密乳房組織，根本不是罹癌原因，腫瘤只會出現在乳管中的細胞。然而，隨著我們越來越瞭解細胞與周遭環境間的「交流」（詳見第3章），就很難再忽視這種觀點的影響。

目前看來，乳房組織緻密代表它的活躍性高，更容易罹癌。若一位婦女的乳房攝影影像，顯示出非常緻密的組織，那麼她罹患乳癌的風險會遠高於乳房組織較疏鬆者——無論任何年齡層的女性都是如此。近期，有人概觀四十二件關於乳房攝影影像緻密度的研究，發現具有70％以上緻密乳房組織的女性，其乳癌相對風險是緻密乳房組織不到5％者的四點六四倍[27]。

年輕女性的乳房組織較為緻密（還記得它們堅挺的形狀嗎？），隨著年齡增長，組織密度降低，乳房就會開始下垂。有研究指出，部分女性乳房密度下降的速度，比一般女性緩慢；我們可能會感到羨慕，覺得擁有不下垂的乳房很幸運，但其實她們罹患乳癌的風險是比較高的[28]。

越來越多數據都支持這種理論。賀爾蒙補充療法（Hormone Replacement Therapy, HRT）相關研究就提出，那些因服用賀爾蒙而乳房變得較為緻密的女性，罹癌風險會增加。服用賀爾蒙的女性中，有三分之一的乳房X光攝影發現其乳房緻密度上升，且是在剛開始服用就出現這種現象。觀察性研究也顯示，除雌激素外再加入黃體素，會提升緻密度並增加罹癌風險，幅度比單純只有雌激素更高。此外，服用塔莫西芬①可以立即降低乳房緻密度。

乳房緻密度這項因子日漸受到重視，我們會在第7章討論對乳房組織緻密的女性來說，有哪些能夠替代乳房X光攝影的檢測方式。但現在可以確定地說：乳房緻密度是我們能夠監測的眾多罹癌風險標記之一。

①〔藥師註〕學名，Tamoxifen。選擇性雌激素受體調節劑。

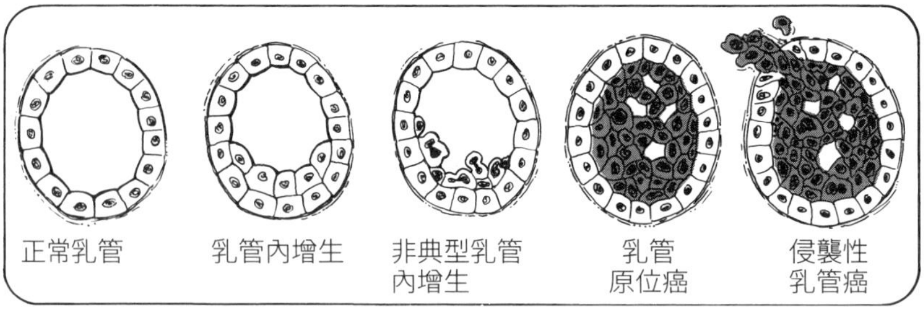

圖 5.3

乳房組織的癌前現象

除了認識血液中賀爾蒙的作用外，更重要的是弄清楚乳房中到底發生了什麼狀況，尤其是要知道細胞是否有看起來正在癌化的跡象？不是沒有一窺究竟的方法，但可信度卻無法令人滿意。

要瞭解被稱為「癌前」的狀態，我們必須回過頭，再次認識乳房的生物學。如第1章提及，乳房的功用類似一種製乳廠，包含兩個部分：製造乳汁的乳小葉；以及形狀像中空樹枝的乳管，負責將乳汁運送至乳頭（見第24頁圖1.7）。

在運作多年後，你的乳管中可能會出現些許多餘細胞，就像是管線中的鐵鏽一樣。這種情況稱為乳管內增生（intraductal hyperplasia），簡單來說就是指乳管中細胞過多的情況。這些細胞叫做增生細胞或分裂細胞；若單只是這些細胞本身，並不構成問題。有時候細胞的樣子會變得有些奇怪，這是非典型乳管內增生（intraductal hyperplasia with atypia；亦稱為非典型乳管增生（Atypical Ductal

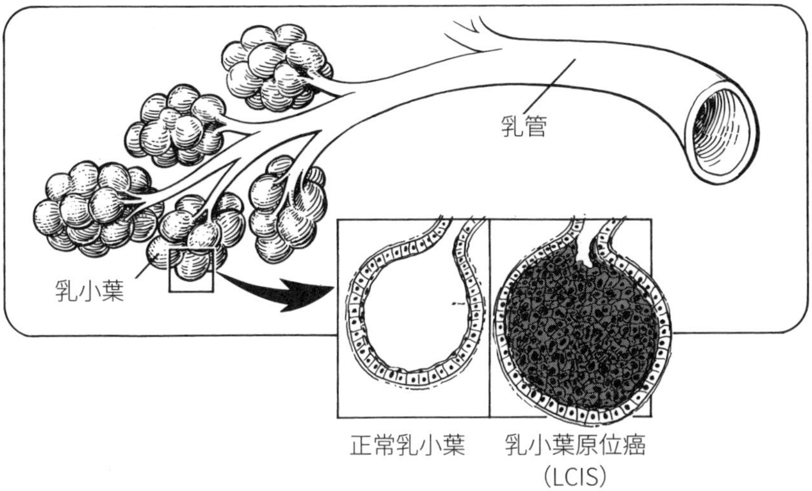

圖 5.4

Hyperplasia, ADH）」。若這種現象沒有改善，細胞更持續增生、堵塞乳管，就代表出現了乳管原位癌（Ductal Carcinoma In Situ；in situ 意指「原位不動」），也稱乳管內癌（intraductal carcinoma）或 DCIS（見圖 5.3）。

你或許會認為這兩個階段之間存在巨大差異，畢竟後者的名稱包括了令人聞之色變的「癌」字。但實際上，非典型乳管內增生及初階乳管原位癌之間唯一的差別，僅在於後者需要兩個相鄰的乳管結構都被細胞堵塞，而非典型乳管內增生則否——這種定義方式確實不夠嚴謹。我們認為這些乳管原位癌細胞代表了潛在癌細胞的「種子」，但如果周遭狀況有所改變，它們也可能會恢復為正常的細胞。要到細胞離開乳管、侵入周圍纖維組織或脂肪時，才會被視為侵襲性或浸潤性乳管癌。

乳小葉也會出現與上述相同的階段，包括乳小葉增生（lobular hyperplasia）、非典型乳小葉增生（Atypical Lobular Hyperplasia, ALH），以及乳小葉原位癌（Lobular Carcinoma In Situ, LCIS）（見圖 5.4）。

有時會看見乳管與乳小葉細胞一起增生、變化的狀況，這不令人意外，因為癌症病變的最初期變化，被認為就是發生於乳管與乳小葉的交會處。

上述細胞的變化區別，都是透過觀察顯微鏡底下的細胞樣態得知；而更進一步的基因測試還是必要的，因為它們很可能各自代表了不同類型的DNA損傷或突變。現在有許多研究都聚焦此類探討。

無論哪一種細胞增生，都出現在乳管及乳小葉中，因此單純檢查乳房是無法感覺到的。過去只在活體組織切片時偶然發現（約2至4％的機率），且不在腫瘤內，而是在它周緣看似正常的組織中，被病理學家於不經意間發現的。根據梅約診所（Mayo Clinic）[29]提出的報告，追蹤一九六七年至二○○一年間進行過良性腫瘤切片的女性，並持續追蹤其中六百九十八名具有非典型乳管內增生的女性，平均十二點五年的時間。整體而言，其中共有一百四十三名女性最終罹患乳癌，亦即20％的比率。出現非典型乳管內增生情況的女性，罹患乳癌的風險是其他人的兩倍，在前五年尤其如此。且患者的癌症病變多半出現在乳管處（見第10章）。

我將在下文進一步說明非典型乳管內增生及非典型乳小葉增生的治療方式，現代癌症篩檢及病理學提供的數據都顯示，它確實是癌前的最初期型態。靠著乳房X光攝影篩檢，我們發現切片中12至17％的鈣化點，與非典型乳小葉增生或非典型乳管內增生有關。除了乳房X光攝影檢測出越來越多狀況以外，法國研究也指出，採取停經後賀爾蒙補充療法的女性，罹患非典型乳管內增生的風險是非使用者的兩倍[30]。近期減少使用停經後賀爾蒙補充療法的趨勢，是否會減少「顯而易見」的非典型乳管內增生出現率，更是值得觀察的現象。

我之所以強調「顯而易見」，是因為過去研究解剖非乳癌因素而過世的女性，結果顯示其中30％的人，都有程度不一的典型或非典型乳管內增生現象[31]。這並非特例，還有一份近期研究[32]，比對典型及非典型乳管內增生的出現比率，其中在正常乳房組織捐獻者樣本出現比率為3.3%、縮乳手術為17%、良性乳房腫瘤則為34.9%。所以或許我們之中許多人都有這種情況，但可能因為沒機會進行切片檢查、乳房X光攝影篩檢又無法窺知、細胞還在潛伏期等等原因，連自己都毫不知情。

顯然，還有許多問題亟待解決。對於診斷出具有非典型乳管內增生或乳小葉增生的女性而言，最關鍵的問題在於：這到底代表什麼意義？首先，要考慮症狀是如何診斷出來的。如果粗針穿刺切片檢查發現有非典型乳管內增生，一般都會進一步進行傳統切片手術（open surgical biopsy），因為粗針穿刺切片看見的非典型增生情況，有20至25%的機率只是冰山一角，其周遭可能有原位癌或侵襲癌[33]。

但若是在大型的切片手術發現非典型乳管內增生狀況，我們就能比較肯定，問題區域已經全部切除了。大部分的外科醫師也會認同，此時持續密切追蹤是最佳處理方式，以便及時發現任何原位癌或侵襲癌的跡象。追蹤方法包括每六個月找醫師體檢，以及每年一次的乳房X光攝影。

對於診斷出非典型乳管內增生或非典型乳小葉增生的女性，除了動手術以外，還有另一種替代選擇：研究顯示具有非典型乳管內增生的女性，在服用塔莫西芬五年後，後續罹患癌症的比率較未服藥者少86%[34]。更近期的研究也發現，若五年服藥療程結束後便停藥，它帶來的益處仍能長期維持。當然，應將這種治療方式的風險與優勢都納入考量（見第6章「賀爾蒙」部分），有些女性甚至可能會考慮更極端的方式，即接受預防性乳房切除術。

乳小葉復舊

近期還有另一項關於切片的發現，能提供評估乳癌風險的資訊：那就是乳小葉是否有復舊的情況。我們先前介紹過，「復舊」指的是組織退化或退役；第1章也曾提到，乳房在青春期時會生成乳小葉，懷孕時為了製造乳汁，會更進一步增生。當餵母乳的階段結束以後，乳小葉會開始細胞凋亡（cell suicide）。但別為可憐的乳小葉感到難過，它們活過精彩的一生，接下來會生成一批新的乳小葉，讓身體準備好面對下一次孕期。這就是一種復舊。

隨著年齡增長，尤其是進入更年期以後，乳小葉不再受到賀爾蒙刺激，因此會進入「永久復舊」的狀態，可以透過乳房切片觀察到這種變化。梅約診所的哈特曼（Lynn Hartmann）研究過去大量的乳房切片（樣本來自切片檢查時為良性，但之後罹患乳癌的女性），發現經過乳小葉復舊歷程的女性，罹患乳癌的風險明顯較低。舉例而言，超過四十五歲且沒有經歷復舊過程的女性，具有三倍的乳癌發病風險。永久復舊大約在更年期時發生，小於五十歲的女性中，僅5%表現出這種傾向，但在五十至五十九歲的女性中，這個比例卻高達20%[35]。

這是個全新、熱門的研究領域，科曼細胞組織銀行（Susan G. Komen Tissue Bank）則扮演關鍵角色。在研究銀行中的一份普通樣本時，研究學者觀察終末導管乳小葉單元（Terminal Duct Lobular Units, TDLU）——在乳管上就像是一棵樹的樹枝末端，連接葉片（乳小葉）的位置。我們認為，乳癌是從乳管與乳小葉的交會處開始生長，因此若身體受賀爾蒙影響，製造出更多乳管與乳小葉，這種活躍的乳房就等於有更多讓癌細胞生長的區域。研究者發現，女性在年過三十以後，終末導管乳小葉單元開始減少，停經後則變得更少。雖然從未懷孕過的女性本身終末導管乳小葉單元本來就比較少，但這種隨年齡增長而減少的趨勢，反而是曾生育過的女性減少得更快，這或許是她們罹癌風險較低的原因之一[36]。

學者也研究樣本中乳小葉復舊程度與賀爾蒙濃度之間的關連性。對更年期前女性來說，她們的復舊情況較輕微，其高濃度的泌乳素與較多的終末導管乳小葉單元有關，但高濃度的黃體素則會造成終末導管乳小葉單元數量減少。在停經後女性身上，高濃度的雌二醇及睪固酮，會使終末導管乳小葉單元增多，這代表賀爾蒙至少是使乳房活躍、風險升高的其中一種因素。這個研究領域現飽受矚目，或許能讓我們進一步瞭解乳癌風險，並找到預防方法。

罹癌風險檢測

從切片檢查尋找前癌性變化固然有效，但若有更簡單的方式識別出異常或癌前化細胞，實用性會比切片更高。目前有三種細胞取樣的方式，包括乳頭抽吸液（Nipple Aspirate Fluid, NAF）、乳管灌洗法（ductal lavage）及隨機乳暈緣細針抽吸（Random Periareolar Fine-Needle Aspiration, RPFNA）。這些方式都是以細胞學為基礎，使用顯微鏡觀察分離出來的細胞，憑藉其外觀判斷是否有前癌化現象。這三種方式現僅供學術研究所用，卻能夠幫助我們評估風險。

乳頭抽吸液（NAF）

所有乳癌都是從乳管內開始生成的，而研究乳管與其內液體的概念始自一九四六年，烏拉圭醫師拉勃（Raul Leborgne）[37]提出將小型導管插入乳管中，注入生理食鹽水，再取出導管，收集帶出的液體——他稱此法為「乳管沖洗」。接著在一九五八年，美國醫師巴潘尼克勞（George

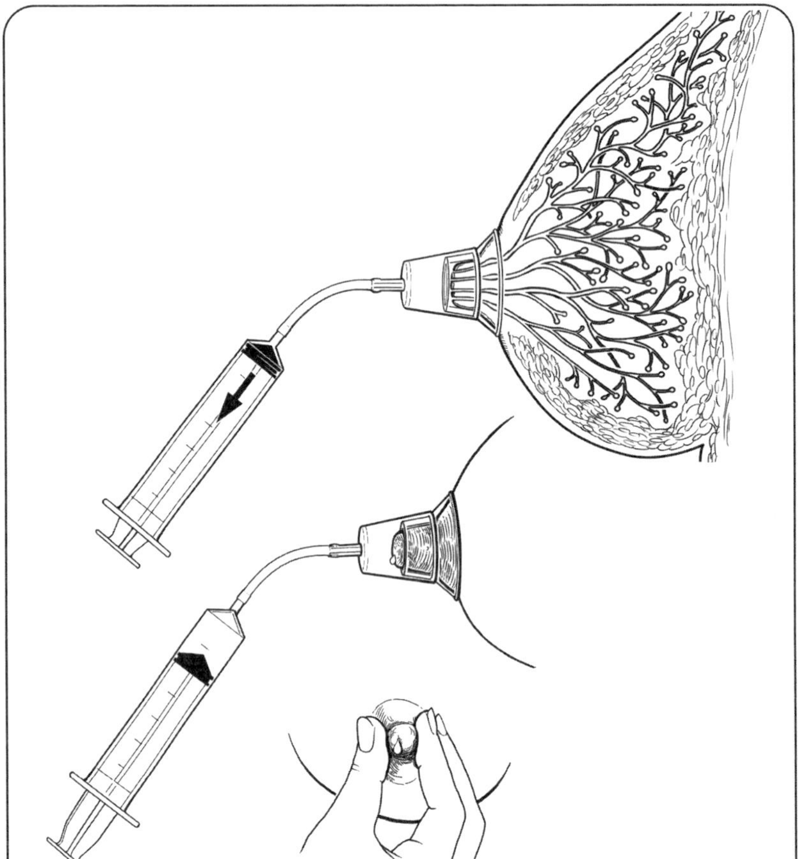

圖 5.5

Papanicolaou），也就是子宮頸抹片檢查發明人，提出另一種方式：以吸乳裝置在乳頭抽出小滴液體（見圖5.5），稱為「乳房抹片檢查」[38]（如第2章「分泌物」部分所述，可從女性乳房內取得液體，並非不正常的現象）。然而當初時機並不成熟，或許是因為那時的人不理解，這樣獲得的資訊對女性有什麼幫助，因而延宕、擱置了多年。

好在仍有人對這種概念感到好奇，到了一九七〇年代，多位研究者都開始重新評估巴潘尼克勞醫師的方法。當時有三件重要的相關研究，各自以稍具差異的方式，增進世人對這個領域的理解。第一件是由比瑞（Gertrude Buehring）進行，第二件是由薩多利斯（Otto Sartorius）進行，第三件是由金恩（Eileen King）與派崔奇（Nicholas Petrakis）進行的研究[39]。這些研究都是在乳頭上使用吸乳器，成功的從80%的更年期前女性與50%停經後女性身上取得乳房內液體。

金恩與派崔奇進行了長期研究。在一九七三年至一九八〇年間，他們持續收集、分析這些液體。在長達廿一年的追蹤後，當初三千六百卅三名受試女性中，有兩百八十五人罹患乳癌。研究者將這個結果與廿一年前對乳房液體做出的初步評估進行比較，不意外地發現，當初乳房沒有抽出任何液體的女性，罹癌率是最低的（4.7%）；有抽出液體，但液體內細胞正常的女性，罹癌率稍微比未抽出液體者高一些（8.2%）；液體內細胞呈現增生情況者，罹癌率又再稍高一點（10.8%）；而最高者是具有非典型細胞的女性（13.8%）。將這些婦女的年齡、參與實驗的時間長短等都納入考量後，研究者發現具有非典型細胞的女性，其罹癌人數幾乎是無抽出液體者的三倍。

根據這項研究，金恩與派崔奇做出結論：乳房內存在非典型細胞，且有一位具乳癌病史的一等親屬之女性，與只有非典型細胞而無具乳癌病史之一等親者相比，前者罹癌率幾乎是後者的兩倍。這代表有非典型細胞，家族中也有乳癌病史的人，有很高的罹癌可能。比瑞最近完成了她為期廿五年、長期追蹤乳頭抽吸液志願者的研究，提出具有乳頭抽吸液以及異常細胞者，罹癌風險較高的結論[40]。巴澤爾（Kim Baltzel）也完成對薩多利斯研究中九百四十六名受試女性的後續追蹤，發現乳頭抽吸液中出現異常上皮細胞的女性，罹患乳癌風險高於無抽出液體的女性。而且，即使是乳頭抽吸液中細胞表現正常的女性，罹癌風險依舊高於無抽出液體或細胞的女性[41]。至此，我們已經知道二十年前參與這些實驗的六千名受試者中，多數人的後續狀況。

除細胞以外，抽出的液體中還包括蛋白質、賀爾蒙甚至致癌物質。因為細胞分析需要專業細胞學家協助，因此需要較簡單的「標記」，讓我們更容易分辨乳管內的生理狀況，例如前癌細胞會分泌的蛋白質。德州大學泰勒醫學科學中心的外科醫師沙泰爾（Ed Sauter），改良了取得乳頭抽取液的技術，使抽液的成功率達到近100％[42]，然後在取得的液體中尋找攝護腺特異抗原（PSA）（前列腺癌也是使用這種物質作為標記）以及其他標記。可惜的是，至今還找不到完美的乳癌風險標記。

蘇珊・樂芙研究協會也致力於相關研究，嘗試在液體中尋找適合的標記，如免疫細胞或甚至細菌、病毒等，以建立簡單、平價、在家即可進行的檢測方法。看看這能否為找到乳癌的成因，帶來一絲希望的光芒？取得的液體是否呈現低度感染？若真有感染，這會是罹患乳癌的潛在跡象嗎？

現在已有商業性檢測方式，可收集乳頭抽吸液。Atossa Genetics 公司提供手持式抽吸器以及集中細胞學分析服務[43]。

乳管灌洗法

乳頭抽吸液的主要問題是：它並非存在於每一條乳管中。我很詫異地發現，大多數醫師即使想到這個問題，也都直接假定它一定存在，因此我認為，應該檢查每一條乳管內的細胞和液體。我發明了微細型導管，可插入乳頭，沿著乳管深入約一公分左右（見圖 5.6），透過這條微細導管，以生理食鹽水沖洗每條乳管，然後提取各乳管分支內的細胞。取得液體後的處理方式和乳頭抽吸液一致，送驗檢測其中的細胞。在初期研究中，我們把這些細胞與單純使用抽吸器取得的液體相比較，發現灌洗法收集到的細胞比乳頭抽吸液更多，因此偵測到異常現象的能力也更佳[44]。

雖然這種方式可用在高風險女性身上，但真正的問題還沒有解決：要怎麼知道這些細胞是否有癌前跡象？我們知道，單靠目前的方式沒辦法回答這個問題。首先，並不是每一條出現癌症的

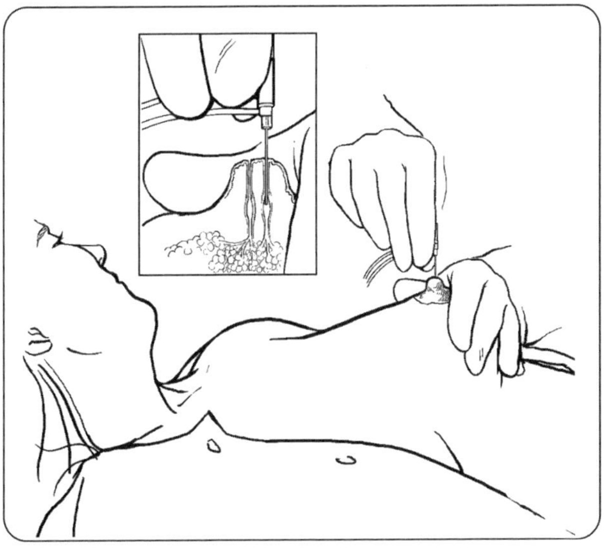

圖 5.6

乳管，都能抽取到含細胞的液體，要剛好抽到癌細胞就更困難了。此外，時隔六個月後再度灌洗相同乳管，我們發現多數時候非典型細胞已經自動消失了，這與重複進行子宮頸抹片常遇到的狀況非常相似。我的同事金（Bonnie King）博士不只觀察細胞，更深入檢測細胞中的DNA，這個方法能得到準確度較高的分析結果[45]。相關研究仍持續進展，有些研究學者還在尋找液體中能用以識別癌症（或高罹癌風險）的標記，例如蛋白質的某種形式，或者賀爾蒙的濃度等等。儘管乳管灌洗法目前還僅限於學術研究之用，但我相信未來一定能在液體中找出合適的標記物，成為應用更廣泛的實用檢測工具。

灌洗法的另一種形式是「乳管鏡」，將極小的內視鏡穿過乳頭，沿著乳管深入內部，在內膜進行切片。儘管有許多外科醫師都透過這種方法識別出已知的癌症，但它是否適合用於癌前病灶診斷，則尚未可知[46]。

隨機乳暈緣細針抽吸（RPFNA）

肯薩斯州的法比恩（Carol Fabian），提出另一種方法來識別高罹癌風險女性乳房中的變化，即運用細針抽吸法，在兩側乳頭插入細針，抽吸出一些細胞（見圖5.7）[47]。這種技術在高風險女性的乳房組織中，確實能找到比一般女性更多的非典型變化，然而它也有其侷限性——因為位置隨機，因此細針只能偵測到乳房內某個區域出現變化。若識別出非典型細胞，也很難確認它們到底位於哪根乳管；六個月後再行追蹤時，也很難精準探測同一位置。但它非常適合用來測試新藥在高罹

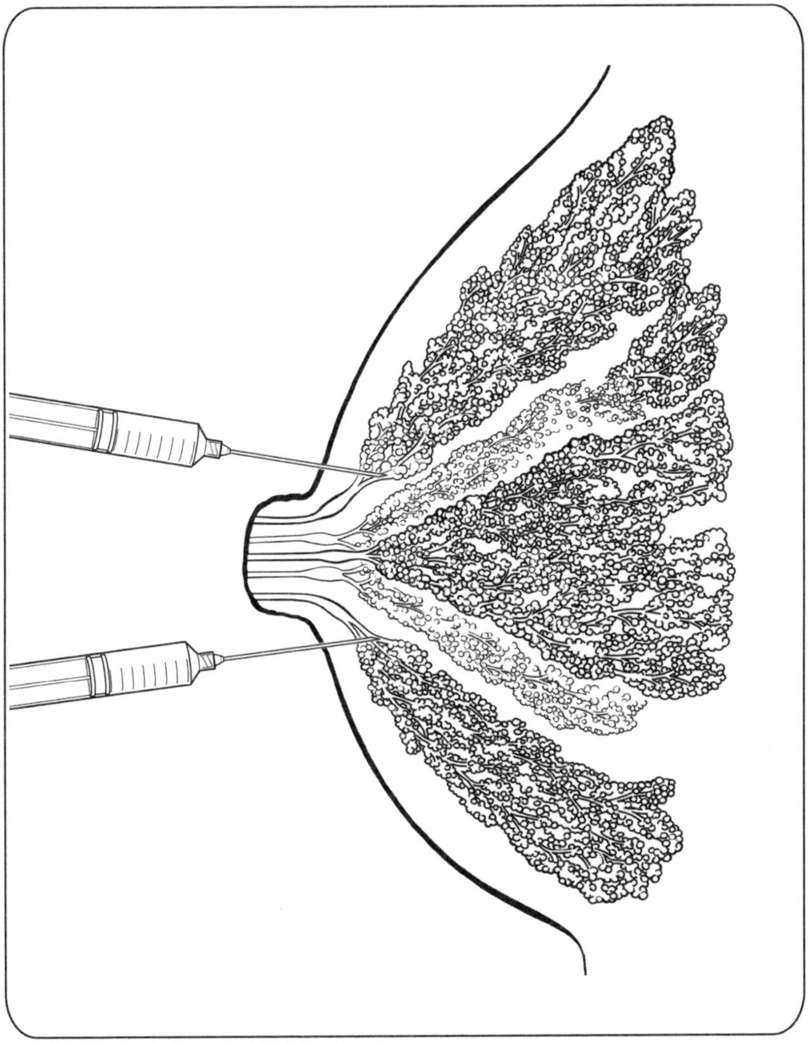

圖 5.7

癌風險女性身上的效果。受試者先接受隨機乳暈緣細針抽吸，接著持續服用新藥六個月，然後再次進行隨機乳暈緣細針抽吸，觀察是否有增生或非典型細胞的標記變化。

統計上的風險

本章前面談的都是具體的判斷方式，根據個人基因或組織內部的變化，來評估罹癌風險的高低。但有時我們會採用統計方法，基於家族病史、生活習慣等等風險因子，計算出罹癌風險。為了達到這一點，目前已發展出多種統計工具，以群體風險為基礎，應用在個人身上。這些工具通常包括各種不同條件的組合，如家族病史、年齡、生育經歷、種族/族群、賀爾蒙因素、良性乳房疾病等等。

在美國最普遍的是美國國家癌症研究院（National Cancer Institute, NCI）的乳癌風險評估工具，以蓋爾模型（Gail model）為基礎建立（請上 www.cancer.gov/bcrisktool 查閱）。它對大部分卅五歲以上的女性都適用，只需要回答五、六個問題，就能估算個人未來五年內以及終生的乳癌發病風險。女性避孕與生育經歷（Women's Contraceptive And Reproductive Experience, CARE）模型使非裔美國女性也能納入適用範圍[48]。加州大學舊金山分校泰斯（Jeffrey Tice）博士提出的統計工具，則將乳房緻密度也納入計算，成為適合多種族的良好工具[49]。

另一種統計工具則是以婦女健康關懷研究為基礎，預測停經後婦女之雌激素受體陽性乳癌發病風險。然而，以上這些模型對有嚴重家族病史的女性而言，預測效果不佳，因此較適合如 Claus 模型或 Tyrer-Cuzick 模型[50]這種納入詳細家族病史的工具；BRCAPRO 模型[51]則常用於估計女性帶有

BRCA1 或 BRCA2 突變基因的概率，以及是否有必要接受基因檢測。後三種統計工具在高風險或遺傳基因醫學診所中的應用非常普遍。

這些統計工具對於預測群體人口中的罹癌女性人數，效果卓著；但對於分辨個體的罹癌風險，能力卻極為有限。打個比方，假設預測居住在美國東岸、大學畢業的女性，一生中會前往歐洲的可能性較高；但這與預測你個人（假設你也住在美國東岸）是否會去歐洲，是完全不一樣的概念。大部分被識別具有高乳癌發病風險的女性，這輩子都不會罹患乳癌；而且多數真正罹患乳癌的女性，都不具備已知的風險因子，也無法被上述那些工具計算出來，得到事前預防的機會。

既然這些工具有這麼大的侷限性，為什麼沒有被淘汰？因為它們還是有特殊的用途，例如讓科學家知道在化學預防的研究中，應包括哪些對象，才能確保他們是以相似群體的女性來做比較。這樣一來，我們也才能比較確定地說：「某工具顯示你有某種風險，所以你應該考慮的是某種類型的預防措施。」無論是統計還是具體檢測，目前都還沒有完美的驗證方式，足以識別出罹癌風險最高的人。

第6章

預防與降低風險

在繼續研究癌症生物學的同時，一些新發現促使我們回顧過去的觀念。本書第六版對於乳癌需要什麼才能旺盛滋長，有了很多新資訊。癌症發展需要細胞產生突變（可能是遺傳、環境影響，或兩者皆有），以及身體局部和整體的環境配合。引起細胞突變的原因可能是放射性物質、致癌物（環境的和病毒的）與年齡，不過我們還不夠瞭解環境致癌物與乳癌之間的關係，因此無法根據資料得出結論。目前，降低風險的意思是盡可能限制接觸放射性物質（尤其是醫療上的）、不必要的賀爾蒙（賀爾蒙補充療法，無論是生物同質性或藥物的）和其他已知致癌物，尤其留意職業性接觸。

醫療放射物是一項常被忽略的重要風險，每當遇到需要診斷的症狀時，總是很習慣做X光攝影或更強烈的電腦斷層掃描。雖然這可以滿足醫師和患者的需求，但往往是因為醫師以為患者會想做到這種程度，而不是有實際必要。每當醫師建議做X光攝影時，我們要養成提問的習慣：這項檢查會改變治療方向嗎？如果答案是否定的，就禮貌地婉拒，畢竟接觸額外的放射性物質並不值得。

除了避免細胞突變之外，還可以試著改變細胞生存的局部與整體環境。隨著「精準醫療」（找出並治療單一基因突變）的極限日益明確，這一點變得越來越重要。從細胞的周遭環境（賀爾蒙、免疫和代謝方面）著手，是預防策略的理想起點。有些改善細胞環境的方法來自改變生活方式，像是減肥、規律運動和健康飲食；其他改變可能是調整賀爾蒙、發炎或代謝方面的藥物。最後非不得已，才是切除乳房。

一位具有一般風險的女性，極可能只要改變生活方式就沒有大礙了；而若是母親曾罹患乳癌的女性，或許就會想另外考慮化學預防；至於 BRCA1 或 BRCA2 突變基因攜帶者，也許會考慮預防性切除手術這種極端選項。本章會重新探討上述所有選項，與支持這些選項的資料，還會特別提及其他看來頗有前景的新預防試驗，包括乳癌疫苗。

生活方式

預防癌症的壞消息是：新魔法並不存在。減重、運動和健康飲食，看來仍是降低乳癌風險的最佳方法。美國癌症研究所曾針對所有檢驗改變生活方式如何預防乳癌的試驗，發表了一份評論，結論是一年有超過七萬件的乳癌案例（佔所有案例的40％），能透過良好的生活方式來預防，例如維持健康體重、哺乳、良好飲食、運動和限制酒精攝取。這些方法之中影響最大的，就是運動和維持健康體重，更年期之後尤其重要。有越來越多證據指出，隨著年齡增長而來的體重過重會增加雌激素，也會影響胰島素及其他生長因子，這給了癌症一個較具刺激性的生長環境，同時也讓身體更難消弭出現的異常細胞。二〇一二年一項來自西雅圖的試驗指出，停經後的女性若減輕體重，能夠降低血清雌激素和游離睪固酮，從生物學角度合理解釋了，為何減輕體重或許能降低罹患乳癌的風險[1]。

比較少討論到的則是初次懷孕的年齡。資料清楚顯示若初次懷孕較早，對身體具保護性，且卅五歲以後初次懷孕增加的風險，比從未懷孕更多。現在並不清楚這項統計的依據是否充分，但多少建議了女性也許可以先有家庭，再專注於事業；或者你的伴侶支持兩人發展事業的機會均等，讓你能兼顧育兒和事業。現在也證實哺乳能降低乳癌風險，尤其對於有家族病史的女性更是如此，且女性哺乳的總月數越長，風險降低得越多[2]。

很容易就發現這些生活方式的改變，都跟雌激素濃度有關。初經較晚、較早懷孕、哺乳、較早更年期，甚至體重減輕，都與較少的雌激素刺激有關。如果把這些因素通通加在一起，罹癌風險就會大幅下降。

華盛頓大學醫學院聖路易斯分校的寇迪茲（Graham Colditz）指出：「女性藉由避免攝取酒精或節制地小酌、維持健康體重、多活動、攝取大量蔬果和全穀，如果有小孩就選擇親餵，可以大幅降低罹患乳癌的風險。」

飲食

事實證明飲食與乳癌之間的關係，比我們原先所想的還複雜。在本書發行第五版之後，研究學者仍依據女性年齡和腫瘤種類，繼續探討這層關係和不同的影響。二〇〇五年，一份來自「歐洲癌症和營養前瞻性調查」（European Prospective Investigation into Cancer and Nutrition, EPIC）的報告，大大打擊了蔬果做為預防乳癌的角色。當時有多達廿八萬五千五百廿六人、年齡在廿五到七十歲之間的女性完成了飲食問卷，並且接受長達五點四年（中間值）的追蹤。儘管報告中出現三千六百五十九件乳癌案例，但研究並未發現攝取蔬果和乳癌風險之間的關聯[3]，使問題更顯複雜。一項二〇一三年的研究結合許多世代研究，檢視患有雌激素受體陰性腫瘤，並且接受十一到二十年追蹤的九十萬三千四百六十六名女性[4]，發現蔬果總攝取量確實能降低非賀爾蒙敏感性腫瘤，但對於賀爾蒙陽性腫瘤則未如此。這很可能是具有不同風險因子和成因的兩種乳癌，我們在評估各項研究時，需要將這一點納入考量。

這可以從「女性健康關懷研究」（Women's Health Initiative）對於低脂飲食做的一項隨機對照試驗結果中，看得很清楚，該研究也包含了停經後的女性。這項研究始於一九九二年，將五十到七十九歲之間的女性隨機分為兩組，一組飲食中的脂肪熱量低於總熱量的20%，每天至少五份蔬果、六份穀類，另一組則維持平常的飲食。從一九九三年到一九九八年間研究了四萬八千八百卅五名女性，總體而言並未發現對乳癌的影響。由於停經後的女性較容易罹患賀爾蒙陽性癌症，所以這個結果並不意外[5]。

儘管如此，我認為為了降低較具侵略性的雌激素受體陰性腫瘤風險，採取低動物性脂肪和高蔬果的飲食，絕對是明智的選擇。

大豆、亞麻籽和綠茶

大豆在預防乳癌的評價上毀譽參半。它常常被冠以錯誤的名字——植物性雌激素，雖然它確實含有植物性雌激素，但是它的賀爾蒙組成卻更複雜，作用更像是塔莫西芬①而非雌激素。一些針對西方人的試驗顯示，高大豆攝取量和預防乳癌之間並無關聯[6]。然而一項在上海做的大型試驗發現，成年人攝取大豆食物與降低更年期前的乳癌風險有關[7]。時間點再次扮演重要角色，因為看來最重要的是青少年時期對大豆食物的高攝取量，大豆稀少的植物性雌激素，可以強化乳房組織的早期分化和成熟，進而保護女性避免乳癌發展[8]。

一項針對亞裔美國女性的美國試驗證實，兒童、青少年和成年時期的大豆攝取，與降低乳癌風險有關，其中最強且最持久的效果，是來自兒童時期的攝取[9]。這項令人振奮的消息，可能讓你想試著去哄家裡的青春期孩子吃更多豆腐，但我們不能百分之百確定它的效果，因為試驗中的孩子和成年人的生活方式裡，或許還有其他具保護性，甚至獨具保護性的因素。而且我們從這項試驗中得到一條線索：當調整西方生活的各面向後，青少年和成人攝取大豆的益處就降低了。

至於大豆補充品，敬而遠之也許是個好主意，因為它們的功效畢竟不會和真正食物裡的大豆一樣。儘管你認為標籤會告訴你適合劑量，但補充品不像藥物一樣受到管制，或是需要註明相關資訊；甚至因為未受管制，所以可能根本不含大豆，或者過量。

亞麻籽、芝麻及其他幾款含油種籽和可食用纖維植物，都含有大量木酚素（一種讓植株堅硬強韌的複合元素，存在於植物細胞壁中），它具有異於大豆的少量雌激素和抗雌激素特性。加拿大目前有好幾個專業婦科學會，提倡將亞麻籽用於治療生理期乳房疼痛[10]；而且針對初期乳癌的一項小型安慰劑對照試驗，也證實亞麻籽能夠減緩癌細胞生長[11]。如今臨床試驗仍在進行，以確認它是否有助於預防乳癌[12]。

①〔藥師註〕學名，Tamoxifen。選擇性雌激素受體調節劑。

另一項研究中的物質是綠茶，它和大豆一樣常見於亞洲飲食。新加坡有一項針對中國女性的研究發現，每天攝取綠茶對於降低乳房緻密度有強大功效[13]，但更常見於西式飲食的紅茶，就沒有這種效果。我必須說這個發現令我笑顏逐開，因為我有在傍晚喝杯綠茶的習慣！

維生素與礦物質

改變一個人的飲食習慣不是容易的事。研究學者曾試著找出蔬果和脂肪中的關鍵成分，好把那些成分都放進一個小藥丸裡，這可能是個棘手的任務，也讓我聯想到維生素和肺癌的研究：初步結果已經證實，攝取許多胡蘿蔔的人較少罹患肺癌，故研究學者假設關鍵是β-胡蘿蔔素，並且決定要檢驗一下。他們給予吸菸者β-胡蘿蔔素膠囊，卻震驚地發現服用膠囊的吸菸者，比對照組更容易罹患癌症[14]。或許因為維生素和礦物質要從健康飲食中一起攝取才行，β-胡蘿蔔素要和胡蘿蔔裡的其他維生素和礦物質一起食用，而不是單獨攝取。

不過許多研究仍繼續專注於特定維生素，期望它就是人類的終極夢想。此時這些研究專注於維生素D，認為除了有助於骨骼、肌肉、免疫系統維持健康，或許還有其他組織一併受益。我們藉著曝露於陽光下，從皮膚製造身體所需的大部分維生素D，然而當今以室內生活為主且防曬品使用增加，限制了這條途徑。結果許多人血液中的維生素D濃度變得太低，包括一些罹患乳癌的女性，這讓有些研究學者產生了疑問：維生素D能否預防乳癌？

比較各地女性不同的陽光曝曬程度之流行病學研究、動物研究和一些案例對照研究（尤其是在年輕女性身上），結果指出維生素D有助於預防乳癌，尤其當體內濃度甚至高於補充品常見劑量時更是如此。然而這只是初步調查，畢竟因為飲食和運動而有較低體脂肪的女性，也可能有較高濃度的維生素D[15]。我們無法確定體內維生素D的理想濃度為何，或是幾歲起該為了預防乳癌而攝取維生素D補充品，更別說維生素D濃度過高還可能導致腎結石等副作用。

只有兩項試驗評估過，隨機給予安慰劑或鈣加維生素D的女性罹癌率。一項針對停經後女性（維生素D劑量為一千一百IU）的小型試驗指出，維生素D有助於減少各種癌症，包括乳癌，但是每種癌症發生率的降幅，又小到很難挑出明顯有益的一種[16]。女性健康關懷研究（WHI）隨機讓停經後女性攝取鈣和四百IU的特定種類維生素D，或是安慰劑。兩組女性都允許攝取最多一千IU的非研究使用維生素D，因為該研究焦點在於鈣能否預防骨折。女性健康關懷研究發現實驗組的乳癌風險與對照組並無差異，維生素D的基線濃度也與乳癌風險並無相關[17]；而在其他研究中，基線濃度也幾乎都與降低乳癌風險無關[18]。

不過確實發現基線濃度與體重和運動有關[19]，所以關於之前的一些研究結果，可能的解釋是維生素D濃度較高的女性，有可能比較瘦，也比較愛運動；但因為這兩個因素都能降低乳癌風險，所以很難知道哪一個更關鍵。當我們還在等待獲得維生素D的進一步資訊時，年輕女性除非特別白皙、個人或家族有皮膚癌病史，否則可能已經在考慮服用補充劑，或是每天不擦防曬乳跑到太陽底下待個十五分鐘了。許多維生素D專家建議，可以每天服用一千IU劑量來維持整體健康[20]。

針對維生素A補充劑的研究結果也是模稜兩可，有些指出益處，但有些則否[21]；然而測量血液中維生素A複合物的研究顯示，低濃度與乳癌風險增加有關[22]。另外，最近一些對流行病學資料的回顧性研究指出，食物中的維生素E也許在預防乳癌時帶來些許保護力，但維生素E補充劑似乎不然[23]。

最後，女性健康關懷研究檢視服用綜合維生素能否降低罹癌風險。這項觀察性研究[24]發現，服用綜合維生素對於一般癌症、心血管疾病、停經後女性的總死亡率而言，幾乎或根本沒有影響。

整體而言，研究資料皆不足以進一步談論「預防乳癌的飲食方式」，但基本上低動物性脂肪、高全穀、高蔬果的飲食方式，最可能有益健康，並且有助於維持理想體重。另外，飲酒需適量的原則也有道理，因為若習慣攝取酒精，可能會增加乳癌風險。

運動

運動對於心血管健康和預防骨質疏鬆、心臟病和乳癌都很重要。我的友人暨希望之城醫學中心（City of Hope Medical Center）的同事伯恩斯坦（Leslie Bernstein），在一九九四年做的一項研究證實，每週運動四小時以上的適孕年齡女性，乳癌風險降低了58%[25]。運動是最先被證實能降低乳癌風險的生活方式之一。伯恩斯坦最近在一項「加州教師及其他公立學校退休和在職之專業人員的十年追蹤」前瞻性研究中，更新了上述內容[26]。她發現長時間的高強度運動，確實能夠對抗侵襲性乳癌和原位癌，一週運動五小時以上者，比很少運動或幾乎不運動的女性，減少20%以上的風險；不過中高強度的運動也有效果，能降低大約一半的雌激素受體陰性乳癌。已有超過五十項研究證實，體能活動較多的女性，罹患侵襲性乳癌的風險較低；且好幾項研究也證實，這同樣有助於降低原位癌風險。

雖然從結論確知體能活動會影響乳癌早期發展，但仍不清楚原理，且益處可能隨人生不同階

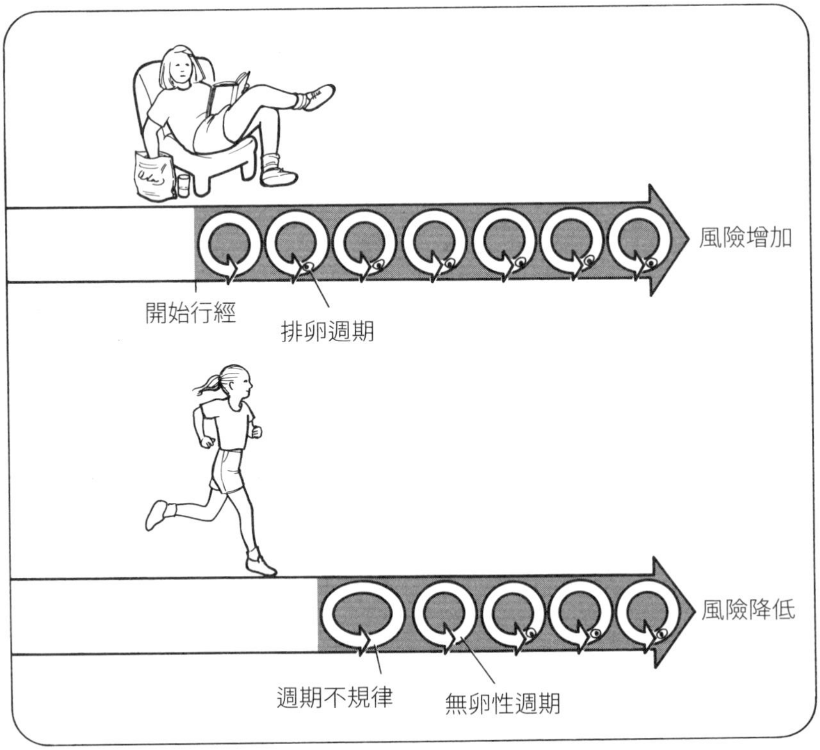

圖 6.1

段而異。目前認為影響年輕女性的機制是賀爾蒙，因為運動造成月經週期改變和排卵頻率較低，兩者都與降低風險有關（見圖 6.1）[27]。一項關於更年期前女性雌激素代謝的試驗，將受試者隨機分為實驗組（每週五次三十分鐘中到高強度的有氧運動，且持續六週），或不運動的對照組，結果實驗組的更年期前雌激素代謝與對照組不同，這也被視為造成影響的機制之一[28]。雖然延遲月經週期，似乎能預防賀爾蒙受體陽性腫瘤，但也可能轉而影響支持雌激素受體陰性腫瘤的細胞社群（周遭環境）。另一種可能是運動可以消炎，藉此減少各種癌症的發生率。但無論如何，運動都有助於維持健康體重，而健康體重能降低停經後女性的罹癌風險。

因此讓女性及早養成運動習慣，也許是一種長期的預防方法。哈佛醫學院和哈佛公共衛生學院的弗瑞雪（Rose Frisch）已經證實，在高中和大學參與體育活動的女性，乳癌發病風險較低[29]。

有人提出了一項正面建議：提高女子中學體育課的經費預算。多從事體育活動可能得以降低乳癌發病風險、強化骨骼、預防骨質疏鬆，也有助於預防心臟病和第二型糖尿病。體能活動也不一定要是競技運動，我的女兒大學時參加民族舞蹈社，也讓她把身體鍛鍊得很好。無論何時開始運動，都從不嫌晚！像我也是到了五十歲才開始跑步，開始學著享受藉由規律慢跑減輕壓力，以及運動後持續沉浸在良好的滿足感中。科學家仍在苦思一個適合大眾的完美運動處方，但越來越確定這種處方因人而異。因此現在若想藉由體能運動預防癌症，關鍵就是選擇任一項活動，然後讓身體動起來吧！

從公共衛生的觀點來看生活方式改變很有趣，也許值得作為個人參考，但是這些改變不一定適用所有女性，所以我不會建議把它們當成做決定時的唯一考量。舉例來說，我在四十歲生了第一個孩子，而且並不後悔，因為這件事對我的益處，遠超過乳癌潛在風險微不足道的增加。換個角度看，假設我在還沒準備好的二十歲生孩子，會是比較明智的做法嗎？或者都不生孩子，捨棄女兒凱蒂帶給我的歡樂，讓罹癌風險小於太晚生第一胎？這些對我來說都不是問題，另外，我選擇做規律運動，並且採取高蔬果、低動物脂肪的優質飲食，最後讓體重得以維持在健康數字。當我偶爾看到多汁的漢堡或大塊起司，卻只能承受忍住不吃的痛苦，就是我認為考量整體健康並可能降低乳癌風險時，應該付出的合理代價了。其他和我一樣狀況的女性，或許會決定以收養取代懷孕，或者不會放棄吃一點油脂食物的樂趣，這些決定完全取決於個人。

化學預防方法

賀爾蒙

由於賀爾蒙對於乳癌發展影響重大，而且女性經歷的行經時間越長，罹患乳癌的風險就越高，所以開始有人提出讓女性暫時停經[30]。這個方法可以結合計畫生育和預防乳癌，經證實能降低乳房緻密度[31]，但是目前為止還沒有人做過長期研究，證明其在預防乳癌上的安全性和有效性。

另一個方法是基於「越早生第一胎，乳癌風險就越低」的觀點，嘗試模仿早孕的保護效果，給予少女九個月的懷孕賀爾蒙，誘發賀爾蒙認為身體懷孕了，使其乳房組織成熟。就我所知，這只在大鼠身上做過試驗，但其可能性相當有趣。減重診所曾使用 HCG（一種懷孕賀爾蒙）助人減重（其實並無這種功效，但確實有許多女性嘗試），伯恩斯坦是唯一蒐集這些資料的人，她指出 HCG 確實能降低更年期前女性的乳癌風險，正如動物實驗原本假設的，HCG 在從未懷孕的女性身上效果最強烈，因為那些女性沒有機會接觸到自己懷孕誘發的 HCG[32]。另外也有好幾個小型試驗，探討 HCG 是否可用於預防乳癌。

另一種以藥物預防乳癌的方法，原理是阻斷雌激素受體，使它無法發揮平常的功效，如藉由給予女性塔莫西芬、Raloxifene②和芳香環轉化酶抑制劑，來預防乳癌。

前兩種藥物其實並非雌激素阻斷劑，而是選擇性雌激素受體調節劑（SERMS）。它們具有一些雌激素效果（塔莫西芬可提升骨骼密度）和一些雌激素阻斷效果（熱潮紅）。Raloxifene 原本是研發來做為治療骨質疏鬆的藥物，但發現它也能降低乳癌風險——幾個大型臨床試驗發現，它能降低停經後女性的骨折風險，但不能降低心臟病風險。Raloxifene 就和塔莫西芬一樣，與血栓、熱潮紅和陰道出血增加有關；好消息是它對骨骼的作用和雌激素一樣，而且可以在乳房中阻斷雌激素，是一種優質的化學預防藥物。兩種更新的第三代雌激素受體調節劑：Lasofoxifene③和 Arzoxifene④功效類似，但特性稍有不同。

庫奇克（Cuzick）及其同僚共同發表了一項包含所有雌激素受體調節劑研究的巨量分析[33]，結論是雌激素受體調節劑在未罹患乳癌，但具有高風險和一般風險的女性身上，大幅降低了所有乳癌風險（只有塔莫西芬曾以更年期前女性做過研究，Raloxifene 研究只限於停經後女性）。風險降低主要發生在賀爾蒙陽性腫瘤，雌激素受體陰性腫瘤則不受影響——這又會回到第 5 章的討論：兩種乳癌類型的不同成因（賀爾蒙陽性與賀爾蒙陰性的比較）。另外，雌激素受體調節劑的益處，在治療後的五年內仍會持續。新藥物 Lasofoxifene 在預防方面尤其前景看好，因為它不僅對乳癌具有

②〔藥師註〕學名。選擇性雌激素受體調節劑。
③〔藥師註〕學名。
④〔藥師註〕學名。

強大功效，也能減少中風、心血管疾病和骨折，而且不會增加子宮內膜癌風險。

芳香環轉化酶抑制劑廣泛用於預防乳癌復發，其降低的不只是復發率，也降低另一側乳房的癌症發生率，這激勵了對乳管原位癌患者和高風險者的預防試驗。加拿大國家癌症研究所乳腺防治試驗（NCIC-MAP3）[34]的初步結果證實，諾曼癌素⑤能夠降低侵襲性乳癌的發生率達65％，以及雌激素受體陽性乳癌達73％，且對於生活品質沒有重大影響，亦無嚴重毒性；副作用包括關節炎和熱潮紅，但沒有骨質疏鬆或血栓。這些是早期的資料，假如做了較長期的追蹤，或許會揭露更多類似於乳癌患者服用雌激素阻斷劑時發生的副作用。當我在寫這一版的時候，國際乳癌干預研究II（IBIS-II）發表了初步結果，其研究將安美達錠⑥作為停經後高風險女性的乳癌預防藥物效果，結果實驗組治療五年的乳癌風險是2％，而對照組是4％[35]；雖然這個差異看起來很小，但表示藥物降低了一半的風險。

美國臨床腫瘤學會在二〇一三年更新對於化學預防的建議，針對五年預期風險大於或等於1.66％，或患有乳小葉原位癌，且年逾卅五的更年期前和停經後女性。化學預防不該用於曾發生過深部靜脈栓塞、柿動脈栓塞、中風、暫時性腦缺血發作（Transient Ischemic Attack, TIA）、搭配賀爾蒙補充療法（Hormone Replacement Therapy, HRT）的女性。唯一的例外是新藥物Lasofoxifene，經證實它能有效減少中風發生。最後，在開始治療前應進行骨盆檢查，而且之後每年要追蹤檢查子宮內膜癌。Raloxifene只建議用於停經後女性，而且就像其他賀爾蒙化學預防一樣，需注意血栓、肺動脈栓塞、中風和暫時性腦缺血發作；主要的差異在於，其允許較長期地用於骨質疏鬆女性，因為它是預防

⑤〔藥師註〕商品名，Aromasin。學名Exemestane，為抗腫瘤藥物。

⑥〔藥師註〕商品名，Arimidex。學名Anastrozole，為抗腫瘤藥物。

骨折的良藥。所以如果你的骨質密度較低，而且不是血栓的高風險者，那麼 Raloxifene 對你來說是較合適的選擇；但假如你有上述相關風險，就不該服用它。另外，應該很快就會發布安美達錠新的使用建議了。

其他藥物

消炎止痛藥：阿斯匹靈及其他非類固醇類消炎止痛藥——

我們藥櫃裡的許多常見藥物，經證實對於預防癌症也有些許價值。許多人對於將阿斯匹靈和其他非類固醇類消炎止痛藥（NSAIDs）做為化學預防藥物，相當感興趣。在流行病學研究中，女性服用後有降低乳癌風險的跡象。在部分研究中[36]，定期服用阿斯匹靈，與停經後賀爾蒙受體陽性乳癌發生率最多降低25%有關；它看來不會改變停經後女性的雌激素濃度[37]，但也許是藉著阻斷發炎（改變周圍環境）產生效用。儘管有些研究人員認為，現在把阿斯匹靈視為化學預防藥物未免言之過早[38]，但其他人卻已經公開倡導[39]。無論如何，為了預防關節炎或心臟病，而定期服用阿斯匹靈或其他非類固醇類消炎止痛藥的人，也許正從中獲得額外益處。

顧糖維膜衣錠⑦

顧糖維膜衣錠是用於第二型糖尿病的藥物，有些研究發現女性服用後，罹患乳癌的機率比服用其他糖尿病藥物的患者低[40]。這些研究的問題在於，其研究對象多半是十分肥胖的糖尿病女性患者，肥胖本身就具有乳癌風險。在大家專注在顧糖維膜衣錠、癌症風險和死亡率的一些試驗時，二〇一四年出現了一份針對此試驗的評論和分析[41]，指出顧糖維膜衣錠也許能降低癌症發生率，以及糖尿病患者死亡率，但很難確定其存在因果關係，或僅是控制糖尿病和減重的益處；且其風險降幅有限，並非所有人皆有相同效果。這篇評論的作者建議，應做前瞻性臨床試驗進一步測定藥效。如果你因為糖尿病而服用顧糖維膜衣錠，或許會得到降低乳癌風險的額外益處，但若要推薦它做為化學預防方法，還言之過早。

HER-2／表皮生長因子受體抑制劑

對於更致命的非賀爾蒙敏感性腫瘤預防方法，也得到許多關注，但很少有成功案例。正在進行的相關研究，是對於療程中常見的 **HER-2/neu** 阻斷劑。儘管有許多研究正進行中，但都屬早期階段，目前為止也未出現令人滿意的結果，但未來也許會有重大改變。

⑦〔藥師註〕商品名，Glucophage。學名Metformin，為降血糖藥物。

疫苗

在所有預防方法的研究中，最令人興奮的非疫苗莫屬。目前大部分研究都專注於預防侵襲性癌症復發，但是正如我們在賀爾蒙療法中所見，這可以推移到更早期階段達到預防。相關疫苗用於抵抗僅出現於腫瘤、正常乳房不會發現的蛋白質。已經研發出好幾種對抗 HER-2 的疫苗，正在測試其降低女性 HER-2 陽性乳癌復發率的功效。賓州大學的捷尼奇（Brian Czerniecki）一直從事治療乳管原位癌的 HER-2 疫苗研究[42]，而華盛頓大學醫學院聖路易斯分校的吉蘭德斯（William E. Gillanders）則握有關於乳腺球蛋白（一種 DNA 疫苗）的初步資料[43]。美國國家乳癌聯盟的阿蒂蜜斯計畫（National Breast Cancer Coalition's Artemis Project），目標是在二〇二〇年之前終結乳癌（或者最終能得知如何消除乳癌），也專注於研發疫苗。我認為這是所有方法中最有前景的。

預防性手術

多數人會認為，連傻瓜都懂的乳癌預防方法就是切除乳房，沒有乳房就沒有乳癌源頭，自然就沒事了。但這有兩個問題：第一，這非常激烈；第二，大部分女性即便沒有哺乳需求，也會因為審美觀和吸引異性，而喜歡擁有乳房。不過有些女性太害怕罹患乳癌的可能性，這時預防性乳房切除術對她們來說，就不是壞事。

大部分關於預防性乳房切除術的研究，關注的是由於 BRCA1 或 BRCA2 突變基因而具有高風險

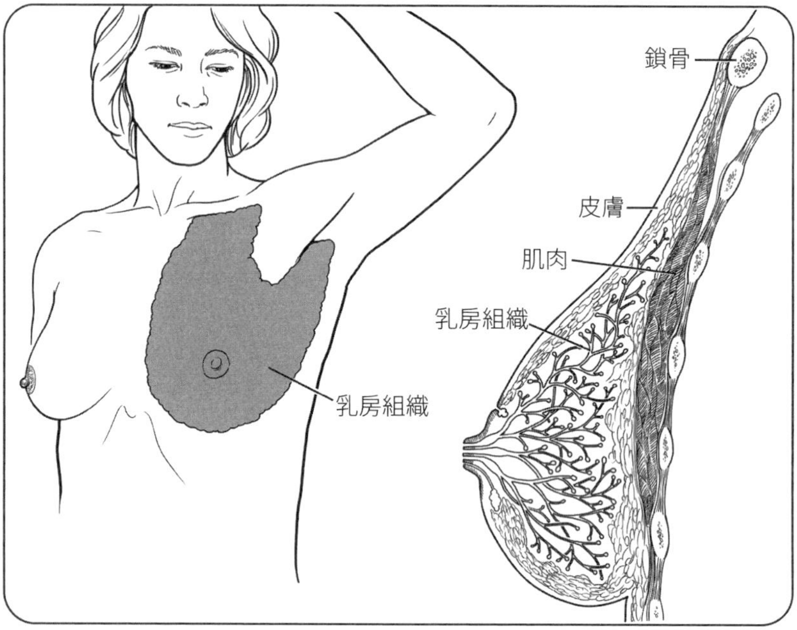

圖 6.2

的女性；這些研究證實，手術降低了90％的罹患乳癌風險。雖然降低的幅度很大，但不是百分之百，沒有人能擔保乳房切除術能移除所有乳房組織，畢竟乳房組織從鎖骨延伸到肋骨，且從胸骨延伸到背部。再者，它與周圍組織沒有任何明顯界線（見圖6.2），所以即使是世界上最高明的外科醫師，也沒把握能切除所有乳房組織。當我們進行乳房切除術時，只能盡力而為[44]。

外科腫瘤學目前推薦下列女性，進行降低風險的預防性手術：

1. 帶有BRCA1或BRCA2突變基因，或其他遺傳易感受性基因。
2. 明顯的家族病史，但沒有明顯的基因突變。
3. 組織風險因子（乳小葉原位癌、非典型乳管內增生）。
4. 診療困難。

我贊同前三項，至於第四項則最需要解說。確診乳癌或具有風險的女性常常告訴我，她們的乳房屬於高緻密度，X光攝影也無用武之地，所以需要做預防性乳房切除術；但是你將在第7章讀到，除了X光攝影，還有許多檢查方法，例如核磁共振已經證明，對於帶有BRCA突變基因的女性，是發現早期癌症的有效方法。最後要告訴大家，乳房不會終其一生都維持同樣狀態，許多女性在更年期後和（或）賀爾蒙治療（見第15章「輔助性賀爾蒙治療」部分）後，乳房緻密度會下降並轉換成脂肪，這也許會令乳房下垂，但保證能照出較精確的乳房X光攝影片。

我無意貶低任何人做這項選擇的權利，但預防性乳房切除術確實讓我不太放心。

不過預防性乳房切除術越來越普遍的原因之一，似乎是因為越來越常在手術前以靈敏的核磁共振（外科手術前的檢查，而且很靈敏）檢查。這項檢測（見第8章「核磁共振」部分）發現許多也許不是癌症，但需要探究的「東西」，這往往足以把女性嚇壞了，寧願一勞永逸地擺脫乳房[45]。然而癌症發展到另一側乳房的風險並不高，終其一生的機率大約是10％，且大部分女性不會有進一步問題，尤其若她們正在或曾經接受，經證實能降低對側乳癌風險的賀爾蒙療法。第一次癌症復發的風險，往往高於另一側乳房新生癌症的風險，這一點關係重大，因為進行兩側乳房切除術加上立即重建術之後，恢復期往往會延遲第一次癌症的化療或其他全身性治療。

我認為部分問題在於醫師太草率，且往往不會花時間好好解釋乳房單側或雙側切除術的風險和益處。或許我會顯得有點偏頗，畢竟我們在一九八〇年代那麼努力，為女性爭取做乳房腫瘤切除術（效果與乳房切除術相當，但保留乳房）的機會；不過我發現如果缺乏支持轉變的資料，就很難看到公眾意見改變。

有些剛被診斷出高風險，或者自認屬於高風險群，但不帶有已知突變基因的女性，會考慮切除卵巢；雖然這會降低乳癌和卵巢癌風險，但也會產生重大的負面影響。最近的研究指出，預防性卵巢切除術會增加因其他疾病提早死亡的風險，包括肺癌和心臟病，這層影響已經超越了降低一般女性罹患乳癌或卵巢癌風險的任何益處[46]（需注意，帶有BRCA突變基因的女性，在風險與益處的考量與一般女性不同）。而且在更年期後切除卵巢，已證實對乳癌風險並無影響，且卵巢組織和乳房組織一樣，仍會殘存於周圍區域，所以切除卵巢無法保證不會罹患卵巢癌（詳見下文）。

BRCA1 和 BRCA2 突變基因攜帶者的癌症預防方法

對於攜帶BRCA1或BRCA2突變基因的女性，情況稍有不同。她們終其一生發展出癌症的風險是65到80％，而且在缺乏其他選擇的狀況下，她們也許理所當然地認為預防性手術是合理選擇。一項多核心研究包含四百八十三位來自「手術終點之預防與觀察研究小組」（Prevention and Observation of Surgical End Points study group）的突變基因攜帶者，監控女性受試者的平均時間是六點四年。一百零五名做過預防性乳房切除術的突變基因攜帶者中，有兩名（1.9％）發展出乳癌；而配對對照組是三百七十八名中，有一百八十四名（48.7％）發展出乳癌。當他們只檢視仍保留卵巢的女性時，預防性乳房切除術降低的乳癌風險達90％[47]。羅特丹家庭癌症診所（Rotterdam Family Cancer Clinic）更新了這項試驗結果，它監控三百五十八名帶有突變基因，也做過降低風險的乳房預防性切除術的女性（接受皮膚保留乳房切除術（見第13章「全乳房切除術」部分）的女性，通常會立即接著做重建手術），結果在四點五年內，之前未確診的女性之中，只有一個轉移性乳癌案例；若仔細檢查乳房切除術的檢體中是否存在癌細胞，則三百五十八名女性中共發現十個案例，比例是2.8％[48]。

如果你是突變基因攜帶者，在五十歲以前接受卵巢切除術，能夠降低96％的卵巢癌風險，和47到61％的乳癌風險[49]。這項手術不會百分之百消除卵巢癌風險，因為可能有少許卵巢組織附著在腹膜（就是你肚子裡平滑、光亮的一層膜，有點像口腔內膜）上，它們仍可能演變成癌組織。一項大型研究追蹤「吉爾達羅德納遺傳性卵巢癌登記庫」（Gilda Radner Familial Ovarian Cancer Registry）的卵巢癌高風險女性，接受過預防性卵巢切除術的三百廿四名女性中，有六名（2％）發展出腹膜癌[50]。因為具有風險的細胞，存在於所有從相同胚胎來源發育出的組織裡，表示該組織不只包括輸卵管和卵巢，也包括腹膜。雖然她們在切除卵巢和輸卵管時會同時檢查腹膜，但仍無法全部切除。

五十歲以上的女性，卵巢切除術後降低癌症風險的比率為卵巢癌89％、乳癌48％[51]。至少有一項研究指出，在卵巢切除術後服用雌激素，似乎無助於降低風險。也許是因為給予的賀爾蒙劑量，少於更年期前女性自然產生的量。

如果卵巢和雙側乳房切除術都做，那會怎麼樣呢？你已經切除了卵巢和乳房嗎？我們不大可能取得這項資訊，因為做過這種手術的突變基因攜帶者，人數並未多到足以進行隨機對照試驗。當突變基因攜帶者安潔莉娜裘莉在二〇一四年選擇這條路時，專家認為這對她來說是合理選擇。

如果這些選擇讓你壓力太大，記得你不用急著一次做完所有決定。我在臉書上有位朋友，具有明顯的父系乳癌家族史（曾祖母、祖母、父親、兩個堂表親和三個姑姑），他們的 BRCA2 檢驗結果都是陽性。一開始她選擇密切監測，多年後做了兩側的預防性卵巢切除術，再過五年決定做兩側的預防性乳房切除術。現在距手術完成已過了兩年，她很滿足於自己當初的決定，她說：「每當我和我先生偶爾談到這件事的時候，都很開心這個決定能讓我們白頭偕老，而不用承受癌症帶來的莫大威脅。」

具有遺傳性乳癌的風險並不是什麼緊急事件，所以你不用著急，請從容地決定自己最適合什麼，也可以安心地隨時間改變主意。

並不是所有攜帶 BRCA 突變基因，且面臨高乳癌風險的女性都選擇預防性切除手術，她們仍有其他選擇。其中之一是密切監測，目的在於一旦癌症發展到可偵測的階段，便能及早發現，然而還未證實這個方法能夠降低乳癌死亡率。目前提供給 BRCA 突變基因攜帶者的指導方針，是從廿五歲開始進行乳房 X 光攝影和核磁共振篩檢，但有許多放射診斷科醫師和腫瘤科醫師認為，BRCA 突變基因攜帶者在三十歲以前或生第一個孩子之前，只要做核磁共振（有時結合超音波）就足夠了。

有項分析利用統計工具顯現出廿五歲的 BRCA 突變基因攜帶者，做篩檢或預防性手術的個別優點。研究人員發現，若在廿五歲做預防性乳房切除術，又在四十歲做預防性卵巢切除術，會將存活的可能性提高到最大；然而若在廿五歲開始做乳房 X 光攝影加上核磁共振篩檢，然後在四十歲做預防性卵巢切除術，結果也差不多[52]。但是四十歲以前做卵巢切除術的壞處，如增加心臟病風險，也必須納入考量。

除了密切監測，改變生活方式也可能產生影響，像調節雌激素顯然具相關性，例如口服避孕藥或親餵，皆能降低卵巢癌風險[53]。

還有好幾種有趣的新方法即將問世。一項在約翰霍普金斯大學所做的動物研究發現，給予乳腺低劑量的化學療法，結果相當於化學性乳房切除術[54]，且它只會去除乳腺細胞。我的研究採取安全試驗，將化療藥物注入女性預計做乳房切除術的乳腺裡，看看它是否有任何副作用；原始試驗並未顯示出負面影響，所以現在要將這個方法，試驗在乳管原位癌女性身上。我期望有天它能讓女性不用切除乳房就能預防乳癌。

另一個可能性是針對 BRCA 基因缺陷的藥物，它能夠預防癌症發展。這種藥物已經研發出來，也在發生乳癌轉移的女性身上做過試驗，而且獲得令人非常滿意的結果。雖然至今尚未證實這些藥物是否有助於預防癌症，但確實具可能性。由於有太多研究正在進行，想採取預防性手段的突變基因攜帶者，應該到專精女性遺傳性乳癌的高風險中心，獲得最新資訊和最佳忠告。

重點整理

所以究竟大部分的女性該怎麼做呢？一般女性可以採取以下措施來降低風險：

1. 每天至少運動三十分鐘，最好是每週四到五小時（足以爆汗的程度）。

2. 維持正常體重，停經後的女性尤應如此。
3. 盡量在卅五歲以前生小孩。
4. 親餵的時間越長越好。
5. 避免不必要的X光攝影檢查，包括電腦斷層掃描。
6. 飲酒需酌量。
7. 除非必要，否則避免服用非避孕性賀爾蒙（賀爾蒙補充療法、生育藥物）。
8. 找醫師評估任何乳房症狀或改變。
9. 在適當時機做乳房X光攝影（篩檢請見第7章）。
10. 加入婦女之友協會（Love/Avon Army of Women，網址：www.armyofwomen.org），參與研究，找出乳癌成因和預防方法。

假如你有乳癌家族史，或認為自己具有風險，可以到高風險中心評估，看看自己的風險有多大；風險正在提升的人，或許可以考慮服用五年的Raloxifene或塔莫西芬。假如你符合基因檢測（見第4章「基因檢測」部分）的標準，應該找遺傳諮詢專家商議你的選擇；BRCA突變基因攜帶者，可以考慮預防性手術和密切監測。最後，你可以親自參與研究（詳見後記）。

第三部

尋找乳癌蹤跡

Finding Breast Cancer

第7章 篩檢

乳癌篩檢的風險與效益

「篩檢」的目的是在癌症造成腫塊或其他症狀之前，先把它找出來。這種方法已應用在多種癌症上，如結腸癌、前列腺癌，近期亦開始用於肺癌；但乳癌篩檢引起的爭議，應該是最多的[1]。現在我們都很清楚，爭議的起源並不是由於缺乏數據，而是對於篩檢風險和效益有許多看法，同時又對乳癌生物學瞭解太過有限的緣故（相關說明見第3章）。剛開始提出篩檢一途時，還普遍認為癌症發展是以穩定的速度成長，並固定在某個時間點開始蔓延到身體其他部位，因此推測只要趕在蔓延之前先發現癌症，就能避免患者因乳癌死亡。

以這種簡化的觀點來看癌症，不但容易理解，更代表我們確實有辦法降低癌症致死率，因此醫師與大眾也都對這種論述抱有好感。然而事情並沒有那麼簡單，像是有些癌症生長速度極慢，或甚至處於休眠狀態，一輩子都不會對人體造成困擾，所以根本不需要費力把它們找出來；而有些雖然生長緩慢，但如果沒有「早期發現」，最終則會擴散、致命；還有些癌症生長速度快得驚人，等到檢驗或攝影範圍足以偵測其存在時，它早就已經擴散了——對這種癌症，「早期發現」根本不夠早。

為了找出潛在的恐怖分子，運輸安全管理局會在機場篩選有某些特定特徵的人進行檢查。但他們卻常篩選出完全無辜的人（偽陽性），而且即使阻止了許多恐怖攻擊計畫（真陽性，也就是癌症），偶爾也會漏掉真正不懷好意的對象（偽陰性），後果我們再清楚不過了。

乳房篩檢時，「偽陽性」指的是判定X光攝影出現的乳房塊狀物，有癌症的可能性後，立刻進行一連串檢驗（通常包括切片檢查）來確認，最後切片結果為良性的情況。這對患者當然是個好消息，但就篩檢而言，偽陽性卻是不利的。對於四十至五十歲的女性，若每年接受一次乳房X光攝影篩檢並持續十年，發生偽陽性的機率是7％[2]。篩檢出偽陽性會為國家健康照護體系帶來額外支出，更別提患者經歷數週甚至數月的擔驚受怕，對心理健康產生的影響，這些究竟值得嗎？然而多數女性的答案仍然是肯定的。一份研究顯示，有90％曾遇過偽陽性結果的女性，依舊認為乳房X光攝影檢查並無缺點[3]。

女性在接受乳房X光攝影篩檢後，如果接到醫院通知回院進一步檢查，一般不需要太過擔心。因為每千名接受X光攝影篩檢的女性，約有一百人會接到通知，需回診接受額外的攝影檢查和（或）超音波檢查，其中大約65％都是虛驚一場，只是正常組織重疊影像、囊腫或其他良性（非癌性）發現；另外有20％的人，醫師會建議短期追蹤「可能的良性發現」（BI-RADS 3，即乳房攝影報告與資料分析系統之分級3），通常為期六個月。

BI-RADS 3 的特定發現已經過廣泛研究，發展為惡性腫瘤的機率低於2％，就算罕見地確診為癌性，研究也顯示先持續觀察是相對安全的做法，況且這還能使其中98％未罹癌的女性，免於不必要的切片檢查。在回診進行額外檢查的一百名女性中，只有約十五人會被建議接受切片檢查，其中真正罹患癌症者約二至五人。若在這樣的篩檢程序發現惡性腫瘤，通常還很小，因此治療並

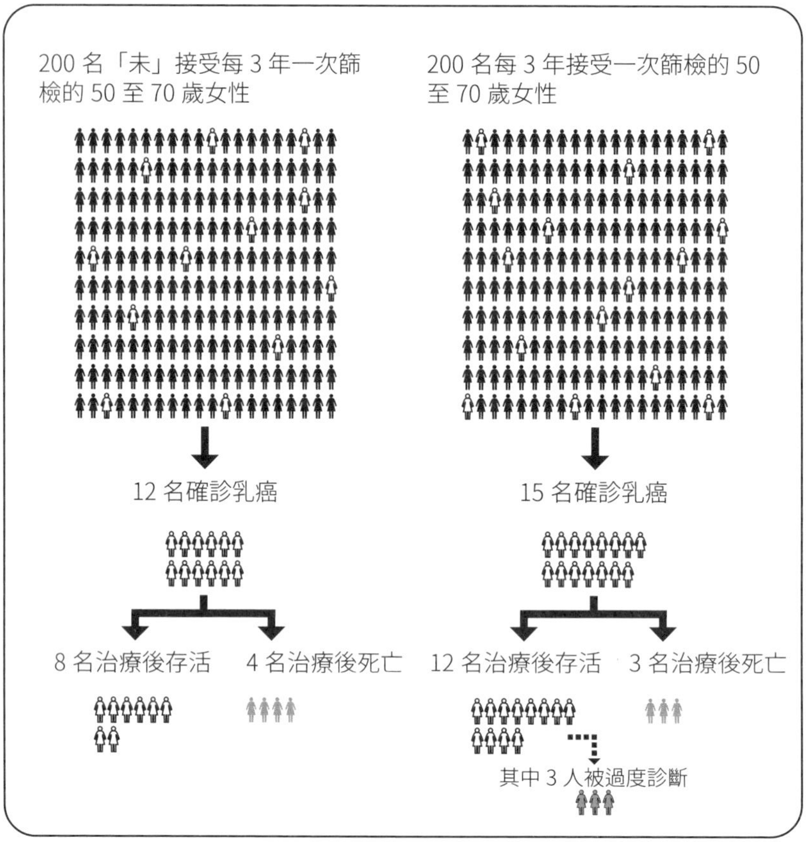
200 名「未」接受每 3 年一次篩檢的 50 至 70 歲女性
200 名每 3 年接受一次篩檢的 50 至 70 歲女性
12 名確診乳癌
15 名確診乳癌
8 名治療後存活
4 名治療後死亡
12 名治療後存活
3 名治療後死亡
其中 3 人被過度診斷

圖 7.1

不困難。

此外，還有「過度診斷」的問題，也就是雖然診斷出體內有腫瘤，但其處於休眠狀態，不會對人體造成傷害，要不是被發現，也沒有機會造成擔憂。然而因為無法確定它到底是否休眠，所以只能把它當作非休眠的案例來處理，患者因此接受一系列根本不需要的治療，包括手術、放射線、賀爾蒙治療等等，每種都會帶來不同的副作用。這種狀況約有22至31%的發生率[4]，但這數據卻罕為人知。因為我們往往把這些人視為「乳癌病友」，認為她們戰勝了病魔（其實從未降臨），而非被「過度診斷」的人。

比較危險的結果是「偽陰性」——篩檢結果沒有任何發現，事後卻出現腫塊或其他症狀，也就是有癌症成為篩檢的漏網之魚。從偽陽性與偽陰性的統計數據來看，目前的篩檢技術並不完美。我們都希望乳房自我檢查（Breast Self- Examination, BSE）、醫師檢驗以及乳房X光攝影能更精確，同時檢查結果不要那麼難以解讀。

當然數據的重要性也不言可喻，如圖7.1所示，其效益可能與你想像的不一樣。

乳房X光攝影篩檢

乳房X光攝影顧名思義，就是利用X光攝影檢查乳房（mammo意指乳房，gram則指影像），這與胸部X光並不相同——後者會穿過乳房，觀察更深處的肺部區域；前者則是觀察乳房本身，拍攝軟組織的影像，使放射科醫師能發現異常或可疑的地方。乳房X光攝影能捕捉到非常小的病灶，可以小至零點五公分；若徒手檢查，要腫塊達到一公分之際才可觸得。乳房X光攝影的發現可能為良性或惡性，有時也能發現非侵襲性的癌症（見第12章「非侵襲癌：乳管原位癌及乳小葉原位癌」部分）。

然而，乳房X光攝影也有其侷限性。它只能拍攝到乳房「突出」的部分，儀器的壓迫板置於乳房底下或兩側，因此大乳房取得的影像比小乳房更精準，且無法完全拍攝到乳房周緣（見第206頁之圖8.1）。此外，若乳房屬於較緻密的類型，腫塊可能會隱藏在乳房組織中，而無法辨別。所以單就乳房X光攝影而言並不完美，還要配合體檢、超音波相互輔助才更完整。雖然乳房X光攝影可以看見觸診無法發現的腫塊，但觸診和超音波，也可能相對地找出乳房X光攝影看不見的腫塊。

當美國預防醫學工作小組（US Preventive Services Task Force, USPSTF）提出乳癌篩檢建議指南時，媒體發布的訊息淹沒了一個很重要的概念，從而引發了激烈爭議，那就是任何「指南」都是基於目標來擬定的。若全國篩檢計畫的目標是以最有效、最經濟的方式來降低死亡率，那麼五十至八十四歲女性每兩年一次篩檢，能使每次篩檢達到最高效益[5]。但這份指南的目標是使乳癌死亡率達到最低，因此從四十歲開始、每年一次的乳房X光攝影篩檢，應是最恰當的做法。

每位女性的目標可能都不相同，取決於她們個人的乳癌發病風險，以及對可疑狀況虛驚一場的接受程度。

二〇一五年初時，美國預防醫學工作小組發布乳癌篩檢建議草案（可上https://www.uspreventiveservicestaskforce.org/網站查詢），提出「女性在五十歲前是否接受篩檢，應屬個人選擇」，並進一步說明：若需要選擇在五十歲前開始規律、定期篩檢，應將患者個人風險納入考量，包括患者認為篩檢將帶來何種特定效益與傷害。提前在四十歲時就開始篩檢，帶來的效益有限，且往往需要十年以上才能看出效果，這時患者也已步入五十歲，即草案建議的年齡了。這不代表篩檢無效，而是若患者體內的癌症是因未進行篩檢而無法發現，那麼它通常也需要一段時間，才會發展成觸摸得到的狀態，進而蔓延甚至最終造成死亡。

根據近期一份分析報告，每年接受一次乳房X光攝影篩檢、持續十年的四十歲女性，估計每一萬人之中，就有卅一人經篩檢後依然因乳癌去世（較年輕女性罹患的癌症往往更加猛烈，且更難因篩檢得知），因篩檢而免於癌症致死者為五人。而每年接受乳房X光攝影篩檢、持續十年的五十歲女性，有六十二人經篩檢後依然因乳癌去世，因篩檢而免於癌症致死者為十人。最後，接受同樣篩檢條件的六十歲女性中，有八十八人經篩檢後依然因乳癌去世，因篩檢而免於癌症致死者為四十二人[6]。

可以看出篩檢對年齡較長的女性效果較顯著，或許是因為這個年齡層罹患的癌症，通常發展速度較慢，而且她們的乳房密度也較低。然而其中蘊含的概念太過複雜，不是三言兩語就能解釋清楚的。無論如何，若你是上述調查的那三萬人之中，因乳房X光攝影篩檢而免於癌症致死的五十七人之一，你肯定會非常慶幸自己做了篩檢的選擇。

這份研究並未提到每年接受X光放射的風險，另有其他研究顯示X光放射會帶來實質風險，但與可能救人一命的潛在效益相比，風險就顯得微不足道了[7]。此外，輻射帶來的風險是因人而異的：越年輕的乳房，受到輻射影響導致乳癌的風險越高，帶有BRCA突變基因的女性尤其如此。整體而言，由於女性四十歲前罹患乳癌的比率較低，加上X光攝影的輻射風險，以及年輕女性乳房較緻密等等原因，目前不會全面讓低於四十歲的女性，定期接受乳房X光攝影篩檢。

在我撰寫本書期間，美國預防醫學工作小組正在擬定新的建議指南。新版發布後，無可避免會再度引發爭議，出現正反兩方意見，然而很重要的一點是，乳房X光攝影業經證實能降低乳癌致死率[8]。相關爭議主要在於是否使頻繁的乳房X光攝影篩檢成為公共政策，但對每個人而言，只有自己和你的醫師才能夠判斷，什麼是最適合的方式。

特殊情況

我在前文也談到，某些特殊狀況時的篩檢建議，可能與一般大眾有所不同，例如帶有罹患乳癌的風險基因、兒童或青少年時期就接觸輻射，或經現有風險工具計算，其罹癌風險超過20至25%的女性。具備這些條件的女性，最好接受核磁共振篩檢（詳見下文）。

乳房組織較為緻密的女性，罹患乳癌的風險也較高。首先，在緻密的乳房中，癌細胞或小型病灶會與乳房組織混在一起，便很難發現癌症腫瘤，難度就如同想在雪地裡找一隻北極熊一樣。此外，緻密組織的環境可能是較適合乳癌生長的環境（見第5章「乳房密度」部分），尤其是那些乳房在更年期後仍維持緻密程度的女性。每個人都應該知道自己的乳房是否屬於緻密類型，美國許多州都規定醫療單位需要告知個人這項訊息，也會列在你和醫師都會收到的乳房X光攝影結果報告上。

若是乳房組織較為緻密的女性，可能需要進一步檢測，包含全乳房超音波和（或）斷層合成，以下會說明此兩種檢測。有時可能還會需要核磁共振。

其他篩檢技術

斷層合成

斷層合成其實就是3D乳房X光攝影。標準的乳房X光攝影方法，是從俯瞰以及側視等角度觀察乳房：若受測者乳房中的脂肪組成較高，這種方式問題不大，但若屬於較緻密的乳房，那麼很可能看不出是否有腫塊。這就像是在一只玻璃碗中放進一顆紅球，如果玻璃是透明的，一眼就可以看見紅球；但如果玻璃染成紅色，那麼即使從各種角度觀察，有時也會忽略紅球的存在。

為了解決這個問題，斷層合成技術以「多切面」的方式拍攝乳房影像，再透過電腦程式結合為3D立體影像。這種方法會拍到中間切面的影像，就有機會看見前後角度無法捕捉到的「紅球」，在緻密乳房中找到癌症病灶的能力相對較強。有兩份近期研究證實[9]，在數位乳房攝影篩檢加入斷層合成技術，能夠發現更多癌症病灶，同時減少需要回診進一步確認的受測者人數。許多乳房攝影單位都在儀器中加入斷層合成功能，很快就成為最新的標準篩檢配備。

核磁共振

核磁共振（MRI）比乳房攝影或超音波要複雜得多（見第8章「核磁共振」部分）。這項檢查需安排在受測者月經週期前半段，且部分具有幽閉恐懼症的患者需要鎮靜劑才能進行（並非所有檢測單位都提供）。此外，還得找到在乳房核磁共振領域經驗豐富、能在需要時依核磁共振指示進行切片的放射科醫師。現在的核磁共振檢測需時約四十五分鐘，但已有更新、更快的核磁共振技術[10]正在評估中，很可能在本書出版時，就已成為常規檢測的一環。新的技術需要將顯影劑（一種金屬鹽）以靜脈注射注入體內。

一直以來，採用核磁共振的篩檢研究都限於高風險女性，而未探討對乳癌致死率的影響。目前每項研究都顯示，核磁共振對乳癌的檢測敏感度，高於乳房X光攝影與超音波，甚至高於這兩者結合的效果；簡單來說，就是核磁共振發現癌症病灶的能力更強。規模最大的一份研究（共一千九百零九名女性受試）是在荷蘭進行的，該研究比較三種篩檢方法的敏感度（即發現癌症的比率）：臨床乳房檢查為17.9%、乳房X光攝影為40%、核磁共振則高達71%。而三種篩檢方法的精確度（即所有篩檢出的異常狀況確實為癌症的比率）分別是：臨床乳房檢查98%、乳房X光攝影95%、核磁共振則是89%。

意即核磁共振雖然能找出較多癌症，但同時也篩檢出比較多良性病灶。此外，該研究作者指出，核磁共振比起乳房X光攝影，會導致兩倍不必要的額外檢查（差異為四百廿人與兩百零七人）、三倍不必要的切片檢查（差異為廿四人與七人）[11]。

目前由於核磁共振的偽陽性結果頻率與花費都偏高，尚不適合作為一般大眾的篩檢工具；現下只建議乳癌發病風險極高的女性採用。證據顯示，核磁共振篩檢能夠減少癌症發展至末期的患者人數[12]以及偽陰性的結果（在數次篩檢之間出現）[13]。在一份大型研究中，讓具有緻密乳房且罹癌風險中等的女性，額外接受核磁共振篩檢，結果得到較高的乳癌偵測率，但同時也得到較多的偽陽性[14]。

二〇一〇年有一份非常有趣的研究，發現女性其實沒有想像中那麼樂意接受核磁共振檢測。他們研究篩檢技術時，邀請受試女性參與另一附屬的核磁共振研究，結果在一千兩百一十五名符合資格的受試者中，有42.1%的人拒絕參與[15]。拒絕原因包括：幽閉恐懼（18.2%）、時間限制（12.1%）、經濟考量（9.2%）、受試者本人或其醫師認為沒有必要進行（7.8%）、拒絕接受靜脈注射（5.3%）、對切片或事後可能需要額外進行的處理心存疑慮（4.1%），以及一些其他理由。

隨著我們不斷嘗試找出最適合年輕女性、突變基因攜帶者及乳房緻密者（對乳房X光攝影而言）的篩檢方式，核磁共振在篩檢扮演的最終角色，也持續進化、改變。

全乳房超音波

超音波是另一項仍在持續發展的檢測技術，它是研究觸診發現的硬塊以及乳房X光影像上的塊狀物之實用工具，代表它同樣可用於篩檢。一份近期的多中心研究[16]，讓乳房緻密的女性除X光攝影與核磁共振外，再接受由外科醫師執行的超音波篩檢。在一百一十名罹患乳癌的女性中，單靠乳房X光攝影可偵測到卅三人、超音波可偵測到卅二人、採用兩者可偵測到廿六人；接著在乳房X光攝影、超音波後加入核磁共振，又偵測出九人；最終有十人未被上述任何影像檢測到。

一份義大利研究同樣也支持加入超音波的篩檢方式[17]。多項研究都顯示，由訓練有素的專業人員執行全乳房超音波，能有效輔助乳房X光攝影檢測，99%的結果皆與最終診斷相符[18]。然而受過完善訓練的專業技術人員不足，是這種篩檢方法無法廣為採用的主因，或許能透過自動化全乳房超音波的方式解決，由電腦來操控探頭。有早期研究指出，13%的女性篩檢後需要再次回診，先進行靶向超音波（targeted ultrasound）檢測，再接受為期六個月的追蹤或切片檢查[19]。這些顯然比不上真人操控，但在缺乏專業技術人員的地區，卻不失為可行的替代方案。

乳房自我檢查

乳房自我檢查（Breast Self-Exam, BSE）始終是發現乳癌最簡單、最直觀的方法，當然單單發現癌症並不足以改變其結果。在解釋數據之前，我想先強調一下自己採取的詞彙定義。健康照護專業人士或研究學者口中的乳房自我檢查，通常指的是一整套正式檢查程序，就是大家在乳房檢查指南沐浴卡，或教學影片中會看見的那樣：將乳房分為四個象限，以某種特定模式檢查整個乳房，完成整套程序大約需要半小時。

但當一名普通的女性談到乳房自我檢查時，她往往是指在乳房上隨意觸碰尋找的動作，而且是因為到了「每個月的那幾天」，或者有一陣刺痛讓她注意到自己的乳房才進行檢查。問題不在於我們到底能不能發現身上的癌症，因為答案是可以的；真正的問題是：我們是透過每月固定而規律的正式檢查計畫發現腫瘤，還是靠那種大家都嘗試過的非正式檢查就找到了？

為了回答這個問題，學者在上海進行了一項關於乳房自我檢查之隨機對照試驗，並於一九九七年提出結果[20]。該研究將來自五百廿間工廠的廿六萬七千零四十名女性，隨機分配到自我檢查指導組與控制組，接著對她們進行超過五年的追蹤研究（這項研究之所以在中國進行，是因為當時那裡並沒有乳房 X 光攝影篩檢或醫師體檢，發現乳癌唯一的方法只有靠女性自我檢查）。指導組的女性接受嚴格的密集訓練，學習乳房檢查的特定模式。被分到控制組的女性則未接受任何訓練。該研究後續追蹤所有受試者，確認這些人之後是否罹患乳房疾病，以及她們因乳癌而死亡的人數。

兩組中罹患乳癌的女性人數約略一致（指導組三百卅一人、控制組三百廿二人）。兩組相較之下，並沒有誰能更早偵測出乳癌，或發現時的腫瘤尺寸更小；兩組的乳癌致死率也幾乎沒有差異。研究結果可以看出一件顯而易見的事實：控制組的女性，是靠自己發現身上的乳癌，無論是在沐浴時、做愛時、揮動手臂時，或任何讓我們不假思索就自然觸碰身體的其他情況，總之不是透過正規的乳房自我檢查發現的。有趣的是，正規乳房自我檢查反而有其缺點：指導組女性發現需進行切片確認的良性病灶數量，比控制組要多得多（兩者間的差異是一千四百五十七比六百廿三），代表正規的乳房自我檢查不僅無法讓指導組女性更早發現乳癌，反而讓她們經歷更多切片檢查手術。

二〇〇九年美國預防醫學工作小組提出篩檢建議指南，建議醫師不要再教導那一套正規的乳房自我檢查方法[21]。這份建議被曲解為女性無須進行自我乳房檢查，甚至不應該探索自己的乳房；然而它真正想表達的是，既然正規乳房自我檢查的效果，並不比女性憑藉對自身乳房的熟悉、瞭解來檢查更好，那麼就沒有必要浪費健康照護專家有限的時間，來推廣這種方式。所以，就自在地去瞭解自己的乳房，並定期確認它們的狀況吧，如果你的方法與沐浴卡上的說明不同，也千萬別因此感到不安。

臨床乳房檢查

那麼，每年由健康照護專業人士執行的檢查（稱之為「臨床乳房檢查」）又如何呢？且從未有研究探討它對於發現乳癌的實用性。這一直令我很好奇，因為這樣普遍施行的檢查，應該是很值得研究的議題吧？但要是它其實沒什麼價值，就可以不用再浪費忙碌醫療人員的時間跟心力，同時也使患者免於經歷檢查時的些許不適與尷尬。相對地，若它確實有存在價值，我們也應確保每一位專業醫療人員都接受相關訓練。無論如何，這方面研究的缺失，使我們對臨床乳房檢查的瞭解，全都來自其他研究的資料。

有一份在加拿大的研究，探討在執行良好的醫療體檢以外，額外加入乳房X光攝影，是否會有所助益[22]。在長達廿五年的後續追蹤以後，研究者發現對於四十歲至五十九歲之間的女性來說，臨床檢查加上乳房X光攝影與只進行臨床檢查相比，並沒有降低乳癌致死率的效果。然而該研究的乳房X光攝影品質不佳，且患有末期癌症的女性最後加入乳房X光攝影的可能性較高，使得這項研究設計引起諸多疑慮。此外，臨床乳房檢查遠較醫師於診間進行的一般體檢更加全面。知道這些當然很好，但卻不足以讓我們對臨床檢查有更進一步的瞭解。

其中一個問題在於，多數醫師都沒有受過臨床乳房檢查訓練。乳房一直被視為一般外科的管轄範圍，因此幾乎沒有婦科醫師或基層醫療醫師，在這方面受過任何訓練。然而大部分的女性遇到乳房疾病時，往往都是尋求婦科或基層醫療醫師的協助，而不是去找外科醫師。

我的同事古德森（William Goodson）曾提出一份很有意思的研究。研究者為基層醫療醫師設計一張表格，請他們記錄每次進行臨床乳房檢查的發現[23]。單單靠著這樣一個提醒，不僅增加了醫師執行乳房檢查的次數，檢查發現的硬塊數量也更多了。現下可用的攝影檢查方式繁多，對臨床檢查的關注自然就變得越來越少。但還是有一部分癌症是攝影檢查無法捕捉，卻能藉由臨床檢查的方式發現。因此，我們需要基層醫療醫師接受完善的臨床乳房檢查訓練，使每位女性在年度體檢時，都能得到良好的檢測。這種方式既實用又低科技需求。

篩檢建議

多數國家都有政府資助的乳房X光攝影篩檢計畫，從女性滿四十九或五十歲起，便邀請她們開始接受篩檢①。美國並沒有組織性的篩檢，但政府提出篩檢指南，建議每位超過四十歲的女性接受篩檢。我認為應帶著存疑態度來看這項建議——事實是因為目前沒有更好的辦法，卻又希望讓年輕女性感到安心才如此建議。若有真正適合年輕女性的篩檢技術，政府就不會建議採用乳房X光攝影這種侷限性高的方式了。

若你還很年輕，最好開始好好瞭解自己的乳房，這不是要你嘗試正規、僵化的自我乳房檢查，而是希望你在保持輕鬆自在的前提下，熟悉自己乳房的型態、樣貌、觸感等等。在定期體檢時，要求醫師為你檢查乳房；四十歲以後，記得至少每年檢查一次；四十到五十歲之間的女性，請與醫師討論，是否應接受乳房X光攝影檢查；五十歲以後，至少每兩年接受一次乳房X光攝影（見第8章「乳房X光攝影」部分，會更詳細討論篩檢過程）。

①〔編註〕台灣政府補助符合條件之女性，每兩年一次乳房攝影篩檢費用，其中包含四十五至六十九歲女性，或四十至四十四歲有乳癌家族史者。

許多醫師都強調乳房X光攝影的「比較基準」重要性。無論你第一次接受乳房X光攝影檢查是什麼時候，都應視為你的「比較基準」；這個時機最好不要早於四十歲，除非你具有高發病風險、已罹患乳癌或出現乳房相關症狀（如硬塊、乳頭分泌物帶血、皮膚收縮等）。更重要的是，五十歲後應持續接受乳房X光攝影檢查，每隔一兩年進行一次，讓醫師能夠比較先後的影像。我們時常靠著這種方法及時發現癌症——在最新的影像發現了去年或前年拍攝時還不存在的東西。有些人認為只要接受一次乳房X光攝影，就可以一勞永逸；但就我看來，過與不及都不好，乳房X光攝影檢查不應過度頻繁，也不應過度縮減。

還有一點需要強調：這裡關於乳房X光攝影篩檢的討論，主要是針對尚未有症狀出現，單純只是想檢查、確認身體狀況的女性。五十歲前的可行選項包括：瞭解、熟悉自己的乳房；在年度例行健康檢查時，順便接受乳房臨床檢查；與醫師討論是否需要進行乳房X光攝影。

目前，美國預防醫學工作小組正在更新篩檢指南。我不認為其主要宗旨會有什麼更動，例如乳房X光攝影篩檢對於不到五十歲的女性效用並不大，因此這些人應與健康照護提供者討論篩檢的各種選項與效益；超過五十歲的女性，則應每兩年接受一次篩檢。而篩檢建議指南修改的地方，可能是建議具有高風險或緻密乳房的女性，採取額外的篩檢方法。核磁共振就很適合用於高風險女性篩檢[24]；至於乳房緻密的女性，也有多種輔助檢測方法可以考慮（更多詳情可上densebreast-info.org網站參考），相關研究仍在持續進行。

乳房X光攝影的角色是至關重要的，它在某些情況下能比其他方法更早偵測到乳癌，進而降低乳癌致死率達25%。這是現存最好的方式，因此採用它也是很合理的選擇。

我同意現行的篩檢指南，因此依照自身情況（我是超過五十歲、乳房不緻密的女性）參考建議，每數年接受一次篩檢。而我絕不是在指責那些仍決定每年都進行乳房攝影篩檢的人，醫學博士羅森邦（Lisa Rosenbaum）就一針見血地指出，不同決定背後的因素：「因為我們遇到風險時無法思考，只能感受。」[25]

話說回來，我們的終極目標依然是事先預防疾病發生，要是能做到，這裡對於篩檢的爭執就再也沒有意義了。

第8章 診斷

本章將介紹多種不同攝影篩檢與切片技術，以及該如何讀懂你的切片報告。

無論是你自己或你的基層醫療醫師，在乳房發現硬塊或異常狀況，接下來該怎麼辦呢？首先，你需要一點時間，讓最初湧上的恐懼與慌亂稍微平息下來。根據一份大型研究，不到四十歲的女性在乳房自我檢查時發現的硬塊，其實只有53%（也就是大約一半）真正需要進一步評估[1]；即使是外科醫師認定為顯著硬塊，其中也有28%是良性的[2]。停經後的女性，已經沒有足以造成良性硬塊的賀爾蒙變化，因此若出現觸診可發現的乳房硬塊，它是乳癌的機率也就比較高。

當我剛開始執業時，出現乳房硬塊或異常狀況的女性，第一站是找外科醫師判斷那個硬塊是否需要影像及(或)切片檢查，而這一切迄今已有很大的變化，因為出現了更優良的影像檢查方法，以及影像導引切片技術。如今，患者在向基層醫療醫師求診後，下一站是找放射科醫師進行超音波檢查。這種方式不但能協助判斷病灶是否需要切片檢查，也能夠靠超音波引導來進行穿刺切片。

若該硬塊是囊腫或纖維腺瘤（見第2章「囊腫」與「纖維腺瘤」部分），通常不會特別做任何處理。如果囊腫體積太大、帶來疼痛，患者可選擇進行抽吸手術，抽出其中液體來緩解不適感。超音波在判斷良性囊腫的準確度接近100%[3]。若對新生成的塊狀物到底是囊腫還是硬塊有疑慮，也可以選擇以抽吸細胞學的方式來確認。除囊腫以外，最常見的非癌性硬塊是纖維腺瘤，另也有其他良性症狀的可能，包括「纖維囊腫疾病」，或者正常的塊狀乳房組織（見第2章「硬塊與塊狀乳房」部分）。這些不同類型的塊狀物，一般可透過超音波及乳房X光攝影來判別，且通常不需要治療。

乳房X光攝影

如果超過四十歲的女性發現乳房硬塊，或出現其他乳房問題，除了超音波檢查外，醫師也會讓患者接受診斷性乳房攝影（與篩檢性乳房攝影區隔）。若該硬塊的影像看來偏鋸齒狀、不平滑，或許就需要進一步檢查。此外，如果醫師認為你的乳房硬塊可能是癌性的，那麼乳房X光攝影也能夠幫助判斷，確認乳房內是否還有其他硬塊需要切片檢查，並記錄該硬塊的位置和尺寸。

乳房X光攝影與其他X光攝影檢查相同，是在2D平面視角呈現3D結構影像；越緻密的區域，呈現的影像就越明亮。舉例來說，乳房的腺體組織很緻密，在X光攝影影像上呈現白色；脂肪屬於不緻密的組織，因此呈現灰色（見下圖）。

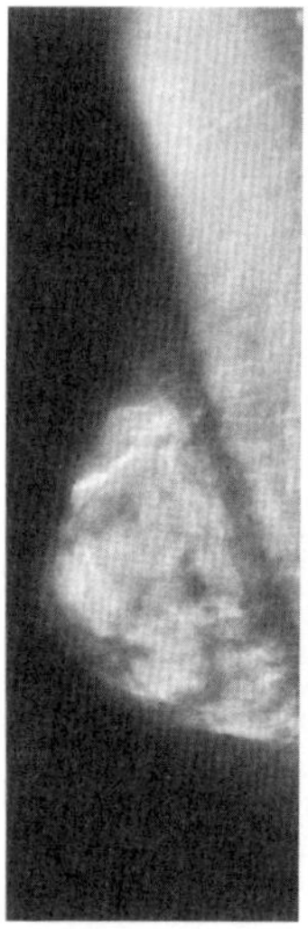

年輕女性的緻密乳房

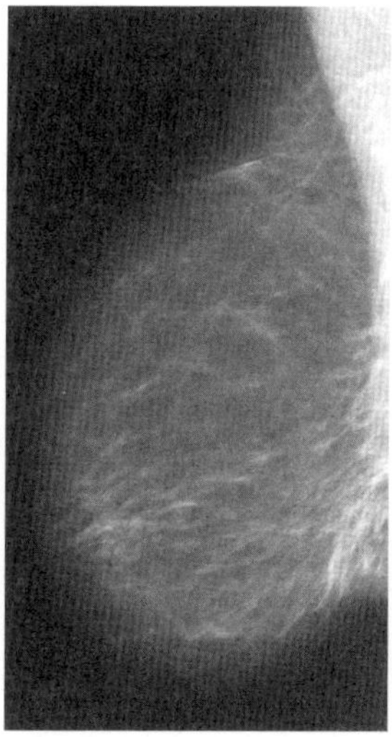

年長女性脂肪組成較高的乳房

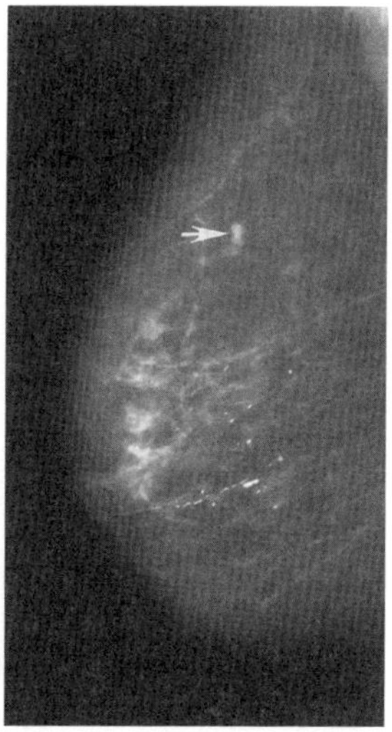

脂肪組成較高的乳房出現小型癌（箭頭處），與良性組織不同。

還記得我們在第1章談到，年輕時（青少年時期和二十歲出頭時），乳房主要由乳腺組織（製造乳汁的地方）構成，通常都是非常緻密的。隨著年齡增長，乳房和皮膚一樣也會漸漸老化，乳腺組織逐漸減少、脂肪逐漸增加。而乳腺組織在停經後還剩下多少比例，則是因人而異的。

乳房X光攝影除了衡量乳房緻密度以外，放射科醫師也可以藉此找出病灶或異常狀況。如果你在某處觸摸到硬塊，放射科醫師就會特別檢查該區域，判斷它是否具危險性，且幾乎都會讓患者進行超音波檢測。通常當非癌性病灶擴散時，會擠開正常乳房組織，形成平滑的邊緣（像是吹氣球一樣）；癌細胞擴散時，則是「滲透」到正常細胞之間生長，造成模糊或鋸齒狀、不規則的邊緣（就像黴菌蔓延進乳酪的樣子）。因此，當乳房X光攝影看見平滑、圓形物體時，該物體多半為囊腫或纖維腺瘤。然而單靠乳房X光攝影無法區別這兩者之間的差異，需再進行超音波檢測（見本章後文「乳房X光攝影的侷限性」部分），才能判斷它是否為囊腫。

若乳房X光攝影看見鋸齒狀（細刺狀）或模糊邊緣，且放射線條向內收（結構異常，像是拉扯一塊布料的絲線），就比較有可能是癌症，但在切片檢查前都無法確認；有些在乳房X光攝影觀察下與癌症相似的影像，其實為良性症狀，例如結疤或脂肪壞死，也可能形成疑似癌症物體的影像。非癌性物體（放射狀疤痕）係因局部纖維組織增生引起，導致部分腺體形狀異常，容易誤判，即使在顯微鏡下也常造成混淆，往往需要靠乳房病理學專家，才能確認它並非癌症。

乳房X光攝影也能捕捉到乳房內淋巴結，甚至是直到出現乳房X光攝影技術，我們才知道乳房內有淋巴結，而現在我們統計出5.4%的女性乳房內有淋巴結。有時你可能會聽見「正常的乳房X光影像」這種說法，但其實很難說有什麼舉世皆準的「正常」規則——「正常」應該是針對每位女性個人而言的標準。

乳房攝影報告與資料分析系統（Breast Imaging Reporting and Data System，BI-RADS，見表8.1）可判

表 8.1　乳房攝影報告與資料分析系統評估

分級 0： 乳房 X 光攝影不完全——需要進一步影像評估。 超音波與核磁共振不完全——需要進一步影像評估。 **分級 1：**正常 **分級 2：**良性 **分級 3：**可能為良性發現 **分級 4：**懷疑異常 4A——有低度可能為惡性腫瘤 4B——有中度可能為惡性腫瘤 4C——有高度可能為惡性腫瘤 **分級 5：**極可能為惡性腫瘤 **分級 6：**已透過切片檢驗確認為惡性腫瘤
BI-RADS 之緻密程度分級
a. 乳房幾乎全部由脂肪組成。 b. 分散的緻密纖維腺體組織。 c. 非均質性緻密組織，可能會遮擋住較小的乳房塊狀物。 d. 極度緻密，降低乳房 X 光攝影檢查之敏感度。

別某特定發現可能是癌症的機率有多高。現下大多數負責判讀乳房X光影像的放射科醫師，都會採用這種系統撰寫報告，使臨床醫師能確實理解X光攝影的發現。

乳房X光攝影報告通常都會提到乳房緻密度。約80％的女性，乳房具有分散型緻密纖維腺體組織（佔40％）或非均質性（即混合型）緻密組織（佔40％）；具全脂肪組成或極度緻密乳房的女性，僅各佔10％[4]。高緻密度確實與高乳癌發病風險相關，且緻密度越高，乳房X光攝影無法找到癌症的可能性也越高；儘管如此，根據目前所知，乳房緻密度並不會「引發」癌症。

現在美國許多州都要求乳房X光攝影檢測中心，需告知患者若其乳房屬緻密類型，接下來醫師或許會建議你考慮輔助性篩檢（如超音波）；若有嚴重的家庭病史，或符合特定風險準則，醫師甚至可能建議你額外進行核磁共振。確認患者乳房緻密程度之所以重要，是因為這項因子會影響乳房X光攝影偵測癌症時的敏感度；若乳房屬於極度緻密者，敏感度僅69％[5]。但如果乳房大部分都由脂肪組織構成，那麼當X光攝影沒有看見可疑物時，就可以較為確信：你的身體真的沒有問題。但還有一點需要強調，乳房並非始終保持同樣的緻密度；更年期後，乳房緻密度通常會隨之降低，若仍具有緻密乳房，其罹患乳癌的風險較高。

鈣化

透過乳房X光攝影相關研究，其中一個重要發現是：乳癌常與X光影像上顯現極微小的點狀鈣化部分有關，它們看來就像底片上灑了一些鹽或灰塵的樣子。

我們將其稱為「微鈣化點」，並發現它們有時是乳癌或乳管原位癌（非侵襲癌）之指標（見第12章「乳管原位癌」部分）。但幾乎每份乳房攝影影像都至少能找到數個鈣化點，因此放射科醫師得嘗試辨別，哪幾個真正需要進一步評估或切片檢查。但別緊張——即使是需要切片檢查鈣化點的患者，其中也有高達80%的結果與癌症無關，多半只是乳房內部正常的老化與耗損[6]。

最令人無奈的是，隨著年齡增長，鈣質逐漸從真正需要它的部位（骨骼）流失，然後在根本不需要它的地方冒出來，例如在動脈造成硬化、在關節造成關節炎等等。至於乳房中的微鈣化點，若不是因為它們可能是癌症或非侵襲癌之指標，其本身並不會引發任何問題（體內這些鈣化情況，與飲食攝入的鈣質多寡並無關連）。

所以究竟該如何區別有害與無害的鈣化點情況呢？我們會將它的形狀、大小以及數量納入考量。若鈣化點的尺寸很小、緊密地聚集在一起，數量也不多，那麼它屬於非侵襲癌的可能性較高；若兩側乳房都出現鈣化點，且到處分散，那麼就比較可能是良性的。

非侵襲癌可能會發生在乳管或乳小葉中，所以它的尺寸是很小的；位於乳管內的鈣化點不僅尺寸要夠小，且形狀通常為線狀而非點塊狀。乳房X光影像有時會看見大塊的鈣化點，就可以判斷它不可能位於乳管內，故可確定為良性。這些通常是青少年時期留下的纖維腺瘤，隨時間退化變得較柔軟，緻密程度降低而逐漸鈣化；有時候也可能是舊疤鈣化或血管老化、硬化引起。

鈣化點程度如果屬於中間類別的情況，就沒那麼容易判斷了。例如鈣化點是新生成的，但只有一兩個，而且可能與疤痕有關；或者有的鈣化點在小型囊腫之中，因此在X光側視影像上會彼此「相疊」。這種情況會先判定屬於乳房攝影報告與資料分析系統分級3（可能為良性發現），並建議患者六個月後以乳房X光攝影進行追蹤。若屬非侵襲癌，追蹤X光影像上應會出現更多鈣化點，或者原鈣化部位的形狀或大小有所改變；若無明顯不利的變化，基本上應該就是良性發現。

然而這種處理方式常讓患者感到緊張焦慮，認為：如果真的是癌症，我們卻什麼都不做，白等六個月，它會不會迅速生長並致命？但事實上，之所以決定等上六個月，主要就是因為我們並不認為它是癌症；即使在最糟的情況下，通常也頂多是非侵襲癌，不是侵襲癌症，而非侵襲癌需要多年時間才有機會發展成侵襲癌症。因此多等六個月不僅不會對病情造成差異，反而能避免患者經歷無謂的切片手術。

有些與非侵襲癌相關的鈣化點，並不會生長或產生變化，因此六個月後的乳房X光攝影也無法發現。但也就是因為不會生長，因此我們判定它與侵襲性癌症無關。

只要醫師對患者體內的鈣化點情況有所疑慮，隨時都可以進行切片檢查，通常採用粗針穿刺切片，本章末會進一步說明。一般而言，若想單憑影像來確認某區域是否為良性，我們會每隔六、十二、廿四個月，各進行一次乳房X光攝影[7]；在採用鉤針穿刺定位的切除性手術切片時期，這是可接受的做法，也經證實為安全無虞。但粗針穿刺切片這種更先進的技術，侵入性更低，並能更快得到結果。

乳房X光攝影類型

儘管一九五〇年代的早期乳房X光攝影，製造頗為可觀的輻射，但這段時間X光技術日漸進步，現在X光攝影的輻射量其實已經很低了。如今，多數乳房X光攝影都已數位化，就像數位相機一樣，數位化乳房攝影將影像電腦化，使其得以顯示在電腦螢幕上。因為這屬於電腦技術而非攝影技術，故放射科醫師可以放大不同區域，專注在想觀察的地方。數位技術也使影像儲存更有效率、傳輸更簡易，就像用數位相機拍照一樣。但另一方面，雖然數位化有其優點，但與舊式的底片型乳房X光攝影相比，優勢並不明顯，而且只對於乳房緻密的女性有較佳效果。

數位化最重要的意義在於電腦輔助偵測系統（Computer-Aided Detection, CAD），亦即以電腦軟體分析乳房X光攝影影像。先用電腦進行乳房X光攝影預篩，找出可能有問題的區域，再由放射科醫師接手，更仔細觀察、檢驗那些區域。這使影像解讀更加精確，畢竟電腦不會分心，也不會在錯誤時機剛好眨了眼睛。許多研究都顯示，這種方法能協助我們發現更多癌症；但很可惜，真正大規模應用在臨床患者身上時，卻沒有反映出相同效果——就像放羊的孩子一樣，電腦標記出的區域實在太多，大概只有千分之一的標記是真正有用的，因此放射科醫師不得不忽略絕大多數標記，就算其中部分可能有幫助，也無可奈何。[8]

斷層合成（3D乳房X光攝影）

如第7章所述，3D乳房X光攝影這種全新技術（即斷層合成），一般用於篩檢或診斷，是除了標準的2D乳房X光攝影，額外進行的輔助檢測技術。斷層合成產生的輻射量，大致與標準乳房X光攝影相等；若進行2D乳房X光攝影以及3D乳房X光攝影，乳房受到的輻射量就是只進行2D乳房X光攝影的兩倍，但仍在安全的輻射量範圍之內。

每一千名接受乳房X光攝影的女性中，2D乳房X光攝影可以找出約二至七個癌症；若再接受斷層合成之輔助檢測，可再額外找出一至兩個癌症。此外，斷層合成可以更容易辨識正常組織（若單用2D乳房X光攝影時，可能會需要更多追蹤檢測），進而減少收到回診通知、進行額外檢測或超音波的機率。

乳房X光攝影之品質

目前，所有乳房X光攝影單位都需要通過驗證，符合食品藥物管理局（Food and Drug Administration, FDA）規範標準，並明確展示食品藥物管理局核發之證書。最初要求乳房X光攝影單位達到之品質標準，於一九九四年十二月開始生效，包括：負責執行乳房X光攝影之放射科技術人員、判讀乳房X光影像之醫師、負責檢測設備之醫學物理師，都需要充分訓練並具備足夠經驗；且每個檢測機構都要建立乳房X光攝影之後續追蹤系統，以發現問題並保留切片結果。

一九九六年，食品藥物管理局與國家乳房X光攝影檢測品質保證諮詢委員會（National Mammography Quality Assurance Advisory Committee）共同擬定最終版本的標準要求，涵蓋層面更全面，包括：(1)客戶投訴機制，提供受測女性對乳房X光攝影機構提出質疑之管道；(2)若女性有乳房植入物，則提供特殊檢測技術、確保檢測人員之專業資格；(3)X光攝影結果將以書面形式通知臨床醫師以及受測者；(4)若該機構提供的影像被判定為不符標準，應額外進行臨床影像檢驗、確認，並通知受測者。此外，乳房攝影報告與資料分析系統可提供乳房X光攝影結果報告標準化術語，即所有結果皆使用如表8.1所示之七種級別來分級。

乳房X光攝影是少數確實有做到品質控管的領域，這是乳房健康照護的其他方面，乃至於整體醫療，都很缺乏的一環。

檢測程序

在找新的醫師問診，或踏入新的篩檢中心時，千萬別忘了保留你在前一個醫療單位拍攝之X光影像複本。這樣新的機構就能比較新舊資料，不至於讓你為了多年前就已經確認的狀況，又進行額外檢測，平白無故多接觸一次輻射。

每一個乳房X光攝影檢測中心的氣氛、帶給你的感受都各有不同：有的感覺比較缺乏溫情、陳設冰冷；有的則充滿溫暖，檢測人員也非常友善，令人安心。但無論屬於哪一種類型，都是採取相似的標準檢測程序。受測者需脫掉腰部以上的衣物，換上類似醫院患者服的服裝，通常以站姿接受X光拍攝。技術人員（通常是女性，但並非絕對）會請你傾身靠在一片塑膠板上，協助你將乳房放置在板子上（如圖8.1）；這可能會讓你稍感不適，特別是在壓迫板擠壓乳房的時候。通常每一側乳房都會拍攝兩張影像，一張採俯視角度，另一張採側視角度。另外，技術人員的拍攝技巧很重要；乳房擠壓得越緊密，影像就越精確，穿透組織所需的輻射量也越少。在X光照射過程也要留意保持身體不動。

然而檢測過程其實沒有你想像中那麼痛苦。資料顯示乳房的緻密度與柔軟度，在月經週期後半段會降低，因此按照經期安排檢測是最好的。若真的覺得乳房X光攝影讓你感到不適，檢測前半小時可服用阿斯匹靈、伊布洛芬①或那普洛仙②等藥物，就能大幅改善。

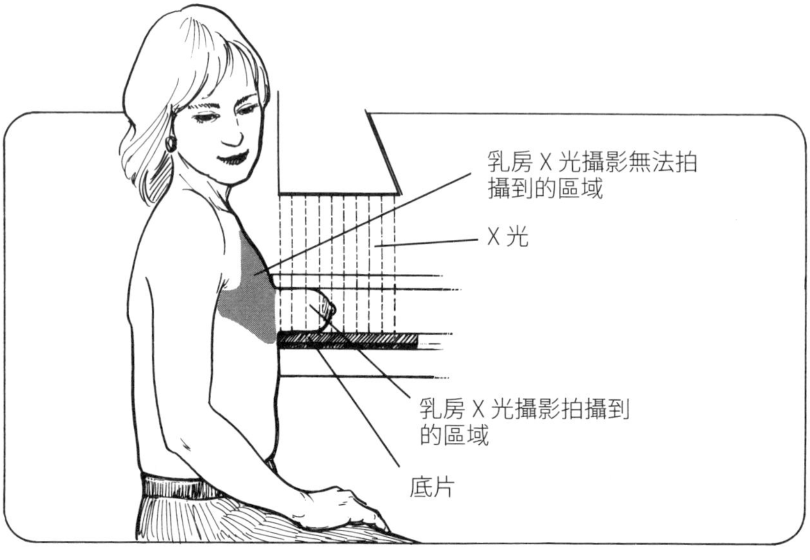

圖8.1

①〔藥師註〕學名，Ibuprofen。為非類固醇類消炎止痛藥。
②〔藥師註〕學名，Naproxen。為非類固醇類消炎止痛藥。

而失能、殘障者可能較難拍攝出清晰影像，特別是無法站立者。但若由優秀的技術人員操作，依然可以找出受測者能配合的姿勢，坐姿也能完成拍攝，受測者只要在X光拍攝期間保持不動即可。如果檢測中心表示無法辦到，你應該堅持立場，或是換一間檢測機構。

整個拍攝過程只需幾分鐘就可完成。有了數位化乳房X光攝影，技術人員在拍攝後短短幾秒鐘，就可以在電腦查看影像。若你是去做診斷性乳房X光攝影，有些檢測單位的放射科醫師會利用你等待的時間仔細研究影像，所以檢測結束後馬上就能得到結果，並隨即出面說明篩檢攝影的發現；也有些檢測單位一次便拍攝大量的乳房X光影像，放射科醫師會事後再找能夠專心、不受干擾的時間判讀，最後再郵寄檢測結果，大約數天至一週才能收到。根據研究顯示，進行大量乳房X光攝影檢測，並在事後才判讀的檢測機構，其解讀的精確程度較高，因此即使需要多等待一段時間也是值得的。

請勿要求檢測技術人員為你判讀影像。技術人員並非醫師，他們只負責拍攝，而非解讀。

雖然我常開玩笑說，乳房X光攝影一定是男人發明的（話說應該也為男性設計一種過程同樣「有趣」的檢測才對）——但說真的，這確實是我們現有最好的檢測工具了。

乳房X光攝影的侷限性

然而對於乳房X光攝影侷限性的不滿，促使我們持續尋覓其他乳房檢查方法。因為乳房X光攝影需要用到輻射，這不僅具有潛在危險性，且無法穿透緻密的乳房，也無法明確判斷偵測到的硬塊是良性或惡性，這個問題對於年輕的高風險女性而言尤其重要。替代方式包括超音波，可用來評估硬塊、乳頭分泌物、其他症狀及乳房X光影像上的異常部分；亦可輔助乳房X光攝影，為具有緻密乳房的女性進行篩檢。核磁共振則是適合高風險女性的篩檢方法（見第7章）；或當乳房X光攝影與超音波都無法得到明確結論時，也可用核磁共振來輔助確認、解決難題。

超音波

乳房超音波檢測方法有點像雷達，以短脈衝對乳房發射高頻音波。檢測時先在乳房塗抹凝膠，讓它表面濕滑，接著使用小型探頭（能夠同時接收及發射音波的裝置）沿著皮膚滑動，對乳房傳送音波。音波遇到阻礙時會回彈；若沒有遇到阻礙則會穿透乳房。超音波的優勢在於不需使用輻射，且可應用於無法使用X光攝影檢測的緻密乳房，但是不太適合用來檢測較大的乳房。

超音波通常用於檢查某特定區域，例如若知道某處有硬塊，就可利用超音波得到更多資訊，判斷該硬塊內部是實心還是充滿液體：音波可輕易穿過充盈的液體，例如囊腫；實心則會阻隔部分音波，例如纖維腺瘤。當乳房X光攝影發現硬塊，但觸診檢查不出來的時候，就可以藉由超音波判別該物體是囊腫還是實心硬塊。

若醫師觸診發現硬塊，但乳房X光影像只顯示出緻密的乳房組織，此時可用超音波在緻密組織間找到硬塊。隱藏在緻密乳房組織間的塊狀物，若用乳房X光攝影只會看到交疊的明亮區域，但超音波卻可藉由音波不同的傳遞方式，辨別緻密組織與塊狀物，這為乳房X光攝影帶來新的可能性。因此，每當乳房X光影像發現可疑的非鈣化點區域，多數機構都會額外進行超音波檢測。

許多乳房外科醫師在診間都有超音波檢測儀器，可以立即檢查觸診發現的硬塊。

目前認為音波對人體無害，因此超音波往往是長期研究良性症狀的最佳方法，尤其適用於不到三十歲的女性、懷孕或正哺乳的女性。當醫師在較年輕的患者身上發現硬塊，想確認它是纖維腺瘤或癌症的可能性，便以超音波檢測該部位，可以區別是具有平滑邊緣還是可滲透邊緣的不規則區域。

超音波也有其侷限性，與乳房X光攝影相比，超音波非常依賴操作者本身的經驗。乳房X光攝影的每一張圖都會顯示出完整的乳房，但超音波影像卻只呈現一小部分，亦即判斷該區域在整體乳房中的位置比較困難。正因如此，操作超音波設備的技術人員或醫師不僅需發現異常處，還要能將它正確捕捉到影像中。技術人員或醫師會手執超音波探頭，直接置於可疑區域上方；而且探測所得影像，會隨探頭的握持角度改變，所以事後檢視影像的困難度較高。故超音波影像檢測人員會站在患者身旁，讓醫師在拍攝的同時檢測螢幕並拍照。如果醫師在完成超音波檢測後才檢視影像，就很難正確、精準地判讀結果。

超音波和乳房X光攝影相似，也可用於引導粗針穿刺切片[9]，效率甚至比乳房X光攝影更佳。具有乳房超音波經驗的醫師，可以從不同角度來接近該塊狀物，更容易在乳房中較難觸及的區域切片。對患者而言，超音波相較之下也是更快速舒適的方法。在進行影像導引粗針穿刺切片時，多數醫師都會選擇採用超音波；患者在過程中為仰躺，能降低不適感。同理，醫師在手術規劃時，超音波也是最簡單的方式——因為患者在接受超音波掃描與進行手術時，都是保持一樣的仰姿。

自動化全乳房超音波

為解決一般手持式超音波檢測造成的變化性問題，出現了自動化全乳房超音波技術。將檢測裝置放在乳房上，以系統化的方式拍攝，最後再建構成3D影像。在本書更新、改版期間有一份大型研究顯示，自動化全乳房超音波雖可偵測到更多具有臨床重要性的癌症，但同時也有很多偽陽性結果，偵測到更多看來像癌症但其實為否的病灶[10]。接著還要再由手持式超音波檢測或切片（若需要），來確認這些病灶。

核磁共振

核磁共振（Magnetic Resonance Imaging, MRI）利用的是氫原子核之磁場特性。氫是水的組成元素，水則是構成人體的一大部分。核磁共振使用強磁場，將受測者送入磁場中央，並啟動、關閉其中的磁力。人體內的氫原子會隨磁場變化重新排列，核磁共振機器就是藉此來形成組織影像。

這種檢測方法最初是應用在腦部，可得到非常精準的腦部腫瘤診斷。現在則普遍認可為評估矽膠乳房植入物是否滲漏出時，敏感度最高、最精確的方法。

終於，核磁共振也開始應用於診斷乳房疾病。它比乳房X光攝影或超音波都複雜許多。首先，若接受檢測的女性尚未進入更年期，最好將核磁共振日期安排在月經週期的第七至十天（第一天是月經來潮當日），以減少正常賀爾蒙變化對影像判讀的影響[11]。但若受測女性已確定罹患乳癌，就無須顧慮是在月經週期的哪一天接受檢測，重要的是盡快給予患者需要的照護。

檢測當天記得在家裡或檢測機構的置物櫃，拿掉身上配戴的飾品及金屬物品（例如別針、髮夾、金屬拖鞋、活動式假牙、筆、眼鏡、身體穿環等等），以免這些物品造成影像扭曲變形。手錶、信用卡、手機、助聽器等等也會干擾檢測，並可能被儀器破壞。若體內有心律調節器（部分新型號可與核磁共振檢測相容）、人工電子耳、腦動脈瘤夾，或金屬針、螺絲、固定板、支架等等，一定要告知技術人員。大部分的人工關節置換物都沒有問題，但最好還是先讓技術人員知道。核磁共振檢測台的承重上限為三百五十磅，亦有部分患者雖未超重，但體型過度寬大，也無法進入機器內。

傳統的乳房核磁共振採用可動式檢測台，可滑入環形的磁鐵中央；有些較新型號的儀器則是從側面開口，但不一定符合你的檢測需求。若你有幽閉恐懼的疑慮，可事先詢問檢測會使用哪一種機器。大約每二十位女性，就有一人需要在檢測前使用鎮靜劑，所以別害怕，只要有需求，儘管詢問你的醫師。此外，檢測時將施打顯影劑，使異常處更清楚地顯現出來（除非這次檢測只是為了評估是否進行乳房植入手術），所以護士或技術人員會將靜脈注射管線，插入手部或手臂的血管中，注射生理食鹽水，使血管在檢查過程保持開放。

做乳房核磁共振檢查時，受測者採俯臥姿勢，面朝下躺在檢測台上，讓乳房向下垂到附襯墊的線圈內，雙手舉過頭，放在台面上（見圖 8.2）。在檢測台躺好後，技術人員就會離開房間，但仍能看見、聽見房間內的情況，因此受測者若有需要，可以直接開口求助。會先在施打顯影劑前先檢測一次，作為比較基準。技術人員會事前告知檢測過程，但最好還是做好心理準備，儀器會發出嗡嗡聲、喀答聲等噪音，幾乎像是小型電鑽一樣。若需要可以要求提供耳塞。一旦成功拍攝出最初影像，技術人員就會在靜脈注射管線加入顯影劑；這通常不會造成副作用，但偶爾會帶來發熱感。

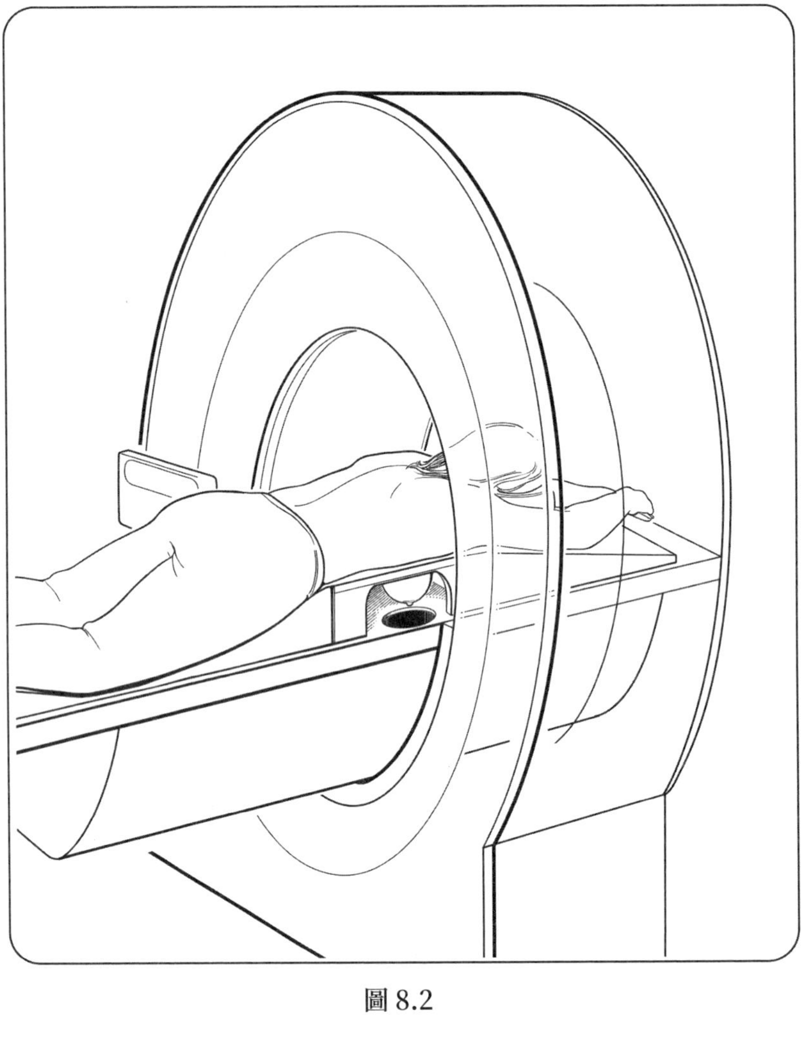

圖 8.2

為了達到最佳檢測效果，受測者在過程中應盡量保持不動；可以嘗試放鬆技巧（見第16章），或想像自己在其他能令你感到舒適自在的地方。檢測通常需時三十至六十分鐘，整個過程或許看來有點嚇人，但實際上就目前所知，磁體本身並沒有風險，檢測唯一的副作用就是有些人可能對顯影劑過敏。現在有許多研究，都在努力縮減檢測及判讀結果所需時間，以提高未來核磁共振篩檢的可行性。

核磁共振的缺點和超音波相同，會偵測出各式各樣的異常發現，但其中大多數都是良性的。乍聽之下似乎是件好事，但若要追蹤所有在核磁共振檢查發現的問題，最終會使許多女性接受不必要的切片手術。此外，若核磁共振發現了可疑病灶，並需要引導切片，但在乳房X光攝影或超音波都找不出來，那麼就需要使用無磁性的特殊儀器設備切片，使手術變得更加困難。

最好由經常施行乳房核磁共振的專門團隊，來負責乳房核磁共振檢測。要判別某團隊的經驗是否夠豐富，可以詢問他們能不能操作核磁共振引導切片手術。優秀的診斷中心應可完成整套檢測流程。

核磁共振和超音波一樣，與乳房X光攝影相輔相成而非取代的效果最佳。但對於年齡在廿五至三十歲的高風險女性，有時候會不做乳房X光攝影，單獨進行核磁共振篩檢，以減少年輕的乳房組織承受的輻射。偶爾核磁共振也會用來進一步判別乳房X光攝影及超音波找到的異常發現。此外，核磁共振亦用以追蹤手術前接受全身性治療的較大癌症腫瘤化療結果，或淋巴結內有癌細胞，但乳房內卻未發現癌症的情況（見第12章「未明原發癌」部分）。最後如第4章所述，它亦可為極高發病風險的女性進行篩檢，例如乳癌突變基因攜帶者[12]。

被診斷罹患乳癌的女性，術前往往會先接受核磁共振檢查，確認她是否適合乳房保留手術；但目前認定這種做法在多數情況下的效益不高，還可能增加照護成本、延遲癌症治療時機（見第

11章「乳房切除術方案」部分）。侵襲性乳小葉癌是其中一項例外，無論是乳房X光攝影或超音波，都很難做出恰當評估；核磁共振為近半數罹患侵襲性乳小葉癌的女性，帶來手術處理上的變化。核磁共振不該用在已確認需進行切片檢查的可疑病灶（即乳房攝影報告與資料分析系統分級4或5的發現），這類情況最好直接進行粗針穿刺切片手術，因為它比核磁共振更精準、明確，成本也較低。

乳房分子影像照影儀或珈瑪顯影

乳房分子影像照影儀（Molecular Breast Imaging, MBI）的掃描概念，最初是運用放射性追蹤劑進行心臟造影檢測時，意外發現乳癌。但之後花了很長時間，才發展出相應科技，且至今應用依舊頗為受限。這種方法適用任何緻密度的乳房，但會受到賀爾蒙濃度影響，因此尚未進入更年期的受測者，最好將檢測時間安排在月經週期的第七至十天，至於停經後的女性則沒有時間點的限制。一項研究顯示，在已知有癌症的緻密乳房中，乳房分子影像照影儀檢測出的癌症，是乳房X光攝影的兩倍[13]。儘管這種方法看來值得期待，但使用的放射性劑量高於乳房X光攝影，且是全身性的，因此我認為它還是很難取代不具游離輻射的檢測方式，如超音波或核磁共振。

正子掃描（PET Scanning）

正子電腦斷層造影（Positron Emission Tomography, PET）是另一種廣受關注的檢測技術，它以完全不同的方式來進行乳房組織造影——並非捕捉組織結構，而是組織內進行的活動。所有人體組織都需要葡萄糖（醣類）作為能量來源，才得以生存。由於癌細胞迅速生長、轉換，因此需要的葡萄糖也比正常組織更多。正子電腦斷層造影掃描，就是用來偵測某處組織使用多少量的葡萄糖。和核磁共振相似，正子電腦斷層造影最初也是為腦部檢查發展而來，在該領域是非常實用的技術。

掃描前需禁食，並注射放射性標記之葡萄糖分子作為追蹤劑，等待一小時讓它被體內各器官組織吸收、代謝，接著掃描儀器就可以展示不同部位組織利用的葡萄糖量。

現在已有專為乳房設計的正子電腦斷層造影掃描儀器，與全身正子電腦斷層造影或正子電腦斷層掃描（PET-CT）相比，可呈現更準確、更精細的乳癌造影結果[14]。然而無論其多適合檢測與治療乳癌，正子電腦斷層造影掃描使用的放射性劑量高於核磁共振，而且也是全身性的，因此並不適合用於篩檢。然而，它對接受前導性化學治療（neoadjuvant chemotherapy）的女性而言，卻是非常好的工具，能在術前縮小腫瘤尺寸。全身正子電腦斷層掃描（PET-CT），以及同劑量的乳房專用正子電腦斷層造影（PET），可發現乳癌是否有轉移，並確認乳癌腫瘤尺寸。

活體組織切片

當醫師告訴你需要「切片」時，通常指的是細針抽吸或粗針穿刺切片。雖然這兩種方法都以針來進行，但在美國多半選擇粗針穿刺切片，因為能取得較多組織，利於病理學家判讀（見圖8.3）。細針（如抽血用的針管）抽吸僅從硬塊中抽取數個細胞，而體積較大的針（粗針）則會從硬塊切下一小片組織。切片也可以在醫師診間進行，但多半會在乳房造影室依照超音波引導，針對觸診

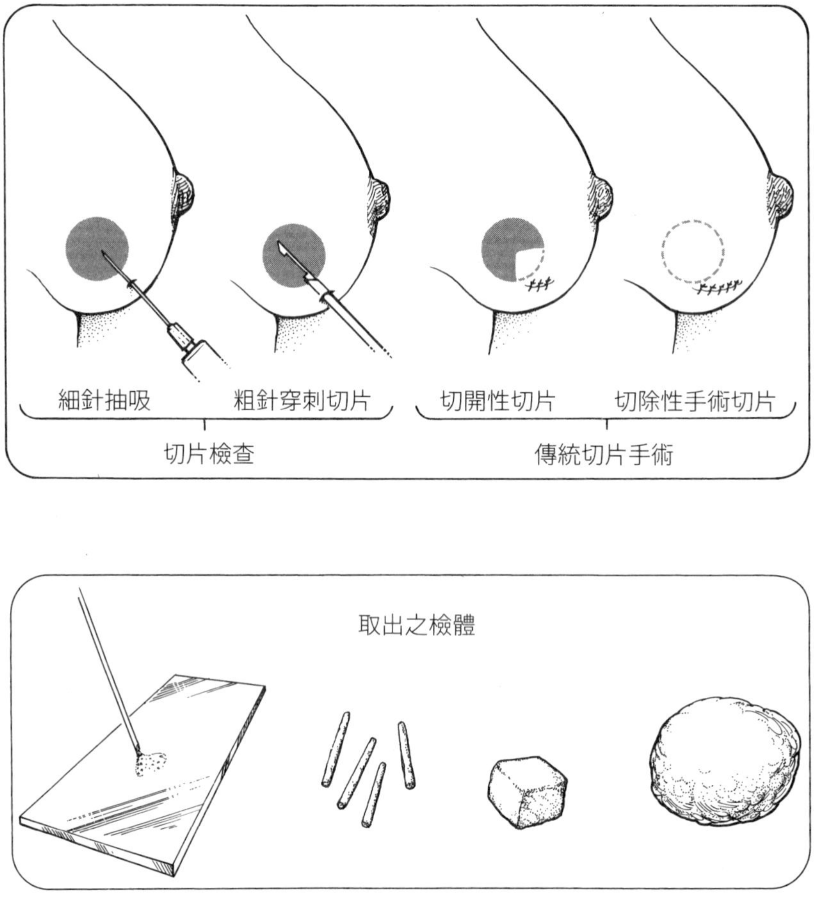
細針抽吸
粗針穿刺切片
切開性切片
切除性手術切片
切片檢查
傳統切片手術
取出之檢體

圖 8.3

發現的硬塊或只在影像可見的病灶切片。正如本章最開頭所說，現在已經很少有醫師以手術診斷乳房硬塊或乳房 X 光影像上的異常發現，若你的醫師提出手術建議，記得一定要清楚詢問原因，並考慮是否尋求其他醫師的意見。

「切片」一詞指的是採擷過程，而非病理學家或細胞學家在研究室檢驗硬塊的過程；任何從人體切除的部分都應送檢分析，因此這兩段程序往往會造成大眾混淆。依據切片之經驗法則，需考量三項要素，來判斷該病灶是良性還是惡性[15]：一是醫師在體檢時，是否認為該病灶為纖維腺瘤；二是超音波影像看來是否像纖維腺瘤；三是細針抽吸後送檢，負責的病理學家或細胞學家在顯微鏡下的觀察，是否像纖維腺瘤——將以上三項條件都納入考量，才能較為確信它到底是什麼。但若上述三者有相衝突的地方，例如乳房 X 光攝影與粗針穿刺切片結果都傾向於良性結果，然而醫師體檢時卻認為是癌症，那麼或許還需要再做一次切片檢查來確認。

粗針穿刺切片

當觸診發現可疑病灶，及（或）攝影檢測結果被判定為乳房攝影報告與資料分析系統分級 4 或 5 時（見表 8.1），粗針穿刺切片應是患者進一步檢測的首選。通常由放射科醫師執行粗針穿刺切片，但有些檢測中心也會由外科醫師來負責。你的醫師會收到結果報告，再安排你需要什麼樣的治療。若粗針穿刺切片確定是癌症，患者就可開始接受治療，先進行化療或直接動手術都有可能；若粗針穿刺切片結果顯示為良性，那麼就無須擔心了。對於考慮進行乳房切除手術的患者來說，粗針穿刺切片檢查比傳統外科切片手術更合適，因為這樣只需進行一次手術。對於發現多重病灶的患者而言，粗針穿刺切片也是較佳的選擇，因為若進行多次外科切片手術，可能會嚴重破壞乳房外觀，但多次粗針穿刺切片對外觀的影響則小很多。

若觸診就能摸到病灶，那麼無須造影引導也可進行粗針穿刺切片；但若使用超音波指引粗針穿刺病灶，可獲得較佳的診斷結果。這也是患者最舒適的一種現行方法：患者以仰姿躺著，局部麻醉切片部位再進行穿刺切片。由超音波導引也是較受歡迎的方式，因為它不需要X光儀器，患者也不會接觸輻射。若只有使用乳房X光攝影能看見病灶，那麼就需X光來引導，進行乳房立體定位切片（詳見後文），過程中需要患者俯臥約三十分鐘。

若只有核磁共振發現病灶，切片亦可在核磁共振儀器內進行；這是最為複雜的穿刺切片程序，需要使用顯影劑以及特製的無磁性針管，患者還得俯臥四十五分鐘。此外，這個技術也不適合有嚴重幽閉恐懼症（除非能夠以藥物控制）、背部或頸部有關節炎症狀、慢性咳嗽症狀、嚴重脊柱後彎（駝背）者，或任何使人無法保持絕對靜止不動長達四十五分鐘的狀況。

超音波導引之乳房粗針穿刺切片

患者在切片過程仰躺於手術台，由放射科醫師或外科醫師，使用手持式超音波裝置來定位病灶。患者會局部麻醉，醫師在預備進行粗針穿刺的位置切出開口，將「切片裝置」穿入切口準備切片，見圖8.4（最初這種儀器被稱為「切片槍」，我想命名者肯定是男性——還有誰會想到拿把

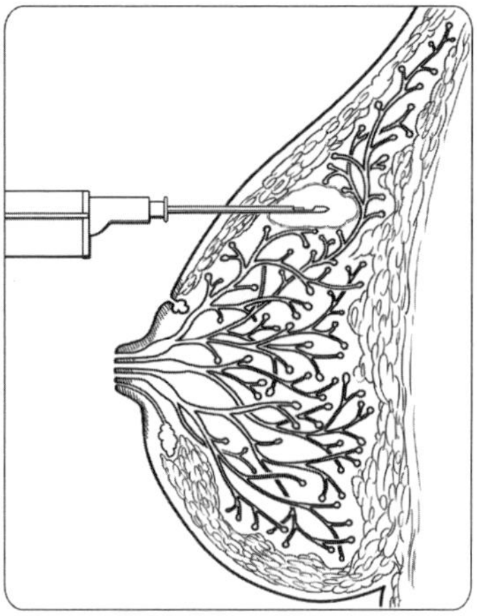

圖 8.4

槍對著女性乳房？在加州大學洛杉磯分校乳房醫療中心時，我說服醫師改用較不具攻擊性的溫和詞彙「切片裝置」）。使用切片裝置時，粗針會迅速進入病灶，切下一塊組織樣本；這聽起來有點嚇人，但其實和用機器穿耳洞的經歷沒什麼兩樣。有些裝置使用真空或抽吸方式，將組織拉入針管，再採下一塊樣本；也有些裝置採快速冷凍方式，讓組織變得更堅硬、易於切割。

應該使用哪一種裝置，需依當下狀況以及醫師經驗來判斷，通常都會取數個樣本，確保病灶充分採樣。切口大小視粗針直徑而定，但通常都很小，只要用類似OK繃的免縫膠帶就足以貼合傷口。一般會從塊狀物取出三份樣本，但若是微鈣化，可能就會取六到十份，甚至更多。在鈣化點取樣時使用真空輔助裝置，可達到更精準的效果，取樣目標包括鈣化點本身及其周遭組織。

粗針穿刺切片後，會使用小型金屬夾作為切片處的永久標記，然後以乳房X光攝影來呈現夾子位置。該金屬夾不會觸發機場安檢的金屬感測器，但後續若接受乳房造影，就能看見它的位置。用金屬夾來標記切片處是非常重要的步驟，以防萬一它確實是癌症，但在事後的攝影檢查（或有時在化療以後）卻無法找到病灶。即使切片結果並非癌症，該金屬夾也能讓未來負責治療的醫師，清楚看見已做過切片且結果為良性的區域，就不會因為不知情，重複對同一區域進行切片。

切片完成後，會短暫對乳房施壓數分鐘，直到止血為止。切片後的下午與晚上，可遵照醫師指示，每隔一段時間就用冰袋（或一袋冷凍豌豆）冰敷，減輕腫脹情況。

乳房立體定位切片

乳房立體定位切片與超音波導引之乳房粗針穿刺切片不同，主要差異在於它是以乳房X光攝影做為引導，且通常採用真空輔助裝置。患者以俯臥姿勢躺在檢測台上，讓乳房向下垂掛於兩片X光板之間（見圖8.5）。透過乳房X光攝影與電腦定位目標區域後，以前述方法切片。切片微鈣化時，應拍攝樣本之乳房X光影像，確保取樣成功。有些醫療中心會將含有鈣化點之組織放在獨立容器中，便於病理學家進行分析。

無論使用X光或超音波導引，都有併發症的可能性。極少機率醫師切片時會偏離病灶；約1％患者可能出現血腫（即血塊堆積）；若使用真空輔助裝置來切片，出現血腫的比例就會升高到3％；感染則是非常罕見的。另外是切片後或許會出現一些微小瘀腫。

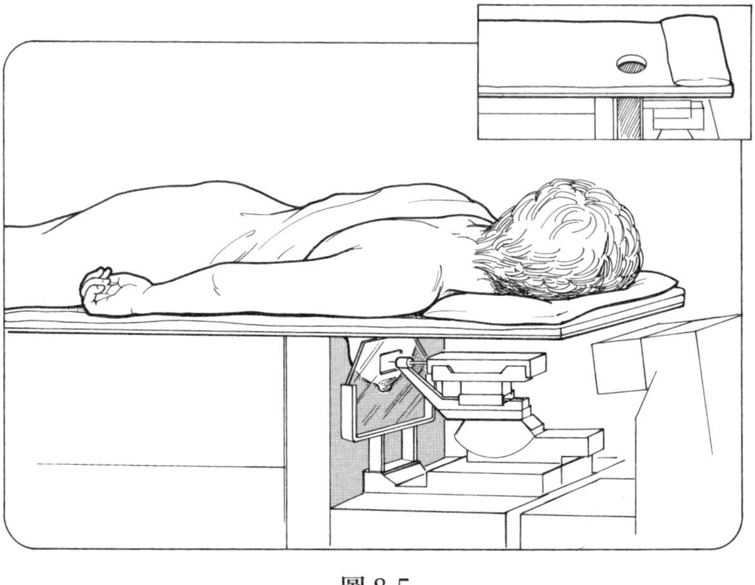

圖8.5

細針抽吸

若觸診能輕易摸到硬塊，外科醫師會使用低劑量的利多卡因麻醉乳房，再以針與注射筒，嘗試取出一點細胞（見圖8.3），接著將取出的物質置於玻片，以顯微鏡檢視。這種方法常用來判斷病灶是良性或癌性。但因為只有單獨細胞，沒有組織可供觀察，就需要優秀的細胞學家（專精於細胞本身，而非組織）參與分析，解讀個別細胞的狀況。

只在乳房X光影像上顯現的病灶，亦可進行細針抽吸，但此情況一般選用粗針穿刺切片較多。

如前文所述，從本書初版問世至今，已出現了許多變化，有好也有壞。現在，婦科醫師或基層醫療醫師往往會直接將患者轉診到放射科，因此多半是放射科醫師負責通知你結果。記得先問清楚結果通知日期，當天最好找信賴的人陪在身邊，一般四十八小時內就可以獲知檢測結果（週末順延）。若你真的罹患癌症，得到消息時難免既震驚又害怕，而且通知者不一定是最瞭解你症狀的專家，或許無法解答你所有疑惑；因此很多女性在收到通知後，下一步都選擇上網查資料——這可能是危險的舉動。但你可能有好朋友也走過相似的經歷，能夠與你分享，或你剛好看見了這本書，可以獲取整體概念。總之先別慌，試著深呼吸平靜一下。

若切片結果確定為良性（且此結果與先前乳房攝影和臨床發現相符），那麼就可以放下心中大石，好好慶祝一番——但還是應取得切片病理學報告，並仔細閱讀內容。若切片結果為癌症，最理想的選擇是前往擁有多科醫護團隊乳癌治療的醫療單位，讓外科醫師、腫瘤學醫師以及放射科醫師共同為你診療。他們能評估你的切片報告，建議一系列的治療方案。

乳癌治療已變得越來越複雜，過去我們習慣先找外科醫師動手術，接著是放射科、化療及（或）

賀爾蒙療法；而現在有時還包括系統化的療程，例如先接受化療及（或）賀爾蒙療法，再進行手術及放射治療。療程選擇是依據多種因素來決定，包括腫瘤類型（見第10章「分子分類法」部分）、腫瘤大小及患者健康狀況等等。這不僅需要花一段時間，還需要你的醫師與可靠的當地乳癌支持機構與你同行，才能堅持下去。除此之外，化療或賀爾蒙療法也有更多選擇和進展，雖然複雜但結果卻更好。這種治療型態的優點是結果較佳（減少乳房切除範圍、造成身體殘缺的情形），但也存在缺點：就是需要更多時間。患者應仔細考量其中利弊再做決定。

如何讀懂良性切片結果報告

即使接到醫師通知乳房硬塊為良性，你還是應該確認它是什麼——這非常重要，只知道硬塊屬於「良性發現」是遠遠不夠的。請要求檢測單位寄一份病理學報告複本給你。若想知道如何讀懂結果為癌症的切片報告，請見第10章。

報告會分為兩個部分。第一部分是肉眼可見的概略描述，說明醫師的病理學分析，如玻片上的細胞、粗針穿刺切片樣本，或者（僅是舉例）尺寸為三乘五公分的一塊組織。若病灶為微鈣化，病理學家就無法以肉眼觀察，故報告會略過這個部分。

第二部分則是描述顯微鏡觀察到的組織。有些報告會詳細列出各項描述，包括細胞狀況、周遭組織等等；有些會省略細節直入主題，只列出最終診斷結果。所以報告可能會這樣寫：「1. 纖維腺瘤」，接著幾乎都會加上一段：「2. 纖維囊腫變化」。如第2章所述，纖維囊腫變化是乳房組織出現硬塊最常見的原因，因此報告通常少不了這一項。當樣本只是一般乳房組織時，報告也可能只列出「纖維囊腫變化」——這是否能當作充分的診斷依據，需視切片檢查目的而定。確保切片採樣為正確組織，也是非常關鍵的。

另外，若切片是為了檢查鈣化點，必須確保負責的病理學家，確實在顯微鏡下看見鈣化點，才能確認切片的位置正確。

記得妥善保留報告複本，因為未來可能會派上用場。我們已開始意識到，有些乳房組織的基礎分子生物學變化，可以透過早期切片檢查辨識。因此確保病理學家有機會再次檢查、驗證玻片上的樣本，確認你體內生長的究竟是哪一類型的纖維腺瘤，可能是非常關鍵性的一步。檢測機構大概不會保留受測組織，但只要自己有留存切片報告（包括日期與醫院等資訊），就有機會回頭找到你的樣本玻片。

第四部

罹癌後的大小選擇

Decisions

第9章 確診乳癌後該怎麼辦？

本章將討論確診為乳癌後，你可能會經歷的情緒、應對方法，以及如何選擇治療團隊；同時也會提到一些基礎的臨床試驗，以及參與乳癌治療研究的選項。

感受

多數女性在診斷出乳癌時，第一個浮現腦海的念頭是：「我會死嗎？」然後緊接著又想：「我得切除乳房嗎？」乳癌顯然會強烈影響心理層面，每當有人發現硬塊、進行乳房X光攝影或切片檢查時，這種心理作用都會重複上演。儘管大部分女性因乳癌死亡的比例很低，且多數患者也不需要切除乳房，但那種深刻的恐懼仍揮之不去。

患者在面對令人恐慌的診斷結果時，究竟會有哪些反應呢？就我的經驗，這些女性在應對變故的過程中，會經歷幾個心理階段。

首先是震驚。尤其是那些相對較為年輕、生病從未危及生命的女性來說，罹患癌症是非常難以置信的。更令人無法接受的是，身體往往沒有事先給予任何警訊：癌症不像闌尾炎或心臟病發作，你不會痛、沒有發炎症狀或噁心反胃，沒有任何症狀提醒你注意身體出了問題。只不過是某一天，你或醫師發現了一個完全不痛的小硬塊，或是例行的乳房X光攝影捕捉到某個異常處，當你還來不及反應，診斷就措手不及地來到面前，宣示著：你得了乳癌。

對許多女性來說，這是最黑暗的一刻。最初的震驚會讓人感到茫然失措，不知道下一步該怎麼辦，掙扎著要麻木地拒絕接受，還是驚慌地面對事實。等到取得足夠的醫療資訊，能決定可行的療程後，才會慢慢振作起來。一旦做出選擇、決定了療程，一切就會越來越好。

另外也會對自己的身體感到生氣，甚至是勃然大怒，因為它怎麼能這樣欺瞞你、背叛你？想到可能會失去一側乳房，就令人無法承受，但燃燒的怒火又可能讓你倉促決定接受乳房切除術。儘管失去乳房的念頭很恐怖，但女性確診乳癌的第一反應，往往就是要切除它。曾有一名患者對我大喊：「你把這該死的東西割掉好了，讓我回到正常生活！」

當下會有這種情緒化的反應，是很正常的，但真正要做治療決策時，不能有這種情緒。因為切除乳房不會讓一切恢復如常，沒有任何方法能「恢復正常」，遭逢變故會讓人生彷彿轉進岔路，再也不是原來的風景了。你需要花一點時間接受現實，面對癌症帶來的影響，並在充分瞭解各方面資訊後，理智地為身心做出最好的治療決策。

由於患者得知診斷結果時，往往會陷入極脆弱的狀態，因此我在看診的時候，通常不會在確診當下列出所有治療選項，讓對方開始選擇。而是告知患者她罹患了乳癌，也有幾種可行的治療方法，但我們隔天再來討論。

如果是由基層醫療醫師或婦科醫師來告知診斷結果，那麼患者可能連究竟是什麼情形都不瞭解，更別提評估完整的因應治療方案了。當得知自己患了重病，但卻不清楚究竟有多嚴重，也不知道該怎麼應對，這一刻的恐慌感是鋪天蓋地而來的。我也記得很清楚自己被診斷出白血病的那天，那是一個禮拜五。我對乳癌瞭解甚深，但對白血病這類血癌卻一無所知，可以想見我也選擇上網尋求解答，然而也和大家一樣，我無法判斷哪些訊息才是正確並且適合我的。

無論如何，這都是一段擔驚受怕的時光，所以我能給大家最好的建議，就是盡快預約門診時間，瞭解更多相關資訊。你可以諮詢為你進行切片檢查的外科醫師，或者找一間提供多科醫護團隊的醫療機構，讓腫瘤科醫師、放射科醫師、外科醫師以及病理科醫師組成團隊，為你診療。你得確認自己罹患的是哪種類型的癌症（見第10章），以及瞭解最適合你的最佳治療方案。

評估可行的治療方案

如今更強調讓醫師與患者共同進行治療決策，且可行的方案也比過去更多。此外，也較易取得相關資訊與知識，醫學媒體、大眾媒體與網路上，都有許多關於乳癌和存活率的文章。現代女性普遍具備基本常識，知道醫師並非萬能，不是接受治療後就保證能大事化小、小事化無。有這種概念雖然是好事，但也令患者更加焦慮。我認為若能在清醒、自覺的前提下選擇治療方案，而非全部交由他人為你做決定，帶來的長期效應是更正面的。當然短期來看，要做到這點的難度較高，但事前經歷的緊張、憂慮，或許能使未來少一些後悔。

當然，不同患者的需求也會有所差異，有些女性還是希望有一位「全知全能」的醫師，能告訴她們該怎麼做。我參與了一份先期研究，探討患者如何決定治療方案，以及哪種決策方法在心理層面有最佳結果。原本我預期女性若從醫師那裡得到許多資訊，充分瞭解罹患的疾病、預後與可行療法之後，會有較強的應對能力，但研究發現這並非必然。醫師與患者間是否「契合」，才是更重要的影響因素。

有些女性不願正視癌症，希望盡量由醫師為她們處理一切；這樣的患者比較適合傳統強勢、家長式作風的醫師，直接指示最好的治療方法，而不告知患者詳細訊息。也有些女性想保留一些人生的掌控權，希望盡可能瞭解自己罹患的疾病及其影響；這類型患者就比較適合像我這樣的醫師，有意願和患者仔細討論各方面問題。還有一些女性，儘管希望多瞭解自己的疾病，但仍偏好讓醫師來做最後的治療決策。這其中並沒有對錯之分，所以如果你的需求與親朋好友等人不同，千萬不要覺得內疚、心虛，請依舊選擇與你的需求最契合的醫師。

我在執業時就經歷過醫師與患者契合度的情況。當時我在波士頓的福克納乳癌中心（Faulkner Breast Centre）服務，當地有一位聲名卓著的乳房外科醫師，是那種典型的傳統醫師，看診時寡言少語。我跟他的患者常常會「跳槽」到對方那裡去，有時候我們也會彼此介紹患者。這樣「合作」的效果非常好，我們也很滿意，讓我們在幫助患者的同時，也能保留自身信念與行醫風格。

有時候，患者會明顯表現出不希望知道太多疾病細節（在累積多年執業經驗後，我也漸漸學會如何發現這些跡象，並尊重對方），面對這類型患者，我還是會給予足夠資訊，但不像往常提供的那樣詳盡；接著，我會試著從對話中推測出她的選擇，並說：「你似乎比較傾向於進行乳房切除術，或許這是對你而言最好的治療方法。」我仍堅持自己的風格，不會直接告訴患者「你要怎麼做」，但會比平時給予更多引導。

醫師的行醫風格是否與患者契合，當然是很重要的因素，但醫師本身的知識與經驗，也至關重要。患者可能要多做一點功課，找到夠博學多聞的醫療團隊。都會區通常能找到專精乳癌領域的外科醫師，更好的話甚至有多科醫護乳癌中心的醫療團隊。乳癌治療需要醫療團隊（見第11章

「第一步：團隊合作」部分），因此諮詢離家較近的乳癌中心或乳癌病友支持機構，能幫助你找到最適合的醫護選擇。

若獲知罹癌的第一階段反應是震驚，那麼第二階段應該是研究可行的治療方案（但這些階段的強烈程度和順序也不一定相同）。至於研究會深入廣泛到哪種程度，則是因人而異。我有些患者只會跟親友一起看看醫師告知的內容，有些則會翻閱醫學書籍、上網查詢、擬出多種治療方案。當然，不能花太久時間選擇，但也不應匆促決定。我的經驗是多數患者大約在一個月內吸收、消化各種資訊後做出決策；若有需要，也會尋求其他醫師的第二意見。

在研究各種治療方案時，應謹慎考慮「失去一邊乳房」對你代表了什麼意義。其重要性因人而異，但對每一位女性來說，多少都有不小的影響。儘管很多人口頭上說「我才不在乎我的乳房」，但至少絕大多數女性的內心深處，並不是真的這麼想。乳房切除術或許是最好的選擇，但仍會強烈影響患者對自我的感受，常令人出現「殘缺」感，覺得從此不再是「真正的女人」。

對殘缺感的恐懼，可能在進行手術前就開始蔓延——從確診乳癌那一刻起，就影響了患者的應對方式與能力。一九八〇年代初期，庫胥那（Rose Kushner）調查三千名女性乳癌患者，結果顯示大部分的人「第一個念頭是該怎麼保住乳房，隨後才想到生死」[1]。

但我的經驗有些不一樣，我多數患者的第一反應是：「我不在乎乳房會怎麼樣，能活下來才是最重要的。」即便當最初的震驚漸漸消褪，花了一點時間思考以後，這個優先順序也不會改變，但患者會意識到，她們其實是很在乎乳房會發生什麼事的。許多女性認為失去乳房如同被剝奪了性生活，即使接受乳房重建手術可能也一樣，因為重建後的乳房已經沒有「感覺」了。戈爾登（Holly Peters-Golden）指出，分辨患者的痛苦是源於不得不接受殘毀性手術，還是因罹患危及生命的疾病而起，是很關鍵的[2]。就我過去的經歷來看，後者佔比遠高於前者；但對失去重要身體部位的恐懼，仍會使伴侶間的關係產生壓力，並在性愛層面影響其中一人或兩人。然而重要的是弄清楚自己真正想要的目標，而非一心試圖取悅配偶、伴侶甚至成年子女。正如我早期對於乳房保留手術常說的：「老公可能會換人，但身體會陪你一輩子。」

社會學家卡斯帕（Ann Kaspar）研究年齡層在廿九歲至七十二歲的廿九名女性，其中二十人曾接受乳房切除術，九人則動過乳房腫瘤切除術[3]。當然她自己也承認，僅廿九名樣本無法構成決定性的正式研究，但儘管如此，她的研究仍產生非常有趣的發現。大多數接受乳房切除術的女性中，術前都非常憂慮手術會使她們「不再具有女人味」。但手術後除了一位患者，其他人都表示結果沒有想像中那麼痛苦、難以接受，並意識到「擁有兩側乳房」並不必然與「身為女人」劃上等號。

卡斯帕指出，「她們將身為女性的身分認同獨立於社會需求之外，而有了更深刻的認識。即使是乳房重建意願最高的患者，也不認為靠著整型手術就能變回『真正的女人』，因為她們知道自己本來就是貨真價實的女人。」她的研究也發現，單身女性經歷的焦慮最嚴重，特別是異性戀女性擔心「沒有男人會想要我」；而已經有感情關係的女性，往往會發現另一半仍然愛她，仍然有性愛方面的興趣，而且在乎她的健康勝於外表。

上述對單身、年輕的異性戀女性研究結果，與我遇過的患者情況相符；但我也遇過其他患者，因為各種原因堅持希望保留乳房。接近或停經後的中年女性，對乳房的情感可能非常強烈，因為更年期已使她們失去生育能力，而且子女多半離家，正是和配偶重拾兩人世界的階段，她們沒辦法面對再次失去女性特徵的打擊。想進行乳房重建的患者也包括許多高齡女性，因為人生已失去過太多東西，不願讓陪伴了多年的乳房也離她們而去；有的醫師甚至對年長患者說：「反正乳房對你已經沒有用了，不如就做切除手術好了。」每次聽聞這種事都令我火冒三丈。在人生不同階段，可能會做出不同選擇，除了參考所有能收集到的資訊以外，也應傾聽自己的聲音與感受再做決定。

別讓社會對於年齡的概括觀念、性取向甚至虛榮心，阻礙你的選擇。

通常若醫師給予患者選擇的機會，代表以她的狀況而言，有好幾種不同的可行方案。如果乳房切除術是最好的選擇，醫師也會直接告訴你。但大多數的案例中，乳房切除術與乳房腫瘤切除術搭配放射治療，可達到幾乎一致的效果；有時乳房保留手術的效果甚至更佳，因為它會涵蓋到更多組織（見第11章「乳房切除術方案」部分）。然而這不是那種生死一線的抉擇，不是選對才能活下來，選錯就萬劫不復的難關。

除了面對罹病的恐懼、不同階段的恢復與治療以外，患者還要面對一些相關議題。例如罹癌可能會讓某些患者感到內疚，彷彿是自己做錯了什麼事一樣。有時候人會因生病而自責，得到乳癌更容易使女性患者明知道這種想法不理性，仍覺得自己「背叛」了身為家庭照護者的「天職」。

第16章會更全面討論心理對生理的連結，在此要先提醒它的負面效應：生理與心理的連結不僅確實存在，重要性更不可忽視，然而無論是哪一種疾病，它都不是唯一的解藥。大多數探討壓力與癌症關連性的研究，都使用老鼠來做實驗，結果有些研究發現壓力是造成癌症的因素，有些則發現壓力是預防癌症的因素，代表這種研究帶有模糊性，可信度不足。就我看來，它對多數女性都只有很低的影響程度。我也很希望有一種簡單、明確的癌症肇因，讓我能直接告訴大家：「別做某件事，你就不會得到癌症。」可惜世事無法盡如人意，我們對自己的身體也沒有百分百的掌控權。要知道罹患乳癌根本不是你的錯，別讓自己陷在內疚情緒中，對康復與治療一點幫助也沒有。

如何應對親子溝通

要怎麼把壞消息告訴子女，是一項格外令人苦惱的問題；這同樣也屬於個人選擇，沒有什麼硬性規則。通常我認為誠實以對，直接把那嚇人的「癌症」兩字說出口，是最明智的做法。因為就算你不直接告訴他們，他們也終究會透過其他途徑得知真相——或許就在你以為孩子不在家時，偶然被他們聽見你和其他人的對話；也或許是鄰居或朋友無意間透露出跡象。若把整件事當作可怕的祕密般隱藏起來，等到孩子以這種方式得知時，帶來的衝擊與恐懼只會更大。若開誠布公與他們溝通，不讓癌症蒙上神祕面紗，往往反而沒有那麼恐怖；此外若一切順利，還能讓子女藉此瞭解癌症預後。你得讓孩子知道，他們可以信任你，無論如何都不要破壞這份信任。另外你們的溝通應是雙向的，別忘了傾聽他們的恐懼；如果你不知道該怎麼開口，市面上有一些童書，能幫助你開啟這個話題。

當然，究竟要選擇什麼方式溝通，還是取決於你孩子的年齡，以及他們情感上是否較為脆弱。可以對年紀較小的孩童這麼說：「我得了癌症，但幸好早期就發現了，醫師會幫我們的忙，讓我快快好起來。」幼童需要確認的是你會繼續在身邊、繼續照顧他們，不會突然消失。另外還要讓他們知道，你生命中會出現這個變故，不是他們的錯。每個孩子都有對母親大發雷霆的時刻，或許還曾在心裡想，甚至說出口：「真希望你死掉。」當母親突然之間得了重病，孩子很可能會以為是自己惡意的言語或念頭，造成這種結果，你得非常直接地告訴他們，癌症不是因為任何想法、言語、憤怒、夢境或期望引發的。

除此之外，癌症還會讓你的子女受到其他層面的影響。例如你可能得住院一陣子，而且回家後依然需要休養；或許得接受每日的放射治療，這會佔用你大量時間，並使你昏昏沉沉、失去活力；或許必須接受化療，伴隨嚴重的噁心、嘔吐症狀。你得讓孩子知道，或許你的行為、態度會有變化，陪伴他們的時間變得很有限，但這不是因為你不愛他們，也不是因為他們做錯了什麼事，所以藉此懲罰他們。簡單來說，你需要給孩子最誠實、最適合他們年紀的資訊，並讓孩子知道，無論他們想不想討論你罹患乳癌的事，都是沒有問題的。

有些醫師會鼓勵患者帶年幼的孩子一起到檢測室。我認為這種做法有正面影響，特別是讓女兒看見醫師為母親檢查的狀況。如果你接受放射治療或化療的醫療機構，允許患者的孩子進入治療區，那麼帶他們一起去幾次是不錯的主意。若孩子不知道醫院裡的治療狀況，常會自己想像出各種恐怖場景（「那些人」對媽咪做了什麼）；但只要親眼看見，就知道治療環境其實沒有那麼嚇人。

此外，也不能忽略較年長的孩子在家庭中的角色變化。別給他們過大壓力，期望他們完成你因生病而無法進行的所有事；但適度給孩子一點任務，讓他們覺得自己能幫得上忙是很好的做法。

身兼心理學家與乳癌病友謝恩（Wendy Schain），以及與我在加州大學洛杉磯分校共事的心理學家韋勒士（David Wellisch），兩人以乳癌患者的女兒為題進行研究，並發現母親若在女兒青春期時診斷出癌症，女兒後續出現心理問題的比例最高。也就是說，當她們母親的乳房出現嚴重問題時，她們自己的乳房也剛好處於發育期——這可能是原因之一，但不是主因。更令她們痛苦的是，在母親生病後被預期要一肩擔起所有傳統觀念中「母親」應負責的家庭任務；即使生理上有能力負擔，但是心理上並未準備好面對這樣的責任，還可能因自己出現怨恨的念頭，而感到羞愧內疚[4]。

施尼博（Hester Hill Schipper）指出了一件很重要的事：別許下你無法兌現的諾言。例如別對孩子保證，癌症絕對不會讓母親離他們而去。當孩子問：「你會死嗎？」比較恰當的回答是像這樣：「我希望能活很久，活成一個老太太以後才過世。醫師很用心在照顧我，我也很努力維持健康，我想要活很多、很多年。」

巴達克（Judi Hirshfeld-Bartek）是波士頓一位臨床護理專家，她通常會建議健康的那方伴侶，找個理由單獨帶孩子出去，讓他們有機會問出不敢直接問母親的疑惑，同時又知道自己能得到誠實的答案。親近的家人或朋友也能扮演這個角色。

對孩子來說，母親生了可能致命的重病，確實是非常可怕的事；但若能以誠實、就事論事的態度面對他們，通常不會帶來太過痛苦的精神創傷。我有一位患者在確診乳癌後，決定不讓七歲與十歲的女兒被蒙在鼓裡——她將乳房假體（人工乳房）展示給她們看，並仔細解釋用途。隔天她來回診，我問她這場實驗效果如何，她忍俊不住地笑起來：「女兒完全沒有被嚇到，她們很認真聽完我的解釋，然後開始把它當作飛盤丟著玩。」

乳癌對母親和女兒造成的影響，是格外複雜的。除了任何孩子都會經歷的恐慌以外，身為女兒，或許還會擔心自己是否也將有同樣遭遇。這種恐懼並非全無根據，如第4章所述，乳癌確實有遺傳性的成分。你得安撫女兒的情緒，告訴她這並非必然，但等她長大後，應該要更瞭解自己的乳房，並和其他女性一樣進行乳房健檢。

常有患者的青春期女兒到我的診間來，想和我談談母親的乳癌病情，以及她們自己的恐懼。對母親罹患乳癌的女孩來說，如果母親的醫師能為她分析、說明可能面對的風險，是非常有益的——這種做法不僅是當下，甚至可能讓你的女兒在多年後都因此受惠。舉例來說，若她未來真的出現乳房問題，那麼至少有一位乳房醫療專家是她熟悉、可信賴的，讓她不至於排斥治療，會更有信心且避免太過恐懼。

常見有女兒會對母親感到憤怒，彷彿是母親自己製造了乳癌，害自己也面臨癌症威脅。同時，罹癌的母親也常有相同感受，覺得罹癌是自己的錯，並因為女兒的發病風險升高而內疚不已。不時就有患者對我說：「天哪！我對女兒做了什麼？」這種情緒不容忽視，你得面對它、處理它。一味逃避只會把乳癌變成代罪羔羊，掩蓋母女間真正未解的問題，使關係遭遇危機[5]。

若讓孩子的學校老師知道病情，也是不錯的選擇。這樣如果孩子有些情緒上的發洩或其他狀況，學校才知道背後原因。

如何應對摯愛伴侶的恐懼

乳癌患者的丈夫、妻子、伴侶、情人經歷的感受，也應受到相同重視。他們會害怕患者將不久於人世，也不知道如何恰當地表達自己的憂慮。該主動展露性愛慾望嗎？這麼做會不會被認為冷酷或遲鈍？或者該忍耐並克制性慾？但這樣是否又會造成誤解，讓她以為自己不再具有吸引力？

癌症不僅影響患者，更會波及全家。雖然在治療期間，你只能把主要的專注力放在自己身上，但也不能忽略罹癌如何影響身邊最親近的人，並盡快處理、面對。有時候，和配偶一起接受伴侶治療，或者和配偶、子女共同嘗試家庭治療，或許對狀況有所幫助。他們也會有害怕、憤怒、抑鬱等等感受，甚至在你將全副心力都放在對抗疾病時，也可能令他們覺得被忽視、被拒於千里之外。在確定罹癌後，患者會得到許多情感支持與激勵，但家屬卻不盡然有這種待遇。這時彼此之間的溝通、交流是非常關鍵的，你們得想辦法共同面對這些情緒，度過難關。

搜尋資訊

現在許多女性都希望盡可能瞭解乳癌相關知識，因此我架設了一個網站（網址：www.dslrf.org），每當有新的資訊，我就會發布在網站上。網路是獲取資訊的絕佳管道，但在茫茫「網海」中，你得當個理性、睿智的衝浪客。在網路搜尋資訊時，請記得遵循以下幾點指南：

1. 弄清楚網站的贊助單位，以及該單位是否能從網站提供的資訊獲利。舉個例子，由藥廠贊助架設的網站，或許能提供非常有用的資訊，但也可能不夠公正，偏袒自家出產的藥品。或者有些網站在推薦某些替代療法的同時，也進行銷售。
2. 弄清楚回答問題、提供醫療建議者的身分。是你曾聽過的人嗎？對方的專業背景如何？是否為乳癌醫護領域專家？你可以在論壇徵詢其他罹癌女性的意見，但你無法確知她們分享的經驗是否能做為參考基準，是否帶著偏見或別有用心。
3. 確認網站資訊是由何人撰寫，以及資訊最近的更新日期。
4. 檢查資訊內容是否有科學期刊的參考文獻佐證。
5. 若在網站看見的資訊與你的醫師所言不符，可以把網頁列印出來，帶去診間與醫師討論。

上述指南也適用於書籍與文章。

選擇醫師及醫療團隊時應注意什麼？

身為女性，社會化往往令我們不去質疑權威，特別是生病的時候。但若收集、整理一系列問題，就能幫助你有效評估、選擇要找哪位醫師及醫療團隊進行治療。這些題目不一定要列成一份實質文件，但若紙筆能將你的想法、疑惑、需求等等，整理得更有條理、更精確，那麼就儘管去做。你希望列入哪些項目呢？清單內容因人而異，隨每個人的承保範圍之有無、診斷等等而略有不同，但還是可以從以下幾個問題開始：

醫師是否傾聽你的需求？——

我們都知道醫師很忙碌，常常蠟燭多頭燒，時間壓力又大。在面對可能令人覺得膽怯的對象時，你或許會有點不太敢提出要求。但請記得，他們和你一樣只是凡人，要是與你易地而處，他們肯定也會希望得到關注與重視。別忘了這份同理心——若看診的醫師忽視了這一點，那麼你該換一位醫師了。

醫師是否會坐下來，直視你的雙眼，認真與你溝通、交流？——

你的醫師應該要真正把你的話聽進去。為了表現出他們真的在聽，並且在乎、關心患者，醫師常會拉一把椅子過來，與你面對面坐著，討論診斷內容與可行的治療方法。你必須要感受到，醫師是把你當成一個活生生的「人」來對待。

醫師是否主動詢問狀況，並解答你的疑惑？——

如果醫病關係中，總是只有一人在說話，這樣是有問題的。你的醫師不僅要解答你的疑惑，也應提供相關資訊讓你能做出抉擇，或至少指引你該如何尋找答案。

醫師是否向你展示X光及檢測報告，並在你發問時詳細說明？——

在面對手術、輔助性治療（adjuvant therapies）、預後及各種可能性時，我們每個人的「舒適標準」各有不同。或許你想知道所有細節，那就應該選擇會為你詳細說明檢測與治療內容的醫師，然而在此之前，你得先確認自己到底想瞭解到什麼程度。有些人希望能得到明確事實，不要拖拖拉拉、吞吞吐吐；有些人只想知道大概的狀況；還有些人只需要能讓他們判斷第一步該怎麼做的資訊。每個人都不一樣，因此無論你有什麼想法，請毫不猶豫地直接說出來。

醫師是否同意讓你錄下問診過程？——

你可能很緊張、很害怕，或者問了需要長篇大論才能完整回答的問題，因此想錄下和醫師的對話。別不敢開口提議，因為這其實是很好的方法，確保你不會漏掉重要訊息，同時也讓你事後得以回顧討論內容，並利用自己的時間、以自己的步調慢慢吸收理解。若遇到醫師拒絕讓你錄音，那麼你應認真思考：這位醫師是否能帶給你足夠的安全感？你對他是否有信心？還是該考慮換一位醫師呢？

醫師是否清楚詢問，你接受替代療法（alternative therapy）及輔助療法（complementary therapy）的狀況？——

如今，罹患乳癌的女性若尋求西醫以外的治療方法，也並非罕見。越來越多患者認為，要對付癌症不能只從單一層面著手，你可能會嘗試針灸、按摩、中醫草藥、靈氣療法、維他命，或者其他被歸類為替代療法或輔助療法的方式。醫師需要知道你接受了哪些療法，且可能會就此提供一些實用建議，例如草藥或維他命與主流藥物的搭配方式，哪些是有益的，哪些則應該避免。

當與醫師討論你想嘗試或正在嘗試的其他療法時，記得注意對方的反應。若你的醫師在沒有證據的情況下，就貿然斷定這些療法都是有害或無效的，那麼你或許該換一位願意正視替代療法，並承認它們對身心健康有所助益的醫師。擁有選擇替代療法的機會與自由，能使許多女性患者在一切似乎都無力改變時，尋回一絲絲的掌控感。但也請記得保持警惕，特別是那些一口允諾能治好疾病、要求天價的治療費用，或是把事情說得天花亂墜的業者。

醫師是否推薦額外的教育及支持資源？——

理想情況下，你的醫師應提供一些相關手冊，並推薦你一系列書籍與其他資源；除了幫助你選擇療程以外，同時也幫你緩和情緒、恢復平靜。你會有許多層面的需求，包括：足夠的資訊，使你在必要時能問出關鍵問題；與有相同經歷的女性聊一聊；盡可能深入瞭解你罹患的特定類型乳癌；甚至是一個偶爾能讓你靠在肩上痛快哭一場的對象。如果醫師只是單純提出診斷結果，告知你必須接受手術，接著就趕你回家，讓你自己去做好準備，而未提供任何上述資源的話，你最好把這個態度視為警訊，好好考慮是否選擇別的醫師。

當你想與醫師討論從媒體得到的資訊時，對方是否表現出敵意或排斥？——

雖然網路、雜誌、報紙等媒體提供的資訊不盡然完全正確，但你的醫師應該要願意評估你找到的訊息、與你討論，進而協助你做出治療決策。治療方式、藥物、相關資訊等等日新月異，變化速度實在太快，你在某篇文章、網頁甚至聊天室，注意到某項對治療有關鍵影響的資訊，但你的醫師還沒有看過——這種狀況也是有可能發生的。優秀的醫師不會因此感到被冒犯，反而會很願意為你解讀、說明。

醫師是否在整個過程，都讓你覺得像是一起努力的夥伴？——

儘管未來沒人能幫你承擔所有情感、生理及心理的衝擊和經歷，但你的醫師能否向你傳達真摯的理解與支持，宛如你的盟友般，也有至關重要的影響。最後決定的方案應該是經過真誠討論後，醫病雙方都同意的選擇，然後抱著充滿希望的正面精神去執行。

醫師是否會和你討論臨床試驗？——

臨床試驗（有時也稱為臨床研究或試驗計畫）係用以確認新藥或療程是否對某種疾病有效，或是否對患者有正面效益的方法。這些試驗讓醫師及研究學者有機會更瞭解新藥的效益、副作用及可能的應用，同時幫助他們判定現有藥物應採何種劑量與複方組合，才能達到最大效果。

醫師是否清楚說明，可以讓你隨時與他們（或者特定代班者）聯繫的管道？醫師是否告訴你，他們希望你以什麼形式聯絡他們，例如電話或電子郵件？大約等多久能得到回覆？——

你得知道該怎麼聯繫醫師或特定的聯絡人，而不需要顧慮這麼做將惹惱對方。明確地指出哪些是合適的聯絡管道，是你的醫療照護中很重要的一環。

醫師對其他醫療諮詢的態度如何？——

為了探討不同的可行方案，難免要尋求第二意見。有些女性認為第二意見是在決定治療方案以後，單純再次確認的步驟。但有時患者來看診時，已經安排好隔天要手術了，因此當我對她們醫師選擇的治療方案持反對意見時，常令她們難過又沮喪，但這是必須承受的風險。會成為本書讀者的人應該都知道，乳癌治療本來就是非常複雜的，所以第二意見很可能與最初結論不同，患者必須考慮兩位醫師的意見再做出決策，這確實會讓人極度焦慮、緊張。因為這是攸關你生命的事，卻沒人確定該怎麼做比較好，你心中當然會充滿不安全感；但其實你有許多方案可以選擇，既然能夠應對、處理問題的方式不只一種，自然沒有「正確答案」可言。或許目前某些方案有較多證據支持，但最終仍是由你自己做決定。就算尋求第三意見，也不一定可以消除你的疑慮與茫然。我們當然都希望存在某個「客觀事實」，能提出唯一正確的療法，但世事無法盡如人意，這種情況實在很少見。

有時患者對於尋求第二意見會有些不好意思，彷彿覺得自己侮辱了原本醫師的專業——千萬不要這麼想！這麼做不是羞辱醫師，只是想在攸關生死的情況下，盡可能得到最精確的資訊。多數醫師都不會因此覺得被冒犯，但如果你遇到的醫師剛好會因此惱火，也不要為之膽怯，因為你的生命與心靈的平靜寧和，比醫師自負的自尊心重要得多。

第10章

我罹患哪一種乳癌？

我想各位多半是因為自己或所愛之人診斷出乳癌，才會翻開這本書成為讀者。這是不得不面對的事實——這不是那種讓人因純粹的好奇心而閱讀，或在海灘度假時能隨意翻翻的閒暇讀物。你得瞭解自己的癌症。我決定先用前面的篇幅說明診斷，因為這是患者面對的第一階段；接著探討情緒該如何應對，然後才來到本章內容，介紹不同類型的乳癌。

本章將幫你理解病理報告內容，並探討你想問醫師的幾個關鍵問題，協助你做出必要決策。後面的章節將進一步討論各種狀況、不同類型的癌症及其對治療的影響。你將認識一大堆新名詞——別被它們嚇退了，只需要看那些與你本身情況相關的部分就好。根據我的規劃，讀完後續幾章就能對你罹患的癌症有更深的認識，進而瞭解可行的治療方案。

首先，請醫師給你一份細針抽吸或粗針穿刺切片、乳房腫瘤切除術或乳房切除術的病理報告複本。如果醫師不提供，可以致電你動手術的那間醫院，找病理部索取複本。取得複本後，找個時間坐下來，並翻開本書下一個部分對照參閱，能幫助你看懂報告中的醫療術語。如果決定動手術，那麼手術完成後，還會有第二份病理報告（乳房腫瘤切除術或乳房切除術，以及前哨淋巴結或淋巴結廓清），這份報告能顯示乳癌、乳房之變化，因此也值得索取、閱讀。

如何解讀病理報告？

首先，我們先來看診斷癌症的粗針穿刺切片報告。此處大部分內容也適用於解讀乳房腫瘤切除術或乳房切除術報告。在乳房腫瘤切除術或乳房切除術報告中，病理科醫師能用來檢驗的腫瘤樣本較大；淋巴結報告則可透過粗針穿刺切片或手術移除來取得。但無論如何，其詞彙用語及解讀方法大同小異。

病理科醫師指的是專精於使用顯微鏡觀察、研究組織之醫師，你應選擇一位具有豐富乳癌診斷經驗的病理科醫師。病理學報告的用語可能會有些難懂、令人卻步，所以一定要跟你的外科醫師或腫瘤科醫師討論報告內容。通常病理科醫師提供的報告，是給轉診接手或負責治療的醫師看的，而非為患者準備；但若有疑問，還是可以請病理科醫師為你解答。不必覺得不好意思，不管哪一科醫師，為患者解惑都是職責之一。

有些報告會把概要（summary）放在開頭，但大多數會先描述外科醫師交給病理科醫師的樣本，包括各種測量數據、組織外觀的紀錄。我們把這部分稱為「檢體概述」（gross description）——這裡的「gross」可不是說組織的樣子很噁心，而是「明顯可見」的意思，亦即經過訓練的人，以肉眼觀察新鮮組織的狀態。顯微描述（microscopic description）則與檢體概述不同，組織先經過化學處理、切片，置於玻片上，再放到顯微鏡下，放大四十至四百倍觀察。

病理科醫師觀察檢體後，通常能看出組織是否有乳癌存在，若有，通常也能分辨出是哪一類型的乳癌。我說「通常」，是因為有時候粗針穿刺切片只能取得很小部分的病灶，那麼病理科醫師只能就檢體提出報告，閱讀病理報告時，千萬別忘了這一點！病理科醫師可能會說腫瘤「廣泛擴散」，讓人產生癌細胞已經遍布整個乳房的恐怖錯覺，事實上這只代表對於顯微鏡下那一小塊

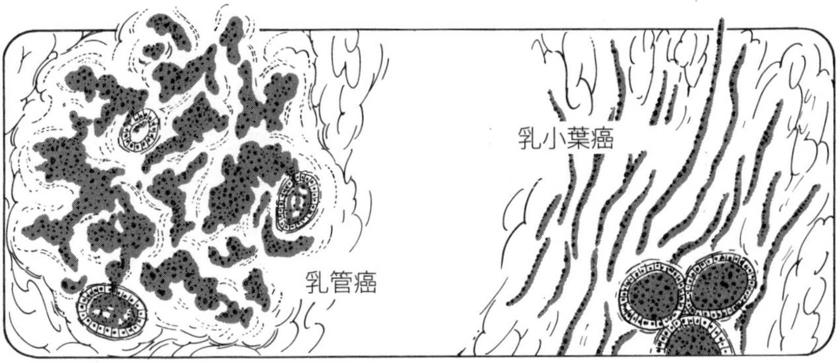

圖10.1

組織樣本來說，癌細胞是廣泛擴散的；相對地，當病理科醫師說腫瘤很小或分布較為「集中」時，也僅是指切除檢測的那塊樣本而已。通常樣本可反映整體乳房的狀況，但並非絕對。

此外，病理科醫師只靠那一小塊組織樣本判斷癌症類型時，同樣會受到限制。多數乳癌都屬異質性的——可能共存數種不同類型的乳癌，細胞彼此之間並非完全相同。有時切片檢查結果看來像是某種類型的癌症，但在乳房腫瘤切除術時，又發現同一腫瘤中還有別種類型的癌細胞。所以閱讀病理報告時，要記得這份報告的依據是切片檢測結果，或許不夠全面，但它通常能確認患者是否真的罹患癌症——這就是我們的第一步。

接著病理報告會描述病理科醫師在顯微鏡下的觀察結果。所有乳癌都是從乳管的內襯細胞開始出現，有些癌細胞源自乳管細胞本身，有些則從乳管末端的乳小葉（就像樹梢的葉片）而來。因此，可能會以「乳管癌」（ductal carcinoma）或「乳小葉癌」（lobular carcinoma）來稱呼患者罹患的癌症（見圖10.1），以區別癌細胞看起來是源自乳管

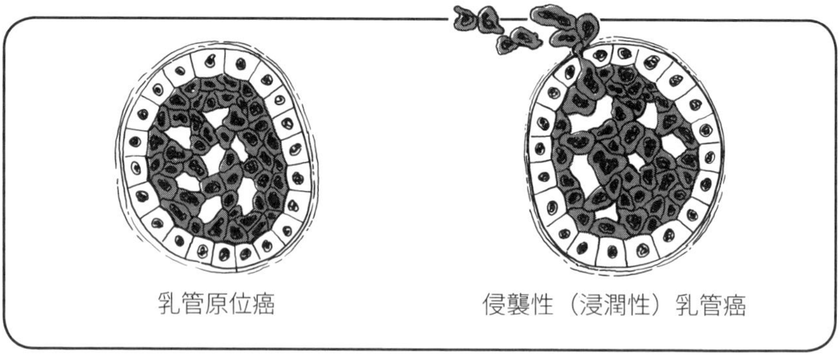

圖 10.2

抑或乳小葉。有些癌症部分來自乳管，部分來自乳小葉，則歸類為混合性。

接下來，報告將提出癌症是否屬於侵襲性。若是非侵襲性，則稱為乳管內癌（intraductal carcinoma）、乳管原位癌（ductal carcinoma in situ）或乳小葉原位癌（lobular carcinoma in situ），或甚至泛稱「非侵襲癌」（noninvasive carcinoma）。如上所述，非侵襲性代表癌細胞並未向外蔓延，沒有超出其最初來源（乳管或乳小葉），也沒有入侵周遭組織。而侵襲性或者浸潤性，則代表癌細胞已擴散至原本的乳管或乳小葉之外；若出現這種情況，病理報告會顯示為「侵襲性乳管（或乳小葉）癌」[invasive ductal(or lobular) carcinoma] 或者「浸潤性乳管（或乳小葉）癌」[infiltrating ductal(or lobular) carcinoma]（見圖 10.2）。乍看之下真的很嚇人，難道癌症已經擴散到身體其他部位了嗎？

其實不是的，而是病理科醫師只能就乳房的一塊小小檢體進行觀察、檢測，提出的報告也僅針對那一塊樣本，而無法確認是否有癌細胞擴散到乳房以外的部位。有時候，同一腫塊內會共同存在癌症與其他非侵襲性物質，此時報告或許會這麼寫：「浸潤性乳管癌以及管腔內成分（intraductal component）」。重要的是，別忘了初始切片可能只呈現一部分癌症（例如原位癌成分），必須等癌症徹底移除後，病理學家才能對整體腫瘤進行完整描述。

乳小葉與乳管都屬於腺體，而代表「與腺體相關」之醫學名詞為「adeno」，因此這些癌症有時也稱為腺癌（adenocarcinoma）。這個名詞可能會讓大眾有些混淆，誤以為是另一種癌症，但其實它只是指一個更廣泛的類別，就和把洛杉磯人稱為加州人是一樣的道理。

浸潤性乳管癌使相鄰或周遭組織出現某些反應，並造成疤痕組織（即纖維化），進而形成堅硬、密實的硬塊，稱為結締組織增生。但浸潤性乳小葉癌則相對較為隱蔽，它使許多細胞各自以指狀投射的方式（即細胞呈單行縱隊向外延伸），向外進入周遭組織，不會引發太多結締組織增生反應。患者不會出現堅硬腫塊，只會感覺到略微增厚，甚至完全沒有察覺異狀（見圖 10.3）。

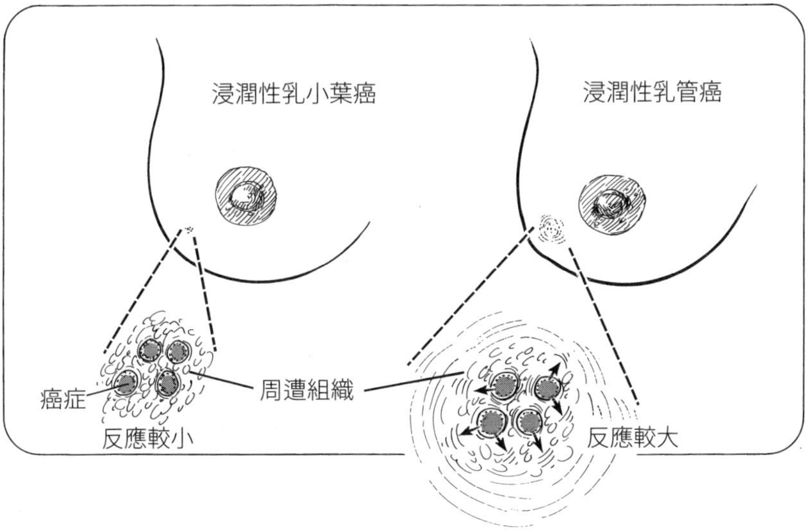

圖 10.3

表 10.1 乳癌類型與發生率 *

浸潤性乳管癌（Infiltrating ductal）70.0%
侵襲性乳小葉癌（Invasive lobular）10.0%
髓質癌（Medullary）6.0%
黏液性癌或膠狀癌（Mucinous or colloid）3.0%
管狀癌（Tubular）1.2%
腺囊狀癌（Adenocystic）0.4%
乳突狀癌（Papillary）1.0%
癌惡性肉瘤（Carcinosarcoma）0.1%
佩吉特氏病（Paget's disease）3.0%
發炎性乳癌（Inflammatory）1.0%
乳房原位癌（In situ breast cancer）5.0%
乳管原位癌（ductal）2.5%
乳小葉原位癌（lobular）2.5%

* 也可能綜合出現表中任何幾種類型。
來　源：C. Henderson, J. R. Harris, D. W. Kinne, and S. Helman, "Cancer of the Breast," in *Cancer: Principles and Practice of Oncology*, vol. 1, 3rd ed., ed. V. T. DeVita Jr., S. Helman, and S. A. Rosenbert, 1204–1206 (Philadelphia: J. B. Lippincott, 1989)

醫師也很難確定他們是否已移除所有乳小葉癌，因為那些指狀投射物不像硬塊容易感測。另外，乳小葉癌形成的疤痕組織較少，因此乳小葉癌腫瘤往往得生長到較大的尺寸（平均約五公分）才會被發現，乳管癌則在較小（平均約兩公分）的時候就能偵測出來。

預後則是依據癌症之尺寸與類型而定。幾乎所有的浸潤性乳小葉癌都具賀爾蒙敏感性（見下文「分子分類法」部分），且在接受賀爾蒙補充療法的女性身上較為普遍。浸潤性乳小葉癌後續又出現在另一側乳房的機率略高一些——浸潤性乳管癌在另一側乳房的終生發生率為約15%，而浸潤性乳小葉癌則約20%，風險相較略高，但兩者間的差異不算非常大[1]。

病理報告也可能出現其他癌症名稱，如表10.1所示。大部分情況下，這些不同名稱的癌症都屬於侵襲性乳管癌的不同表徵，由病理科醫師觀察顯微鏡下的檢體，再依據其外觀命名。管狀癌係指細胞外觀看起來像微小的管狀，這種情況很罕見，約佔乳癌的1至2%，且通常較為溫和。髓質癌則代表細胞呈現類似腦細胞（延髓）的顏色，實質上與大腦完全無關。黏液性癌或膠狀癌屬於浸潤性乳管癌的一種型態，會形成黏膠狀的物質（colloid 是希臘文，意為黏膠）。乳突狀癌具有向外突出（指狀投射）的葉狀細胞。與傳統侵襲性乳管癌或乳小葉癌相比，這些特殊類型的癌症通常有較佳的預後，但治療方式仍遵循相同原則。其他類型的乳癌，例如發炎性乳癌或葉狀囊肉瘤，情況則有所不同，第12章將進一步說明。

在確定罹患哪一種類型的乳癌後，病理科醫師會進一步研究細胞外觀，試圖預測這種癌症的威脅性有多高——這就像是在一列隊伍中，靠衣著打扮找出其中的罪犯一樣。有時候，真正的罪犯不是看來邋遢骯髒的流浪漢，而是那個衣冠楚楚、一表人才的人。當然這不是百分之百準確的判斷方法，因此必須結合對腫瘤的分子生物學分析（若以上述比喻來說明，那就是還需檢驗嫌犯的DNA，以確認哪個才是真兇）。

病理科醫師會描述所有分化不良的細胞，這些細胞通常具有較高的攻擊性；而分化良好、較正常的細胞則往往威脅較低（見圖10.4）；介於兩者之間的細胞稱為分化中等。然而出現分化不良的細胞，並不必然是絕望的，這只是對細胞外觀的描述，並不代表它們注定會出現某種結果，或已經無藥可救。雖然大部分的乳癌都屬於分化程度中等或不良，但即使是出現細胞分化不良的患者，其中也有許多人的病況是樂觀的。

病理科醫師關注的另一項重點，是分裂的細胞數目有多少，以及分裂現象有多活躍——稱為有絲分裂比率或有絲分裂活動。最具攻擊性的癌症因為生長非常迅速，同時分裂的細胞往往也很多；較溫和的癌症通常分裂的細胞數目較少。還有一項特徵，與腫瘤生長和分化間接相關：細胞核分級。細胞核係細胞內包含DNA的部位，因此透過細胞核分級，可看出DNA的異常程度為何。病理科醫師通常會以1至3級或1至4級來分級；數字越高，情況越嚴重（見圖10.4）。

另外，病理科醫師也會注意血管或淋巴管內有無癌細胞。若有，就稱為血管侵犯、淋巴管侵犯、血管淋巴侵犯，有時甚至是神經侵犯。出現這種情況時，通常也代表癌症的危險性較高。此外，病理科醫師有時會計算與腫瘤連結之血管或淋巴管的數目，因為腫瘤會分泌特定物質，促使血管生長——稱為血管新生或淋巴管新生（亦即生成新的淋巴管）。如果血管數量很多，可能意味著腫瘤生長迅速，威脅性較高。依據我的經驗，原本以為是良性的硬塊，若動手術時發現出血量比預期多很多，往往是硬塊為癌性的徵兆。另一個我們關注的跡象是「壞死」，也就是死亡的細胞，這通常代表癌症生長速度太快，導致血液供應不及產生的現象（見圖10.5）。

病理學家會檢驗上述所有因子，盡可能獲取有關癌症的各方資訊。這些因素都有助於判定癌細胞性質，但無法完美地預測其細胞行為。一般會將這些觀察結果整合成一個分數。最普遍的分級系統之一為諾丁漢病理組織分級（Nottingham histologic score），又稱Bloom Richardson分級修正版（modified Bloom Richardson score）……我懂你此刻感受，一個名字就夠難記了，居然還嫌不夠又取了另一個名字。這讓我想起那種中世紀小說，角色常有「白金漢公爵艾德加」這種名字，書中有時稱他「艾德加」，有時稱他「白金漢」，害我每次都得停下來回想「白金漢」這傢伙到底是誰，而醫療界的名詞也是如此。系統依據三項特徵來評分：管狀形成度（可以想見，形成良好的管狀優於形成不良者）；細胞核等級（包括大小、形狀、核染色性之規律性，較小者優於較大者）；以及有絲分裂活動或細胞分裂（無或較少有絲分裂活動者，優於分裂活動較多者）。每一項都有1至3分

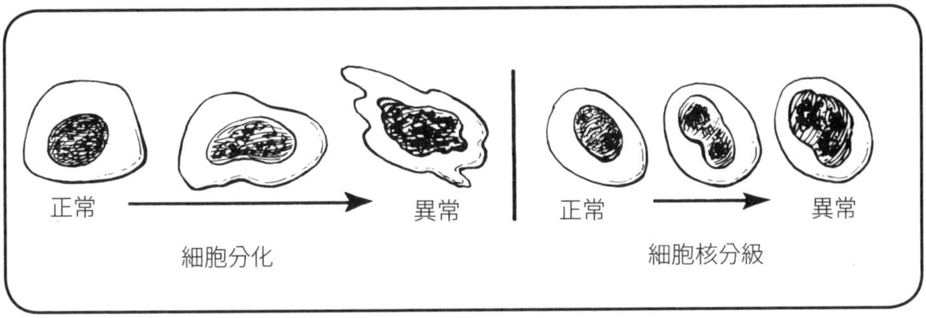
正常
異常
細胞分化
正常
異常
細胞核分級

圖 10.4

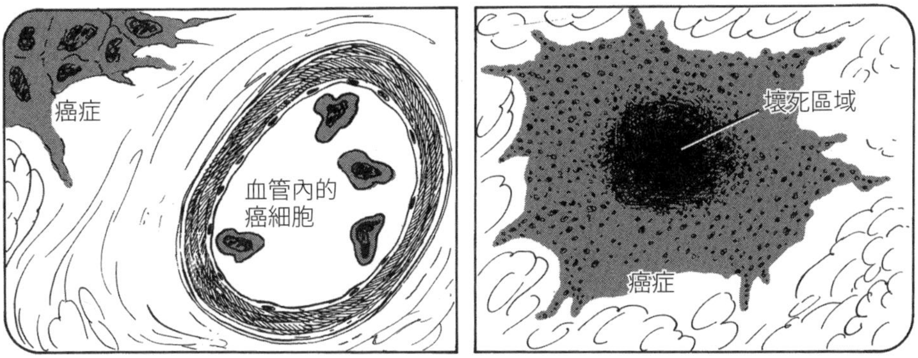
癌症
血管內的
癌細胞
壞死區域
癌症

圖 10.5

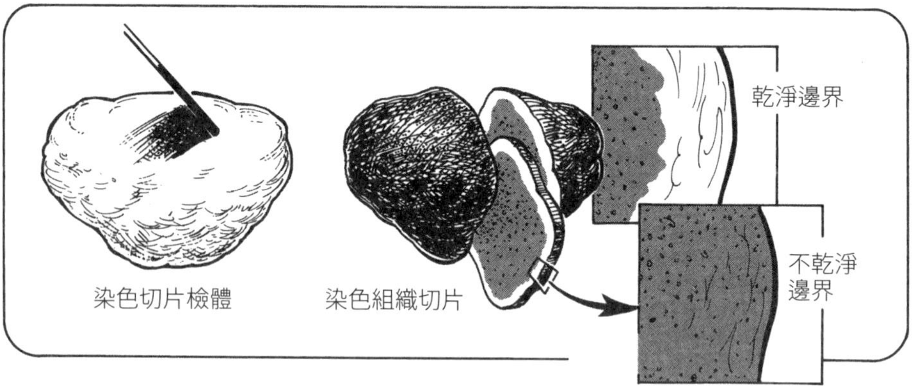

圖 10.6

的評分，越高分代表管狀不良、細胞核等級較高、有絲分裂活動較多。最後相加算出總分：3至5分屬第一級，6至7分屬第二級，8至9分屬第三級。第三級是最高級，也代表癌症情況最嚴重、最具攻擊性。

然而，這些特徵判定都是非常主觀的。資料顯示，在對同樣的癌症評分時，不同病理科醫師得到的諾丁漢或Bloom Richardson等級僅75%相同。若在病理報告上看見諾丁漢或Bloom Richardson分數，你得知道它代表什麼意思，但同時也別忘了，這只是用來量化描述腫瘤外觀的一種方式而已。

接下來，病理學家會嘗試判斷腫瘤是否已經完全移除了。現在幾乎所有癌症都是靠粗針穿刺切片來確診，雖然一般都知道腫瘤不太可能完全移除，但若病理報告是針對乳房腫瘤切除術或乳房切除術，那麼這一項就非常關鍵，即使估計腫瘤邊界的方式其實並不夠精確。在切除檢體前，先將墨水染在檢體外部周圍區域，然後再製作玻片。若玻片顯示墨水附近有癌細胞，代表檢體邊界之外仍有癌症存在，可以假設腫瘤並未從患者體內完全移除；若只有中間出現癌細胞，距離墨水還很遠，稱為「乾淨邊界」（見圖10.6）。報告內容可能包括：「邊界未包含腫瘤」、「邊界包含腫瘤」或者「邊界無法判定」。若採多個檢體，通常無法判斷邊界是否乾淨了。

有些外科醫師會切除有疑慮之硬塊或區域，然後在各邊額外切除邊緣組織，類似將腫瘤視為一個立方體。同樣將額外的檢體交給病理科醫師，清楚標明：上部（朝頭部方向）、下部（朝腳部方向）、中間（朝中央方向）、側部（朝兩側方向）、前部（朝皮膚方向）、後部或深部（朝胸壁方向）。病理科醫師會在報告上分別描述這些部位。有了這個步驟，如果觀察結果是「邊界包含腫瘤」，那麼外科醫師再一次動手術時，就知道該切除哪裡的組織，但必須注意這種採樣方式有重大缺陷：這麼做只能取得代表性的邊界樣本，若要足夠全面，得製作上千份玻片才行。因此在判斷邊界乾不乾淨時，只是一種有依據的推測，而非百分之百確信（見第12章「乳管原位癌」與其「可行方案」部分，進一步探討邊界與乳管原位癌）。

判定邊界時常被誤以為是一種黑白分明的測試方法，而非單純用來「預測」患者乳房內還有多少癌細胞的途徑。若乳房腫瘤切除術在邊界只發現一點癌細胞，代表患者體內剩下的癌細胞不多：若整體顯現出許多癌細胞，且有不乾淨的邊界，那麼或許還有更多癌細胞留在患者體內。現在，多數準則[2]都同意：「乾淨邊界」的定義是「腫瘤上無墨水」，意即只要正常細胞之間只有少數幾個癌細胞存在，就沒有問題。這個結論是基於許多臨床研究顯示，額外療程如放射治療、賀爾蒙治療及（或）化學治療等，完全足以對付體內可能留存的那一點癌細胞，只要不是大型硬塊就可以了。因此「接近邊緣」是無妨的。若病理報告涵蓋前哨淋巴結切片或腋淋巴結廓清，則會描述檢體的淋巴結數量、大小與形狀。

如果不確定觀察到的細胞是否為癌細胞，可進行特殊的染色來嘗試判斷，這也會包含在報告內容中。有時病理科醫師描述淋巴結時，會使用如「病灶轉移」或「疾病轉移」等詞彙，看見時不要慌亂。嚴格說起來，「轉移」一詞只代表在原發器官外也出現了乳癌細胞。通常臨床醫師偏好在疾病已擴散超出原本區域時，才使用這個詞彙——不是鄰近的淋巴結或胸壁，而是已蔓延到肝臟、肺臟或骨頭；但病理科醫師檢驗的只是一小塊切片組織，不包括身體其他部位。此外，僅是癌細胞出現在淋巴結這件事，並不足以引發憂慮。當淋巴結內含有單一腫瘤細胞或者一小群腫瘤細胞群集，亦即微轉移，這種情況不一定比完全陰性更糟[3]。

病理報告也會在概要中說明具癌症陽性之淋巴結數目，以及移除之淋巴結總數，例如，在移除的兩個前哨淋巴結中，有一個出現癌症。

上述內容有些很難從玻片看出來，辨識與判斷都可能太過主觀，例如，這些細胞外觀是否算得上異常？它們是否有入侵其他組織的跡象？因此，尋求第二意見是很不錯的選擇。病理科醫師也常彼此求助，請同事幫忙察看玻片、提出看法。若你居住的地方是個小鎮，醫院規模不大，那麼最好將檢體玻片送到大一點的醫學中心，尋求具有豐富乳癌病理診斷經驗的醫師幫助。可以先打電話給大學醫院的病理科，安排專家察看你的檢體玻片，然後再打給你的醫院，請他們將玻片送過去。記得確認他們真的送出了檢體玻片，而不是寄出第一位病理科醫師寫的報告而已，因為第二位病理科醫師需要察看的是檢體本身。你需要盡可能取得最完善的資訊，才能決定要採用哪種治療方法。

在數位世代若想尋求第二意見，可將原始玻片掃描製作成「虛擬玻片」，透過網路便能傳送到世界任一角落，現在提供這種服務的單位越來越多了。

生物標記

病理科醫師的職責不止於檢視玻片，下一步是研究分子標記（molecular marker）並做出報告。這些測試所需時間往往比檢視玻片長，因此可能發出確診癌症的原始報告以後，過一陣子才完成。雖然大部分的標記檢測都只對侵襲性腫瘤進行，但現在於非侵襲性腫瘤治療的應用也日漸增加。標記分為三大類：(1)用以協助推估某特定癌症之預後（致命程度有多高）；(2)用以預測某治療方法對某癌症是否有效；以及(3)包括上述兩功能者。這些標記可用來將腫瘤以分子亞型（molecular subgroups）分類，判定腫瘤類型與其最佳治療方法，稍後將在本章進一步探討。

在此，我將說明三種類型中最常出現及應用之生物標記。但請記得，這些只是另一種描述腫瘤的方式，而且非常概略。腫瘤存在於體內，它的行為與發展也取決於你體內的環境，包括免疫系統、賀爾蒙水平，甚至我們現在還不瞭解的基因層面等影響。例如有時我是個隨便穿條牛仔褲就出門的邋遢中年女性，但這不代表我沒辦法好好打扮、上CNN訪談節目。第一印象是頗不可靠的！

最普遍的分析是研究雌激素與黃體素受體，以確認腫瘤對這些賀爾蒙是否具敏感性（見圖10.7）。報告會指出腫瘤是雌激素受體陽性或陰性，以及黃體素受體陽性或陰性。另外，多數報告還會包括陽性型細胞所佔百分比。缺乏雌激素以及黃體素受體的腫瘤，對這兩種賀爾蒙都不敏感，稱為雌激素及（或）黃體素陰性——這種情況不必然是負面的。

賀爾蒙受體檢測的意義包括預後以及預測兩方面。通常對賀爾蒙敏感的腫瘤（亦即具有受體者）生長速度稍慢，預後優於非賀爾蒙敏感腫瘤[4]。停經後女性屬於雌激素受體陽性的機率較高，

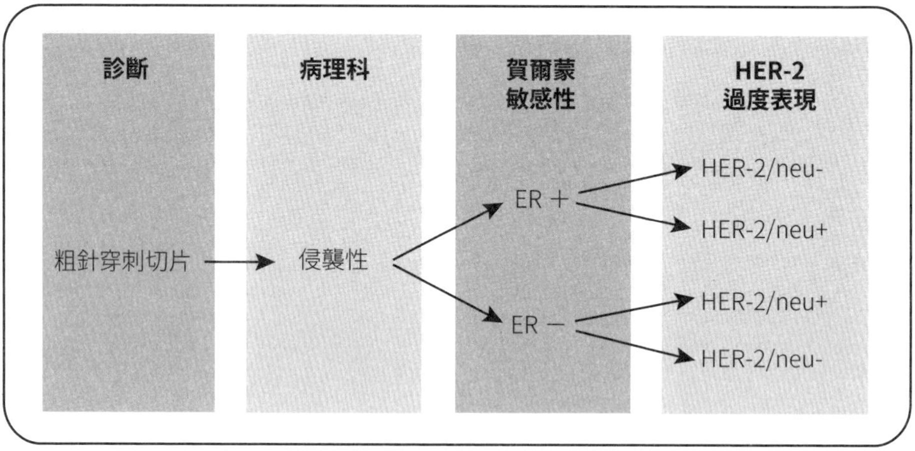

圖 10.7

而更年期前女性較可能屬於雌激素受體陰性。為何更年期前女性體內有大量雌激素，卻容易得到雌激素受體陰性腫瘤；而停經後的女性體內雌激素量減少，卻容易得到雌激素受體陽性腫瘤，這背後的原因至今依舊是個謎。另外，這種檢測可判斷腫瘤是否適用某類型的賀爾蒙阻斷療法，只要有陽性細胞存在，這類療法就多少有一點效果。但若腫瘤對賀爾蒙不具敏感性，那麼賀爾蒙阻斷療法就很難產生效果（見第 11 章「賀爾蒙治療」部分），但仍可採用化療及（或）標靶治療。

另一個生物標記是 HER-2/neu（亦即 erbB-2）致癌基因過度表現（即複製過多）（見第 3 章「基因與乳癌」部分）。HER-2/neu 是一種顯性致癌基因，會促使細胞生長，因而致癌。然而 HER-2/neu 引發癌症的原因往往並非突變，而是過度表現與放大；也就是該致癌基因複製過多，導致促使細胞生長的訊息強度大幅提升[5]。在侵襲性癌症中，這種情況佔約五分之一。接受腫瘤 HER-2/neu 受體檢測非常重要，不僅可作為預後指標（HER-2/neu 陽性腫瘤通常較具攻擊性），更可協助選出最適合的治療方法。有幾種方式可用來檢測HER-2/neu之過度表現：免疫組織化學法（Immunohistochemistry, IHC）即為其中一種，會評估腫瘤是否包括較多的HER-2蛋白質；另一種方式是螢光原位雜合法（Fluorescence In Situ Hybridization, FISH），評估的是基因是否複製過多。

這兩種方式的差異，可說是前者測量「肇因」、後者測量「結果」。最初普遍使用免疫組織化學法，後來漸漸發現，螢光原位雜合法在特定類型的效果更加精確（免疫組織化學法為2價）[6]。一般會先使用免疫組織化學法檢測腫瘤，因為這種方式花費較低；若檢測出陽性（3價），則可知該患者腫瘤為HER-2/neu陽性。但若免疫組織化學法檢測出陰性、1價或2價，通常會再進行更精確的螢光原位雜合法檢測，確認是否真為陽性。如果螢光原位雜合法檢測結果為陰性（未擴大），那麼無論免疫組織化學法分數為何，癌症都會判定為HER-2陰性。也有許多醫學中心會直接對所有乳癌患者採取兩種檢測，彼此相互對照、佐證。

好消息是，我們有特別針對HER-2/neu的藥物：賀癌平①，現用以治療罹患HER-2陽性乳癌的女性患者（見第11章「非賀爾蒙標靶治療」部分）。幾乎所有乳管原位癌都屬HER-2/neu陽性，但這不代表應採用化療或賀癌平[7]——它仍屬於癌前的範疇，只在乳管內生長，還不值得冒著使用藥物的風險來對付（見第12章「非侵襲癌：乳管原位癌及乳小葉原位癌」部分）。

乳癌細胞分裂得越快，代表越具威脅性，因此我們下一步要做的是，想辦法確認這些細胞的分裂速度有多快（也就是細胞增生的速度）。有幾種方法能測量：首先，以流式細胞儀檢測技術測量DNA之數量與類型[8]。若腫瘤細胞內的DNA數量正常，稱為二倍體；若DNA數量異常，稱為非整倍體。非整倍體腫瘤約佔所有乳癌腫瘤之70%。二倍體腫瘤的異常情況較輕微，因此威脅性

①〔藥師註〕商品名，Herceptin。學名Trastuzumab，為抗腫瘤藥物。

也較低。此外，還可以測量任何時間點正在進行分裂的細胞比例——亦即S期細胞比例。若分裂中的細胞很多（即高S期細胞比例），其攻擊性高於僅有少量分裂中細胞（即低S期細胞比例）的腫瘤[9]。

問題是，S期細胞比例一般是在新鮮或冷凍組織上測量；在固定組織（fixed tissue）上測量並非不可行，只是難度較高，因此，近期普遍採用Ki67來進行。Ki67是分裂細胞核內一種蛋白質抗體，雖然目前該蛋白質的作用仍屬未知，但它卻是可在固定組織測量到的可靠標記。Ki67值越高，代表癌症增生得越快，可藉此量化病理科醫師在顯微鏡下觀察到的分裂細胞量。

目前已發現越來越多生物標記，但尚未出現最全面、完美的選項。

在做完這些檢測以後，腫瘤就可用類似以下說明來歸類：「第二期（T2）、大小兩公分、無淋巴結轉移（N0）；雌激素受體陽性（ER+）、HER-2/neu基因放大（HER-2+）腫瘤」或「T2N0 ER+HER-2+腫瘤」或「三陽性腫瘤」（若腫瘤為雌激素受體陽性，則預設它也屬黃體素受體陽性）。ER−、PR−、HER-2−的狀況稱為三陰性，這個命名有些誤導性，雖說「三」，但並不必然代表這情形的嚴重性也是三倍。其他組合包括ER+、PR+、Her-2−以及ER−、PR−、HER-2+，將於本章後文再行詳述。

分子分類法（molecular classification）

並非所有乳癌都是一樣的，這個事實已日漸確立。雖然長久以來都懷疑可能不一樣，但我們過去假設所有乳癌都是由相同突變引起，只是後來隨著時間發展，過程中出現各種差異、變化，

表 10.2　管狀亞型

分子標記	賀爾蒙受體（ER／PR）	HER-2 狀態	腫瘤分級
管狀 A 型	陽性	無過度表現	低至中等（低復發指數）
管狀 B 型	陽性	無過度表現	高（高復發指數）
三陽性	陽性	過度表現	任何
HER-2/neu 型	陰性	過度表現	任何
三陰性	陰性	無過度表現	任何

使某些腫瘤變得較具攻擊性。現在我們已經知道，至少有五種類型的乳癌，其特定基因突變或分子生物性質在最初就有所不同。或許還有更多子類別，等待我們去發掘，這也是我們正努力的方向。辨識不同類型的乳癌，讓我們得以對各個腫瘤做出更佳的預後，更重要的是，能更清楚判斷各類型腫瘤，分別適合哪一種治療方法。當治療變得越來越個人化，不但意味著效果更好，還能降低潛在的副作用風險，只留下絕對無法避免的部分。

這方面最重要的工具是 cDNA 微陣列分析（cDNA microarray analysis），這是透過全新技術發展的工具。微陣列是一種 cDNA 晶片，讓研究人員得以同時檢視成千上百個腫瘤的成千上百種基因表現。我們真正想觀察的是 mRNA 的表現量——即 DNA 傳達給蛋白質，用以決定基因表現量之訊息（見第 3 章「生物基礎概念」部分）。當這個工具被用在先前參與過研究的患者之腫瘤時，其基因表現的模式，可連結到這些年間參與者身體的已知變化。cDNA 微陣列分析將乳癌分為五大類，這與本章前面所述之生物標記組合得到的結果，相符程度很高（見表10.2）。另外需注意，這些分析方法是將腫瘤內所有細胞納入考量，亦即包括癌細胞以及其周遭細胞，使我們能夠對癌症生成的環境與狀況有概略瞭解[10]。

西方國家最常見的乳癌類型為管狀亞型（luminal subtype），這個命名來自其基因表現的形式，與乳管管腔（lumen）內部細胞相近。這種類型又細分為管狀A型以及管狀B型，皆為雌激素敏感陽性。在男性罹患乳癌的罕見情況中（見第12章「男性罹患的乳癌」部分），幾乎所有病例都屬於管狀A型或管狀B型。

通常管狀A型腫瘤具大量雌激素受體，為HER-2/neu陰性，且細胞分裂情況輕微；這種類型佔所有乳癌的30至40％，且通常具有較佳的預後。雖然目前我們還沒弄清楚特定乳癌亞型的風險因子為何，但可看出大部分的傳統賀爾蒙風險因子（見第5章「風險因子」部分），都能作為管狀A型乳癌的預測因子[11]。管狀A型乳癌通常分化良好，其中許多屬於本章前面提過的「管狀癌」；另外，這些腫瘤較常見於停經後女性。

管狀B型則較少見，佔所有乳癌病例約20％；這種類型同樣也是雌激素敏感陽性，但程度低於管狀A型。此外，這類型的細胞分裂較多，且往往為分化中等或不良[12]。有些分類方法會再分出管狀C型，這類腫瘤對應的是浸潤性乳小葉癌。

HER-2/neu過度表現型腫瘤可能為雌激素受體陽性或陰性，各屬不同類別。患者的腫瘤可能是三陽性（雌激素受體陽性、黃體素受體陽性、HER-2/neu陽性）或單純只是HER-2/neu陽性（HER-2/neu過度表現，但雌激素受體與黃體素受體皆為陰性）。當腫瘤為HER-2/neu過度表現、雌激素陰性時，其細胞分裂速率高，看來更具攻擊性。在過去沒有賀癌平的時代，這類型腫瘤預後較差，幸好如今發展出採用賀癌平的標靶治療，改變了這種情況（見第11章「非賀爾蒙標靶治療」部分）。

另一種分子亞型為三陰性乳癌，如前所述，我認為這樣的命名方式不太恰當，因為乍看好像這種腫瘤比別的類型嚴重三倍一樣。事實上，三陰性代表的是雌激素受體、黃體素受體以及 HER-2/neu 都屬陰性的狀況。這些雌激素陰性乳癌包括但不限於另一種類型，稱為基底細胞型乳癌（basal cell carcinomas）。

我們來看看這到底有多複雜：對這種基底細胞型乳癌進行 mRNA 分析，結果發現賀爾蒙受體陽性管狀基因以及少量 HER-2/neu 的混合；但它們都受到大量增生基因控制，促使細胞進行分裂。除此之外，它們還各自有額外的獨特基因簇，也因此稱為基底群組（basal cluster）。攜帶 BRCA 1 突變基因且罹患乳癌的女性中，有 80％的人屬於基底細胞型乳癌[13]。然而，多數基底細胞型乳癌患者並非 BRCA 1 突變基因攜帶者——這代表可能是後天的基因突變（而非遺傳性的）干擾 BRCA 路徑。這類腫瘤較普遍出現在全年齡層的非裔美國女性，以及所有人種的更年期前女性身上。雖然它們威脅性很高，但對化療也非常敏感[14]。

通常基底細胞型腫瘤會被分類為三陰性類型[15]（雌激素受體陰性、黃體素受體陰性以及 HER-2/neu 陰性），但並非所有基底細胞型腫瘤都是三陰性的。滿足其定義的特徵還需額外包括獨特的突變基因基底群組。此外在這裡我也得提醒，這個關鍵的基底群組是研究所得結果，並非一般臨床實踐之常規檢測，因為目前還沒有發展出簡易的檢測方法，所以病理報告上沒有這一項是很正常的。最後，還有一種類型稱為交集三陰性（overlapping triple-negative），其中 70％者不具有基底群組。這兩種類型乳癌都沒有特定的分子標靶，使治療面臨很大的挑戰，好在它們對於化療的反應頗佳。

顯然，這過程不僅複雜，而且尚在發展中。如果未來短短五年內，又發現好幾種類型或亞型，我也不會驚訝。前面花了不少時間說明這些，是因為你可能會遇到這些名詞，也最好理解其意義為何。它們不僅能協助評估預後，更在預測最適合的治療方法時，扮演關鍵角色。檢視病理報告中的三項主要標記（雌激素受體、黃體素受體、HER-2/neu）以後，就能對自己的腫瘤類型有所認識，知道它是屬於 HER-2/neu 過度表現、三陰性，還是管狀類型。現在你可能會覺得這晦澀又難懂，但它對你未來進行決策時有很大的幫助。

基因檢測

要辨別不同類型的腫瘤，並找出最合適的療程，還有另一種方式，就是基因檢測——對基因進行有限採樣，來檢測其基因表現形式；前面所述的分子分類法，則是對成千上萬個基因進行分析。儘管腫瘤類型有些交集重疊之處，但這些檢測的效果已獲得認可，且某些情況下確實能預測出最佳療法。這類檢測首度在臨床成功實踐，是 Genomic Health 公司開發出的安可待（Oncotype DX）乳癌腫瘤基因檢測[16]。科學家選出廿一個對預後與預測兩方面有所助益之基因標記，接著發展出能在固定組織（即切除後的腫瘤製作診斷用玻片以後，剩下的組織）分析這些基因的方法。他們首先檢測的組織，是取自美國國家乳癌與大腸癌輔助性治療計畫（National Surgical Adjuvant Breast and Bowel Project, NSABP）中，一項已完成的研究：隨機給予雌激素陽性、無淋巴結轉移腫瘤患者塔莫西芬②或安慰劑[17]。

由於這項研究已經結束，代表已知受試者中哪些人在後續十年內癌症復發，因此檢測得以在那些「具有良好預後」的腫瘤中，區分出高風險、低風險以及中等風險組。高風險組的復發率為

②〔藥師註〕學名，Tamoxifen。為選擇性雌激素受體調節劑。

30%，低風險組則為6%。復發評分對於結果的預測精準度，優於年齡或腫瘤大小。事實上，研究者發現部分腫瘤體積非常小，卻具有很高的復發率；而有些腫瘤體積較大，復發率反而較低。隨著這種檢測在過往研究的層面應用越來越廣，它的價值也變得更加重要。對服用塔莫西芬並接受化療的女性進行這項檢測，發現化療對高風險組有大幅幫助，對低風險組的效益卻不高。

另一項回溯性研究則探討塔莫西芬的效益，發現它對低復發指數以及高雌激素受體分數的女性效果最佳，對高復發指數者卻毫無助益。更令人興奮的發現是，有淋巴結轉移，且雌激素受體陽性女性的結果數據。因為若遵照傳統觀念「疾病越嚴重，治療方法就越激烈」的理論，這些人全都應該接受化療，然而在進行安可待乳癌腫瘤基因檢測後，發現她們的預後與無淋巴結轉移者並無差異[18]。低復發指數者結果較佳，且對塔莫西芬治療反應良好；高復發指數者則出現較高的復發率，並對化療反應較佳——代表在預測預後及最佳療法方面，腫瘤本身的生物性質比癌症分期更加重要。

這讓我想起了感染與抗生素。在對細菌認識不足時，我們很容易把結核菌與肺炎鏈球菌視為同一種疾病，因為這兩者都屬於肺部感染；事實上它們差異很大，所需的治療不同，結果也不一樣。我們絕不會用高劑量的肺結核藥物來治療嚴重的肺炎鏈球菌感染，並期望這種做法有效。同樣的，若患者罹患的乳癌為低復發指數，亦即對賀爾蒙敏感性高，那麼就不應該讓她接受化療，因為這類型乳癌對化療的敏感程度較低。有些人或許會好奇：那中等復發風險的女性呢？目前我們還不清楚這些患者應採用何種療法，但現正進行的大型臨床試驗 TAILORx 就在探討這項議題，其結果估計會在本書這一版本上市期間發布。此外，現有檢測也無法確認雌激素受體陰性乳癌的復發風險。

安可待乳癌腫瘤基因檢測現已可透過 Genomic Health 公司，在臨床實踐運用。若有興趣，可以請醫師幫忙安排接受檢測，或者請病理科醫師將你的固定組織或玻片寄送過去。別忘了先確認這是否在你的保險承保範圍之內。

另一種來自歐洲的額外綜合檢測，叫做 MammaPrint（欣扶妳乳癌腫瘤基因表達檢測）：它運用先前所述之 cDNA 微陣列分析，結合共七十種基因，預測那些罹患第一或二期乳癌、未接受化療的女性，在四年後出現乳癌遠端轉移的情況[19]。該檢測已經通過歐洲一項隨機對照試驗 MINDACT（Microarray In Node Negative Disease May Avoid Chemotherapy）研究驗證[20]。MammaPrint 檢測的優點在於沒有「中等組別」的分類，因此得到的結果會更加明確。目前 MammaPrint 已獲美國食品藥物管理局核准，應用於小型至中等大小、無淋巴結轉移的癌症，且無須考慮賀爾蒙狀態。

現在這兩種檢測都已開放，但你或許還得請你的外科醫師或腫瘤科醫師，將組織寄過去以供分析。檢測對於後續決策的幫助很大，有一位較年長的朋友曾打電話來告訴我，她被診斷出雌激素陽性、有淋巴結轉移之乳癌，但因為有心臟病史，她很擔心自己是否得接受化療。我建議她先嘗試安可待乳癌腫瘤基因檢測，但她的腫瘤科醫師有些遲疑，認為這種檢測只對無淋巴結轉移的女性有效。後來，我的朋友把針對有淋巴結轉移患者之最新研究轉給那位醫師看，終於獲得同意，接受了檢測。檢測結果為低復發指數——不僅代表她的乳癌復發風險相對較低，且恰好證實了化療對她的病情並無幫助，採用賀爾蒙療法反而比較適合，這結果讓她喜出望外。

雖然撰寫本書時，這種檢測在腫瘤學界仍存有一些爭議，但我認為罹患賀爾蒙陽性乳癌的女性，多數都應將它納入考量。幾項相關的隨機試驗都正進行中，其結果應能釐清爭議。若檢測結果為高復發指數，那麼至少在接受化療時，你能夠比較確信這麼做是值得的。

癌症分期

癌症的分期系統帶了一點時代性的錯誤。最初是為了將腫瘤分門別類，有助於預測最合適的治療方法，才發展出這種系統，當時也尚未出現那麼多分子標記可供參考。分期系統結合病理報告所述之腫瘤的顯微觀察，以及腫瘤之臨床特徵。這種分類系統稱為 TNM 分期法（即腫瘤（Tumor）、淋巴結（Nodes）與轉移（Metastasis）之縮寫），讓我們得以記錄數據，並判斷不同療法得到的長期存活率。現在依然在使用 TNM 分期，但它其實是屬於過去時代的工具，與現今的生物學知識也有許多相悖之處——它的判定依據，只包括乳房內的腫瘤大小、涉入的淋巴結數量，以及臨床檢測腫瘤是否已擴散到其他器官。TNM 是一種靜態系統，靠著幾張拍攝影像做出分類判斷；但我們很清楚，癌症是一種不斷進化、變異的動態性疾病。

這就像是看見某個高中生蹺課，就判定對方長大後，在職場會有不負責任的表現一樣；顯然還有其他行為決定因子（例如父母養育方式、同儕壓力、健康等等），會影響一個人的未來表現。同樣地，腫瘤的行為也會受到其他決定因子影響，如腫瘤的分子生物性質，或者它的生長速率（是否在體積很小時就已擴散到淋巴結，或者已存在一段時間？），TNM 分期系統可能無法反映出這些決定因子，但它們在推測預後以及對治療的反應上，也扮演重要角色。儘管如此，TNM 分期系統還是在使用，遇到的機率也很高，所以我在此仍會概略介紹，只是使用時請記得它的不足。

該系統多年來也數次改版，為提高準確度，第七版於二〇一〇年發布[21]，主要的改變在於前哨淋巴結以及體積較小的腫瘤方面。本書會提供概觀介紹，說明它的運作原理以及大型分類。

該系統（見圖 10.8）首先根據外科醫師的檢查或拍攝影像，如乳房 X 光攝影、超音波、電腦斷層掃描、核磁共振等，臨床判斷腫瘤大小。若判斷腫瘤直徑落在零至二公分，則屬T1；二至五公分屬於T2；五公分以上屬T3。每一個T分類皆可進一步分出子分類。

若腫瘤已造成皮膚潰瘍，或浸潤至胸壁，則是T4。T4同樣也有子分類：T4a代表腫瘤已擴散到胸壁；T4b代表擴散到皮膚，且乳房可能腫脹；T4c代表腫瘤擴散至皮膚以及胸壁；T4d代表發炎性乳癌（見第12章「發炎性乳癌」部分），表面皮膚紅腫、疼痛。雖然癌症分期系統初步是依據臨床評估來分類，但在手術切除腫瘤以後，會再進一步進行病理檢查，以達到更全面、完善的癌症分級評估。這稱為病理T分期，不考慮原位癌部分，僅依據侵襲性腫瘤的大小來判定。若同一乳房內的腫瘤超過一個，T分期評估以較大者為準。現在，我們能診斷出的腫瘤越來越小，相應的子分類也隨之建立：Tis代表原位癌或非侵襲性腫瘤，或者佩吉特氏病（見第12章「乳房之佩吉特氏病」部分）；T1mic代表微侵犯，即腫瘤最大直徑為零點一公分以下；T1a腫瘤直徑介於零點一至零點五公分；T1b腫瘤直徑介於零點五至一公分；T1c腫瘤直徑介於一至兩公分。

接著，同樣由醫師檢視淋巴結，或透過攝影檢測（如電腦斷層掃描或超音波）來觀察。若沒有觸診可發現的淋巴結，即為N0；若醫師可以觸摸到淋巴結，但判斷其為陰性，屬於N1a，判斷為陽性者屬於N1b；N2代表淋巴結體積較大且纏結在一起；N3代表靠近鎖骨處。至於無法準確評估的淋巴結，則屬Nx，切除以後也會重新分類。

如今，隨著前哨淋巴結切片的應用漸趨普遍，也開始納入新的分期系統。舉例而言，若只依據免疫組織化學法染色，或只依據反轉錄聚合酶連續反應（Reverse Transcription-Polymerase Chain Reaction, RT-PCR）來偵測，在一淋巴結內只發現一個或少數幾個乳癌細胞群集，且直徑小於零點二公釐，則將它視為單獨存在的腫瘤細胞，該淋巴結仍判定為陰性（pNi+）。這是因為我們認為過程中可能會留下少量細胞，但長期來看沒有影響；只有那些自己擴散到淋巴結的細胞才需要重視。

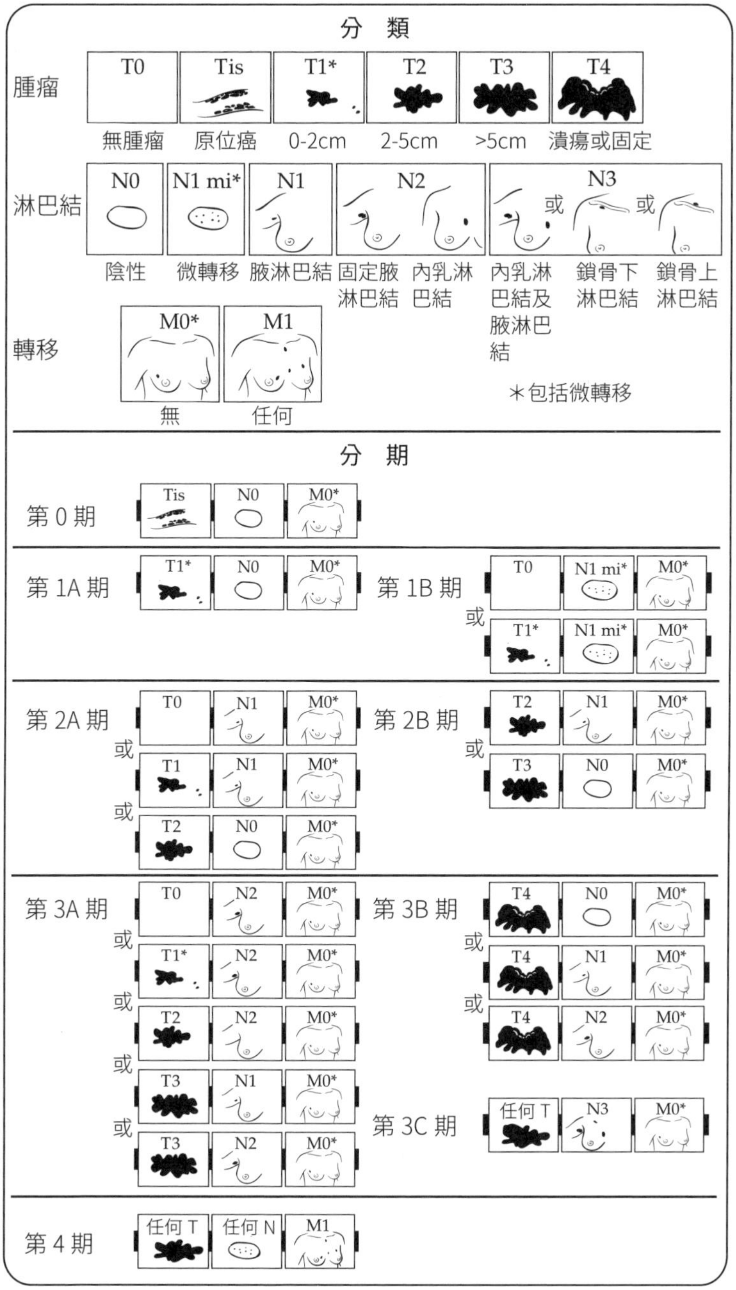
分 類
腫瘤
T0
Tis
T1*
T2
T3
T4
無腫瘤
原位癌
0-2cm
2-5cm
>5cm
潰瘍或固定
淋巴結
N0
N1 mi*
N1
N2
N3
或
或
陰性
微轉移
腋淋巴結
固定腋淋巴結
內乳淋巴結
內乳淋巴結及腋淋巴結
鎖骨下淋巴結
鎖骨上淋巴結
轉移
M0*
M1
無
任何
＊包括微轉移
分 期
第 0 期
第 1A 期
第 1B 期
第 2A 期
第 2B 期
第 3A 期
第 3B 期
第 3C 期
第 4 期
任何 T
任何 N

圖 10.8

介於零點二至二公釐之間的腫瘤種植（cancer deposit）判定為微轉移，即pN1mi分級；大於二公釐者則為pN1。新系統的另一變化，在於根據陽性淋巴結數量來進一步細分：pN1a代表一至三個陽性淋巴結；pN1b代表四至九個陽性淋巴結；pN1c代表十個以上的陽性淋巴結③。這些進展與突破不僅可幫助研究者收集資料，更能改善對存活率與病情之預測。

最後，若檢測方法（接下來會概略說明）發現明顯的轉移情況，屬於M1；若沒有發現，則為M0。當無法判斷是否有轉移時，以Mx來代表。

結合這些資訊就構成癌症分期。第1期指的是T1腫瘤，沒有淋巴結轉移。第2期指較小的腫瘤，淋巴結為陽性；或者介於二至五公分大小的腫瘤，淋巴結為陰性（這有時也被歸類為第2A期）。此外，介於二至五公分大小的腫瘤、淋巴結為陽性者，以及大於五公分的腫瘤、淋巴結為陰性者，也同樣屬於第2期，但這些被歸類為第2B期。第3期腫瘤是較大、淋巴結為陽性，或者有「不利跡象」者。第4期是已有明顯轉移的腫瘤。

這種分期系統之所以這麼複雜，是因為我們對乳癌的認識還不夠全面。本章提過目前已開始發展全新的DNA分析技術，研究每個癌症的特定突變基因，哪些基因過度表現、哪些基因表現不足，藉以區別不同類型的乳癌，進而更精確地判斷癌症的預後與治療。現在，我們正處於分子生物性與傳統TNM分期法之間的過渡期。誠然，TNM分期系統有其侷限性，但它仍可提供我們一種概念性的架構，將每一個乳癌病例進行大略歸類，以便比較不同療法在相同類型患者身上的效果。

③〔審訂註〕美國聯合癌症委員會(American Joint Committee on Cancer, AJCC)二〇一七年新版，分別為pN1a、pN2a、pN3a。

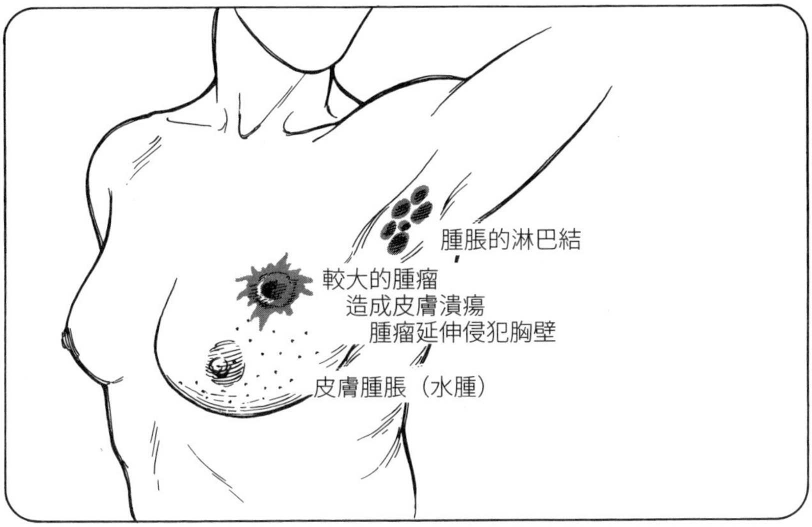

圖 10.9

解剖分期

在進行那些先進、昂貴的分子檢測前，我們會先依據解剖結構與特徵，將乳癌分為幾個階段。最初，在還沒有各種掃描、循環腫瘤細胞檢測前，我們是靠這種方法來判斷患者是否適合動手術治療。雖然現在重要程度不如以往，但還是會利用它來分類疾病的影響程度。

首先，會依據診斷時癌症的狀態來分類。某些特定跡象或症狀，在統計上代表微量癌細胞出現在其他部位的可能性較高。這部分已納入TNM分期系統的第3期（T4病灶）。哈根森（Cushman Haagensen）最初是這麼解釋他口中的「不利跡象」：體檢的某些特定發現，可能代表微量癌細胞已擴散到身體其他部位（見圖10.9）。他的研究完成於一九四〇年代，當時尚未採用化療來治療早期診斷出的癌症。哈根森想要判斷根除性乳房切除術對哪些患者真正有效益。有時即使動了這種手術，也無法挽救患者生命，那麼他就不希望

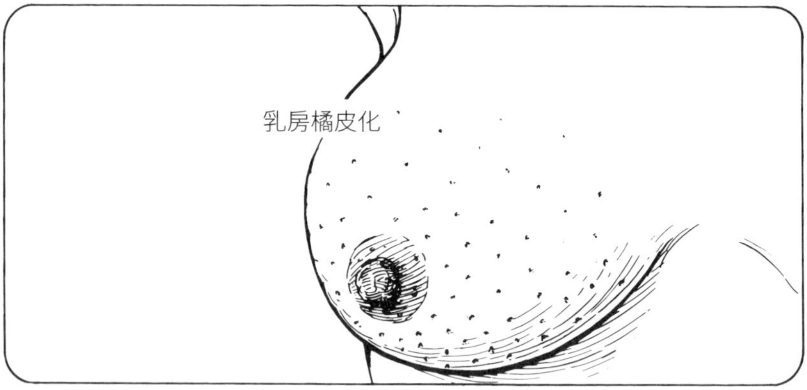

圖 10.10

患者受不必要的折磨，使她所剩不多的日子過得更加痛苦。他建構的分類系統至今仍普遍使用。

現在我們關注的重點，不再是「癌症是否擴散」，而是「已擴散的癌症，有多高的可能性會生長成致命的轉移性癌症」。越來越多證據顯示，較大的原發腫瘤具有較多幹細胞部分，代表它復發、轉移的機率較高。

另一個危險跡象是腫瘤部位出現皮膚腫脹（水腫）。皮膚腫脹時，會拉扯支撐乳房組織的韌帶，造成該區域外觀出現一個個小凹窩，看起來有點像橘子皮，因此稱為乳房「橘皮化」（見圖 10.10）。若腫瘤造成皮膚潰瘍，是非常不利的徵兆；若腫瘤延伸到皮膚底下的肌肉，緊貼不動，這同樣也是不妙的跡象。此外，危險的跡象還包括鎖骨上方摸得到淋巴結（稱為鎖骨上淋巴結），或腋下摸得到約核桃大小的淋巴結。如果硬塊周遭的皮膚有發紅、感染，可能代表發炎性乳癌（見第 12 章「發炎性乳癌」部分），同樣也有擴散的危險。

出現上述任何跡象，都代表身體其他部位的

微量癌細胞，很可能會生長、發展成遠端轉移。遇到這種情況，我們會採用全身性治療（見第11章「全身性治療」部分）與局部性治療雙管齊下的方式。這類腫瘤稱為「局部晚期」，第一階段治療往往採用化療而非手術（見第12章「局部晚期乳癌」部分）。

多數人都不會出現上述的不利跡象，但仍須想辦法弄清楚，其他器官內有微量癌細胞存在、生長的可能性有多高。因此，我們會切除部分腋淋巴結來檢驗。腋下共有約三十至六十個淋巴結，它是讓我們一窺身體其他部位狀態的良好途徑。若腋淋巴結出現癌細胞，我們就會推測，身體其他部位也有微量癌細胞的可能性很高；相對地，若腋淋巴結沒有癌細胞，可能性就比較低。檢測係採用前哨淋巴結切片，選擇最可能出現癌細胞的幾個淋巴結來檢驗；若發現癌細胞，再進一步澈底檢查（前哨淋巴結切片詳細介紹，見第11章「腋下手術：檢查淋巴結」部分，及第13章「前哨淋巴結切片」部分）。

然而，透過淋巴結來評估也無法提供完美解答。當淋巴結為陽性，不必然代表身體其他部位有具生長力之微量癌細胞（不存在的案例高達30%）；相對地，即使淋巴結為陰性，也不代表癌症一定沒有擴散，有20至30%的淋巴結陰性乳癌，是已擴散到其他部位的。

但至少某種程度而言，陽性淋巴結的數量能給我一個大致概念，評估身體其他部位有微量乳癌細胞擴散的機率有多高。若只有一兩個陽性淋巴結，存在遠端轉移的可能性就會低於有十或十五個陽性淋巴結者。新的TNM分期系統反映了這一點，新系統依據陽性淋巴結的數量，將N1級區分為a、b、c三類。儘管如此，因為只要出現任何陽性淋巴結，即代表身體其他部位很可能也出現了會增生的癌細胞，所以對於有陽性淋巴結的患者，幾乎全都會以賀爾蒙或化療（或兩者雙管齊下）來治療（見第15章）。

至於淋巴結為陰性的女性，問題就較為棘手。我們需要方法辨識出身體其他部位有微量乳癌細胞轉移的20至30%患者，同時還需避免讓剩下70%的患者受到過度治療。目前還沒有直接的方法能辨到這一點，但我們能間接達到目的——檢查原發腫瘤是否具備本章前段內容所述之特徵。

若要預測不良的預後，那麼在其他器官發現癌細胞，是非常明顯的途徑之一。本書初版成書的時候，所有剛剛確診乳癌的女性，都會接受檢測，在肝臟、肺臟或骨骼尋找癌細胞的蹤跡。但這個方式最大的問題在於，過去及現在使用的乳房攝影技術，都只能偵測到大塊群集的癌症（一至兩公分），無法發現單獨的癌細胞；此外，也常顯示出其他非癌症，但需要進一步檢查才能確認的東西。因此，除非有很好的理由（腫瘤體積很大、具高度攻擊性或患者出現可疑症狀，例如咳嗽或體重減輕等），推斷癌症很可能已經擴散，否則目前我們不再進行這種檢測了。

例外情況是對於將先接受化療再動手術，但出現相關症狀（見第11章「全身性治療」部分）的患者。為了檢視、記錄病灶大小，會在開始治療前，對胸部、腹部與骨盆做電腦斷層掃描，並進行骨掃描。

另外還要強調一點，若患者最初診斷的癌症是乳癌，那麼無論癌細胞擴散到身體哪些部位，都算是乳癌的範疇，也以乳癌的治療方法來處理，而不會採用肝癌或肺癌的療程（順帶一提，很少有其他癌症會擴散到乳房）。你可能常聽見有人這麼說：「她得了乳癌，但後來轉移變成肝癌。」但這是不對的，正確的說法是「轉移到肝臟的乳癌」。這種情況有點類似一個加州人搬到巴黎居住，雖然他到新的環境生活，但他的語言、性格、生活態度仍充滿加州人特色，他並沒有變成巴黎客。

以下要為準備進行這些檢測的讀者，說明檢測過程，其他讀者可以跳過這個部分。

骨掃描

由技術人員將低劑量放射物質注射進患者血管，骨骼細胞會選擇性地吸收這些放射物。注射後等候數小時，讓放射物質隨血液流通至全身骨骼，然後回到檢驗室以大型儀器拍攝骨骼影像（見圖10.11）。該儀器設置在患者身體上方，讀取體內的放射性物質數量——我有一位患者的先生常戴著偵測輻射計，在她做過骨掃描後，每次一靠近，計數器就開始滴滴作響。在骨骼代謝明顯較活躍的區域（代表該處有活動在進行），聚集的放射性物質也會比較多。

但是這不代表骨骼活動一定與癌症有關，也有可能是因為關節炎（大部分的人多少都有一點）、骨折正在癒合，或某種感染引起，所以這項掃描檢測只能得知骨骼內是否有活動正在進行。若掃描結果為陽性，下一步應接受骨骼X光攝影，來協助判斷該活動究竟是什麼。當然也可以一開始就採用骨骼X光攝影，但我們希望盡量

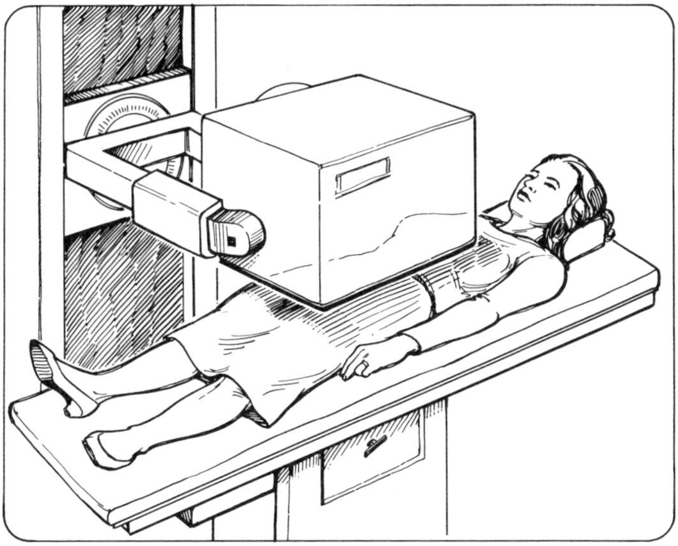

圖10.11

避免患者接觸到輻射的機會。

標記

另外，罹患乳癌的女性適用之抽血檢測包括：CEA、CA 15-3 及 CA 27.29 等。上述都屬於血液中的非特定性標記，後續可長期追蹤，且當出現遠端轉移時，數值通常會隨之上升。最初這些檢測的目的，是希望提前偵測到掃描檢驗無法看出的少數擴散癌細胞，可惜後來發現它們不夠精確、敏感度不足，無法達到預期效果。然而當患者體內癌症出現轉移時，這些檢測數值會升高，因此可用於追蹤罹患轉移性疾病的女性，調整適當的治療方法。

請記得，所有檢測都各有其侷限性。即使檢測結果為陰性，也不能確保你的健康完全沒有問題，這只代表那幾個器官內，沒有大群癌細胞存在而已。大部分剛確診癌症的人，都不會有這種程度的擴散。因此如前所述，對於第1期或第2期的乳癌，我們通常不再進行這種檢測；對於乳癌已是第3期或局部晚期腫瘤患者，或在較常有乳癌擴散的器官出現相關症狀者（如發現硬塊後，持續出現下背疼痛），就可能會進行檢測。但這已不屬於常規的檢查程序。

現在多數醫師都會建議所有確診乳癌的女性，接受病史與身體檢查、檢測肝功能，並進行雙側乳房X光攝影。

對於大部分病況較不嚴重的女性（嚴重情況包括：觸診時在腋下或鎖骨上方可摸到纏結的淋巴結、乳癌腫瘤侵犯到胸壁或皮膚、發炎性乳癌等），不需要於手術前再把癌症區分出不同階段，

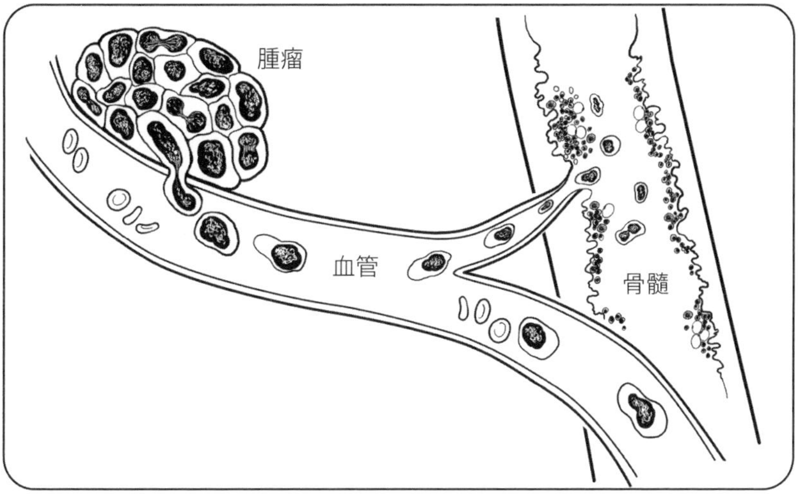

圖 10.12

即使術後也不見得必要。腫瘤直徑大於五公分且淋巴結陽性的患者，與腫瘤直徑二至五公分，淋巴結陽性且腫瘤屬高風險者，以及準備接受前導性化療者，可能會進行的檢查包括骨掃描、肝臟超音波，或電腦斷層掃描及胸部X光或斷層掃描。

根據現在對乳癌生物學的瞭解，我們預測一定比例的乳癌患者會出現微轉移，以循環腫瘤細胞（Circulating Tumor Cells, CTCs）或散播腫瘤細胞（Disseminated Tumor Cells, DTCs）稱之（見圖10.12）。這些散播腫瘤細胞代表的重要性，目前仍有很大的爭議[22]。

雖然要發現「散布出去」的癌細胞，最準確的方式就是尋找散播腫瘤細胞與循環腫瘤細胞，但問題在於它是否真的具有重要意義。癌症要擴散，不僅需蔓延出乳房區域、進入血流，還得在另一器官找到適合環境，能夠接納、支持癌細胞生長（見圖10.12）。

打個比方，當你收拾好行李，坐進車裡，並不代表一定能在另一個地方找到合適的居住地點。許多散播腫瘤細胞與循環腫瘤細胞就和移民一樣，踏上艱險莫測的旅程，有些在途中就死去（細胞自發性的消亡），有些遇到邊境巡警（免疫系統），有些無法適應新家（器官）。多數乳癌患者最初的治療都是成功的，有些人後續可能會復發，但大部分都沒有這種情況。零星幾個細胞擴散出去，例如在骨髓中休眠，這其實沒什麼好在意的，只要它們在患者餘生都保持休眠狀態就可以了。就算活到一百歲，這些細胞也可能永遠維持休眠。

第11章

治療決策

任何被診斷出癌症的人，很可能都想要立即開始治療，若你的反應也是這樣，還請暫停一下——先花個幾天，好好想想你將面臨的新處境。當然，得到癌症之後一定會想盡快治療，但給自己一週左右的時間，並不會耽誤病情，反而能讓你做出最理智、清醒的決策。無論如何選擇，帶來的後果都是你自己將背負一生的，而這個「一生」不會因為你多考慮了一陣子，就變得比較短。

我們以前往往在癌症都還沒確診時，就下了決定（或是說，讓醫師替我們做決定），患者在切片檢查前得先簽署同意書，同意若找到癌症，就立即進行乳房切除術。幸好現在雖仍有這種做法，但已越來越少見了，因為這是非常糟糕的方式，無論是誰，都不該在還不知道醒來以後自己的乳房究竟在不在的情況下，施打麻醉而沉睡。若你的醫師要求簽署這種文件，請不要照辦。在還沒有確定罹患癌症時，你可能會以為自己希望以某種方式來處理，但確診以後，那不一定是你真正想要的做法。

這種急迫感，部分來自於過去尚未有太多選擇時，我們對癌症根深柢固的看法，但現在有很多可行方案讓你選。現存的療程或綜合治療方案是否適用，需取決於癌症類型、乳房內的腫瘤位置與大小，還有你的想法與感受也非常重要。本章將概述不同類型乳癌適用的不同治療方案，下一章再詳述幾種特定乳癌的治療方法。最後，我們將在第五部討論各種療法及其後果。

治療目的：殺死癌細胞並改變細胞環境

乳癌治療包括移除癌細胞、殺死癌細胞，並藉由改變其周遭環境來控制細胞。手術能夠確實移除某一特定區域的所有細胞（無論好壞）；放射線治療則會殺死途徑中所有細胞（無論好壞），但大部分的健康細胞，都能從放射線的破壞中恢復及（或）生長回來，使受輻照的乳房不受傷害；化療會以許多方式殺死癌細胞，其一為引發細胞DNA的致命性突變。

化療效果大致上與放射線治療很類似，兩者都是藉由干擾癌細胞生長來達成目的，但同時也會傷害健康細胞，並改變細胞周遭環境。手術與放射線治療會引起發炎反應，以修復療程造成的破壞。標靶治療及化療則在免疫系統產生作用，我們現在才剛開始瞭解它影響的形式。最後，身體對癌症及療程的反應與壓力，也會影響患者對抗癌症的能力。

賀爾蒙治療都是針對特定癌細胞，像是塔莫西芬①、芳香環轉化酶抑制劑，或甚至卵巢根除（移除或阻斷卵巢），改變其細胞生長或存活所需的功能，同時也會改變細胞周遭環境。因此這種療法會使全身的賀爾蒙環境產生變化，包括乳房與腫瘤附近的環境。

塔莫西芬就是很好的例子，可說明改變細胞周遭環境帶來的長期影響。它會阻斷細胞與周遭的雌激素受體，使雌激素無法傳遞過來。你或許以為停用塔莫西芬後，這種效果就會消失，但事

①〔藥師註〕學名，Tamoxifen。為選擇性雌激素受體調節劑。

實上即使停藥後，它的影響仍能持續很長一段時間。根據一份研究，服用塔莫西芬僅一年時間，其效益能持續作用長達十五年[1]。服用時間越長（十年以內），效益越高。

塔莫西芬無疑能夠殺死部分癌細胞，同時影響細胞生長的基質環境，甚至也可能使部分癌細胞休眠。「以體內仍有癌細胞的狀態生活下去」聽來或許有些嚇人，但其實不然，想想若身體沒感覺到什麼不對勁，一路活到九十五歲高齡才因中風過世，你真的會在乎體內是否有休眠的癌細胞嗎？我想大概不會吧。

較新的標靶治療也有較多面的效果。賀癌平②是一種抗體，能夠阻斷促進癌細胞生長的生長因子受體**HER-2/neu**（見第10章「生物標記」部分）；但它是否有殺死癌細胞，或改變環境的功能呢？或許兩者皆有。賀癌平會改變癌細胞存活及（或）生長的關鍵過程之一，並使免疫系統也加入「戰局」。普通細胞也會經歷這些過程，只是沒有這麼顯著。

較新的免疫治療則是排除癌症導致的阻礙，藉此改變身體防禦系統的反應，這有點像搬開路障讓急救人員得以通過。這種方式使免疫系統能夠攻擊癌症病灶，或使周遭環境不再那麼利於癌細胞生長。最後，還有輔助療法及生活習慣方面的手段，像是舒緩壓力、減輕體重或增加體能活動等等，對避免癌症復發有什麼效果呢？我的猜測是這些都屬於改變身體環境的途徑，減少體內發炎，進而使癌細胞盡量維持在休眠狀態。

所以我們能利用上述所有方法，來追求長壽的目標。如前所述，最初的治療方案主要是透過手術或放射線治療（局部治療），減少癌細胞數量；接著，加入一種或多種全身性治療（化療、賀爾蒙療法及（或）標靶治療），以殺死或控制剩下的癌細胞，這都是醫師負責的部分。至於你

②〔藥師註〕商品名，Herceptin。學名Trastuzumab，為抗腫瘤藥物。

自己，可以努力改變生活習慣，使病情得到控制，避免復發，這也是同等重要的一環（見第16章）。

第一步：團隊合作

乳癌治療是一種「團隊運動」，確診以後，建立團隊是很重要的步驟。有些專業醫療中心會有預先組成的多科醫護團隊，包括相應領域的專家（乳房外科醫師、放射科醫師、腫瘤專科醫師，有時還有整型外科醫師）；多數醫院則沒有名義上的團隊，而是由一群醫療人員共同合作；而有時你得自己來組建夢幻團隊。若有需要就不必有所顧忌，可以盡量多方尋求各種建議，結合不同醫院的專家。大部分的醫療中心及醫師，都願意讓患者自行轉診，因此不必然只能接受醫院指派給你的醫師。你可以詢問地區性的乳癌支持團體成員，是否有推薦的醫師，因為這是你得運用所有人脈的時刻。

除了負責治療的醫師以外，你還需要支持團體的協助，包括臨床護理專家、物理治療、安寧療護（亦稱「緩和療護」，指的是照護癌症患者的症狀，而非癌症末期生命走到盡頭的處理方式）以及心理治療。你可選擇自行協調、掌控這些團隊，或者希望將支配責任交給另一半、姊妹或是最好的朋友。無論如何選擇，都沒有對錯之分。通常團隊的領導角色會隨治療進入不同階段而變化，例如外科醫師主導局部治療、腫瘤科醫師負責用藥等等。

過去外科醫師在診斷後會介入處理方式（乳房腫瘤切除術、乳房切除術等等），以預防乳癌復發；接著將患者轉診至放射腫瘤科，由腫瘤科醫師視情況進行化療。但如今這樣的治療順序已經完全改變了。有時候，會將化療或賀爾蒙治療做為第一步治療手段，接著動手術，最後才是放射治療——其進行順序取決於患者的腫瘤類型（見第10章），或是否選擇參與特定臨床試驗（例如先進行化療、賀爾蒙治療及（或）標靶治療；本章後段「治療研究：臨床試驗與研究計畫」部分，將就此再行說明）。

還沒有閱讀第10章的讀者，建議先回頭翻閱該部分，因為接下來的步驟需視腫瘤類型而定。你還是需要做出一些決策，但與本書先前版本所述相比，已經刪減許多。此外，治療團隊也仍是不可或缺的。

第一項決策

剛診斷出乳癌後，通常會需要做出三項決策，選擇及執行順序應依據個人狀況及腫瘤類型而定。第一項決策是針對身體其他部位可能已經存在的癌細胞，是否要對它們進行治療？若是，要如何進行？這涉及化療、賀爾蒙治療及標靶治療，或許僅採其中一種，也或許結合、搭配應用。第二項決策是如何治療「局部區域」，亦即乳房硬塊及腋下淋巴結；一般都是採用數種局部治療方法搭配進行，包括手術、放射治療等。第三項決策是關於預防癌症復發，可能包括改變生活習慣，如減輕體重、運動及舒緩壓力。以上都不是那種放諸四海皆準的簡單決策。

這些決策的目的，都是為了讓你擁有最大的機會澈底治癒，意即盡可能預防它在乳房、切除疤痕或身體其他部位復發。就這點而言，需要納入考量的因素不只一個。例如我們知道若癌症在乳房或淋巴結復發，不僅是帶來不便而已，還會提高癌症致死率；另外我們也知道，塔莫西芬藥物治療及化療，不僅能治療身體其他部位的微量癌細胞，也可降低局部復發率。因此，雖然醫師往往會把這幾項決策區分開來，但其實它們都屬於同一整體的一部分。即使與局部治療相關的決策，通常會由外科醫師及放射科醫師決定，而全身性治療則屬於腫瘤科專家的職責範疇，但也必須彼此協調合作。

遺憾的是，現行醫療健康體系中，只能由你自己來擔任組織、指揮的角色。這或許有點令人望而生畏，但一定要記得，患者是你，你得為自己做出最好、最適合的選擇，而不是完全交給醫師或醫療團隊。選擇沒有對錯，若感到擔憂不安，或單純不喜歡你的醫師，都可以尋求第二意見的協助。你得信任為你治療的醫師，相信他們會與你合作，共同追求最佳結果。

另外也別忘了，儘管本章內容主要探討不同治療方法的益處，但每種療程也各有其副作用。我建議讀者仔細閱讀所有關於治療的內容，最好也別錯過第18章說明間接傷害的部分，以確保你真正理解將發生在自己身上的事。

局部治療：手術及放射線治療

多年來，大部分的外科醫師都是以乳房切除術作為治療的第一步，認為這種極端方式是拯救患者性命最有效的辦法。但研究顯示這個想法是錯誤的，在乳癌治療中屢次證實，強烈的治療手段不見得能帶來較好的結果。乳房手術的主要目的，是預防乳癌在曾發作的特定區域復發，但還有別的方式能辦到這一點，只需移除具乾淨邊界的癌症病灶及必要的淋巴結，再以放射治療破壞剩餘的細胞。這種方法不會切除乳房，稱為乳房保留手術，較不正式的名稱還包括：乳房腫瘤切除術、廣泛切除、局部乳房切除術。

此外，也可以透過乳房切除術及切除必要的淋巴結，來清除乳癌。對於體積較小、未轉移到淋巴結（或僅少量）的腫瘤，可以移除足夠的組織，避免局部復發，而不需要進行放射治療。但對於體積較大，或淋巴結受嚴重影響的腫瘤，就得先動乳房切除術及淋巴結廓清手術，盡可能移除腫瘤，再進行放射線治療，以處理患者乳房內剩餘的癌細胞。通常若要決定最佳的方案，不僅需依據腫瘤的生物性質而定，患者本身的選擇及腫瘤大小佔乳房體積的比例，也應納入考量因素。

乳房切除術方案

許多女性自然而然地以為，越極端的治療方法，效果就越好，因此也認定乳房切除術消滅的不僅是乳房，更是癌症復發的所有可能性，但事實並非如此。接受乳房切除術後，乳癌仍可能會在疤痕、胸壁、腋下等處復發，就和乳房腫瘤切除術一樣。其實，未進行放射治療的乳房切除術，與乳房腫瘤切除術搭配放射治療，兩者的局部復發率是一樣的（均為6％）[2]。將最初接受乳房保留手術的女性，與根除性乳房切除術相比，發現無論是在另一側乳房出現癌症、遠端轉移，或同側乳房不同位置又出現新的癌症，兩組患者的狀況在二十年後沒有任何差別[3]。

一九九〇年六月，美國國家癌症研究中心（National Cancer Institute）共識會議（Consensus Conference）結論指出：「對大部分罹患第1期及第2期乳癌的女性而言，乳房保留手術是很合適的初步治療手段，甚至較全乳房切除術更勝一籌，因其生存率相等，卻能夠保留乳房（這是強調的重點）。」令我詫異不解的是，過了廿五年，我們進行的乳房切除術仍然大幅多於乳房保留手術。

近期有兩份研究，重新探討乳房保留手術與乳房切除術（結合或未結合放射線治療）之效益。雖然該研究並非隨機分派，但它比較十年內的乳癌存活率，發現接受乳房保留手術的女性，存活率為94％，接受乳房切除術的女性為90％，接受乳房切除術結合放射線治療的女性則為83％[4]。這個研究結果被另一項加州研究進一步證實：接受乳房保留手術的患者，表現亦優於乳房切除術的患者[5]；儘管高社經地位女性接受乳房切除術的人數，比乳房保留手術更多。

乳房保留手術額外的效益，在五十五歲以上、罹患賀爾蒙陽性乳癌的女性身上尤其顯著；但對於較年輕、所有乳癌亞型的女性，也是同樣受惠。我推測可能是切除手術或麻醉引發了發炎反應，增加癌症擴散的機會，讓放射治療發揮潛在效應。但重點在於，這都違背大眾普遍的認知，現在要知道手術動得越多，不見得越好，甚至可能有反效果。

可是仍有越來越多女性患者，選擇進行乳房切除術，甚至雙側乳房切除術。部分原因可能是隨著乳房保留手術越趨普遍，外科醫師開始移除較大塊的組織，以達到乾淨邊界，有時往往會影響外型美觀程度。調查顯示，約20至30％接受乳房腫瘤切除術的女性，術後嚴重影響乳房美觀程度[6]。但這是可以避免的，我不確定這些女性是否知道，與乳房切除術息息相關的乳房重建技術，現在亦適用於乳房腫瘤切除術，患者不僅能擁有美觀的外型，更重要的是可以保留乳房的觸感和知覺。

若術後乳房的美觀程度，對你的乳癌手術決策有很大的影響，那麼請別擔心，因為無論選擇哪一種手術方案，如今的重建技術都已越來越成熟了。若你的醫師沒有提起這點，記得主動詢問，自己也做一點功課。這顯然比貿然動手術讓自己少了一側乳房，或兩側乳房嚴重不對稱要來得好。

此外，保有乳房部位的感覺，更是比雙側切除、再重建出毫無感覺的麻木乳房好太多了。我的同事安德森（Ben Anderson）就說過，一定要讓患者瞭解：乳房重建是為了「外型美觀」而動的手術，並無法恢復其功能。因此最好花一點時間和醫師討論，或上網尋找願意做這種治療的人（記得詢問能否看看照片），並與曾接受過手術的「過來人」聊聊。通常在能先進行化療的情況下，患者會有很充裕的時間找資料研究，而且這絕對值得。

儘管有這種方案，過去十年來在能夠接受乳房保留手術的女性患者中，仍有較高比例選擇了乳房切除術，甚至雙側乳房切除術[7]。或許有部分原因在於，美國民眾無論在任何情境下，往往都認為「做得越多，效果越好」——越疼痛、越大的手術，肯定就能帶來最佳效果。這種想法幾乎帶了點魔法色彩，彷彿在說：「我把乳房獻給神做為回報，應該就能夠挽回性命。」要是真這麼簡單就好了。在面對諸多令人膽怯的抉擇時，試著不要把「感受」與「事實」混為一談，盡量為自己做出最好的選擇，畢竟在未來很長一段時間裡，要承擔選擇後果的人是你。

接受乳房切除術的女性人數增加，毫無疑問也與核磁共振有關。當核磁共振結果呈現獨立的「未知點」時，無論是良性還是惡性，都很容易引發恐慌，讓患者以為乳房已經遍布癌細胞，因此決定進行切除手術。請試著記得，不管核磁共振檢查出現多少假陽性的虛驚結果，大部分的早期乳癌病例中，乳房腫瘤切除術結合放射線治療的治癒率，其實等同於全乳房切除術，有時甚至更佳。

有時乳房腫瘤切除術結合放射線治療，不僅對於維持乳房美觀有所助益，在醫療層面也同樣重要。若癌症位置很靠近胸骨，即使乳房切除技術再好，都無法正常移除硬塊邊緣的組織；此時可以透過放射治療來處理這些周遭組織。而乳房切除術有時也會是最佳醫療選擇，例如較小的乳房內長著較大的腫瘤，或者為廣泛性乳管原位癌（一種非侵襲性癌）時。近來，腫瘤體積較大的患者，會在術前先接受化療或賀爾蒙治療，縮小腫瘤使其較適合乳房保留手術；有時也會在乳房切除術後進行放射治療。

若決定接受乳房切除術，可選擇在術後就接著做乳房重建手術，也可等後續有意願時再進行。通常外科醫師會保留大片表層皮膚（即皮膚保留式乳房切除術），留待後續重建時，以整型手術填滿；有時也會保留乳頭。但必須強調一點：保留下來的乳房皮膚以及乳頭，通常是麻木無感的。目前對於保留乳頭是否會導致較高的復發風險，仍存在爭議，很難就現有證據來判斷。此外，乳房下垂程度對於整型手術是否成功，也有至關重要的影響；若患者的乳房嚴重下垂，術後乳頭的位置可能會有所偏移。

不同的癌症亞型（見第10章）會影響復發風險，但數據顯示，你和醫師選擇的局部治療類型，並非決定性的因素[8]。透過手術移除大部分的腫瘤，當然還是很重要（是「大部分」，而非連一分一毫都不能遺漏），但別忘了，乳癌之所以致命，往往不是因為乳房內的東西，而是早已存在身體其他部位的微量癌細胞。然而，某些類型的乳癌（見第10章）具有特殊硬塊，向外延伸的「觸手」較短，因此只需要乳房腫瘤切除術就足以移除。有時候邊界僅恰好與一個白點交集，但其他部分是乾淨的，這種情況應可以放射治療處理[9]。關鍵是要判斷體內仍有癌症留存的機率有多高，就一般類型的癌症而言，這種機率很低，採放射治療即可消滅乳房內剩餘的惡性細胞。

藉由評估組織的邊界，可判斷是否已移除大部分的腫瘤（見圖10.6）。若已無腫瘤存在，則可保留乳房。這會受到腫瘤本身的病理特性影響，乳癌具有類似觸手狀的突起，自原發腫瘤延伸進入乳房組織；乳管癌以及多數乳管原位癌（又稱廣泛性管內癌成分（Extensive Intraductal Component, EIC））」，可延伸得更遠。此時因為外科醫師無法看見或觸摸到那些「觸手」，所以第一次手術常無法達到乾淨邊界（見圖11.1），有時可採再次切除（re-excision），額外移除一些乳房組織。但也有時即使是再次切除，也無法達到乾淨邊界，那麼就需要乳房切除術這種廣泛性切除的最終手段，來澈底移除腫瘤。浸潤性乳小葉癌是另一種慣於隱蔽、較難被外科醫師發現的類型（見第10章「如

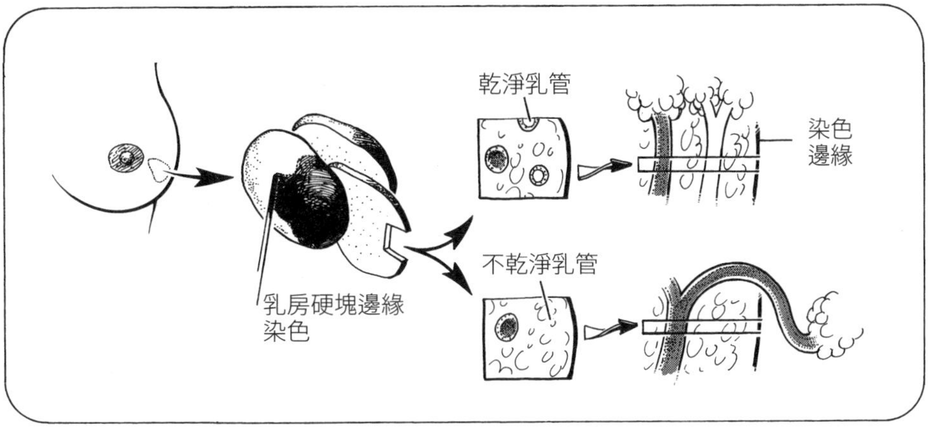

圖 11.1

何解讀病理報告？」部分），因此，乳房保留手術也需要結合廣泛性切除與乾淨邊界，且最終可能仍不得不採取乳房切除術。這種病例很適合進行腫瘤整型手術（見第13章「整型式乳房腫瘤切除手術／部分乳房切除術」部分）。

另一種方案是術前先接受化療（針對三陰性或HER-2陽性腫瘤），或賀爾蒙治療如芳香環轉化酶抑制劑（特別是乳小葉腫瘤），以縮小腫瘤體積。這種方式能讓原本太大、無法做腫瘤整型手術的腫瘤，縮小到可以輕易切除的體積，稱為前導性治療，將在本章後文「全身性治療」部分詳述。有意選擇乳房保留手術的患者，應詢問外科醫師是否擅長腫瘤整型技術，如果答案是否定的，請換一位具備該技術的醫師。或者若你本來就需要進行化療或賀爾蒙治療，也應詢問是否能先進行，以試著將腫瘤縮小到適合手術切除的體積。

這些都讓我不得不再次提醒，那些反對常規術前核磁共振的女性：外科醫師有時會安排患者接受術前核磁共振，以協助判斷其是否適合乳房保留手術；意思就是醫師要尋找、確認除了原腫瘤外，是否還有其他的可疑病灶。同側乳房內本來就可能會出現其他白點（可疑點）[10]，這也是乳房腫瘤切除術後，會接著對剩餘乳房組織進行放射治療的原因。然而一旦做了核磁共振，注意到其他可疑區域[11]，就很難再對它置之不理，接著就如我所說，許多女性會決定直接切除整個乳房。有些看法認為，有時能透過術前核磁共振在另一側乳房發現癌症，這或許是真的，但其重要性仍有待商榷。

我想起在一九七〇年代，紐約有一位外科醫師厄爾本（Gerald Urban），他建議對另一側乳房進行「鏡像」切片，尋找是否有隱藏的癌症。切片確實發現了一些案例，但卻沒有影響結果。我的同事安德森（Ben Anderson）就告知他的團隊，在安排患者進行術前評估核磁共振之前，要先清楚提出理由（而非只是說「因為她還沒做過核磁共振」），說明他們認為這對治療有什麼樣的影響。可接受的理由包括：(1)乳房組織太過緻密，判斷癌症範圍的難度很高；(2)患者可能進行部分乳房放射線照射（XRT）；以及(3)患者具有特別大的乳房（巨乳症），考慮同步進行乳房保留手術與縮胸手術。

還有另一種原因會使患者選擇乳房切除術，就是當外科醫師表示：若要切除腫瘤，就必定會破壞乳房的美觀。遇到這種情況時，一定要尋求第二意見。找一位會先進行前導治療以縮小腫瘤體積的外科醫師，或有受過腫瘤整型手術訓練者，是非常重要的。如前所述，腫瘤整型手術[12]指的是將整型外科手術的技術，運用在切除乳房硬塊，然後視某些患者需求，縮減另一側乳房體積，使兩側達到對稱。這種手術可顧及醫療與美觀，同時保有乳房本身的感官。

就我看來，既然有這些可行方案，能保有原有乳房，又能維持可接受的外型，那為什麼要切除整個乳房，再費力去重建它？況且兩個選項具有相同的復發風險與治癒率，而後者還能保有正常的感覺能力。簡而言之，無論選擇哪種方案，都有醫療上與美觀上的後果，你應該對它們有澈底認識，才能做出決定。

管狀A型腫瘤（雌激素陽性、黃體素陽性、HER-2陰性）接受乳房保留手術的效果最佳（僅1%復發率）；而三陰性（雌激素陰性、黃體素陰性、HER-2陰性）的局部復發率最高（10%）。然而，在認定這類型腫瘤患者一定得選擇乳房切除術以前，我得提醒一點：即使接受了乳房切除術，患者的局部復發率也沒有明顯變化（仍為約10%）[13]。

只有三種理由，讓患者絕對不可進行乳房保留手術：

1. 患者的乳房區域曾接受治療性輻射，如霍奇金氏病；因為若再加上前述療程，會導致總輻射量過高。但其實這點也不必然是禁忌，現在已有新的技術，可進行部分乳房放射線照射，亦即近距離放射治療[14]。
2. 廣泛擴散性或多中心性乳癌，無法單靠一次切除手術，達到乾淨邊界和理想的美觀程度。
3. 瀰漫、可疑、看似惡性的微鈣化。

另外相關禁忌包括：

1. 特定的活動性自體免疫疾病，特別是硬皮症或狼瘡，若接受輻射可能造成嚴重的短期或長期併發症。
2. 病灶呈陽性邊界（腫瘤有墨水），無廣泛性乳管原位癌。

有時候，患者聽說若進行乳房保留手術以後癌症復發，乳房會因先前做的放射治療而無法重建，因此決定放棄保留手術，直接選擇切除乳房，也不進行放射治療，但這並非全然正確的觀念。首先，僅6%的患者會出現局部復發（亦即癌症在乳房或淋巴結再次出現），因而需要切除乳房。儘管這時若要以植入物或擴張器來重建乳房（見第13章「植體與擴張器」部分），確實變得比較困難，但有研究顯示，乳房切除術後進行放射治療，接著若僅使用肌皮瓣（即取自身體其他部位的皮膚與肌肉），其效果與未曾接受放射治療者是一致的[15]。當然，特別纖瘦的女性可能沒有足夠的肌皮瓣來進行乳房重建。

放射治療方案

另一項使患者選擇切除乳房的因素，是放射治療療程長達六週；這段期間每天都得接受十五分鐘治療，想到這其中的不便，當然令人卻步。針對這個問題，現在已有需時更短的新療程來解決，也就是寡分次放射治療。「寡分次」指的是減少分次治療的次數（包含術中放射線治療和部分乳房放射線照射），使患者不需要跑那麼多次醫院。

部分乳房放射線照射

部分乳房放射線照射（即近距離放射治療）適用於早期乳癌患者（腫瘤小於兩公分、前哨淋巴結陰性、雌激素受體陽性），特別是停經後的女性。有臨床試驗正在進行中，以得到決定性的結論。這種方式可使用傳統放射儀器進行，通常只需五次治療就可完成。加速分次部分乳房照射（accelerated partial breast irradiation）亦是另一種常用方案，即手術時於患者體內置入氣球導管，以每日兩次的頻率，照射進行乳房腫瘤切除術的部位，持續約五天後移出體外（見圖11.2）。第14章「部分乳房照射法」部分，將詳述進行方式。

截至目前為止，資料顯示對於適用這種技術的早期乳癌患者，其結果非常樂觀，局部復發率低，不僅效果與接受標準六週治療者相等，甚至副作用更少。

美國放射治療與腫瘤學會（American Society of Therapeutic and Radiation Oncology, ASTRO）建議，這種方式適用於超過六十歲的女性、腫瘤直徑小於或等於兩公分、雌激素受體陽性、無可見的癌細胞侵犯血管或淋巴管現象[16]；但也有人認為這些條件太過嚴苛[17]。無論如何，我們仍須等待局部復發之長期追蹤數據，才能將這種方式付諸更廣泛的應用。

術中放射線治療是最簡便的方式，在手術過程給予患者單次劑量的照射即可。但有兩項臨床試驗對術中放射線治療進行比較（TARGET[18]以及ELIOT[19]），發現術中放射線治療具有較高的局部復發風險，故我們需要額外研究，確認哪些患者（或是否有任何患者）最適合這種療程。除此之外，術中放射線治療需要特殊的專業設備，因此只有特定醫療中心提供，或者作為臨床試驗的一部分。最重要的是，該療程目前尚無長期研究結果（超過五年），代表它仍屬於試驗性的療法。

一份重要的加拿大研究[20]顯示，對整體乳房進行十六至廿五次治療，與傳統花費六週共三十次治療的結果一致，因此許多放射腫瘤科醫師都開始採用加速分次全乳房照射（寡分次放射治療），來治療淋巴結陰性乳癌患者。若你的乳癌屬於這種類型，但醫師提議你進行傳統六週治療而非較短的療程，記得請對方向你說明原因。尤其左乳乳癌患者（與心臟同側），更應問清楚治療方案，理解放射腫瘤科醫師打算如何避開心臟與肺部（見下文）。

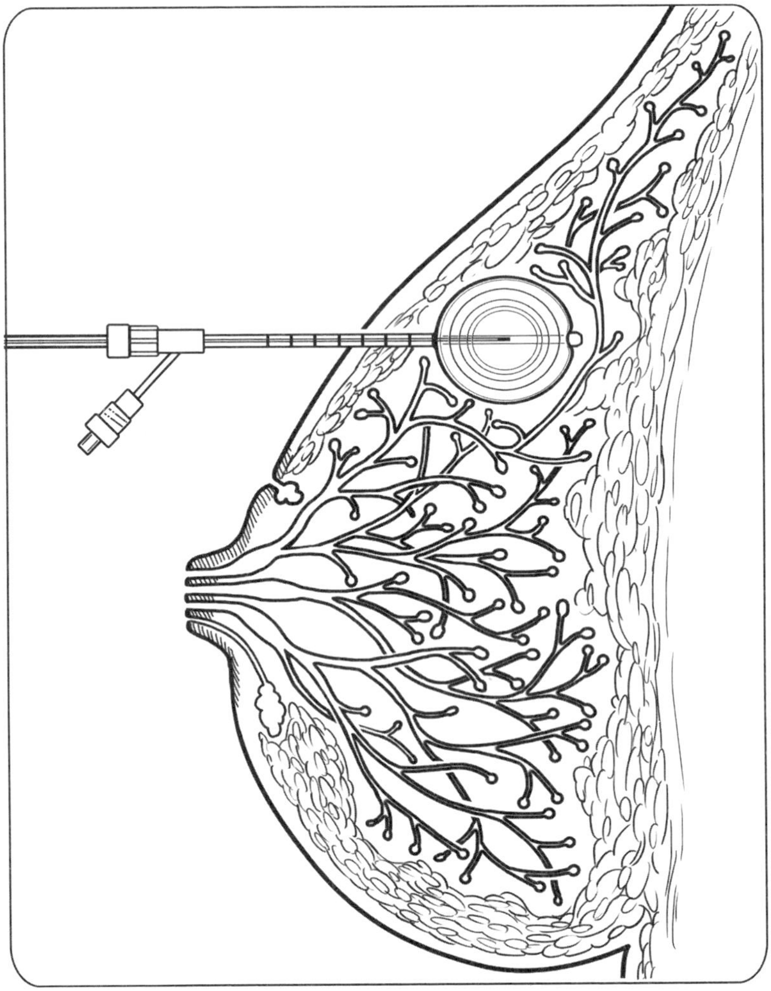

圖 11.2

我們將在第14章說明多種放射治療方式。目前這些技術的相關研究、報告仍非常有限，但前景樂觀，畢竟其低局部復發率的結果與標準六週療程相近，但副作用更少。若考慮選擇乳房保留治療，記得一定要與放射科醫師會面，討論所有可行方案。

乳房切除後放射治療

乳房切除後，通常不會再進行放射治療，因為腫瘤已經移除了。但研究顯示，即使是切除了乳房，放射治療也依然有其價值。部分女性可能有超過20％的機率，腫瘤會在切除疤痕、皮膚或淋巴結復發。包括具有四個以上陽性腋淋巴結、一至三個陽性淋巴結且腫瘤直徑超過五公分，以及腫瘤侵犯到胸部上方皮膚或胸壁者，均屬高風險群，乳房切除後放射治療可能對這類患者有益。局部復發風險中等（10至20％）者，在缺乏乾淨邊界（乳房切除之邊緣仍有癌細胞）及乳房組織內淋巴管或血管遭大幅侵襲者（即血管淋巴侵犯），亦可考慮進行乳房切除後放射治療。其他能因這種方式受惠的人，還包括三陰性乳癌患者、年齡低於四十五歲，或者腫瘤有血管、淋巴侵犯情況者。

乳房切除後的放射治療，能顯著降低上述所有狀況之局部復發風險，且原本的復發風險越高，放射治療降低其發生的機會就越高。淋巴結陰性的患者，乳房切除後五年內局部復發率為6％，接受放射治療可降至2％。若有四個以上陽性淋巴結，未接受放射治療者，五年內局部復發率為23％，接受放射治療者則為6％。對無陰性淋巴結的患者來說，是否接受放射治療不會改變存活率；但陽性淋巴結患者的存活率卻可以提高5％，較現有的前導性化療更佳[21]。

既然如此，為什麼不讓所有切除乳房的人都接受放射治療呢？因為接觸放射線本身也有風險。研究顯示，癌症病灶在身體左側的患者，若接受放射治療會增加罹患心臟疾病的風險——隨著放射技術進步，這種風險已大幅降低，但仍然存在（見第14章「心臟保護技術」部分）[22]。另外近期研究也發現，乳房切除後放射治療會使十年內的肺癌發病風險提升為兩倍[23]（此風險與過去的吸菸習慣和肺部接受治療的量多寡有關。但若是乳房保留手術後進行放射治療，則不會引起這種結果，因為乳房自胸部突出，故其側面或切線亦可接受治療）。幸好，更現代化的電腦技術，使乳房切除後以放射治療胸壁和疤痕，較不會影響心臟和肺部。一定要確認你的放射腫瘤科醫師是否熟悉這些議題、是否願意與你討論，哪一種方案才能將你的心臟與肺部保護得最好[24]。

所有的乳癌治療相關決策，其實最終都會得到同一個結論——要在風險與效益之間取得平衡。乳房切除後，若局部復發風險高到特定程度，就值得進行放射治療。你得和醫師好好討論，也應考量自己的感受，才能做出對你最有利的選擇。

然而，如何整合乳房切除後放射治療與未來可能的重建手術，就成為很複雜的問題。若這種情況適用於你，最好的辦法是找外科醫師、放射科醫師以及整型外科醫師共同合作，力求達到最佳結果。

腋下手術：檢查淋巴結

如前所述，我們在切除癌症病灶時，也會想辦法確認癌細胞是否影響了腋下的淋巴結。腋下手術除了預防癌症在腋下復發，還有另一個目的，就是協助判斷乳癌的分期階段。若患者腋下有

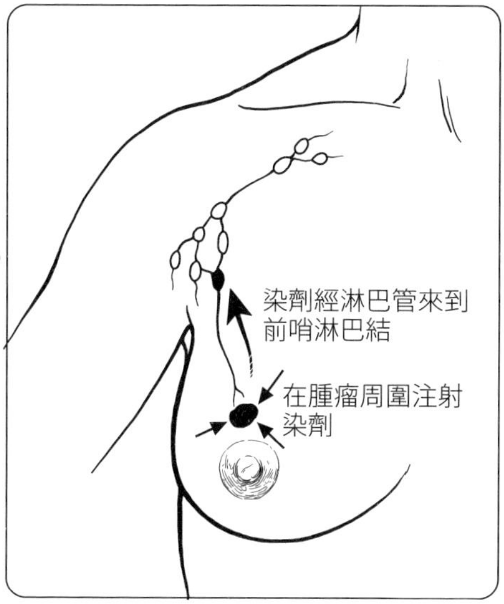
染劑經淋巴管來到
前哨淋巴結
在腫瘤周圍注射
染劑

圖 11.3

觸診可察（亦即摸得出來）的淋巴結，則應進行針對性超音波細針抽吸或者粗針穿刺切片，以判定這些淋巴結是否為癌症表現（見第 8 章「活體組織切片」部分）。即使沒有癌症跡象，腋下手術仍不可免，因為穿刺切片可能會漏掉淋巴結內小部分的癌症區塊。

唯一需要移除所有腋下淋巴結的患者，是具有大型腫瘤（第 3、4 期）、罹患發炎性乳癌，或者切片確認已侵犯到淋巴結者。多數女性都可採用前哨淋巴結切片的方式，不需要動那麼多淋巴手術，併發症也較少。前哨淋巴結切片的概念非常直觀[25]，主要是以乳癌最可能擴散到的一個或數個淋巴結為準。在術前或手術過程中，外科醫師會在乳房注射少量藍色染料以及放射性追蹤劑，追蹤路徑至最近的一個或多個引流淋巴結（見圖 11.3），醫師會切除這些淋巴結以供檢驗；它們很可能是癌症離開乳房、向外擴散到身體其他部位的第一站（見第 13 章「前哨淋巴結切片及腋淋巴結廓清」部分）。若這些淋巴結內沒有發現癌細胞，就不會再對腋下部位進行其他動作。

這是「治療並非越多、越激烈越好」的又一實例——直接找到最有可能出現癌症的淋巴結來檢查，就不必擔心可能會在某個角落有所遺漏。而且這麼一來，病理科醫師明確知道目標，而不像一般淋巴結廓清時需要檢查許多淋巴結，因此檢驗可做得更澈底、仔細（見第13章），出現失誤的的可能性也隨之降低。同時，因手術範圍較小，前哨淋巴結切片帶來的併發症也比較少。手術後無須進行腋下淋巴引流，減輕患者的不適感、降低出現淋巴水腫的機率（見第18章「淋巴水腫」部分），也比較不容易對神經和血管造成意外損害。

從本書上一版至今，關於縮減腋下手術已取得更多進展。最初我們以為若找到陽性前哨淋巴結，就代表需要移除所有淋巴結，以確保沒有遺漏其他被侵犯者。然而一項名為Z0011的研究[26]，對這種觀念提出挑戰：該研究讓接受過乳房保留治療（即乳房腫瘤切除術後再進行放射治療）、腫瘤直徑小於五公分，且腋下無觸診可察之淋巴結的女性，進行前哨淋巴結切片檢查；接著隨機分配頂多有兩個前哨淋巴結呈陽性者，一組接受傳統腋下淋巴結廓清（切除所有淋巴結），以防遺漏其他陽性淋巴結，另一組則不再做任何進一步的腋下手術。研究者已知有些未接受額外腋下手術者，一定有部分淋巴結留有癌細胞，但其中許多可用一般的乳房放射治療處理，且全數都會接受恰當的全身性治療。研究者希望能藉此判斷，額外的腋下手術是否真的可以提升存活率、降低局部復發風險。

令人驚訝的是，根據後續平均六年的追蹤顯示，兩組並沒有表現出任何差異！這是個好消息，代表具有兩個以下的前哨淋巴結呈陽性，且打算採取乳房保留及全身性治療的患者，不需要進行額外的腋下手術。

AMAROS[27]是一項國際性試驗，將具有超過兩個陽性前哨淋巴結的女性，隨機分配為兩組：一組進行傳統腋下淋巴結廓清；另一組不進行額外手術，但直接給予淋巴結放射治療。結果與Z0011

研究所得相似，再次證實「治療並非動越多手術、手段越激烈越好」。現在有研究針對在確診癌症時已知有陽性前哨淋巴結者、接受過前導性化療者，以及手術時淋巴結看似正常者，探討前哨淋巴結療程之安全性。仍須進行腋下淋巴結廓清手術的女性，包括：體檢檢查出陽性淋巴結者、前哨淋巴結大量受到侵犯者（通常為意外發現），或腫瘤科醫師需要更深入瞭解淋巴結狀況，來決定是否進行更多全身性治療者。第 18 章將討論手術治療帶來的間接傷害，屆時亦會提及至少對部分女性而言，縮減腋下手術夠使她們受益匪淺。

接受乳房腫瘤切除術或乳房切除術的患者，無論任何年齡層、初次切除或再次切除、發生於單側或雙側乳房，皆可有效應用前哨淋巴結切片技術。它也適用於罹患乳癌的孕婦，將以放射性種粒（radioactive seed）取代藍色染劑[28]，還有接受過間隔較長的縮乳手術者，以及有乳房植入物者。此外，大部分類型的腫瘤皆可應用該技術，包括術前曾接受化療來縮小腫瘤者（本章後續將再說明）。

局部腫瘤控制指引

一九九六年，我與加州大學洛杉磯分校的同事共同發表首份乳癌診療指引[29]。從那至今，陸續又出現更多不同版本。涵蓋最全面的當屬美國國家綜合癌症資訊網（National Comprehensive Cancer Network, NCCN），可造訪 www.nccn.org 免費查詢專為患者提供的版本（包括英文及西班牙文）。

局部腫瘤控制的第一步是決定性的手術——亦即動手術切除腫瘤、取得乾淨邊界（廣泛切除或乳房腫瘤切除術），或者進行乳房切除術，並採前哨淋巴結切片，確認是否需要腋下淋巴結廓清。

若廣泛切除後已取得乾淨邊界，患者就有機會直接進行放射治療，不必再動乳房手術；然而若有廣泛的前哨淋巴結被侵犯，仍須接受腋下淋巴結廓清。若患者是透過乳房X光攝影的微鈣化發現罹癌，應更仔細檢視，最好包括切片後乳房X光攝影檢測，確保已全數切除乾淨。若患者接受乳房腫瘤切除術後，邊界出現超過一個可疑點；或者切片後乳房X光攝影顯示出殘留癌細胞，那麼外科醫師通常會建議進行額外手術，收集更多癌症資訊。

若新的邊界成功達到乾淨程度，患者即可考慮開始放射治療；若否，就得進行再次切除或乳房切除術。如果腫瘤過大（指與乳房的比例大小），無法進行乳房腫瘤切除術，則可考慮在下述手術前，先做前導性治療、化療或賀爾蒙治療，以縮減腫瘤體積。所有選擇乳房切除術的女性，都應有自主選擇的權利，看是要在手術時同步進行乳房重建，抑或偏好後續再另外動手術。

乳房切除術的選擇

有哪些因素會影響你的選擇呢？一般人常會認為，乳房切除術是比較強勢的治療方式，因為它會造成類似「殘體毀容」式的結果。但事實上，乳房腫瘤切除術搭配放射治療，與不進行放射治療之乳房切除術相比，有過之而無不及。乳房腫瘤切除術與放射治療之治療範圍，涵蓋所有乳房組織；放射線照野能涉及所有組織，甚至包括廣泛性手術遺漏的部分。有些女性選擇乳房切除術，是因為不想每天到醫院做放射治療；也有人是希望能盡快完成療程，回歸正常生活，把罹癌一事拋諸腦後。這本來就是非常私人的決定，但別忘了，前面也提過，癌症這件事已經發生了，患者永遠不可能回到和過去一模一樣的生活。

乳房切除術有幾項重大缺點。首先，除非接受了最優秀、成功的重建手術，否則通常它對乳房外型的美觀程度破壞較大。而即使是做了乳房重建（見第13章「全乳房切除術後的乳房重建」一部分），也無法保留乳頭、乳房、胸部區域的感官、知覺。乳房腫瘤切除術與放射治療則能讓患者保有「真實」的乳房，也不會失去感覺。

有些女性選擇乳房切除術，不進行放射治療（如前文所述並不需要的話），則是因為工作忙碌，希望盡可能減少治療所需時間。這個理由對某些人而言或許合理，但其實大多數女性在與放射腫瘤科醫師討論後，都意外地鬆了一口氣，瞭解到幾乎所有患者在整段（或至少大部分）放射治療期間，都能持續工作。且若需要放射治療，也可以考慮寡分次療程或部分乳房放射線照射（Partial Breast Irradiation, PBI），能大幅縮短治療時間，有時甚至只需幾天。乳房切除術的恢復期約十天至兩週，加上重建手術，若有工作就約需請假四至六週，確切時間取決於重建手術類型，以及工作所需之活動程度；但乳房腫瘤切除術只需數日。

而患者是否能夠取得特定治療方案，也是影響因素之一。某些地區距離放射醫療中心太過遙遠，交通就成了很大的問題。也有地區雖設立相關機構，但卻不符資格，因為必須有非常瞭解相關領域的放射腫瘤科醫師，才能達到理想結果。對某些女性來說，乳房是性別與自我認同中至關重要的一部分，所以為了保住乳房，她們願意（且有能力）付出許多不便和犧牲。我有個患者住在加州中央谷地一座小鎮，距離我在洛杉磯的乳房醫療中心太遠，沒辦法往返通勤。因此她和先生一路開著廂型車過來，在醫院停車場住了六週直到療程結束。我也遇過在乳房腫瘤切除術和放射治療後，癌症依舊復發的患者，雖然最後不得不切除整個乳房，她們還是對於這幾年能夠保留雙乳心懷感激。

無論事實從醫學角度來看是如何，你的選擇都應令你感到安心。我有幾位患者決定接受乳房腫瘤切除術及放射治療，但術後卻天天擔驚受怕，覺得癌症一定會復發。儘管知道癌症不會復發的機率高達94％，每年乳房X光攝影的結果依然讓她們焦慮又緊張。對於這些因選擇乳房腫瘤切除而感到極端焦慮的患者，或許最初應直接做乳房切除術；儘管復發率不變，卻會令她們「感覺」好過許多。

請記得最重要的一點：這是你的身體，不是其他人的。不要因為別人認為某種方式最好，就因此做出選擇。盡可能從各科醫師（腫瘤科醫師、外科醫師、放射腫瘤科醫師等等）收集資訊，甚至每一科都可以找兩位醫師提供意見。還有，一定要和家人、朋友，以及丈夫、妻子或男女朋友好好聊聊，仔細考慮他們的看法。但無論如何，你都得自己下決定。如我前面提過的，夫妻、情人都有可能分道揚鑣，但身體會跟著你一輩子。真正在乎你、愛你的人，一定會支持你，踏上你認為對自己最好的那一條路。

決策時可能會遇到的下一個問題，是要不要對另一側乳房進行預防性切除手術。一般來說，除了攜帶BRCA1或BRCA2突變基因（見第4章）者，或曾因疾病（如霍奇金氏病淋巴瘤）進行過胸部放射治療者以外，這種做法對於其他患者來說都是非必要，甚至毫無意義的；即使是前述兩種條件的女性，預防性切除手術也不一定是非做不可。剛確診乳癌，且具家庭病史、可能攜帶BRCA1或BRCA2突變基因的女性，可以選擇進行乳房腫瘤切除術以及前哨淋巴結手術，然後再接受基因檢測，並在等待結果期間先做化療（約需二至三週時間）。若檢測結果為陽性，且患者有意願，可在化療後進行雙側乳房切除術（是否進行重建手術可自行選擇）。

若檢測結果為陰性，或患者決定後續採取緊密追蹤的方式，則可在化療結束後直接開始放射治療。要記得，預防性切除手術並不是最緊急的事，或許你會想先完成癌症療程，然後等到恰當時機若仍有這個念頭，再做手術切除乳房。還有一點很重要：如果是BRCA突變基因攜帶者，同時也是卵巢癌高風險族群，建議在四十歲（或更早）移除卵巢以降低風險。這些尚未步入更年期的女性，若進行預防性卵巢切除手術，不僅能降低罹患卵巢癌的風險，亦可降低乳癌發病率。

對於非突變基因攜帶者來說，另一側乳房的罹癌風險每年約增加0.8％，終生發病率則為約2至11％[30]。近期一份非隨機研究，將一千零七十二名接受過預防性另側乳房切除的女性，與三百一十七名未接受該治療女性做比較，在長達五點七年的追蹤後，未接受該預防性切除手術者中，2.7％的人出現第二癌症；接受預防手術者則為0.5％[31]。這個結果顯示，預防性手術在降低新乳癌出現的風險上，具有微幅優勢；然而，預防性對側（即雙側）乳房切除術，對於出現轉移性疾病（10.5％）或過世（8.1％）的女性來說，並沒有任何幫助。目前對於賀爾蒙敏感型腫瘤女性採用賀爾蒙治療，可使雙側乳房之罹癌風險降低至少50％。最重要的是，在匆匆下決定、想靠額外手術達到最全面的治療以前，應以實際眼光審視、評估自身情況之風險與益處。

有些整型外科醫師會鼓勵患者立即移除雙側乳房，因為若乳房重建手術不需要讓新的乳房與原本的保持一致、對稱，手術會簡單很多。這並非不值得考慮的條件，但我認為不應做為主要考量因素，除非你是《花花公子》的封面女郎。別忘了，重建後的乳房將失去感覺，那種感覺並不像身上長著乳房，而像一對假乳黏在你的胸部上。

最後，無論是乳房重建抑或預防性切除手術，都沒有非得立即進行的迫切性。有時候，面對眾多選項都等著你下決定，是非常難以承受的；如果可以把其中幾項挪到之後再決定，會讓人輕鬆一些。最近一位來找我諮詢的女性，腫瘤邊界並不乾淨，且前哨淋巴結為陽性。她非常掙扎，不知道是否該對另一側乳房進行預防性切除，同時立刻接著做重建手術。在得知不必馬上做出選擇後，她鬆了口氣，決定先做乳房切除術以及腋下淋巴結手術，接受化療並等待基因檢測結果（她有乳癌家族病史），弄清楚另一側乳房確切的罹癌風險有多高。在全身治療結束後，她才開始考慮另一側的預防性切除術，並認真找資料研究最適合自己的重建手術。

放射治療的選擇

與全身性治療相似，放射線治療也具特定適應症，並包括各種不同技術。應採用哪種放射治療方案，需視疾病階段和接受手術之類型而定。而有一點很重要：某些類型的放射治療已是長期公認的可行方案（有較多數據支持其安全性與有效度），有些則否。為期六週的全乳房放射治療已施行數十年——我們非常瞭解這種放射治療的安全、效果及長程副作用等資訊。療程較短的放射治療，在過去追蹤的數據較少，時間也較短，但前景看好。記得向你的醫師問清楚，他們提供的治療是臨床試驗，還是標準療程。

能夠確定的是，在對潛在復發區域進行放射治療時，一定要使用可最大幅度避開心、肺部位的方式。可行方法如讓患者採面朝下的俯臥姿勢，或者摒住呼吸來調控等。你與放射腫瘤科醫師的討論內容，主要大概會包括以下議題：他們要如何保護你的心、肺，同時還能確保乳房組織得到最佳治療效果？會使用多葉式準直儀（Multileaf Collimator, MLC）這種特殊阻隔裝置嗎？會採取呼吸調控法嗎？會使用強度調控放射治療（Intensity Modulated Radiation Therapy, IMRT）嗎？如果面朝下趴著（俯臥姿勢）接受治療，效果會比較好嗎？有些乳房中等或較大的女性（C罩杯以上），需要俯臥以盡可能避免損害心、肺。有時患者需要躺在特殊的俯臥治療專用床上，而美國主要的放射儀器製造商，現已提供可容納俯臥姿勢之乳房放射治療床。

全身性治療

過去，全身性治療是患者需要做的第二項決定，至今許多案例中依然如此，但已經不是絕對的了。如本章前面所述，有時先接受化療或賀爾蒙治療是很合理的方式，可以縮小原發腫瘤的體積，同時也讓你比較有概念，服用的藥物對體內的癌症是否有效。

「全身性」治療指的是藥物會散布全身，以發揮效用；而「局部性」治療則是僅針對病灶來處理。全身性治療包括：化療（使用會殺死癌細胞的藥物，稱為細胞毒性劑）；標靶治療，如賀爾蒙治療（包括以賀爾蒙作為治療藥物，或者改變患者體內賀爾蒙）；以及HER-2/neu阻斷劑等。此外，也可包括替代療法與輔助療法（見第16章「輔助治療」與「另類/替代療法」部分）。在診斷當下（尚無已知的轉移性疾病）所施的藥物，即認定屬於輔助性治療；手術前所施的藥物稱前導性治療；若明確出現轉移性疾病時，相同藥物直接稱為「治療」。

之所以採用輔助性或前導性全身治療，是因為乳癌真正致命的案例，往往不是由乳房內部因素引起；就算長了個大得像籃球的硬塊，也不會危及生命。乳癌帶來的死亡，往往是乳癌細胞擴散到其他更重要的身體部位（如肺、肝臟、骨骼或大腦）所致。一九三〇年代，有份針對根除性乳房切除術的十年追蹤研究完成了，結果為12%的存活率，更證實了這一點。當然，那個時代遠遠早於乳房X光攝影，且當初大部分腫瘤都比現今普遍面對的要大得多。但即使是現在，若只進行局部治療（只動手術，或僅是手術再加放射治療），那麼確診時淋巴結為陰性的女性，仍有約20至30%會在十年內因乳癌死亡；對確診時淋巴結為陽性者，這個比例更高達75%。顯然許多患者在確診當下，身體其他部位就已存在難以檢測出來的顯微癌細胞。

事實上，這正是我們應在手術前先花一點時間，仔細考慮其他方案的原因之一：細胞早在我們發現癌症以前，就已經散布出去了。問題不在於它們是否蔓延，而是那些已蔓延的細胞，是否有任何不良行為。之所以進行輔助性全身治療，是因為要對付這些癌細胞有兩種途徑：消滅它們或改變其生存環境，抑或雙管齊下。這種方式的成功，讓我們現在得以治癒超過80%的乳癌病例。

我的一位外科醫師友人表示，若醫師慫恿患者「立刻」動手術（而非在確診後一個月左右進行），他很可能是擔心患者去尋求第二意見，並因此改變心意。如果真的對於開始動手術治療感到極度憂慮，那麼記得先深呼吸一口氣，並考慮接受術前化療（前導性治療）。

雖然早在一九四八年，就已出現首次的全身性輔助性治療隨機試驗（透過切除卵巢來改變體內賀爾蒙環境），但直到近期才成為主流治療方法。最初，前導性治療是用於所有陽性淋巴結患者，後來隨著研發更多新藥物加入療程，它亦可用於治療陰性淋巴結患者。現在我們已能分辨出不同類型的乳癌，在考量復發風險及潛在益處後，更能為患者選擇最適合的療程。這一點非常重要，因為任何一種全身性治療方法，都存在副作用，甚至可能頗為嚴重。例如，如果某種藥物能夠延長生命，那麼即使它會引起繼發性心臟疾病，或使你必須動子宮癌手術，你多半也會願意接受。可是如果化療對你而言並非必要，對病情也沒有助益，那麼為此而得到白血病就太悲劇了。

儘管現在為患者選擇合適療法的技術已進步許多，但依然存在灰色地帶。若問復發風險多高才應進行治療？醫師常用的依據標準是：僅接受局部治療的女性患者，十年內的無復發存活率超過90%，則不需進行全身性治療。另外根據患者年齡、一般健康狀況、對未來生活的展望，也可能選擇這種方式。無論如何，絕對值得花一點時間仔細考慮，為了提高統計上的存活率，你願意做到什麼程度，畢竟這多少算是一場賭博。舉例來說，如果化療能降低復發風險約三分之一[32]，則原本的復發率越高，代表化療對該患者的益處越大。若你的復發率為60%，降低三分之一風險代表將復發率降低20%；但若復發率為9%，三分之一就只有3%而已——當然這種效應並非完全線性，仍有許多複雜因素。

我們往往將復發視作死亡，因為截至目前為止，我們還沒有辦法治癒在乳房或腋淋巴結以外部位復發的乳癌。但隨著新藥研發日新月異，這種情況也有了改善，許多罹患轉移性疾病的女性患者，存活時間也更長了（見第20章）。

我認同應問清楚相關統計數據，以瞭解自身情況的嚴重程度，但還是要再次強調我的原則：請記得，無論任何事，只要發生在你身上了，那機率就是百分之百！若你死了，就算99%女性都存活，也無法改變你死亡的事實；反之，即使99%的女性都死亡，只要你存活，你就是活下來了。在評估風險與效益時，記得一定要理解這個概念。

我認為，最好著重評估化療對你的「絕對效益」。也就是說，若你十年內的死亡風險為50%，而某治療方法可以將死亡率降低50%，則對你而言，該療法十年內的絕對效益為25%。如果你覺得百分比的描述方式太複雜，還可以換一種角度來看：假設共有一百位女性，與你罹患完全相同的乳癌，則其中五十人將會在十年內死亡；如果某療法能將死亡率降低50%，代表十年內的死亡人數將會變成廿五人。另外也別忘了，這世上還有許多其他事物（從車禍到肺炎）可能帶來致命結局。

並非所有腫瘤科醫師都同意這種「讓數字說話」的方式，因為他們對化療抱持著些許一廂情願的心態。可能是太希望化療有效，所以期待它能發揮出比實際上更好的效果；也或許他們只是不太瞭解統計數據，更何況他們的收入也來自化療。在S・拉雅戈波（S. Rajagopal）一九九四年的研究中，提供腫瘤科醫師不同特定情境，並詢問他們是否會對各情境中的患者進行化療[33]。接著再請他們評估，這些患者治療後的存活率有多大幅度改善。整體而言，他們評估的改善幅度，比依據實質證據得出的結果高出三倍之多。因此，你得要求腫瘤科醫師做出詳細說明，才能對自己是否適合化療有更實際的認知。

全身性治療無法保證治好癌症，很可能只是延緩復發的時間而已，但有時光是將時間推遲，就已是值得追求的目標；關鍵是要真正瞭解療程的價值，評估是否值得進行。

幾年前，一位罹患雌激素受體陰性腫瘤的六十八歲女性患者，打電話給我尋求諮詢建議。她的腫瘤科醫師認為她需要化療，否則她在未來五年內的死亡風險是15％，因此她考慮接受化療。我問她，那位醫師有沒有告訴她，即使做了化療，她未來五年內的致死率會是多高？答案是沒有，她說：「我以為這代表未來五年裡，我能活下來的可能性是百分之百。」我告訴她：「這不是確切的數字，你若接受化療，因乳癌致死的風險是13％。」她沉默了一會兒才終於開口：「那算了吧！我不想為了增加2％的機率，經歷那種痛苦！」然而研究也顯示，即使只能增加1％的存活率，有些女性依然會選擇化療。重要的是讓每位患者都得到精準、正確的相關知識，並依此做出決定。

聯合全身性治療

如前所述，我們可以將大部分癌症歸為五大類型，並依此判斷最適合的藥物組合（見表11.1）。罹患雌激素受體陰性腫瘤的女性患者，若腫瘤顯示出高HER-2/neu，則除化療外，也應給予賀癌平藥物。若患者有尺寸大於一公分的雌激素受體陽性腫瘤，應接受賀爾蒙治療，且視風險而定，也可能需進行化療（見第10章「基因檢測」部分之安可待及欣扶妳之討論）。若腫瘤亦屬HER-2/neu

陽性，則除化療外，也會給予患者賀癌平，亦可能再加入賀疾妥③。

儘管早期研究顯示，化療對更年期前女性效果較佳，但現在發現腫瘤的賀爾蒙受體狀態也同樣扮演重要角色，且這些聯合治療適用所有年齡的患者。但需事先提醒超過七十歲的女性患者：通常相關研究並未包含這個年齡層的女性，因此缺乏優良數據；所以如果你超過七十歲、健康狀態良好，就可以考慮接受與較年輕女性相同的療程。真正影響治療決策的依據不是絕對年齡，而是考量你自身其他狀況及預期平均壽命，再決定是否要為了微幅改良存活率，進行毒性治療。

不同類型的化療

化療效果取決於使用的藥物或藥物組合。在

③〔藥師註〕商品名，Perjeta。學名Pertuzumab，為抗腫瘤藥物。

表 11.1　新的亞型治療方法

分子亞型	賀爾蒙治療（塔莫西芬、卵巢剝離、AI）	化療	賀癌平
ER+ 及／或 PR+HER-2-（低復發指數）	是	否	否
ER+ 及／或 PR+ /HER-2-（高復發指數）	是	是	否
ER+ 及（或）PR+ / - HER-2+	是	是	是
ER- 及 PR- HER-2+	否	是	是
ER- 及 PR- HER-2-	否	是	否

本書撰寫時期，效果最佳的方式當屬循序聯合化療（sequential combination chemotherapy），包括蒽環類（anthracyclines）、烷化劑（alkylating agents）、紫杉醇（taxanes）。現正進行的最新研究，依據腫瘤之基因印記（genetic signature）來選擇輔助性治療（淋巴結陰性、雌激素受體陽性採TAILORx試驗；淋巴結陽性採RxPONDER試驗），以達到更精確的效果。隨著我們治療乳癌的能力日漸進步，各種療法的副作用亦變得更加重要，必須進行風險效益分析評估。一定要和你的腫瘤科醫師討論清楚，他建議的治療方法有什麼短期及長期副作用，以免事後措手不及。因為需要選擇不同的化療藥物，患者也應參與決策過程，這一點格外重要。向你的醫師問清楚選擇某種療法的原因，並要求閱讀支持其理論的研究資料，確認不同療法的效果與副作用有什麼區別。舉例來說，有些藥物與其他種類相比，更容易讓使用者進入更年期或出現不孕（後文再行詳述，請參考第15及18章）。如果你尚未步入更年期，且未來仍有生育的打算，一定要告知你的腫瘤科醫師，把這一點納入考量。有些藥物例如小紅莓④則對心臟傷害較大。若有適合的臨床試驗可考慮參加，以獲取更多資訊（見本章後段）。

化療的時機

通常化療是在手術後進行，且幾乎必定先於放射性治療，但還有另一種方式，為前導性（或

④〔藥師註〕因藥品溶劑色紅，而得此俗稱。學名Doxorubicin，商品名艾黴素（Adriamycin），為抗腫瘤藥物。

稱術前）化療，也就是經粗針穿刺切片或細針抽吸檢驗確診後，在動手術前先進行化療。化療是針對癌症致命的部分，最重要的治療手段，因此有些人會以為先做化療能增加存活率，可惜沒有任何研究支持這種看法，但我們仍發現它有一些優點：可以觀察化療是否有效——若腫瘤開始縮小、消失，我們就知道化療已發揮效用。這種方式似乎對侵略性最強的腫瘤特別有效，像三陰性及雌激素陰性、**HER-2** 陽性腫瘤，採前導性化療加上賀癌平治療，出現病理完全反應（pathologic Complete Response, pCR）的患者達28至32％。

這代表無法檢測到任何癌症的跡象，但也無法確實排除體內仍存在休眠癌細胞的可能性。不出所料，乳房內沒有殘留癌細胞的患者，其治療結果也較佳[34]。這種方法對賀爾蒙陽性腫瘤效果不彰，即使是 **HER-2** 陽性者亦然，但有時仍可用來縮減腫瘤體積，以利進行廣泛切除。

如今，針對腫瘤直徑超過兩公分，且希望進行乳房腫瘤切除術，或者有陽性淋巴結的患者，多數外科醫師都會考慮採用術前化療加上抗 **HER-2** 標靶治療。至於體積較小的腫瘤（仍符合進行腫瘤切除術之標準），或是醫師無法確定術前是否真的需要化療的情況，最好等到手術後再行考慮。

需事先聲明的是，術前化療可能無法縮小某些腫瘤的體積，特別是對雌激素敏感的類型，如乳小葉癌。然而，賀爾蒙治療對停經後女性效果卓著，尤其是使用芳香環轉化酶抑制劑的方式。一份荷蘭研究在六個月的前導性治療中，給予患者一種芳香環轉化酶抑制劑藥物——諾曼癌素⑤，結果將乳房保留率提高了10％[35]。

⑤〔藥師註〕商品名，Aromasin。學名Exemestane，為抗腫瘤藥物。

標靶治療

賀爾蒙治療

自一八九〇年起，醫界就對以調節賀爾蒙來治療乳癌產生興趣。事實上最初的輔助性治療方法，就是以改變人體賀爾蒙環境為基礎進行的；若更年期前的女性罹患「很嚴重」的癌症，則會切除患者的卵巢，以減少體內雌激素總量。這種想法其實很不錯，近期研究顯示，進行卵巢剝除（包括切除、放射或以藥物抑制卵巢功能）的女性，存活率與未接受者存在差異性（見下文），且改善幅度與化療效果相同，甚至區別更大[36]。

現在，我們可以運用第10章「生物標記」部分，所述之雌激素及黃體素受體檢測，來預測輔助性賀爾蒙治療有益於哪些患者。對於具賀爾蒙敏感性腫瘤的女性，可採賀爾蒙治療作為輔助性治療；但若腫瘤對雌激素或黃體素皆不具敏感性，這種療法就無效，甚至可能有害。

我們也逐漸開始瞭解賀爾蒙治療背後的原理：它們很可能是（至少有部分原因是）透過改變細胞周遭環境，來控制甚至殺死癌細胞（見第3章「改變周遭環境」部分）；有好幾種途徑都能達到這個目的。目前我們採取兩種不同的賀爾蒙輔助療法：減少雌激素分泌，或者阻斷細胞的雌激素受體。

塔莫西芬

你有時候可能會聽說，塔莫西芬讓更年期前女性提早邁入更年期，事實上並非如此簡單。塔莫西芬會刺激卵巢，分泌更多雌激素，並阻斷乳房內的雌激素受體，而在身體其他器官像是骨骼或子宮，則發揮如雌激素的作用（見第6章「賀爾蒙」部分）。這種特性就像雙面刃，既會帶來負面的副作用如子宮內膜癌、血栓，也有正面效益如強化骨骼密度、降低膽固醇等。塔莫西芬仍是更年期前女性的首選賀爾蒙療法，無論患者卵巢功能是否正常。有時患者與醫師會因為它是較早期的藥物、存在已久，就認為效果比不上其他新藥，事實並非如此；正因為年代久遠，我們對它瞭解甚深，清楚所有的副作用和效益。至於其他較新的芳香環轉化酶抑制劑，我們的經驗就相對不足了。而且塔莫西芬還有一項額外的經濟優勢：因為慣用多年，它已成為學名藥⑥。

概觀二〇〇四年的乳癌早期治療，不出所料，塔莫西芬對雌激素受體陰性腫瘤無效[37]。但對於雌激素受體陽性腫瘤，效益則非常顯著，使復發率降低達29％，且對年齡層四十至四十九歲的女性，可使死亡率降低24％。這代表患者若使用塔莫西芬來治療，每三個復發病例以及約每四個死亡病例中，分別就有一人能因此倖免。若從絕對風險比率差來看，使用塔莫西芬治療五年的更年期前女性患者（無論是否進行化療），其十年內的復發率降低11％、死亡率降低6.8％；至於停經後女性，十年內的復發率則降低15％、死亡率降低8.2％。

如本章前文所提，治療的絕對效益需視風險而定，而非完全成比例——對高風險女性而言，

⑥〔編註〕當原廠藥專利期滿後，其他藥廠也得以生產相同藥品，唯不須投資研發，故價格可以較低。

治療效益或許不如低風險患者。芳香環轉化酶抑制劑是針對停經後女性患者，近期才出現的治療方法，以下將再行說明。

我演講的時候，常有女性過來詢問：她們正在服用塔莫西芬，但出現副作用，不知道是否該繼續。我會建議她們與自己的腫瘤科醫師確認，問清楚採塔莫西芬治療的原因。現在只要碰到雌激素受體陽性的更年期前女性，醫師都傾向於使用塔莫西芬，因為這對所有人都有益。然而它帶來的效益優劣不一，若你的狀況只能得到1至2％幅度的改善，且這種藥物令你的生活變得很痛苦，那麼或許該選擇停藥；但若你屬於能達到11％改善幅度的患者，那麼經歷的折磨或許就有其價值。因此請你的腫瘤科醫師告訴你，針對你個人狀況，塔莫西芬到底能帶來多大效益，是非常重要的。

卵巢剝除

要使乳癌細胞缺乏雌激素，其中一種方式是阻斷雌激素受體；另一種辦法，是去除分泌賀爾蒙的來源。對更年期前女性來說，那就是卵巢。有數種途徑能達到這個目的：手術切除、放射或賀爾蒙調節——這些都稱為卵巢剝除。除非是BRCA 1或BRCA 2突變基因攜帶者，對續發卵巢癌有較高風險，否則動手術切除並非最佳選擇；因為手術是不可逆的，即使後來發現它對治療癌症無益，也沒辦法再把卵巢放回體內，患者得承擔失去卵巢的所有後果——近期研究顯示，這會增加總體死亡率[38]。

有時候，可以對卵巢進行放射線治療來取代切除法，讓患者無須經歷手術的痛苦。這種方式已不多見，因為它需要一段時間才能看見效果，代表要多次治療，不僅需要專業技術，而且和手術一樣是永久性的。但無論如何，這是一項選擇。

更普遍的方法是使用促性腺素釋放激素（Gonadotropin-Releasing Hormone agonists, GnRH），最初是為治療子宮內膜異位而研發，用以阻斷卵巢功能，讓患者身體進入暫時性的更年期狀態。這種療法和手術或放射效果相差不大，同時還有可逆轉的優勢。

在這類型乳癌療法中，經過最澈底檢驗的藥物當屬諾雷德⑦。一九九八年有項研究，讓女性患者使用諾雷德三至五年，觀察這種藥物的效果是否能與卵巢切除術相同，結果發現確實如此[39]。該研究隨機分配淋巴結陽性的更年期前女性，與雌激素受體陽性女性，分別採用CMF化療〔即環磷醯胺（Cytoxan）、滅殺除癌錠⑧、好復注射液⑨〕或者諾雷德藥物治療，療程為期兩年；隨後進行七點三年的後續追蹤顯示，這兩組女性並沒有出現任何區別。

我認為最有趣的一點是：諾雷德組多數患者在療程結束後，都能恢復正常月經，且其治療效果並不遜於CMF化療組（但這一組患者的生理期卻永久停止了）。也就是正如塔莫西芬一般，只要短期（二至三年）減少雌激素分泌，就足以改變這些女性的預後。然而，雌激素陽性，且接受CMF化療後並未進入更年期的女性，其治療效果明顯比停經者差了許多[40]。由此可見，部分化療效果是藉由讓女性進入更年期來達成的。更進一步研究也發現，使用諾雷德療法時若加入芳香環轉化酶抑制劑（如下所述），而非塔莫西芬，效果更加顯著[41]。即使是暫時性的抑制卵巢功能，其效益亦日漸明朗，值得你花時間與醫師討論可行性。

⑦〔藥師註〕商品名，Zoladex。學名Goserelin，為抗腫瘤藥物。
⑧〔藥師註〕商品名，Methotrexate。學名Methotrexate，為抗腫瘤藥物。
⑨〔藥師註〕商品名，5-FU。學名Fluorouracil，為抗腫瘤藥物。

芳香環轉化酶抑制劑

切除卵巢或以藥物阻斷其功能，對停經後女性效果較不明顯，因為她們體內雌激素的主要來源不再是卵巢，而是讓雌激素的前驅物，如睪固酮和雄固烯二酮，在卵巢及腎上腺生成，接著分泌進入血液系統，由特定器官吸收，再透過芳香環轉化酶轉化為雌激素。因此，在腎上腺、脂肪、乳房、大腦及肌肉中，都存在這種酶，它是停經女性體內局部雌激素的主要來源之一（其他酶如硫酸酯酶（sulfatase），亦可能在這方面扮演重要角色）。另外不久前有研究顯示，罹患乳癌的停經後女性，乳房組織中有芳香環轉化酶，因此患者乳房本身就有雌激素供應來源[42]。所以，要減少停經後患者組織內的雌激素，就需要抑制芳香環轉化酶的功能；有一種類型的藥物稱為芳香環轉化酶抑制劑，可以在副作用最少的情況下達到這個目的。

臨床上，有三種芳香環轉化酶阻斷藥物：安美達錠⑩及復乳納膜衣錠⑪，係以可逆的方式阻斷芳香環轉化酶；而諾曼癌素則與芳香環轉化酶形成鍵結，永久性地使其失效。這些藥物最初是在雌激素陽性轉移患者身上測試，結果它們全都表現出良好效果（見第15章「芳香環轉化酶抑制劑」部分）。隨後，再將安美達錠與塔莫西芬進行研究比較，發現前者效果稍優於後者。

隨機試驗顯示，初始治療使用芳香環轉化酶抑制劑，或先使用芳香環轉化酶抑制劑，後續再使用塔莫西芬，都是可行的策略。芳香環轉化酶抑制劑與塔莫西芬不同，沒有雌激素干擾效應，這使它們的副作用完全不同，包括骨頭與關節疼痛；更嚴重的是導致骨骼密度降低，進而造成頻

⑩〔藥師註〕商品名，Arimidex。學名Anastrozole。

⑪〔藥師註〕商品名，Femara。學名Letrozole。

繁骨折。若同時服用塔莫西芬及安美達錠，治療效果並沒有比只服用塔莫西芬者更好；對此有論點認為，當體內總雌激素量偏低時，塔莫西芬的作用就會更接近雌激素。

本書上一版出版至今，期間有兩項大型國際性研究，針對仍有月經的女性，比較下列兩種療法：使用諾曼癌素糖衣錠（即芳香環轉化酶抑制劑）做為輔助療法，並抑制卵巢功能；以及服用塔莫西芬，並抑制卵巢功能。卵巢抑制採用的是促性腺素釋放激素抑制劑達菲林⑫，與諾雷德作用相仿；或者進行卵巢放射治療。五年後，服用諾曼癌素糖衣錠的組別中，有92.8%的女性未出現乳癌復發跡象，而服用塔莫西芬組則為88.8%[43]；兩組之總體存活率相等，且出現明顯副作用的人數比例皆為30%。儘管研究確實顯示，芳香環轉化酶抑制劑對降低復發率的效果較佳，但改善幅度卻不大。

接著在二〇一四年十二月，SOFT試驗（Suppression of Ovarian Function Trial）比較僅服用塔莫西芬、服用塔莫西芬加上卵巢抑制，或者服用芳香環轉化酶抑制劑加上卵巢抑制之間的區別[44]。研究分析囊括了未接受化療與已接受化療但尚在更年期前的女性，結果發現，以塔莫西芬額外搭配卵巢抑制方式，整體來看治療效果並無顯著改善。然而，針對已接受化療，且仍未停經者，加入卵巢抑制（特別是與諾曼癌素糖衣錠一同使用）可以增加存活率。

⑫〔藥師註〕商品名，Diphereline。學名Triptorelin。

非賀爾蒙標靶治療

賀癌平——

除了摧毀癌細胞或改變其賀爾蒙環境外，還有一種新型藥物是用來攻擊癌細胞上的特定目標，以期降低其潛在的惡化可能性。

賀癌平是這類型藥物中首先應用於臨床者，由於20％的乳癌患者有HER-2/neu過度表現，它是針對HER-2/neu受體之抗體。賀癌平首先在具轉移性疾病的女性身上試驗，結果無論是否搭配化療，都呈現出正面效益[45]。後續研究也發現，賀癌平作為輔助治療，搭配化療的表現良好，在用藥後三年內，能降低一半的復發率[46]。現在，腫瘤直徑超過一公分的患者，或淋巴結陽性腫瘤且HER-2/neu過度表現者，皆會使用賀癌平一年，除非患者本身有用藥禁忌，例如心臟疾病。

較新的資料顯示，HER-2陽性腫瘤即使早期發現，其擴散風險依然較高；因此即使是體積較小的腫瘤，有些醫師仍會建議使用賀癌平來治療[47]。也有尚在進行中的研究，評估短期及長期治療。某些藥物可與賀癌平同時服用，但有些則不可，需視特定藥物及其間可能的交互作用而定（見第15章「HER-2/neu標靶治療」部分）。

自本書上一版本後，其他HER-2/neu抑制劑亦紛紛問世，如泰嘉錠⑬、來那替尼⑭及賀疾妥。有幾項研究顯示，以泰嘉錠為主的治療方法，表現並未優於賀癌平，甚至可能更差。然而若採用

⑬〔藥師註〕商品名，Tykerb。學名Lapatinib。
⑭〔藥師註〕學名，Neratinib。台灣未上市，故無商品中文名。

雙標靶阻斷（dual-blockade），在罹患轉移性疾病女性身上，結合兩種不同機制的 HER-2 抑制劑，至少短期看來展現出較佳效果。另一種藥物來那替尼，因其對抗 HER-2 的潛力深受矚目，出現許多相關研究。

與其他任何藥物一樣，劑量越重，副作用也隨之增強。一份研究測試在服用一年賀癌平後，額外增加一年的來那替尼；該研究已經完成，但結論在本書成書時尚未出爐。賀疾妥運用的又是另一種不同機制，它也被嘗試用於雙標靶阻斷治療。證據表明，它能夠增強賀癌平在治療轉移性疾病及前導性治療的效果，同時不會增加副作用[48]。正因如此，賀疾妥被嘗試用於罹患 HER-2/neu 陽性腫瘤的女性身上，配合化療及賀癌平作為輔助治療。其結果目前尚未公布，但若你遇到相關情況，這種方法仍值得納入考量。

賀癌平及賀疾妥的組合，作為前導治療效果優異；對於腫瘤直徑大於三公分及（或）淋巴結陽性的女性，重要性不言可喻。因為賀疾妥只被允許用於高風險 HER-2 陽性腫瘤之前導治療，患者與醫師可以考慮在手術前進行化療，並結合 HER-2 阻斷劑（紫杉醇／賀癌平／賀疾妥）前導治療。患者會接受小紅莓及環磷醯胺（AC 化療）進行四個週期的輔助化療，接著服用一年賀癌平。或者也可以參與試驗，看化療後抗 HER-2 藥物以及初次手術的效果是否更佳。

最後，在我撰寫這段文字時，患者還可以選擇接受輔助化療搭配服用一年賀癌平。這個部分在本書出版後可能會有所變化，記得在確診時問清楚，當下哪些才是最好的選擇。

雙膦酸鹽

另一種改變周遭環境，使其變得較不適於轉移性癌細胞生存的方式，是運用雙膦酸鹽

（bisphosphonates）。雙膦酸鹽藥物如福善美⑮、卓骨祂⑯、癌骨瓦⑰，常用於治療骨質疏鬆，預防骨質流失；也因為它們對抑制骨骼吸收有良好效果，因此最先是被運用在癌症骨轉移的治療，亦取得不錯成效。接著開始出現相關研究，探討這類藥物是否也能夠預防癌症骨轉移。數據顯示，使用卓骨祂治療的女性，其復發率較低（1.1%對2.3%）。接連幾項研究都發現，這種藥物對停經後女性，或正以卵巢抑制療法治療早期乳癌的患者最為有效[49]。

部分患者身上出現的主要副作用是顎骨壞死或退化，因此需格外注意牙齒護理。另外，使用這些藥物的女性，得確保飲食包含足量維他命D及鈣質。目前雙膦酸鹽尚未成為適用於所有患者的標準治療方法（且許多保險都未涵蓋），但對於高風險患者來說，在決定性的數據出爐以前，仍是值得一試的方案。

大多數針對賀爾蒙陽性腫瘤的治療，都與減少雌激素有關，因此也會增加早發性骨質流失；雙膦酸鹽可幫助停經後女性預防這種狀況。

免疫治療

我在第3章簡單介紹了免疫系統，因為目前最熱門的研究領域，就屬乳癌的免疫治療了。在撰寫本書時，尚未出現可用藥物，但主要朝三個方向進行研發。舉例來說，目前已有證據顯示，

⑮〔藥師註〕商品名，Fosamax。學名Alendronate。
⑯〔藥師註〕商品名，Zometa。學名Zoledronic acid。
⑰〔藥師註〕商品名，Xgeva。學名Denosumab。

只接受化療的早期**HER-2**陽性乳癌患者，腫瘤內存在許多腫瘤相關淋巴球（與身體對腫瘤產生反應有關的細胞），其治療效果優於未出現這種反應的女性。但這項研究有趣的地方，在於它並不適用於使用賀癌平的患者，可見賀癌平可能會引發其特有的免疫反應。

二〇一四年九月，美國食品藥品監督管理局通過加速核准吉舒達⑱，治療具有突變基因**BRAF V600**之晚期黑色素瘤患者。吉舒達是免疫檢查點抑制劑這類新型藥物中，首先獲得核准上市的[50]。**PD-1**是癌細胞用來阻斷免疫系統，以免受到攻擊之檢查點（見第3章「免疫檢查點抑制療法」部分）；吉舒達係研發用以抑制該阻斷器，使免疫細胞得以釋出，攻擊癌細胞。二〇一四年在聖安東尼奧舉辦的乳癌研討會中，公布一項研究結果，探討吉舒達（常稱**pembro**）對於已接受大量化療之三陰性乳癌女性的治療效果。結果非常有意思：儘管總體反應率僅18.5%，有些患者出現延續性的反應（超過十一個月），且研究中每廿七人就有一人出現完全反應，即已偵測不到任何癌症跡象，但仍可能存在休眠細胞[51]。

這代表只要針對正確類型的患者，這種療法可能會扮演至關重要的角色，而我們只要想辦法確認哪些是正確患者即可。在將它視作黑色素瘤藥物進行研究時，同樣也需要鎖定正確類型的目標患者。所以不出所料，在治療乳癌上也有相同要求。這提醒我們，對某種癌症有效的免疫治療，對另一種癌症可能無效；若你罹患三陰性乳癌，這也是需要注意、詢問清楚的部分。

免疫治療的另一面向，是著重疫苗的運用以免復發。目前已有數種疫苗之相關研究，包括針對**HER-2**[52]、乳腺球蛋白（**mammoglobin**）[53]、乳癌細胞第一型黏蛋白（Muc 1）[54]的研究，有潛力成為這一類型最先出現的疫苗。在撰寫本書這一版本期間，已有初始臨床試驗開始進行；在最初治療

⑱〔藥師註〕商品名，Keytruda。學名Pembrolizumab。

完成後，你可以考慮更深入瞭解相關資訊。

改變生活型態

越來越多數據顯示，改變生活型態也可能帶來輔助性的效果。目前研究最多的面向包括減重、飲食以及體適能訓練。最近，有研究針對罹患局部性乳癌的一萬四千七百零九名女性，探討體重過重對乳癌的影響。結果發現體重過重會增加乳癌轉移，及另一側乳房出現二次癌症的機率，並降低總體存活率。根據護士健康研究（Nurse's Health Study），診斷時體重較重與較低和存活率之間存在關連性；另一份研究針對三千九百廿四名罹患局部乳癌的女性，發現身體質量指數（Body Mass Index, BMI）超過三十的女性，其乳癌致死率高於纖瘦者[55]。其他幾項研究也證實了這種效應。

另外，還有兩份隨機對照試驗：女性營養飲食介入研究（The Women's Intervention Nutrition Study, WINS）以及女性健康飲食及生活（Women's Healthy Eating and Living, WHEL）。WINS 用來測試低脂影響程度，五年後，實驗組的飲食攝取脂肪量以及受試者體重都顯著降低；最初，實驗組與控制組的復發率有明顯差異，但再過三年，差異已未達顯著標準。然而這種方法對於雌激素及黃體素受體陰性腫瘤的女性，效果優於賀爾蒙相關者[56]。WHEL 研究則觀察受試女性採取高蔬果、低脂肪甚至無脂肪飲食的狀況；蔬果看來對復發率、存活率等沒有影響力，但對於體重及體能鍛鍊卻有幫助。

近期對八十二件追蹤研究進行之整合分析（meta-analysis）顯示，無論是更年期前或停經後的女性，肥胖與整體健康不佳和低乳癌存活率都有關連性。肥胖女性（BMI 高於三十）的死亡率會增加41％[57]。我們願意接受具毒性的治療，以期降低復發率，甚至願意切除乳房；但面對減重卻往往裹足不前，這實在令人不解。這或許是你能力範圍內所能做的最重要的事！

另一項建議是體能鍛鍊，這方面的數據都很相似。幾項研究都顯示，每天運動至少三十分鐘的女性，復發率低於整天黏在椅子上不動的「沙發馬鈴薯」，而且無論體重高低都是如此。有運動習慣的纖瘦女性，表現優於不運動的纖瘦女性；有運動習慣且體重過重者，表現也優於體重過重又不愛鍛鍊的女性。動得越多，復發率就越低，所以快動起來吧！

整體指引與選擇

本章詳細說明各種療法的選擇。到了這一步，你和醫師得針對你的個人狀況與特定乳癌類型（見第10、12章），來考慮進行哪一種療法。如今已進入個人化醫療時代，不再是一種方式通用。所以本書前版本說明許多普遍性的建議，這一版則將篇幅花在描述特定情境。儘管如此，我仍會盡量將一般性情況概括總結，讓你建立基本概念，知道從何著手。

小型腫瘤（直徑小於兩公分）以及檢驗沒有發現可疑淋巴結者，接受的局部治療多半為前哨淋巴結切片乳房保留手術，接著再依據賀爾蒙狀態和HER-2/neu情況進行輔助治療。乳房切除術也是選項之一，但它與乳房保留手術相比沒有優勢，還多了隨額外手術產生的風險。接下來可能會進行放射治療，這取決於腫瘤位置及局部復發風險而定。大於兩公分的腫瘤可能需先進行切除及前哨淋巴結切片，除非腫瘤相對於乳房體積顯得太大，需以前導性治療縮減其體積（化療及賀癌平，必要時甚至使用賀爾蒙治療）。若必須進行乳房切除術，可在全身性治療前或後完成。乳房重建可立即接著進行，也可延後再做。

淋巴結陽性的患者，無論賀爾蒙狀態為何，一般都會接受化療。然而若復發指數較低（見第10章「基因檢測」部分），21基因 RT-PCR 檢測技術（安可待）可適用於檢測停經後女性患者，判斷是否有進行前述化療的可能性。如果腫瘤 HER-2/neu 過度表現，或許需服用一年的賀癌平，並使用賀疾妥治療。若屬雌激素受體陽性，可能還會接受賀爾蒙療程，如塔莫西芬、卵巢剝除，及（或）芳香環轉化酶抑制劑。

首先是究竟需不需要進行全身性治療？若需要又應選擇哪一種？這是非常複雜的決策。可以上美國國家癌症資訊網（網址：www.NCCN.org），查閱治療指引。當然也一定要與醫師詳細討論，弄清楚所有預後資訊，包括安可待檢測（若曾做過的話）、HER-2 狀態、腫瘤分級等，這都能幫助你瞭解自身風險及優勢。

也別忘了持續運動、減重（如果需要的話）。加入一個會進行運動鍛鍊的地區性病友團體，無論是步行、跑步，甚至划龍舟都可以！既能達到鍛鍊體能，又能尋求支持與減重，簡直一舉數得。也許現在你有許多事需要別人幫忙，但這件事絕對是你可以自己完成的。

第二意見

無論你多麼信任你的外科醫師或腫瘤科醫師的看法，尋求第二意見，永遠都是明智的考量。醫師對某種療法的偏好，向來都有些主觀，而你有權諮詢一位以上的專家。另外，針對特殊類型癌症需要的治療方式，或許每位醫師的處理辦法不同；且不同醫療單位也有不同的研究資料，其中或許就有你會感興趣的新療法。

美國境內幾間乳癌中心都有多科醫護團隊配置，讓患者可以在同一個地方，與所有治療相關的專家會面。有時這些單位稱為「乳癌綜合治療中心」（Multimodality Breast Clinics）或「第二意見中心」（Second Opinion Center）。目前，有「國家核准計畫之乳癌醫療中心」（列於 www.facs.org/search/accredited-breast-centers 上之醫療中心），可以確保其醫療品質至少在水準之上。其中大多數都開放患者自行就診，無須經其他醫師轉診。我建議所有罹患乳癌的女性，都應查詢相關資料，確認自己是否具備到這類型醫療中心求診的機會。

如果對你來說，找多科醫護團隊尋求第二意見有點太過複雜，也可以嘗試找一位夠瞭解該領域，且專精於乳癌的專家。無論是乳房外科醫師或主攻乳癌的腫瘤科醫師，他們對化療與放射治療的理解，以及能提供你的訊息，都比一般外科醫師更深入。

不要害怕會傷害你原本醫師的感受，多數醫師都很歡迎另一種觀點的協助。如果你的醫師並非如此，或許單憑這一點，就該換個醫師了。

這個領域是日新月異、不斷變動的，昨天的正確答案，到了今天可能就已經過時了。我建議讀者除了本書內容外，也額外參考其他來源，特別是網路上的資料。在我的網站 https://drsusanloveresearch.org/，或者美國國家衛生研究院（NIH）網站 www.cancer.gov，都能找到最新相關研究及隨時更新的資訊，以補充本書提供的基本概論。乳癌通常較不具急迫性，所以千萬別匆忙草率的做決定，要多花時間蒐集足夠資訊。你可以先多方徵詢不同意見，直到擬定出最令你安心、滿意的治療方案為止。

統計數據

即使將各種類型的乳癌都納入考量，仍無法預測任何人病情的未來發展。兩名女性可能擁有完全一樣的突變基因，但其細胞生長的微環境（周遭環境）影響因子，卻各不相同；但也正因如此，醫師就算是面對晚期轉移性疾病患者，仍可能告訴她：「還有機會戰勝命運。」出於必要，我們所有預測都是以大規模患者群體為基礎，探討不同類型乳癌之長期存活率。若三陰性女性能撐過前五年，結果就頗為樂觀；但雌激素陽性腫瘤患者在五年後仍會出現復發的狀況。這些預測有其實用性，但你得清楚意識到：它們並不能對個人的特定病情做出全然精準的預測。

我是在被診斷出白血病時意識到這一點的。瞭解疾病相關資訊及嚴重性固然重要，但唯有真正發生在你身上的，才是百分之百的機率。即使99％與你出現相同腫瘤的女性都死亡，只要你活下來了，就是戰勝了統計數字與命運。相反地，就算大多數相同疾病的患者都能痊癒，若你出現復發情況，也仍舊屬於那不幸的小比例群體。研究相關數據、瞭解自身疾病嚴重程度，以便後續應對處理，這些都很重要；但在此之後，你就該把這些數字拋諸腦後，因為真正重要的是你身上發生的一切，而非那堆統計數據。

治療研究：臨床試驗與研究計畫

在進行前述決策時需參考相關研究，與其他參與患者分享之資訊。應瞭解試驗如何進行，弄懂描述試驗結果之專業詞彙，甚至考慮自己是否有參與意願。

談到治療，最重要的相關研究當屬臨床試驗。這類型研究（又稱介入性研究或研究計畫）係為前瞻性試驗，讓一組受試者接受某種新型療法（即實驗組），另一組（即控制組）接受標準治療（或視情況使用安慰劑，即惰性藥片），藉此評估新療法，並驗證某種治療確實有效的假設。試驗後一段期間內，受試者接受縝密的後續追蹤，接著研究人員再比較兩個組別。

舉例來說，假設現在我們嘗試將一種新藥用於預防疾病（或一種現有藥物，只是開發出新的用途，例如塔莫西芬），而非僅用於治療，在試驗中就會讓實驗組服用該藥物，控制組則採安慰劑治療（惰性藥片），而且沒有人知道哪一組是實驗組、哪一組是控制組。若接受新藥的女性有20％後來得了乳癌，同時安慰劑組罹患乳癌的比例為40％，那麼我們就知道這種藥有一定效果。如果現存固有的標準治療方法，那麼新療法也會與之進行比較。例如在新的芳香環轉化酶抑制劑研究中，就將抑制劑藥物與標準治療藥物塔莫西芬做比較（見第15章「芳香環轉化酶抑制劑」部分）；若沒有標準治療方法，那就使用安慰劑。

這些試驗中，每個受試者接受的治療通常都是隨機分派，並由電腦進行，以免出現個人因某些疾病特性獲得分配。舉例而言，若有一種乳癌預防療法，但參與試驗的女性有較多非典型乳腺增生患者，同時參與另一種療法試驗的非典型乳腺增生患者較少，那麼後者的試驗結果乍看會比它的實際效果更好。

很重要的一點是，研究者和受試者雙方都不知道哪些人接受的是新療法、哪些人則是安慰劑（或標準療法）。這樣受試者就不會被自己接受的療法影響而改變行為，或下意識地回報錯誤症狀；也能避免研究者不自覺地以不同態度對待兩組受試者，或用不同標準來解讀試驗結果。正因為在試驗結束前，研究者和受試者雙方都不清楚哪些人屬於哪個組別，這種研究被稱為「雙盲試驗」。並非所有試驗都能夠達到雙盲的標準，例如韋羅內西（Veronesi）的試驗，比較根除性乳房切除術與四分之一乳房部分切除對早期乳癌的效果[58]；令人意外的是，這種形式的廣泛性乳房腫瘤切除術，治療成果比乳房切除術更好。

符合前瞻性（從頭開始計畫，且不回顧過去的研究結果）、隨機分派以及雙盲設計的對照試驗（controlled study），其潛在缺陷最少，因此也最可靠。但它絕非完美，因為會下決心參與研究試驗的人，可能和普羅大眾不太一樣。大多數的人在接受某療程前，仍會希望對它有所瞭解，不願意冒險嘗試可能無效的新藥，只接受已通過試驗的真正治療。但想獲得可靠資料，這已是目前最好的辦法了。

在這裡舉個例子，說明非隨機分派的試驗可能會引發哪些問題：在一九九〇年代早期的初始研究後，使用幹細胞移植進行高劑量化療的方式，終於達到臨床應用。這些研究將接受這種毒性極高的療法的女性（實驗組），以及罹患相似癌症且過去曾接受治療的女性（歷史控制組）進行比較。根據該研究結果，高劑量化療效果較佳，且支持了大眾的普遍認知：「越激烈的治療效果越好」、「殺死所有癌細胞是治療關鍵所在」[59]。後來的研究採隨機對照試驗，比較高劑量化療與標準化療，卻發現高劑量療程沒有呈現較高的效益[60]。我們無法肯定其中原因，但或許是原始研究中，受試者曾接受非常縝密的篩檢，確保她們在嘗試具危險性的治療前，體內沒有明顯的顯微擴散病灶；相對地，歷史控制組則沒有這種篩選[61]。

此外，療法往往隨著時光推移有了長足進步，因此新療程乍看會高估其功效，直到其後的隨機試驗，才揭露真相。所以隨機對照試驗最主要的作用，係用以修正或確認非隨機試驗的結果。

那麼，非隨機試驗到底有什麼作用？對醫療科學家來說，它是寶貴的第一步。隨機試驗難度很高而且價格昂貴，所以唯有在確信它有助於增加對疾病的認識時，才會進行；故若是初期的研究，很可能會先排除隨機試驗。舉例來說，如果幹細胞移植高劑量化療的初期研究，並未顯示有改善的效果，那麼就可以排除這種療法，不需要進行更大型的研究試驗。

而我們滿幸運的，迄今已有約兩百項針對乳癌的隨機對照試驗，能研發出現有的幾種治療方法；所有願接受隨機分派的受試者功不可沒，使如今確診出乳癌的女性受益匪淺。現正進行以及未來將發展的試驗，將持續為罹患乳癌的女性，研究出更好的治療方法。

臨床試驗之指標

現在我們得花一點時間，弄懂數字背後的意義，以便評估試驗資料，瞭解醫師可能會對你引述的一些相關數字代表什麼。有時癌症治療試驗是非常令人費解的，首先要注意試驗的指標，指標代表兩種療法用以比較之基準。舉例來說，假設某試驗主要探討癌症病灶是否會在乳房復發，這當然很重要，但你個人可能更在乎是否能預防癌細胞擴散到身體其他部位。

對多數女性來說，最重要的指標是總體存活率（Overall Survival, OS）。其計算時間範圍為：受試者剛加入研究試驗開始，到她因任何原因死亡為止。這看來可能有點奇怪，畢竟如果某人罹患乳癌，後來卻因心臟疾病死亡，這跟研究有什麼關連？確實這之間很可能毫無關係，但也或許是治癒乳癌的療程引發心臟病，最終導致患者死亡。一九七〇年代採用的乳房切除術後放射治療，即為相關實例；儘管復發率確實有所降低，但左側乳房接受放射治療的患者，二十年後出現心臟病的人數也較多（見第18章「其他長期副作用」部分）。

這也進一步引出另一個問題：若要計算總體存活率，應追蹤患者多少年（這時就會出現像五年之類的獨斷數字）？

因為希望盡快對研究做出評估，所以除了總體存活率外，我們也會運用其他指標。無病存活率（Disease-Free Survival, DFS）計算之時間範圍從隨機試驗開始，至首先出現復發跡象或死亡為止；這個數值反映出某特定時間點時，乳房內、胸壁（乳房切除術之後）或身體其他部位皆未出現乳癌復發的女性人數。該比率假設無病的人數越多，代表結果越好。

局部復發（見第19章）的嚴重性，不一定等同於病灶擴散到身體其他部位的狀況，所以這有時也會被修為第三指標：無遠處轉移疾病存活率（distant Disease-Free Survival, distant DFS），參照時間為首度出現乳房外復發之前的這段時間。這裡我們看的是在某個特定時間點，有多少女性仍存活，且未出現轉移性疾病。

所有指標都有其限制，像是無病存活率能評估某種療法的有效度，卻無法將患者出現復發後的情況納入考量。通常無病存活率最終會趨近於總體存活率的數值，但也有可能該治療預防了乳癌復發，結果卻引起其他嚴重副作用，導致該女性的死亡時間，甚至早於出現復發、但帶著復發疾病繼續活下去的患者。即使兩種療程表現出的總體存活率看不出差異，但或許其中一種能夠延長患者「無病」的時間。雖然延後復發的時間不等於治癒，但其重要性仍不容忽視。舉例而言，假設你診斷出乳癌，若採用傳統療法只剩下一年的生命，此時有種新療程能將復發或無病存活時間延長三年，亦即診斷後你還有四年可活，就算你在第五年的存活率都是零，可是這麼做能為你多出三年不受疾病所苦的時光。

總而言之，改善無病存活率或總體存活率，並不能確保患者最終不會因乳癌而逝世，但能降低在研究時間範圍內的死亡發生率。對部分女性來說，即使最終仍無法挽救生命，但只要能延長一段日子，她們就願意忍受治療的副作用。

當相關試驗出現在醫學文獻中時，往往是以存活曲線來表現，亦即試驗中接受不同治療的女性，在某特定期間內的存活比率（見圖11.4）。透過圖表（非真實數值）展示兩曲線間的一般差異，以及任一時間點之絕對差異。

而整體差異可能是這種狀況：其中一組在最初幾年死亡的女性人數很多，但只要撐過這段期間，就有很高的存活機會；另一組的效果，則是隨時間推移而逐漸減弱（見圖11.4）。絕對差乃任一時間點的存活率差量。該圖表內因曲線不同，三年時的存活率絕對差異可能是40%，到了十年則為20%。

無病存活參照的不是指標中的死亡，而是疾病是否復發，意即是否在乳房內或乳房切除疤痕處復發，或出現轉移病灶。大部分的乳癌復發患者最終都會因此死亡，所以其存活曲線多半很相似；當復發發生的時間越快，試驗也能越早完成，較早公布結果。

數據的另一種呈現方式是參照風險比率：首先評估某位女性在某特定時間點的復發風險，其風險係依她採用哪種療程（二擇一）而變動；接著再計算接受另一療程的女性之存活風險，再比較兩者的比率。同樣採用前述的例子，可看出三年時的風險比率為40／80（或0.5）；也就是與接受A療程的女性相比，接受B療程的女性只有50%存活。到了十年，這個比率則為20／40（或0.5），也是50%。風險比率對科學家（以及藥廠）很實用，但對罹患癌症的女性，用途卻沒有那麼大；它只能呈現出某種療法與其他療法的相對表現優劣，卻無法判斷它們的效果到底有多好。

對你而言，最好關注不同療法在某時間點的絕對差，且該時間點至少要半數以上參與研究的女性都有達到。根據圖11.4的存活曲線，三年時的絕對差為四十人，而風險比率在十年時只有二十人，代表起初A療法的效果比B療法好上兩倍，然而過了十年以後，無論A或B療法，效果都不

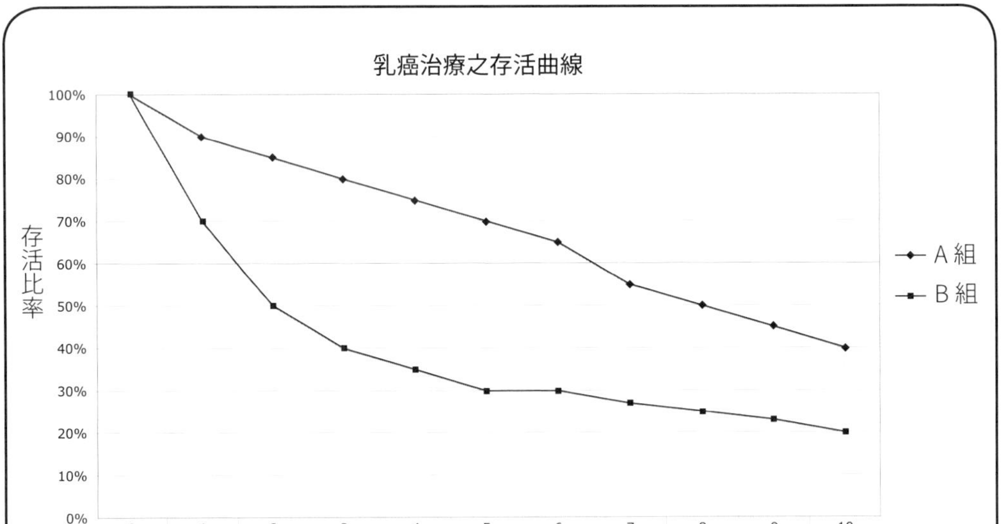

	0	1	2	3	4	5	6	7	8	9	10
A 組	100%	90%	85%	80%	75%	70%	65%	55%	50%	45%	40%
B 組	100%	70%	50%	40%	35%	30%	30%	27%	25%	23%	20%

圖 11.4

再那麼好了。

可惜並非所有試驗都是以這種方式表現，有些試驗係以「死亡人數減少之百分比」做為參照依據，即以實際死亡的患者人數，與預期死亡人數做比較。舉例來說，若某試驗發現控制組有八名患者死亡，而實驗組只有六人，則試驗之死亡人數就比預期少兩人，試驗結果會以25％的死亡人數減少百分比來呈現（或2／8）。假設有另一項類似試驗，參與的受試者更多，其中控制組有四十名患者死亡，而實驗組只有三十人，這種情況下，試驗之死亡人數比預期少十人，人數看起來比第一項研究更多，但其實死亡人數減少百分比依舊為25％。所以在比較不同治療方法時，記得盡可能參考絕對效益而非相對效益。

即使如此也依然存在限制。在前文分析過的研究中，接受A療法並在十年內因乳癌致死的患者，不代表其生命就沒有受到A療法助益而延長。要探討這一點，可比較無病存活率及總體存活率之中數，亦即研究中半數患者出現復發或死亡的時間點。在針對一特定化療療程之研究中，控制組之復發時間中數為三年，化療組則為七年；兩者存活率之中數差分別為八年及十五年。由十五年這個數據來看，顯然有些女性在癌症復發前，確實有從治療中獲益，延緩了復發的時間。

另一種重要的研究工具是整合分析，因為有時試驗的規模太小，無法顯現出效果。舉例而言，假設某試驗有二十位女性參與，十人接受新療法，十人採用固有療法，結果顯示兩者之間沒有差異；但若該試驗每個組別都有一百人時，可能發現新療法組別的存活人數比另一組多出五人。在結合多項針對相同議題展開的試驗以後，可以進行整合分析，得出更精確的數字。早期乳癌試驗者合作團體（Early Breast Cancer Trialists’ Collaborative Group）[62]每五年就整合化療及賀爾蒙治療相關試驗，進行大規模分析；這種做法所得之數據，是其他小型試驗各自為政時無法達到的。

認識不同治療的價值，可協助你弄懂醫師提出的建議、理解其背後原因，此外有助你做出治療決策。舉例來說，如果接受治療也很難使你的生命延長一段可觀的時間，或許你就會認定：痛苦的化療會毀掉你所剩不多的日子，所以寧可冒險享受較短暫但卻舒適的時光。作家洛德（Audre Lorde）逝世於一九九二年，她曾在著作《那一束光》（暫譯，*A Burst of Light*）中，解釋自己做出相同選擇的原因：「我當然希望盡可能擁有最多的好時光，但那些治療能為我延長的時間，根本是聊勝於無，卻會對我的整體健康以及生活方式造成劇烈影響。」[63]

但是在你心目中，或許一、兩年並不只是「聊勝於無」，而是只要能提高活久一點的機會，或許值得忍受化療帶來某種限度的痛苦。這件事的決定不分對錯，重要的是你想要也有權利得到最精確的資訊，讓你冷靜考慮自己是什麼樣的人、哪種選擇對你而言最合理後，再做出決策。

參與試驗

瞭解試驗背後的意義，對每一個在決策過程中打算將試驗內容納入考量的女性而言，都是至關重要的。你甚至可以更進一步，成為試驗的一份子，幫助他人，同時也很可能幫助你自己。

參與臨床研究時，你等於加入了一項計畫研究流程表，那是為了解答關於某療法之有效度，而設計的特定企畫。要解答的問題可能包括診斷方法、治療類型、藥物劑量、藥物施用時機，或使用之藥物類型等等。假設你參與某乳癌治療計畫研究流程表，比較兩種新的賀爾蒙療法；你會是一大群符合標準條件之患者中的一員，並被隨機分派到使用任一藥物之組別，兩組都會受到縝密嚴格的追蹤。它之所以屬於臨床研究，是因為它在「問問題」，例如：使用A藥物的女性，治療結果是否優於使用B藥物者？藉由參與這種試驗，你和其他受試者可得到一定程度的合理治療，同時又能幫助我們找出問題的答案。

若你考慮參與試驗，你就有權瞭解它的一切。可以詢問研究者要讓你及其他受試者服用什麼藥物、弄清楚潛在的副作用、確認他們目前已知及未知的資訊有哪些。研究者應準備好知情同意書，提供受試者關於研究的完整資料。這份文件往往非常長（例如高劑量化療的同意書就長達廿七頁），簽署之前記得仔細翻閱過一遍，雖然很麻煩但絕對值得。還要寫下你的疑問，與調查人員及（或）你的醫師討論，有任何不清楚的地方都應提出來。此外，若該研究是進行中的試驗，你也可以要求與先前曾參與相同研究計畫之乳癌患者聊一聊。

多數試驗都有防護措施，此外，進行試驗的醫院皆有受試者保護協會（human subjects' protection committee），亦常稱為倫理審查委員會（Institutional Review Board, IRB）。他們會審查每項計畫研究流程表，確保其安全性及良好設計，並監督所有臨床試驗，確認知情同意書之可讀性，且研究之潛在效益高於對受試者帶來的風險。當然，決定權始終在你自己手上。若醫師未取得你全然知情同意，就讓你接受研究計畫治療或臨床試驗，是違法且不道德的行為，你完全有權拒絕。若你在參與某項試驗後，開始認為它對你有害，也可以離開；你自己和你的醫師，都有權利在任何時間點退出試驗。

參與研究計畫有很大的好處，除了能為未來女性做出貢獻以外，在最頂尖的癌症醫療中心及醫院進行的研究，都確保受試者得到最新、最即時的醫療照護。正因如此，有許多女性都熱切希望能參與其中。

有一位在一九九〇年確診3期乳癌的女性，參與兩階段研究，接受比標準劑量高出許多的化療療程（劑量向上調整到患者能承受的上限）。除了每三週一次到院治療外，她每天晚上還得自行注射某種物質，以刺激因化療損傷的骨髓生長。

這段療程讓她非常痛苦，嘔吐不止，甚至好幾個禮拜都得睡在浴室地板上，之後她苦澀地回憶道：「大家都叫我嘔吐女王。」但她的付出得到了回報。在這項試驗中，受試者沒有先進行任何手術或放射治療，就直接開始化療，但都被告知一旦化療結束，或許仍須進行上述兩種療程。結果，她的腫瘤出現極大幅度的縮減，因此兩種療程她都不再需要。「我認為自己之所以還活著，完全是參與試驗的功勞。」她說。在該試驗與她成為密友的另一位女性，在罹患侵襲性發炎性乳癌的狀況下，也存活了下來。但依然有其他試驗並未顯示出任何效益，或甚至發現有害，歸根究柢，參與試驗依然是場賭注。

有些試驗則是患者自己發起的。你可以在社區招募參與成員，以自己的方式開始試驗計畫。舉例來說，若你想研究女同性戀與乳癌，可到地區醫學院或找一位研究學者，說：「我們想做這項研究，而且會提供受試者，你們有人願意與我們合作嗎？」好幾件近期試驗都是這樣展開的。舉例來說：長島有一群女性，因社區內常出現乳癌而深感困擾，便說服美國國家癌症研究院展開研究，探討長島的環境汙染與乳癌間的潛在關連性。麻州鱈魚角的女性也針對麻州發起類似研究。

目前，對於激勵民眾參與試驗，我們做的還不夠多，在美國僅約3%的乳癌患者參加研究計畫，這個數字遠低於歐洲；其他疾病的患者也面臨試驗的低參與度。但不能把責任都推到患者身上，尤其許多醫院或醫師根本沒有提供研究計畫。在研究型醫院或大型癌症醫療中心接受治療且符合條件的患者，通常會得到參加研究計畫之機會，其中願意參與的人其實很多。選擇到這類型醫院治療的女性，多半傾向於尋求更先進、完整的療程，而且置身於以研究及對抗癌症為主要目的之環境，能讓她們更有安全感。

但提供研究計畫的能力並不限於這些醫院，現在也有相關機制，讓地區性醫院得以提供參與試驗的機會，透過癌症醫療中心對外推廣計畫（Cancer Center Outreach Program, CCOP），連結社區醫院與大型醫療中心，讓你能在所屬區域參與相同的研究試驗。參與試驗可確保你的醫師得知最新狀況，同時協助研究人員研發出最好的療程。

若你是位患者，請認真考慮加入試驗。如果你提出試驗相關問題，但你的醫師對此一無所知，而且也沒有意願為你問清楚的話，你可以自行上網站 www.breastcancertrials.org 查詢，亦可致電美國國家癌症研究院之 1-800-4 CANCER，或參考其官方網站 www.cancer.gov，可以列出所有適合你參與的臨床試驗，也載明試驗地點，讓你知道你附近是否有相關試驗可加入。拿這份資料去找你的醫師，就此好好討論一番。

至於各試驗的財務層面，則隨試驗性質而有很大的差異。那些無法為受試者帶來助益，反而帶來一定程度不便的試驗，可能會支付薪酬，做為激勵參與的誘因，學生常為了賺幾百塊加入的那些試驗，就屬於此類型（我就讀醫學院時，就參與過將己烯雌酚做為避孕藥之試驗，以貼補學費）。若是能為受試者帶來益處，或不會造成不便的試驗，則完全不提供酬勞。偶爾也有一些可讓患者受益的治療相關試驗，會以低於標準的費用讓受試者接受療程，例如我的共同作者曾加入氣喘與視覺化研究。最後，化療試驗是以通過食品藥物管理局核可之藥物做試驗，因此患者（或保險公司）需支付療程全額費用。而在測試新藥時，藥廠通常會負責治療的費用。許多醫院不允許試驗任何患者需付費的試驗藥物或設備。在政治行動的引領下，有些州開始強制規定，保險及醫療保險之承保範圍，需包括臨床試驗中的標準癌症醫療。

可惜的是，即使提供研究計畫，也只有少部分女性願意加入，這個背後有許多原因。有些女性對於隨機分派感到恐慌，因為她們希望接受最好的治療，結果非常訝異醫療專家竟無法確定哪一種才是最好的；或者她們也可能對某種療法情有獨鍾，不願嘗試其他任何方式。

這些女性通常會說：「我願意參與比較化療與芳香環轉化酶抑制劑的試驗，但是要讓我自己選擇用哪一種。」但在試驗中是不可能辦到這一點的，療法需隨機分派選擇，才能得到具效度的結果。

有些女性不願參與臨床試驗，因為她們認定醫界早就知道結果了。舉例來說，她們常假設標準治療可以拯救自己的生命，因此不願節外生枝，嘗試新的療法；但正是因為標準治療不一定有效，我們才需要進行實驗。參與小紅莓及紫杉醇一、二階段試驗的勇敢女性，不僅幫助了自己，更使後來無數女性因此受益。一旦完成某項試驗，其他患者就有機會透過恩慈療法（Compassionate Use）取得該藥物。

有些女性無法理解試驗的意義所在。她們想自行選擇療程，且在治療結束後，又希望她們所選的療程及效果接受試驗、研究，當然，試驗並不是這樣運作的。若希望某項治療相關試驗能提供清晰明確的資訊，就需要在控制與對照的情況下進行，由研究者做出定義，並經過嚴格縝密的追蹤。事後的統計資料固然有其價值，但憑著這種類型的觀察性研究，我們不可能取得與隨機對照試驗相同程度的資料。

諷刺的是，有些女性選擇了另一種極端。每過一陣子，就會出現某種引發群眾高度關注的試驗性療程，讓許多人認為，這就是我們尋覓已久的奇蹟療法。接著，大眾對於加入試驗的態度就出現一百八十度轉變，不僅不再害怕參與試驗，反而主動要求接受她們心目中的「奇蹟」洗禮。

在得知可參與的研究計畫後，你可能還是認定，它們全都無法提供你想要的治療。但為了你自己，也為了其他女性，在下決定以前，應先確認哪些療程適合你，它們又包含哪些內容。我有一位參與了高劑量化療試驗的患者告訴我，若她有朋友剛診斷出乳癌，她一定會強烈建議對方考慮加入研究計畫。「我會告訴她，別急著做決定。」她說：「但一定要多方探索，弄清楚每個選項的意義，然後再仔細評估。最新的不一定是最好的，你找到的方式也或許不適合你。可是最有機會找到適用療程的途徑，就是透過臨床試驗。」

無論你最後是否決定以參與臨床試驗做為治療手段，還有另一種方式可以對乳癌研究做出貢獻，同時也使自己受益。若你進行任何手術（不管是切片、廣泛切除、乳房切除，甚至縮胸手術），都可以詢問是否能將乳房切除的組織，存放到組織銀行裡。這種做法的可行性越來越高，因為我們在政治面努力推動的各項主張，其中之一就是建立區域性及國家級的組織銀行；這在任何醫院都能進行，且良性與惡性組織都有助於醫療研究。

我們沒有保證治癒的良方，若有，就無須進行這麼多研究試驗了；但試驗能確保我們已竭盡全力幫助未來的女性，目前已有部分試驗得到了成果。不久前乳癌患者還別無選擇，只能切除乳房，但之後有許多女性參與第一批乳房保留研究，接受隨機分派，進行乳房切除術或乳房腫瘤切除及放射治療。她們勇氣可嘉，願意脫離標準思維，讓我們得以探索其他替代療法的可能性，也因為她們的貢獻，如今成千上萬的女性患者才得以保留乳房。在為自己進行複雜、艱難的治療決策時，別忘了接受試驗的女性扮演的角色，她們是勇敢的先驅者，我們都因她們的勇氣而受益良多。

第12章

特殊情況與族群

目前，我們已經概略介紹了乳癌，也探討過各種不同療法的整體效益，以及罹病風險。但千萬不要忘記，每個人的乳癌都不一樣，差別可能體現在疾病的分子生物性、確診方式，甚至患者的個體差異等等。我多麼希望只要針對患者的條件，就能明確告知她狀況與療法，例如當知道患者現年四十歲、吃素、已切除卵巢、第一個孩子已經二十歲了，我就能告訴她如何治療她的雌激素受體陽性、HER-2/neu 陽性乳癌。換句話說，我希望能給予每位患者最完美的治療處方，但這是不可能的，所以我只能退而求其次，至少深入瞭解不同類型乳癌之特性及療法。

非侵襲癌：乳管原位癌及乳小葉原位癌

乳管原位癌（Ductal Cancer In Situ, DCIS）及乳小葉原位癌（Lobular Cancer In Situ, LCIS）的患者體內，都會出現看似癌症的細胞，具備癌細胞的分子變化特徵，但其範圍完全限縮在乳小葉或乳管之內（見圖12.1）。這些腫瘤稱為「非侵襲性乳癌」，因為它們並未離開正常領地，擴散到基質處；而

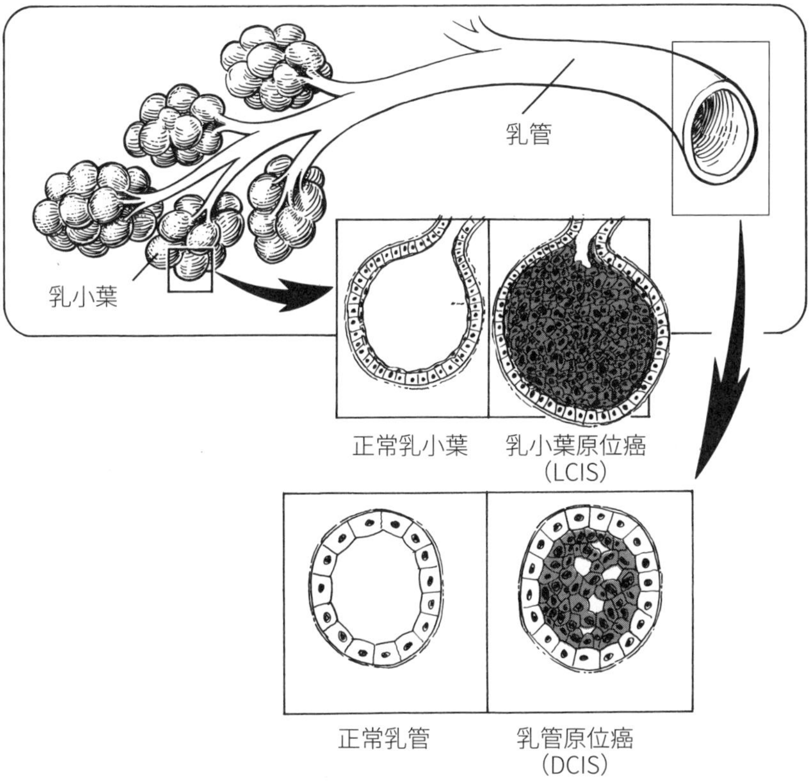
乳管
乳小葉
正常乳小葉
乳小葉原位癌
(LCIS)
正常乳管
乳管原位癌
(DCIS)

圖 12.1

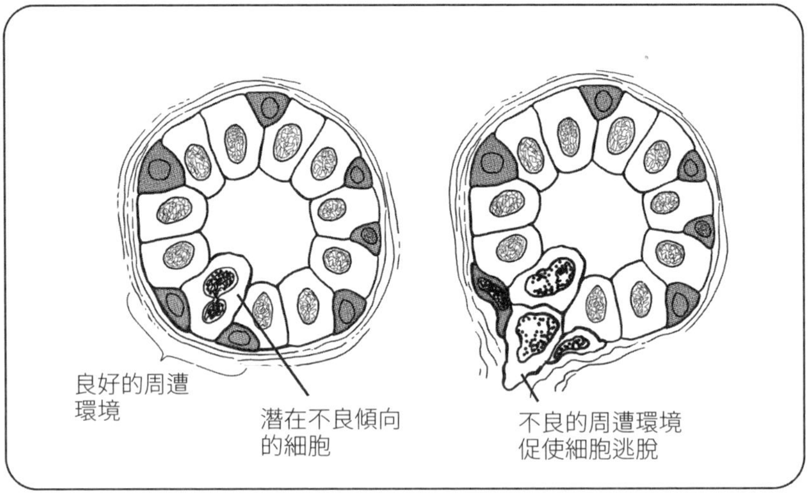

圖 12.2

只要它們不向外擴散，就無法進入血管，蔓延至身體其他部位。

目前的看法是，擴散並非是細胞本身發展出從乳管「突圍而出」的能力，而是周遭環境容許，甚至鼓勵它們向外擴散（見圖12.2）。可以想像一座監獄有群兇惡的守衛包圍，確保囚犯乖乖待在裡面；接著有人帶一大壺威士忌過來，把守衛全都灌醉，當一切還來不及反應，犯人已經越獄逃脫了。我們還不太清楚這究竟是如何發生的，但可以確定的是，並非所有罹患乳管原位癌或乳小葉原位癌的患者，最後都會發展出侵襲性乳癌。我將在後文更詳細說明相關治療重點，包括運用塔莫西芬來強化周遭細胞，及（或）移除突變細胞，使它們無法製造麻煩。

儘管我們對不同侵襲性乳癌之間的差異已有長足認識，但對於非侵襲性病灶的理解，卻才剛剛起步。前面的越獄故事是很貼切的比喻，描述非典型的乳管及乳小葉細胞過度生長（增生）後，它們如何逐漸演變、引發原位癌，最終導致侵襲性癌的結局。但乳管原位癌的相關研究卻發現許多與侵襲性癌相同類型的癌細胞，只是細胞分布有所不同。近期的分子標記研究，啟發科學家從另一個角度來看這個現象。

乳管原位癌和侵襲性癌同樣都具備不同的亞型，還記得我們在前面章節提過依據雌激素受體、黃體素受體、HER-2/neu 來分類的分子亞型嗎？我們也可以用細胞外觀和其分子與免疫標記[1]，將癌前或非侵襲性病灶區分為不同類型。低級別（不那麼令人擔憂）的類型包括非典型增生、低級別乳管原位癌與乳小葉原位癌，及其侵襲性的相對應病灶，亦即 HER-2 陰性，且無基底標記（basal marker）之賀爾蒙敏感型病灶（雌激素受體陽性）。高級別的乳管原位癌病灶涵蓋較多不同類型：例如缺乏雌激素受體，可能屬 HER-2/neu 陽性或陰性，亦可能是具備基底標記之三陰性乳癌。仔細閱讀過第10章的讀者，就能認出管狀B型、HER-2 陽性及三陰性腫瘤。

然而癌前病灶之標記分布，與侵襲性癌並不相同。舉例而言，與侵襲性乳管癌相比，乳管原位癌呈現較高比例的管狀B型及HER-2/neu 陽性腫瘤，而管狀A型及基底型則稍低，因此兩者之間不一定存在一條「直達」的路徑。像以下這個敘述就是錯誤的：「所有管狀A型乳管原位癌，只要發展成為癌症，就必然是管狀A型侵襲性乳管癌。[2]」聖路易斯華盛頓大學（Washington University in St. Louis）的阿瑞德（Craig Allred）博士指出，至少三分之一的乳管原位癌都呈現數種不同類型的結合[3]，他認為只有最猛烈（或最強韌）的細胞或類型，會持續演變成為侵襲性癌。區分出這些類型最有意思的地方在於，就如同面對侵襲性癌一樣，它們也能指引未來對相關病灶的治療方向；此外或許還能給我們一些線索，得以探討這些疾病的肇因。

那麼有多少原位病灶發展成為癌症呢？二〇一四年一份加拿大研究[4]就探討了這項議題。罹患原位癌的女性，無論是僅進行乳房保留手術或加上放射治療，在術後二十年內發展出侵襲性乳癌的風險，都高於無相同病灶的女性；但儘管如此，其中仍有超過80%的人，始終未受侵襲性癌的攻擊。這與其他研究結果相符，代表乳管原位癌及乳小葉原位癌確實該視作後續罹患乳癌的風險因子之一，但絕非癌性病灶[5]。

我原先非常猶豫，不知道該把非侵襲癌的介紹，放在探討「預防乳癌」的章節抑或「介紹乳癌」的章節，最後我選擇歸為特殊類型，放在這裡說明。因為多數診斷出乳小葉原位癌或乳管原位癌的女性，往往認定自己「罹癌」；確實，如今醫學界傾向於採用「非侵襲癌」這個術語來取代「癌前」，但我仍偏好「癌前」一詞，因為感覺沒那麼正式嚴肅，所以兩個詞我都會用。

乳小葉原位癌

乳小葉原位癌在顯微鏡下看來，就是乳小葉裡塞滿了一群小小圓圓的細胞，而正常的乳小葉裡是不含有任何細胞的（見圖12.3）。這樣一堆細胞被形容為「多中心性」，因為它們可能散布在雙側乳房中。我們會將乳管原位癌與特定的乳管系統連結在一起，卻不曾將乳小葉原位癌和任何乳管系統串聯在一起，這項認知不一定精確。因為乳小葉位於每條乳管分支邊緣，所以乳小葉原位癌可能看似隨意散布，實際上卻全都屬於同一條乳管分支的一部分。想像一棵樹上的每根樹枝都長了許多葉片，如果只看葉子，會覺得它們隨意散布在各處，但若仔細觀察樹枝，就會發現其實它們全都連在一起。這也是我們需要標定、確認乳管解剖結構的原因之一。

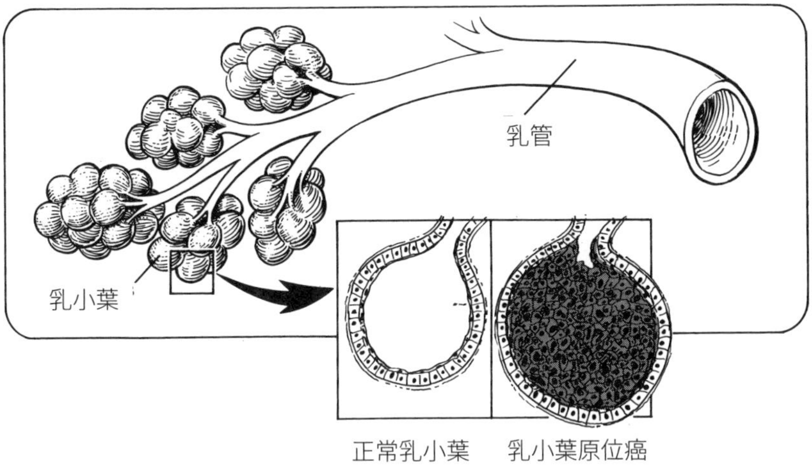

圖 12.3

哈根森（Cushman Haagensen）在一九七八年的研究，讓我們以為已充分認識乳小葉原位癌的自然史，但近期研究使早先觀念受到重大挑戰。過去的理論認為乳小葉原位癌並不會發展成癌症，它是對於潛在危機的警示訊號，就像是陰沉天空代表可能即將下雨一樣。所以許多專家相信，乳小葉原位癌並非真正的癌前，而是一項風險因子，然而如前文所述，事實可能並非如此。一份二〇〇四年的研究，首見乳小葉原位癌確實可能發展成侵襲性乳小葉癌的證據，是分析一百八十名曾參與全國外科綜合治療之乳房及腸系統研究計畫（National Surgical Adjuvant Breast and Bowel Project, NSABP）[6]之女性。在長達十二年的後續追蹤，發現有九例（5%）在原始病灶同側乳房發展出侵襲性乳癌，且其中八例（89%）屬侵襲性乳小葉癌，就位於原先乳小葉原位癌的病灶位置。

第二項證據來自探討在同側乳房罹患乳小葉原位癌及侵襲性乳小葉癌的女性之研究。影響範圍內的細胞，其突變模式非常相近，代表後者確實是由前者發展、演變而成[7]。分子研究也顯示，乳小葉原位癌及浸潤性乳小葉癌都是雌激素陽性、HER-2/neu陰性，且缺乏E-鈣黏蛋白（E-cadherin）[8]的表現，該蛋白質可幫助細胞彼此黏附。可能正是因為缺乏這種蛋白質，乳小葉癌不會結合成完整硬塊，而是一個個細胞排成單列進入基質、四下散布，造成難以偵測、發現的結果。

自一九九六年以降，還發布了另外三項研究（其中一項包括兩百一十四位乳小葉原位癌患者）皆顯示：罹患侵襲性乳癌的風險，每年會持續增加1％[9]，且這項風險可能會受其他風險因子影響而惡化。耐人尋味的是，罹患乳小葉原位癌的女性不僅可能發展出乳小葉癌，也可能有乳管癌（雖然都屬於雌激素陽性的類型），這代表它們生長緩慢、攻擊性較低，且較容易透過乳房X光攝影篩檢得知。

可行方案

要是得了乳小葉原位癌，你可以如何應對呢？基本上，你的主要目的就是避免自己進一步罹患侵襲性乳癌，這有好幾種可行方案，最極端的做法當屬接受雙側預防性乳房切除術。為什麼是切除雙側（即兩邊乳房都切除）？因為兩側乳房都存在罹癌風險。在前文所述的NSABP研究中，同側乳房出現侵襲性癌的機率為5％，而另一側乳房出現侵襲性癌的機率同樣也是約5％。

有些女性選擇進行雙側乳房切除術的原因，是希望能夠得到「我已盡了一切努力」的感覺，若最終還是罹患乳癌，至少不會讓人覺得這是自己造成的。要是沒有動切除手術，隨後得了乳癌，患者可能終生都會陷入自我質疑，是不是自己錯失了預防的機會？一九八〇年代中期，有名患者告訴我：「我當下立刻就知道自己會如何選擇，我自己都驚訝原來我對生命的渴望這麼熱切。」這位女性有親屬罹患乳癌，家庭病史讓她屬於高風險族群，決定無所不用其極地避免自己踏上同樣的痛苦道路。她不太信賴監測效果，認為這種方式太新，不比乳房切除術已行之多年，尤其當得知切除後可接著進行乳房重建手術（見第13章「全乳房切除術」與「全乳房切除術後的乳房重建」部分）時，她更堅定地選擇了這條路。

不動手術的替代方案是嚴密監測：每六個月一次的追蹤檢查，加上每年一次的乳房X光攝影檢測。以核磁共振監測乳小葉原位癌患者狀況的效果不彰[10]，因為由乳小葉原位癌發展而成的癌症類型，往往屬於較溫和、生長較慢的賀爾蒙陽性腫瘤，故以乳房X光攝影是非常適當的，這樣一來若真的發展出癌症，也有很高的機率能偵測出來，然後再決定要進行乳房切除術還是乳房腫瘤切除術及放射治療（見第11章「局部治療：手術及放射線治療」部分）。而若癌症沒有生成，你就能躲過一次會造成身體殘缺的重大手術。多數外科醫師都會建議採取這種方式，且受到美國國家綜合癌症資訊網（NCCN）支持[11]。

另一種取代乳房切除術的方案是服用塔莫西芬①或鈣穩②（針對停經後女性）長達五年時間，以防未來出現乳癌。有證據顯示，這些雌激素阻斷藥物可使乳小葉原位癌患者罹患乳癌的機率降低56%；請記得，這代表原本的風險會降低約一半左右，即從每年1%降低至每年0.5%。但這類藥物全都具副作用，也須納入考量（見第15章「化療的副作用」部分，與第18章「化療的長期副作用」及「症狀治療」部分）。此外，如果你有懷孕計畫，就不適合服用這類藥物，孕期服用塔

①〔藥師註〕學名，Tamoxifen。為選擇性雌激素受體調節劑。
②〔藥師註〕商品名，Evista。學名Raloxifene，為選擇性雌激素受體調節劑。

莫西芬可能會造成胎兒先天缺陷。但並非所有副作用都是負面的，停經後女性服用塔莫西芬或鈣穩，皆有助於預防骨折。正如其他與治療相關的決策一樣，是否服用這類藥物，需視你個人在利弊之間的取捨而定。

若你確診罹患乳小葉原位癌，請給自己一點時間好好思考，究竟希望怎麼做，畢竟乳小葉原位癌不需要你太急迫地下決定。曾有一位女士驚慌失措地打電話給我，因為她診斷出乳小葉原位癌，而她的腫瘤科醫師說她應該立即開始服用塔莫西芬。這當然令她感到不安，因為那位醫師把乳小葉原位癌視作癌症處理，而非癌前或非侵襲性病灶。但它發展成侵襲性癌的風險是每年1%，無須急著開始療程，因此我建議這位女士先選擇追蹤監測的方案，等六個月或一年後，再看看她有什麼感受；如果這個方式足以令她覺得安心、自在，那麼就繼續採用這個方案，可以維持終生或直到出現癌症為止。而且在後續的日子裡，你可以隨時決定開始服用塔莫西芬或進行乳房切除術；然而乳房一旦切除就無法復原，部分服用塔莫西芬的副作用也不一定能夠恢復如初。

但是如果患者持續陷入焦慮，每天早上醒來，腦中都浮現「今天一定會發現自己長了硬塊」的念頭，那麼或許雙側乳房切除術才是最適合的選擇。接受賀爾蒙治療的女性，出現侵襲性乳小葉癌的比例遠高於其他，因此這種方案並不適合乳小葉原位癌患者。

有時當患者出現硬塊，且確認為癌症時，病理科醫師會在鄰近組織發現乳小葉原位癌。這代表什麼意義？從本質上來說，這代表患者罹患乳癌的風險較高，而她也確實罹癌了。幾項研究顯示，體內乳小葉原位癌病灶與罹患的侵襲性癌有相關連的女性，進行乳房腫瘤切除術後，其局部復發率和對側乳房出現癌症的風險，與無乳小葉原位癌者相等，亦即每年1%[12]。

乳管原位癌

乳管原位癌比乳小葉原位癌更普遍，且發展成侵襲性癌的機率也更高。乳管原位癌很少形成腫塊，但有時會出現柔軟肥厚的組織（這是因為原本可彎曲的乳管內充滿細胞，導致韌性變得較差，見圖12.4）。如今，由於乳房X光攝影的應用，乳管原位癌的測得率更高；在X光攝影中，乳管原位癌可能以小小的點狀鈣質物呈現，稱為「微鈣化」。乳房X光攝影篩檢偵測出的惡化病灶中，高達20%是乳管原位癌，而它實際上的普遍程度甚至可能更高，因為並非所有乳管原位癌都具備微鈣化的型態。解剖不同死因的女性時，發現其中約6至16%的人都有乳管原位癌[13]，代表其實許多人有乳管原位癌而不自知，且它可能不是我們曾以為的罕見症狀。

過去的標準治療方式是切除病灶出現的那一側乳房，通常這個做法都能達到效果。雖然可能不需要這麼激烈的手段，可惜的是因為乳房都切除了，我們也無法研究「不切除出現乳管原位癌的乳房」會發生什麼事。

然而，幾份小型研究提供了一點線索。其中兩份研究追蹤接受切片、判定體內有良性病灶的患者，多年後再檢視病理報告，發現這些病灶可重新被歸類為乳管原位癌。透過這些追蹤研究，我們認為在所有未接受治療的低級別乳管原位癌患者中，有約20至25%的人在切片後的廿五年內，於乳房切片的相同區域會發展出侵襲性癌[14]。另外，她們的病灶常是介於非典型乳管增生（見第5章「乳房組織的前癌現象」部分）以及乳管原位癌之間，否則最初就會被診斷出來。從這些研究中可明顯看出：未治療的乳管原位癌確實有可能發展成侵襲性乳癌，但在多數女性身上似乎不太容易發生。這與本章最前面引用的數值（80%）相符：以切除及（或）切除加放射治療來治療乳

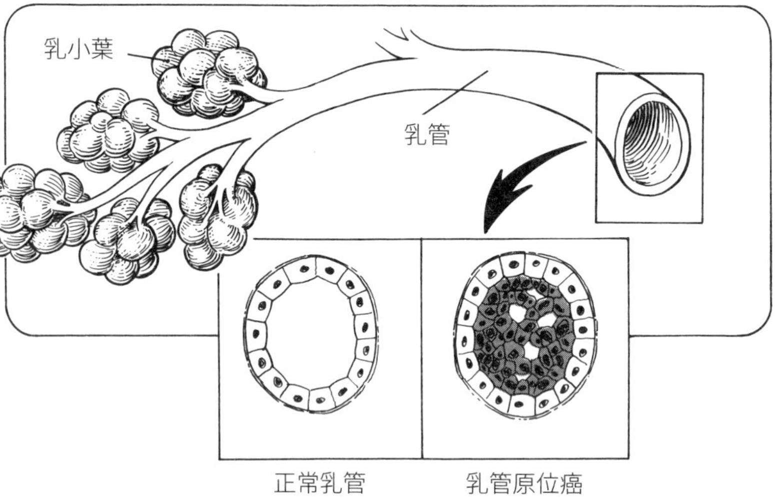

圖 12.4

管原位癌的女性中，約20％會在未來二十年內出現侵襲性癌症。

遺憾的是，我們並不清楚該如何區分哪些病例會發展成為侵襲性癌、哪些不會。另外一個關鍵的問題，在於生理解剖層面：乳管原位癌是否僅限於單一「生病的乳管」[15]，抑或它代表整個乳房發生了變化（亦即多發性）？這個問題的重要性不僅關乎我們對於乳管原位癌的科學理解，更能為患者帶來立即性的幫助。若它是多發性的，就會成為「不如直接進行乳房切除術」的強力後援，反正它遲早都會在其他部位復發；可是，如果乳管原位癌實際上屬於單一中心性，較明智的治療方案則是只切除病灶本身。

多數的高級別病灶會呈現連續性，且可透過乳房X光攝影清楚看見鈣化點。然而，低至中級別的病灶可能較為隱蔽，呈現不連續的管內分布，且受到波及的不同區域之間，距離往往可達一公分之遠。

現行的治療方式是盡可能推測出疾病病灶的範圍，並據此進行廣泛切除。我們會仔細檢視術

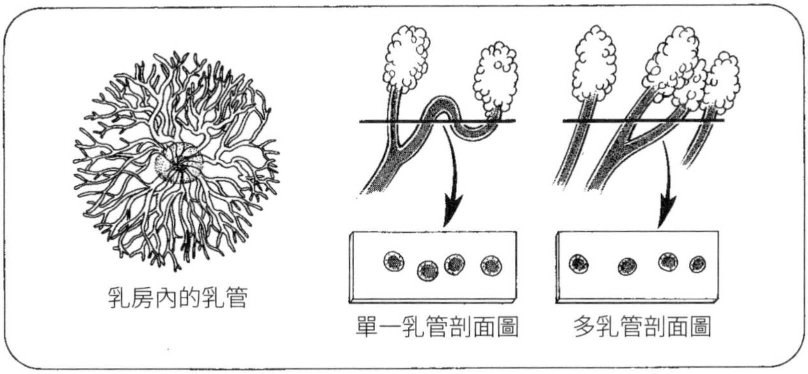

圖 12.5

前乳房X光攝影以及放大顯示，再研究從乳房切除的組織，從而得到推測結果。儘管超過80%的乳管原位癌都是從乳房X光攝影上的鈣化點診斷出來，但依然有部分的乳管原位癌病例可能不具有鈣化點，這對於外科醫師而言，幾乎可說是隱形的，並難以判定究竟該移除多少乳房組織（見圖12.5）。

我們在決策時會考量邊界（見第252頁的圖10.6），並納入病灶周圍的正常組織邊緣（一公分）。然而這種方式並不完美，因此當出現乳管原位癌復發的案例時，那往往不是真正的「復發」，而是從最初就未被發現、留在原地的乳管原位癌病灶，只是當時誤以為是乾淨邊界而已。這種狀況不算太常發生，但頻率也足以引起注意了（約10至20%），所以手術後常會接著進行放射治療。另外，這也是為何乳房切除術儘管有缺點，但多數情形下仍能帶來較低的復發率，因為它可說是範圍最廣的廣泛切除手術了。

通常在術後一個月，會檢視切片後的乳房X光攝影影像，這個環節重要性亦不容忽視。因為乳管原位癌通常是以鈣化點的型態，呈現於乳房X光攝影影像，因此確認手術是否已去除所有可疑的鈣化點，是非常關鍵的。但是正如前述，即使沒有鈣化點，依然可能存在乳管原位癌。

可行方案

目前，治療乳管原位癌的目標是為了「預防」：完全移除病灶以後，它就不會復發或發展成為侵襲性病灶。其中的問題是，為此究竟需要進行何種程度的手術呢？無論是面對乳管原位癌還是侵襲性癌，採取乳房切除術的原因都一樣：若病灶範圍太大，無法進行顧及外型美觀的切除（cosmetic excision），那麼就選擇乳房切除術（是否立即接著做乳房重建，見第13章「全乳房切除術」與「全乳房切除術後的乳房重建」部分）。有時若乳房四散著看似惡性的鈣化點，則或許在術前就能預測到這個結果。其他情況下，需要多次嘗試才能全數切除病灶，但邊界仍維持陽性。因為乳管原位癌可以遍布整個乳管系統，等於涵蓋三分之一的乳房，所以病灶波及的範圍可能非常廣泛。斯隆－凱特琳癌症紀念中心（Memorial Sloan Kettering）的莫洛（Monica Morrow）發現，33％的乳管原位癌患者最終都需進行乳房切除術，而罹患一期侵襲性癌、乳房內硬塊分散的女性，需要乳房切除術的比例僅10％[16]。你可能認為，核磁共振預測疾病影響範圍的效果，並不遜於乳房X光攝影，甚至是更理想，可是對於乳管原位癌患者而言，事實並非如此[17]。

蘇珊・樂芙研究基金會（Dr. Susan Love Research Foundation）嘗試在手術前，使用超音波確認乳管原位癌的範圍。雖然研究已有了長足進展，但乳管攝影的技術性困難拖慢了腳步。一旦能夠確認病灶範圍，就可以提升手術的效益，甚至得以考慮暫緩治療，採取「觀察性等待」（watchful waiting）的方式。

雖然乳房切除術有時仍是必要之舉，但當切除邊界乾淨時，廣泛切除（見第13章「部分乳房切除術」部分）也是很合理的乳管原位癌治療方式。廣泛切除後，通常會接著進行放射治療。四份隨機對照試驗，比較了接受廣泛切除後，是否進行放射治療的乳管原位癌病例[18]，結果全都發現，加入放射治療可使復發率降低50至60%。在NSABP之B24試驗中，只進行乳房腫瘤切除術者，術後十二年內出現侵襲性復發的風險為18%；但若搭配放射治療，風險會降低至8至9%。

第二個問題與塔莫西芬之使用有關。在相同研究中，塔莫西芬對雌激素受體陽性的乳管原位癌患者有益，若再結合放射治療，便可進一步降低2至3%的復發率。與其他療法類似，即患者原本的風險越高，所得到的效益也就越佳。

我們是否能夠預測，哪些乳管原位癌患者不需要放射治療？因為根據前述只接受切片之研究可以看出，約有75至80%的乳管原位癌患者根本不會復發。已有許多研究在探討乳房保留手術後的復發預測因子。除了本章開頭提過的標記外，復發預測因子主要取決於細胞是否為高級別和壞死（即細胞有死亡之跡象）。另外，年輕女性之局部復發風險高於年長女性。

乳管原位癌分數（DCIS Score）是Genomic Health公司研發的新型測驗，以乳管原位癌切片之分子標記為依據，將復發風險分為不同類別。在本書上一版出版後，加拿大安大略省一份研究就將這種測驗，應用於七百一十八位僅接受廣泛切除的女性身上。結果，被安可待乳癌腫瘤基因檢測歸類為「低度風險」的女性，在十年內復發乳管原位癌或出現侵襲性癌的風險（12.7%），明顯低於被歸為「中度風險」或「高度風險」者（27.8%至33%）[19]。當然，12.7%究竟是低風險或高風險，也端視你從何種角度看待。無論如何，這項檢測都可能提供額外的關鍵資訊，幫助我們決定最佳治療方案。

小範圍的乳管原位癌不需要移除淋巴結，因為非侵襲性癌在這個階段不會擴散。但若病灶範圍很大（大於五公分），有些專家就認為其中可能藏有顯微侵犯（microinvasion），會建議同時切除淋巴結（在此情況下，第13章「前哨淋巴結切片」部分探討的前哨淋巴結切片，就是很好的選擇；多數專家都同意，除非在前哨淋巴結發現癌細胞，否則切除所有淋巴結並非必要之舉）。然而對於這個類型的患者，即使存在顯微侵犯，許多外科醫師仍會捨棄淋巴結手術，因為真正出現陽性淋巴結的機率實在太低了[20]。新版美國國家綜合癌症資訊網（NCCN）指引建議：乳管原位癌患者接受乳房保留手術時，無須進行前哨淋巴結切片。當廣泛切除呈現侵襲性癌跡象時，醫師可以再為這些少數患者進行相關治療；若沒有這些跡象，患者就不必冒著增加淋巴水腫（見第18章「淋巴水腫」部分）的風險了。

我們對於偵測及治療乳管原位癌，都已有明顯進步。癌症研究網絡（Cancer Research Network）研究聯盟檢視兩千九百九十五名在一九九〇年至二〇〇一年之間，曾因乳管原位癌而接受治療的女性；她們接受各種治療，從僅進行乳房腫瘤切除術，到乳房腫瘤切除術、放射治療和塔莫西芬皆有。聯合研究發現，一九九〇年至一九九一年間確診的女性，其五年內的復發風險為18.5％；而到了二〇〇〇年至二〇〇一年間確診的女性，這個風險已降低至11％[21]。

這些對你來說代表什麼意義呢？你接下來又該怎麼做呢？首先，若常規乳房X光攝影出現一群微鈣化，就需要進行粗針穿刺切片，以判斷你是否罹患了乳管原位癌。若粗針穿刺切片結果確實為乳管原位癌，那麼記得確認你的病理報告包括以下資訊：級別、有無壞死現象、雌激素受體狀態。接著如前文所言，你有四個可行方案：只進行廣泛切除、廣泛切除與放射治療、上述兩者搭配服用塔莫西芬，或者進行乳房切除術。

多數外科醫師會建議進行廣泛切除，這代表切除該區域連同邊緣周圍約一公分左右的正常組織（即邊界）；有時在第一次手術時就可完成，有時則需事後再移除更多組織（即再次切除），而切除後通常會接著進行放射治療。若你的乳管原位癌屬於雌激素受體陽性，可以在上述任何治療後，再加入五年的塔莫西芬療程（這麼做不僅能治療乳管原位癌，也有助於預防侵襲性癌，或預防另一側乳房出現乳管原位癌）。

如前文所述，乳房切除術可說是最極端的廣泛切除，通常都沒必要進行到這一步，但確實有乳管原位癌在殘餘乳房組織復發的案例[22]，在後續追蹤十年內發生這種狀況的比例約為3％。一般而言，只有在乳管原位癌範圍非常廣、令我們別無選擇時，或者患者個人強烈要求下，才會進行乳房切除術。

除了上述這些乳管原位癌標準治療以外，還有最後一種替代方案：對低度風險乳管原位癌患者採取「觀察性等待」的計畫，這也常應用於早期攝護腺癌。杜克大學的黃雪莉（音譯，Shelley Hwang）正評估決定拒絕接受手術，選擇服用塔莫西芬或某種芳香環轉化酶抑制之乳管原位癌患者，尚待研究結果出爐，才能看出這項方案是否能夠安全地使患者免於乳房切除術，甚至對某些乳管原位癌患者來說，是否能夠完全不需要動手術。另外若可如前文所述，成功劃出病灶範圍，我們對疾病的監測將更加清楚明確，並得以測試不同治療方案。

局部晚期乳癌

偶爾會有乳癌一直沒被發現，直到腫瘤變得非常大，這時已是第三期癌症了。這樣的腫瘤直徑大於五公分、具有陽性淋巴結，或者具備其他我們認定代表不良預後的特徵，例如皮膚腫脹或腋下出現巨大、纏結的淋巴結，它可能會與胸部肌肉纏黏在一起或撐破皮膚。這時與面對其他狀況一樣，第一步應進行一次或多次切片以助診斷。此外，也可以藉助賀爾蒙受體、HER-2/neu、核分級等生物標記，來判定癌症類型（見第10章）。為了排除明顯的擴散情況，也會進行諸如乳房X光攝影、超音波、正子電腦斷層造影、核磁共振等檢驗。

然而根據臨床表現看來，局部晚期癌症很可能已擴散到身體其他部位，至少在顯微程度是如此。在運用乳房攝影顯示出癌症病灶大小後，往往會直接進入全身性治療以摧毀癌細胞，並嘗試縮小腫瘤體積。在化療或賀爾蒙治療後，接著進行手術及放射治療，如第11章「局部治療：手術及放射線治療」部分所述，這稱為前導性治療。

然而將腫瘤留在體內，往往會令部分女性感到非常緊張，希望立即動乳房切除術。但這麼做並不明智，其原因有二：首先，化療或賀爾蒙治療通常能縮小腫瘤體積，使醫師更有機會進行乳房保留手術，而非乳房切除術；即使化療後已無法選擇乳房腫瘤切除術，仍很有可能將腫瘤連同無癌細胞陰性邊界（negative margin）全部切除乾淨。第二，腫瘤對化療的反應可視作一種測試，確認它對某特定藥物組合是否有所反應；若否，則可以進行調整（化療療程詳見第15章）。這種方式可使75至95%的患者腫瘤體積大幅縮小。有時甚至連中等大小的腫瘤（小乳房內三至五公分的腫瘤），也可能呈現局部晚期腫瘤特徵，對綜合式治療反應較佳。

安德森癌症中心團隊對於這種療法的經驗最為豐富。他們發現，手術前進行兩種不同化療療程的患者，可使療效達最大化[23]。通常他們會先進行四個循環的FAC療程（好復注射液（5-FU）③、

③〔藥師註〕商品名。學名Fluorouracil，為抗腫瘤藥物。

小紅莓（**Adriamycin**）④、環磷醯胺（**Cyclophosphamide**））﹐接著再進行四個循環的含紫杉醇第二療程。若在第一或第二個循環，即發現腫瘤對FAC療程似乎沒有反應，就可以早一點開始嘗試紫杉醇等替代化療方法。無論是同時開始所有化學治療，還是一個個療程依序進行，似乎都沒有影響結果。若腫瘤過度表現**HER-2/neu**，會在術前加入賀癌平⑤處方[24]。

而外科手術可能遇到的潛在問題之一，是如何「找到」腫瘤。約30％接受化療治療的女性，以及高達60％使用賀癌平的女性，超音波檢查或乳房攝影都已無法看見腫瘤位置。因此在開始全身性治療之前，常需先透過乳房攝影，將追蹤夾置入腫瘤中。

雖然化療是最普遍的前導性治療手段，但有時候也會採用賀爾蒙治療（塔莫西芬或芳香環轉化酶抑制劑），特別適用於年齡較長、具有賀爾蒙受體陽性腫瘤，且可能無法承受化療的女性患者；此外它也可以縮減腫瘤體積，使手術範圍變得較小。近期數據顯示，腫瘤大於三公分、在欣扶妳或安可待腫瘤基因檢測（見第10章「基因檢測」部分）結果屬於低復發指數，及（或）雌激素受體陽性、低度級別、低度增生腫瘤的女性，對前導性治療產生反應之可能性較低（7％），但採取賀爾蒙治療的療效甚佳。反之，雌激素受體陰性、高級別、具高度增生標記的腫瘤，先進行化療的反應良好，在移除病灶區域時，45％的患者已沒有明顯的腫瘤存在。因此我想再次強調：應該要瞭解腫瘤的生理特徵，而非僅在乎其大小，這是非常重要的[25]。

在前導性治療後，可行方案包括只動手術、只接受放射治療，或者結合上述兩者進行治療。手術治療可能包括徹底的乳房切除術，或者僅對乳房腫瘤做廣泛切除，以及前哨淋巴結切片或切

④〔藥師註〕因藥品溶劑色紅，而得此俗稱。商品名，艾黴素。學名Doxorubicin，為抗腫瘤藥物。

⑤〔藥師註〕商品名，Herceptin。學名Trastuzumab，為抗腫瘤藥物。

除腋淋巴結。乳房保留治療的主要判定標準為：完全移除殘餘腫瘤（若有的話）且連同陰性邊界，且未造成乳房外觀毀損畸形。這種情況下，接受乳房保留療法者之局部復發率，及十年內總體存活率，會與早期乳癌患者一致[26]。

如果腫瘤體積已經縮小，我們常會選擇腫瘤切除術；若體積沒有產生變化，再做乳房切除術。即使是在腫瘤看似消失的情況下（觸診未察覺、X光攝影也看不見），依然可能存在部分癌細胞，所以還是會進行腫瘤切除手術，至少要針對腫瘤原本生成的位置，以確認該處究竟剩下哪些物質（稱為「廢棄乳腺切除」）。若廢棄乳腺切除結果是乾淨的，或顯示出乾淨邊界，患者就可以選擇接受放射治療。同樣地，當硬塊體積很小，可以做腫瘤切除術並得到乾淨邊界時，接續進行放射治療是較明智的選擇。若仍有大型硬塊，或邊界仍顯示出許多癌細胞，則最好接受乳房切除術（術後可選擇是否立即進行乳房重建）。

在乳癌潰瘍、剩餘皮膚不足以縫合在一起的狀況下，乳房重建手術就不僅限於外型美容之目的，同時也具有醫療意義。乳房重建通常需要從身體其他部位取皮，使傷口得以閉合（見第13章說明乳房重建過程）。此時也會檢查淋巴結，雖然患者接受化療後，其陰性淋巴結之重要性不如以往，但依然可作為復發風險預後標記。最後無論接受何種手術，患者術後都需做放射治療，以降低癌症在乳房或胸壁復發之機率。另外，如果是賀爾蒙敏感型腫瘤，還會另外讓患者服用塔莫西芬或芳香環轉化酶抑制劑五至十年，此療程一般會緊接著放射治療後立即開始。

局部晚期癌症通常屬於以下兩種類型之一，不過這兩類一般都是採取相同的治療方法。有時高侵略性的癌症彷彿一夕之間猝然出現尺寸巨大，且生長明顯快速的腫瘤（儘管它其實已悄悄出現在那個位置一陣子了）；也有時腫瘤已經出現數年時間，但患者始終不願面對，假裝它根本不存在，直到它體積越來越大，甚至潰破至肌膚之外，才不得不尋醫求診。我們將後者稱為輕忽原發癌（neglected primary），這不代表特別猛烈的癌症，而是指此症患者特別容易受驚嚇。輕忽原發癌患者的治療效果往往比想像中更好——如果你已經罹患癌症五年，始終對它不理不睬，卻還沒有因此喪命或出現明顯擴散，那麼它顯然是屬於生長緩慢的類型。

所以如果你有持續增生的硬塊，卻一直逃避就診，或突然之間發現新的大型潰瘍腫瘤，別再掩耳盜鈴、不予理會，以為自己死定了；請找醫師診斷，確認它是什麼，然後立即開始治療。這時的預後或許比不上腫瘤體積還很小時，就開始治療的結果，但你的癌症很可能是可治癒的，你越早正視它、面對它，痊癒的機會就越高。

發炎性乳癌

有一種罕見的乳癌類型，稱為發炎性乳癌，因為它最初的症狀通常是乳房出現發紅、發熱現象，迅速（三個月內）蔓延至乳房三分之一以上區域的肌膚；此外，乳房肌膚也會水腫、腫脹，且往往沒有明顯硬塊。患者甚至醫師都常將它誤認為普通的感染，以抗生素來治療，然而病情不但未獲改善，很可能還惡化了——這就是警訊。因為通常採用抗生素治療感染時，狀況會在一兩週內好轉，若非如此，醫師就應該安排患者進行攝影檢查，包括乳房X光攝影、超音波及核磁共振；攝影檢查可協助尋找乳房組織中的可疑病灶，以便進行切片，確認是否為癌症。

我有兩位罹患發炎性乳癌的患者，都有過類似經歷：其中一人當時正在哺乳，醫師還以為她罹患的是哺乳期乳腺炎（見第2章「哺乳期乳腺炎」部分），雖然症狀一直未痊癒，但疼痛也不劇烈，沒有發熱或任何其他感染跡象；另一位未哺乳的患者，則是注意到一側乳房突然變得比另一側更大，還有發紅腫脹的狀況，最初醫師一樣以為那是感染。所以若你出現類似症狀，且在一期抗生素治療後沒有改善，你就該要求進行攝影檢查，並對乳房組織及皮膚做切片。發炎性乳癌患者皮膚的淋巴管內會有癌細胞存在，而乳房肌膚之所以紅腫，是因為癌細胞阻塞了淋巴液的流動。

非裔美籍女性比白人女性更普遍罹患發炎性乳癌，且較常見於中東、北非，以及美國低社經程度之地理區域。其他風險因子包括高BMI、初經來潮時間較早、頭胎懷孕年齡較輕等等。雖然研究學者一直在尋找可預測該疾病之突變基因，但目前為止仍一無所獲。

發炎性乳癌是最猛烈的乳癌類型之一，幾乎有三分之一的女性患者在確診當下，就已出現可辨識的轉移情況。因此，運用攝影檢測確認是否有擴散是非常重要的，包括治療前的胸部、腹部及骨盆正子電腦斷層造影或正子電腦斷層掃描，以及骨掃描。

有鑑於發炎性乳癌之罕見與複雜程度，患者應前往配置有多科醫護團隊（包括外科醫師、放射科醫師、具充分經驗的腫瘤科醫師等）之癌症中心尋求治療。若覺得有些猶豫，可以詢問醫師每年治療多少發炎性乳癌患者。在美國，發炎性乳癌僅佔所有乳癌病例之1至5%，因此多數地區性醫院都缺乏相關專業經驗與知識，這可能是真正值得你長途跋涉、追尋所需目標的時刻。經驗豐富的醫療團隊能以最有效的方式，整合不同治療，並追蹤、監測你的進展。

你大概會認為，這種猛烈的癌症一定有某種特定分子標誌（molecular signature）（見第10章「分子分類法」部分），但很遺憾，截至目前為止事實並非如此；它可能對賀爾蒙敏感或屬三陰性，但多半是HER-2/neu陽性。目前我們採取前導性治療方案，來治療發炎性乳癌，這代表先進行三、四個週期的AC化療（小紅莓、環磷醯胺），接著是汰癌勝⑥或剋癌易⑦療程；再進行局部治療，如乳房切除術後進行放射治療療程。HER-2/neu過度表現之腫瘤，也可以採用輔助性的賀癌平或其他HER-2/neu標靶治療（例如賀疾妥⑧）。若腫瘤對賀爾蒙敏感，則會將塔莫西芬或芳香環轉化酶抑制劑也加入綜合治療。除此之外，還有其他好幾種綜合治療方案，都曾嘗試用於治療發炎性乳癌。

一份近期報告追蹤六十一名曾接受綜合治療（multimodality）之發炎性乳癌患者，發現其五年內的存活率為47％；而進行三重療法（即化療、放射治療和手術）的女性，在五年內的無病率超過40％[27]。

雖然這個結果令人振奮，但仍有很大的進步空間，針對這種疾病的學術研究與臨床試驗仍層出不窮。現在有新的標靶藥物、新的治療方案，因此我強烈建議確診發炎性乳癌的女性，先到專門介紹這種疾病的網站（如www.ibcresearch.org），查詢最新資訊並尋求支持。這種病情況嚴重，但治療已有非常可觀的進展，如今發炎性乳癌的預後，遠比本書第一版出版時期更正面許多。

未明原發癌

「原發位置不明」（unknown primary）聽起來有點像謀殺懸疑小說的標題，但它其實是我們為另一種謎題取的名字：一種已擴散到腋下淋巴結，卻無法確認原發腫瘤病灶位置之癌症。這種類

⑥〔藥師註〕商品名，Taxol。學名太平洋紫杉醇（Paclitaxel），為抗腫瘤藥物。
⑦〔藥師註〕商品名，Taxotere。學名歐洲紫杉醇（Docetaxel），為抗腫瘤藥物。
⑧〔藥師註〕商品名，Perjeta。學名Pertuzumab，為抗腫瘤藥物。

型的腫瘤又稱作「潛藏原發癌」（occult primary），在女性患者身上幾乎都是源自乳房。

這種類型的乳癌非常罕見，僅佔不到1%。患者會因腫大的淋巴結就診，位置一般在腋下；切片發現乳癌細胞，但乳房卻沒有任何硬塊。有時會稱為「乳癌之腋下呈現」（axillary presentation of breast cancer），分期為T0，且可能屬於N1或N2（見第10章「癌症分期」部分）。現代攝影檢查技術對尋找原發腫瘤有所助益，因此對於這種狀況的女性，會先安排進行乳房X光攝影及超音波。尋找一個我們懷疑可能在某位置的癌症病灶，與單純的篩檢不一樣，許多腫瘤都在反覆檢驗中被發現。若這些檢查仍無法找出腫瘤，則進行核磁共振。

雖然核磁共振不太適合用來進行一般性篩檢，但在這種情形下是有幫助的。近期針對核磁共振之相關研究顯示，它可偵測出70至95%女性乳房中的腫瘤[28]。若醫師能夠找到原發癌病灶，患者就有接受腫瘤切除術及放射治療的機會，否則只能選擇乳房切除術或者全乳房放射治療。

是否進行全身性治療，需取決於腫瘤類型。或許與你預期的相反：表現在淋巴結而非乳房本身的癌症，其存活率略優於同時出現乳房硬塊以及腫大淋巴結者[29]。

乳房之佩吉特氏病

佩吉特（James Paget，一八一四至一八八九年）醫師在無數種疾病上留下了他的名字，有骨骼之佩吉特氏病、眼皮之佩吉特氏病，同時也有乳房之佩吉特氏病；除了發現者都是同一人之外，這些疾病彼此之間毫無關連。乳房佩吉特氏病指的是一種乳癌，患者在乳頭出現病變，伴隨始終難以改善的搔癢及脫屑症狀。

我為了撰寫此章節進行深入研究，非常詫異地發現，針對這種罕見乳癌的記述，首見於一三○七年的約翰（John of Arderne）。約翰描述一位男性神父出現單側乳頭潰瘍，持續好幾年未治療（一三○七年的時候，醫學治療是非常匱乏的），最終發展為成熟的乳癌[30]。幸好如今面對乳房佩吉特氏病，我們不再只是袖手旁觀，而得以做出更多努力。

關於這種癌症，目前存在兩種不同理論：其一是癌細胞從輸乳竇（lactiferous sinus，見第1章「乳房：一個充滿互動的社群」部分）開始生長，再蔓延至乳頭開口處，這解釋了為何佩吉特氏病的症狀最先出現在乳頭（而非乳暈），而且佩吉特氏病患者在乳房其他部位，往往存在具有相似細胞類型之癌症[31]。另一種理論則認為，癌細胞其實是源於乳頭開口，這呼應了部分罹患佩吉特氏病的女性，身體其他部位都沒有癌症病灶跡象[32]。我們還需要進一步研究，才能確認哪一種是正確理論，又或者兩者都是正確的。

通常佩吉特氏病的症狀有乳頭皮膚發紅、輕微脫皮脫屑，逐漸結痂、潰爛、滲液，病灶處可能有搔癢感、過敏反應、疼痛等。常被誤判為一種遠較佩吉特氏病常見的疾病——乳頭濕疹。佩吉特氏病幾乎從來不曾在雙側乳房同時出現，因此若兩邊乳頭都感到搔癢、脫屑，很可能只是一點無害的皮膚病而已。另外，佩吉特氏病病變一般都從乳頭開始，而非乳暈，這也是可判斷的徵兆之一。然而無論病變出現在單側乳頭、雙側乳頭或甚至乳暈處，只要症狀始終沒有好轉，就仍應進行徹底檢查。

首先對乳頭處的皮膚進行切片，這個步驟可以在醫師診間以局部麻醉完成，「刮取」或「穿刺切片」（punch biopsy），都能得到診斷結果；若是佩吉特氏病，病理科醫師會看見微小的癌細胞生長進入乳頭處皮膚，因此該處皮膚才會脫屑、搔癢。接著患者需接受X光攝影，在乳房部位尋找腫瘤；正如前面提到的未明原發癌一樣，如果X光攝影找不出腫瘤，那麼或許該嘗試核磁共振檢查——當要確認乳頭以外的部位有沒有病灶跡象，核磁共振是格外稱職的工具。若這些攝影檢驗有發現，則對找到的病灶部位切片。

佩吉特氏病有可能會進一步發展成為乳癌，波士頓一位乳房外科醫師凱林（Carolyn Kaelin），結合幾份佩吉特氏病相關研究，發現在九百六十五個病例中，47％的患者除乳頭症狀外，同時也出現硬塊；其他53％則無硬塊。在出現硬塊的患者之中，93％罹患侵襲性癌，7％屬非侵襲性癌；而在無硬塊患者中，34％罹患侵襲性癌，65％罹患乳管原位癌，最後1％的人則只有佩吉特氏病，乳房並不存在癌症[33]。

佩吉特氏病之治療需取決於它是否與乳管原位癌、侵襲性癌有關，或與兩者皆無關。佩吉特氏病本身屬低級別、非猛烈性的疾病，若乳頭附近有侵襲性或非侵襲性癌病灶，可進行乳房腫瘤切除術（包括乳頭及乳暈部位），再接續放射治療療程；如果是侵襲性癌，可再加上前哨淋巴結切片，但若侵襲性腫瘤距離乳頭很遠，可能就必須做乳房切除術，才能將兩個部分都切除乾淨；或者廣泛切除搭配放射治療，也算是合理的替代方案。若乳頭是唯一受到病變影響的部位，那麼切除乳頭-乳暈複合體（nipple-areolar complex），再加上放射治療，這種方式的效果非常好[34]。

你可能已經猜到了：病變只涉及乳頭部位的佩吉特氏病患者，其預後優於其他類型的乳癌，且淋巴結通常是陰性的。因為佩吉特氏病太過罕見，多數醫師的治療經驗都很有限，許多甚至直接假設這種病就是需要乳房切除術，彷彿認為若保不住乳頭部位，乳房也變得無關緊要了[35]。當然，大部分女性可沒這麼傻。

長久以來這都是我努力推廣的目標，幾年前終於成功說服醫療機構只切除乳頭及乳暈部位，就足以達到充分治療的效果；而且若有機會，許多女性傾向保留剩下的乳房[36]。乳房在移除乳頭後，確實看起來是有點奇怪，但它是有「感覺」的，是真真確確保留下來的。可以再透過整型外科手術製作人工乳頭（見第13章「全乳房切除術後的乳房重建」部分），或者也可以選擇用刺青紋上去。

乳房葉狀肉瘤

這是另一種罕見的乳房腫瘤類型，所佔比率低於1%。它通常較為溫和，以惡性纖維腺瘤的型態出現（見第2章「纖維腺瘤」部分），會在乳房形成大型硬塊，被發現時往往已生長到檸檬大小。它感覺起來就像普通的纖維腺瘤，是平滑的圓形，但在顯微鏡下，部分形成纖維腺瘤之纖維細胞外觀奇特，像是惡性的癌細胞。它不算非常猛烈，而且很少出現轉移，若遇到復發，也往往只限於乳房的範圍內。過去我們一般使用廣泛切除來治療，移除硬塊及周圍一圈正常組織邊緣[37]。若乳房葉狀肉瘤在乳房內佔據的體積比例過大，腫瘤整型手術是很好的選擇（見第13章「整型式乳房腫瘤切除手術/部分乳房切除術」部分），亦即以整型手術切除病灶，再對另一側乳房進行縮胸，使兩側外觀對稱。並非所有醫師都受過這種手術的訓練，所以最好做點功課，確認應到哪裡就診最合適。這類病灶生長速度較慢，你有足夠時間尋求第二意見。

在最初診斷及治療時，乳房葉狀肉瘤並不需要進行放射治療，也不太會檢查淋巴結；因為若真的出現轉移，通常都發生在肺部。曾有位患者來找我看診，她的乳房葉狀肉瘤已經復發三次，外科醫師表示面對這種反覆復發的狀況，她必須接受乳房切除術。但我告訴她我們應該等待，確認腫瘤是否真的還會出現。我對她進行後續追蹤長達六年，結果沒有復發現象。這類型腫瘤幾乎絕對不適用化療，只有在極端罕見的狀況下，乳房葉狀肉瘤出現轉移（惡性乳房葉狀肉瘤），才會採用治療惡性肉瘤（一種皮膚癌）而非治療乳癌的化療方法。

醫學文獻有時會提到「良性」、「臨界性」（borderline）或「惡性」乳房葉狀肉瘤，這是以主觀解讀細胞呈現出的癌性程度來區分；這種區分背後的含意，在於惡性的葉狀肉瘤會有較猛烈的表現。約95%的乳房葉狀肉瘤都是良性的，而出現轉移、最終使患者喪命的那5%，很難在事前精準預測；但即使是惡性的乳房葉狀肉瘤，轉移仍是不常見的現象。許多外科醫師都主張，一旦病理科醫師認為肉瘤可能是惡性的，就應採取較激進的乳房切除術，但實際上的數據並不支持這種方式。只要呈現出合理的無癌細胞陰性邊界，採取乳房腫瘤切除術及廣泛切除，往往與乳房切除術同樣有效。這類癌症極為罕見，因此請記得，在決定開始較極端的治療手段前，一定要先拿著病理報告到大型醫療中心尋求第二意見。近期的相關研究，將焦點放在尋找對這種疾病預測效果更佳的生物標記。

雙側乳房乳癌

偶爾（比率約3至5%）會有患者在兩側乳房同時診斷出癌症。常見的情況是患者注意到一側乳房有硬塊而接受X光攝影，才發現原來另一側乳房也有硬塊，最後切片顯示兩側都是癌症。或許患者會感到非常絕望，認為自己的狀況比別人嚴重兩倍，但事實並非如此，預後仍是依據兩個腫瘤中較猛烈者的分期而定。米蘭一份近期研究指出，它們往往是相對體積較小的侵襲性乳小葉癌，屬於低級別，具雌激素敏感性[38]。通常認為這類型腫瘤反映出的狀況是：患者體內的特定賀爾蒙環境有助於癌細胞生長，也可能是某些外界環境風險因素造成的。

那麼是其中一側的癌症擴散到另一側嗎？多數研究都發現了分別與兩側腫瘤有關的非侵襲性

癌病灶，代表癌症並非由一側擴散到另一側。雙側腫瘤都會接受相同治療，即先對一側進行腫瘤切除術或乳房切除術，以及淋巴結廓清，接著再動另一側手術。通常外科醫師會先檢查狀況看來較嚴重的該側淋巴結，即使顯示為陽性而需要進行化療，但只要另一側癌症擴散至淋巴結的機率夠低，則其他淋巴結並不必然需要廓清。遺憾的是，醫師的判斷並非絕對正確。

多年前我有位患者出現三處癌症：右乳頂端有個硬塊，X光攝影又發現左乳底部有兩處陰影，而這些部位都做了穿刺切片。她希望能夠保留乳房，因此我對右乳進行廣泛切除，並採樣淋巴結，結果是陰性的；然後對她左乳的兩處癌症病灶進行廣泛切除，由於左側淋巴結顯示為陽性，所以她接著接受化療。正是因為這類情況，許多外科醫師會選擇對雙側前哨淋巴結動手術。

同時對雙側乳房進行放射治療是可行的，但放射科醫師需非常小心，不讓治療範圍重疊，以免燒傷中間交疊的區域。另外是雙側乳房並不必然需要相同的治療，你可以選擇切除其中一側乳房，另一側則進行廣泛切除加上放射治療。

另一側乳房的癌症

有時候，單側乳房罹患癌症的女性，之後會在另一側乳房也出現癌症。這通常不是復發或轉移，而是全新形成的癌症病灶，遇到這種狀況的風險是每年約0.5％。乳癌確實有可能自一側乳房轉移到另一側，但非常罕見，新生成的原發癌與轉移性癌具有截然不同的意義。這代表基於某些原因，你的乳房組織有形成癌症的傾向，所以一側先出現癌症病灶，幾年後另一側又發展出癌症。這與面對任何新生成的癌症並無不同，會進行切片檢驗、切除病灶、檢查淋巴結，然後進入療程。

你的預後不會因為這是第二癌症就變得更糟，正如雙側乳房乳癌一樣，預後是以兩個癌症中較嚴重者為準。你依然有機會選擇乳房保留手術，因為乳房切除術並非必要，可視你的意願而定。

然而出現第二癌症的患者，較可能具有乳癌的遺傳潛在特性（hereditary predisposition），因此若遇到這種狀況，應詢問醫師你是否該求助遺傳諮詢專家（見第4章「基因檢測」部分）。有些單側乳房罹患癌症的女性，太害怕另一側乳房也會出現癌症，因而考慮進行預防性乳房切除術，且有越來越多女性做出這種選擇（見第11章「乳房切除術的選擇」部分）。然而證據顯示，若無會導致乳癌生成的突變基因，預防性乳房切除術對於改善乳癌致死率，並沒有顯著效果。

當年輕女性罹患乳癌

如前所述，在以族群為基礎進行乳房攝影篩檢的國家中，乳癌最常見於超過五十歲女性，也有許多病例出現在四十至五十歲女性。年齡不到四十歲的乳癌患者很罕見，但仍可能發生。在已開發國家中，僅5至7％的患者在四十歲前診斷出乳癌，因此每當乳癌出現在年輕女性身上，總是令我們感到很震驚。

在這些病例中，癌症通常是以硬塊的形式被發現，因為一般不會對這個年齡層的女性進行乳房X光攝影篩檢（原因詳見第7章「乳房X光攝影篩檢」部分）。年輕女性常會遇到誤診，當患者發現硬塊或異常肥厚的部位，被告知那只是「塊狀乳房」或「纖維囊腫疾病」，等到持續追蹤一陣子以後，醫師才會意識到它的嚴重性。當卅五歲以下女性的乳房發現硬塊，絕大多數是良性的，且罹癌風險非常低，然而醫師仍應保持警覺，牢記年輕女性也有可能罹患乳癌。幸好透過超音波與核磁共振，我們可以輕易地判斷哪些硬塊值得注意，哪些則無關緊要，也可以很簡單地進行穿刺切片，即便不動手術也能做出診斷。與廿五年前採取的手段相比，如今確實已經進步許多；在那個時代，你必須動手術才能確認硬塊是否為癌症，因此選擇觀察性等待的接受度較高。

我診斷過最年輕的患者是廿三歲，她在度蜜月的時候發現硬塊，之後確診病灶為癌症；她的淋巴結為陽性，接受乳房腫瘤切除術、放射治療及化療，十年後出現局部復發，不得不切除乳房。現在她有三個已經長大成人的女兒，並和我一直在臉書維持好友關係。

年輕女性罹患的乳癌，屬於遺傳性的機會相對較高[39]。如果遺傳了某個突變基因（要導致癌症，只需要一兩個突變基因就足夠了），你罹患癌症的可能性就更大，而且發病時間可能更早。相反地，若沒有遺傳到任何突變基因，那麼唯有在你本身出現所需基因突變後，才會形成癌症，但並非所有狀況都是如此。和年長女性相同，多數年輕女性乳癌患者根本沒有家族病史，但若你的家族遺傳有 BRCA 突變基因，你在年輕時罹患乳癌的風險就會較高。我們建議很年輕的女性乳癌患者接受基因諮詢，並考慮進行 BRCA 突變基因檢測，尤其若你覺得自己的治療決策會受檢測結果影響，就更應該這麼做了。

與年長女性相比，年輕女性的乳房組織可能遇到的變化較多，包括每月的生理期、懷孕及哺乳等狀況。這無疑會影響癌症發展及其行為表現。幾份針對患者年齡，檢視不同亞型乳癌的大型研究，指出年輕女性罹患類基底型腫瘤的比率較高（34.3%），對雌激素或黃體素皆不具敏感性，且為 HER-2/neu 陰性腫瘤，因此有時也稱為「三陰性腫瘤」（見第10章「生物標記」部分）；這也是 BRCA1 突變基因攜帶者以及發病年齡較輕的病例中，最普遍的乳癌類型[40]。隨著年齡增長，罹患這一類乳癌的比例也隨之降低。此外，年輕女性較常發展出 HER-2 陽性腫瘤，管狀 A 型腫瘤（雌激素陽性、黃體素陽性、HER-2 陰性）則較少[41]。

也要注意懷孕及哺乳，係以不同方式影響不同類型的乳癌[42]。懷孕會降低賀爾蒙陽性腫瘤出現的風險，但增加發展出三陰性腫瘤的機會，對未哺乳的女性而言尤其如此。即使是BRCA陽性者亦然。

無論是乳房腫瘤切除術加上放射治療，還是乳房切除術，對年輕女性都有特殊影響。資料顯示，接受乳房腫瘤切除術加上放射治療的年輕女性，其局部復發率高於四十至五十歲女性；近期數據則發現，加強劑量的放射治療（radiation boost）對年輕女性患者有顯著效益，能大幅降低風險[43]。沒有證據指出乳房切除術對存活率之效益高於乳房保留手術，或許是因為轉移性疾病之風險高於局部復發風險的緣故。此外對於非突變基因攜帶者來說，雙側乳房切除術並非必要，但許多年輕女性卻選擇這個方案，其實另一側乳房也出現癌症的機率是約每年0.8%，最多增加至約10至15%。

然而對於BRCA1或BRCA2突變基因攜帶者（在卅六歲以下女性中約佔6%），在同側或對側乳房發展出第二癌症的機率遠高於其他人。年輕女性未來還有許多年的時光，都可能在對側乳房出現癌症，因此她們的風險會稍高於年長女性，而化療及賀爾蒙治療都能協助降低風險。

通常年輕女性接受的全身性治療與年長者並無不同，取決於患者本身的乳癌類型而定，像是化療及賀癌平治療很適合非賀爾蒙敏感型腫瘤患者，但賀爾蒙陽性腫瘤則較具爭議性。國際乳癌研究團體（International Breast Cancer Study Group）做過一份有趣的研究，比較非常年輕的女性與較年長但尚未進入更年期的女性，接受化療且未進行賀爾蒙治療之療效[44]；結果卅五歲以下、具有雌激素陽性腫瘤的女性之治療成果，要比較年長的更年期前雌激素受體陽性腫瘤女性，以及所有雌激素受體陰性腫瘤患者（無論年齡）更差。這個令人驚訝的發現啟發了三份相關研究檢閱探討，得到的結果都是一致的[45]。正當我在撰寫這段內容期間，兩份重要的研究公諸於世，探討卵巢剝除之應用，這是一個醫學詞彙，指的是暫時性或永久性的人工停經，可透過手術切除卵巢、對卵巢進行放射治療或毒性治療（化療）、使用暫時性的生理週期阻斷物（性腺激素釋放素促進劑）達到效果。

卵巢功能抑制試驗（Suppression of Ovarian Function Trial, SOFT）結果發現，在服用塔莫西芬期間，額外加入卵巢抑制治療之總體效益並不顯著，尤其是具有陰性淋巴結、腫瘤體積較小的患者。但對於接受輔助性化療、仍有生理期的女性來說，卵巢抑制加上塔莫西芬，效果會比單純服用塔莫西芬更好；若採芳香環轉化酶抑制劑加上卵巢抑制，則得到更佳的治療效益[46]。儘管這個資訊非常重要，我們仍須以正確角度來檢視。大部分接受化療，隨後卻出現復發狀況的患者，很可能是最初的復發風險就比較高。五年內未復發的患者人數，在塔莫西芬與卵巢抑制治療組別中佔82.5%；僅服用塔莫西芬治療組別中佔78%；諾曼癌素⑨（一種芳香環轉化酶抑制劑）與卵巢抑制治療組別中則佔85.7%。這些數字足以使腫瘤科醫師感到驚豔，但在評估決策時，你依然得將它們的副作用，以及對生活品質的影響納入考量。

兩種化療方法都會帶來生育問題，因為它們都與人工停經及（或）卵巢抑制有關。這種影響具有兩個面向：首先，完整的乳癌治療往往需要耗時多年，賀癌平療程通常約為一年，接著是六個月的化療，塔莫西芬療程更可能長達十年之久；在此期間若懷孕是很危險的，而且因為藥物作用的關係，已經削弱患者本身的生育力。化療即使沒有直接引發早發性停經，也往往會扮演促使、推動的角色；出現停經的風險會隨藥物、患者年齡以及對「停經」的定義而變動，從10至90%皆有。這聽來可能有點奇怪，但部分研究指出，只要超過六個月至一年沒有月經週期，就算是進入停經期，不過有許多女性一年後會恢復生理期；所以就算是血液檢驗，也不見得能夠精準預測患者的停經期是暫時性還是永久性。

⑨〔藥師註〕商品名，Aromasin。學名Exemestane，為抗腫瘤藥物。

若你未來仍希望親自懷孕生子，那麼在諮詢問診時，應盡早告知你的醫師。醫師建議你某種療法後，記得問清楚相關統計數據，以便對風險做出實際評估。最後，你得決定對你而言最重要的是什麼，例如你可能會想選擇另一種療法，因為它讓你保留生育能力的機會較高。二〇一五年，早發性更年期之預防研究（Prevention of Early Menopause Study, POEMS）[47]提出正面的報告：將年齡在十八至四十九歲間之賀爾蒙受體陰性乳癌患者，隨機分派為化療及化療再加入諾雷德⑩藥物治療組別，以期改善成功懷孕的機會。兩年後，僅接受化療組別中，22％的女性依舊沒有恢復生理期；但在化療加上諾雷德藥物治療組別中，僅8％未恢復行經。更棒的是，僅接受化療的組別中，懷孕者人數比例為11％；而化療加上諾雷德藥物治療的組別中，懷孕者則佔21％。當然並非所有人都想懷孕生育，但若你希望保留生育能力，則仍值得一試，記得和醫師談一談。

因為化療可能導致停經，部分女性會考慮在開始治療前冷凍卵子或卵巢組織，期望療程結束後仍有機會懷孕生子。刺激卵子生成需要高劑量賀爾蒙，但醫師通常不太願意給予罹癌女性這類處方，特別是對於賀爾蒙受體陽性腫瘤。然而在早期研究中，使用塔莫西芬及（或）復乳納膜衣錠⑪這類藥物的患者，其復發率並沒有增加[48]。胚胎的冷凍保存技術是較為普遍的途徑，但需要有男性伴侶或捐精者，同時仍須接受賀爾蒙以刺激卵子生成。這些過程需時二至三週，在術前或術後進行皆可，但一定要在開始全身性治療以前完成。而最重要的還是與醫療團隊溝通，讓他們在為你安排治療計畫時，將這一點納入考量。

當然，接下來會產生的疑問是：若在接受乳癌治療後懷孕，是否會增加復發風險？研究顯示，

⑩〔藥師註〕商品名，Zoladex。學名Goserelin，為抗腫瘤藥物。
⑪〔藥師註〕商品名，Femara。學名Letrozole，為抗腫瘤藥物。

罹患乳癌後懷孕的女性，復發率並沒有增加，事實上反而是降低了[49]。不過也請記住，會在罹癌後懷孕的女性，往往本身就屬於復發風險較低的，否則她們也不太會選擇懷孕生子；但至少知道風險並未因懷孕而明顯上升，就足以令人安心許多了。對於在治療後懷孕生產的女性來說，可能會因為接受過治療原發癌症的放射治療或手術，而無法親餵哺乳；這種情形將隨不同的手術程度、是否破壞乳頭及乳管而定。

當然，這是個持續變動的目標，所以我想再強調一次，若這件事對你來說很重要，那麼一定要在開始化療前，先確定自己可以選擇哪些方案（要取得最新相關資訊，如 www.youngsurvival.org 及 www.livestrong.org 等網站都是很棒的參考來源）。別忘了，要為人父母還有其他方式，失去生育能力並不必然代表失去所有成為母親的機會。

孕期中確診的乳癌

在極罕見的情況下，患者會在孕期或哺乳期出現乳癌，而相關研究則出現相互矛盾的現象。診斷遇到的主要問題是，乳房在孕期本來就會出現一系列正常的改變，這很可能使更危險的變化隱藏其間，難以發覺。例如乳房會變得比平常更肥厚、呈現塊狀乳房的特徵，或如第 1 章詳述的內容，哺乳期間往往會出現各種良性硬塊與堵塞的乳管；因此那些平時會令你警覺的變化，在此期間卻常被忽略。尤其對哺乳母親來說，感染是常有的事，這會掩蓋發炎性乳癌的症狀，使醫師對發炎性乳癌的診斷變得更加困難。

近期研究則提出另一種假設。乳房在懷孕時為了滿足新的功能（製造乳汁），會產生一系列變化，包括增加細胞數量、重塑（remodeling），還有許多賀爾蒙刺激；若原本存在任何突變細胞，它們也會受到刺激，加速生長。到了哺乳期尾聲，還會進行大規模的「清理」步驟，讓乳房準備好迎接下一個寶寶；清理過程包括刺激細胞、生成新的血管以及發炎反應，這些過程剛好也對癌細胞有相同刺激。

有項針對三十份研究之整合分析發現，在孕期中或懷孕後四年內診斷出乳癌的患者，死亡率確實較高[50]。如今越來越多女性選擇較晚生育，懷孕年齡與乳癌好發年齡也越來越接近，這種現象就成為不容忽視的議題。此外，選擇墮胎的患者並不會得到較佳預後，這點可能有點出人意表。治療可以在孕期當中進行，且是否終止懷孕似乎不影響結果。

如果乳房出現可疑硬塊，應進行乳房X光攝影及超音波檢測。證據顯示X光攝影的輻射量，對胎兒來說極其輕微，幾乎可忽略不計；但需避免接受核磁共振檢測，醫師可透過細針抽吸或粗針穿刺切片做出診斷。治療方法需視乳癌類型及孕期階段而定。首先是組織醫療團隊，其中除了外科醫師及放射、腫瘤科醫師外，也應包括產科醫師。療程隨腫瘤大小不等，可進行乳房切除術或腫瘤切除術。而化療（小紅莓藥物）可在第一妊娠期（前三個月）後，至懷孕卅五週前這段期間進行；如有需要，還可以在產後加入放射治療及賀癌平或賀爾蒙療程。

若處於第三妊娠期，可進行腫瘤切除術（若有必要亦可進行乳房切除術），或許會再加上化療，等生產後再接續進一步療程，如放射治療及（或）塔莫西芬。若患者病況有急迫需求，可立即開始化療；若已接近產期，產科醫師會在胎兒脫離母體也能夠存活的時間點（若有必要，卅三、卅四週其實就已足夠），立即引產或剖腹產，並在生產後馬上開始化療及放射治療。有時為提前產期，可使用藥物提升胎兒的肺成熟度，以便提早生產。

我在一九九〇年代中期曾遇過一位女性，二十年前她懷孕七個月時確診乳癌，便於孕期接受根除性乳房切除術，接著進行鈷放射治療（二十世紀中期使用的化學物質）。她說她得在陰道置入劑量監測儀，以追蹤胎兒受到的放射量，但無論如何，她成功懷著寶寶撐到產期，且此後二十年間都安然無恙。

哺乳期確診的乳癌

相較之下，發生在哺乳期的乳癌就沒有那麼複雜。母親隨時可以停止哺乳，讓嬰兒改喝配方奶，因為放射治療會讓母親幾乎不可能親餵；當然，正接受化療的患者也不會想要這麼做，因為胎兒會將化學物質吞進體內。

有些關於癌症和哺乳的錯誤概念需要糾正。首先，「喝到含有癌症的母乳，嬰兒就會得到癌症」這個理論，是基於一份以特定物種的老鼠為對象之研究結果；在該研究中，癌性病毒確實會透過哺乳傳給後代的母鼠，但除此之外，目前並沒有證據顯示任何其他種的老鼠或其他動物，也有這種現象。

還有一種說法是：「嬰兒不會喝有癌症腫瘤那一側乳房的乳汁」，通常這也是不正確的。若某側乳房出現癌症，多少代表它無法製造出那麼多乳汁，理所當然嬰兒會偏好乳汁較豐沛的對側乳房，這並沒有什麼問題。即使在母體非常健康的狀態下，也有許多嬰兒對於某側乳房會有偏好。

我們還無法肯定哺乳是否會影響癌症。我看過兩位患者在哺乳期間出現乳癌，兩人都接受治療、停止親餵，治療數年後狀態也都不錯，沒有復發。之後在多番討論、幾經掙扎後，兩人都決定再次懷孕；其中一人在第二次懷孕期間復發，另一人則是到了哺乳期時，在另一側乳房出現第二原發癌。這令我開始思索，是否當癌症出現在懷孕或哺乳期間時，再次懷孕後的復發風險會比較高？可是我缺乏數據支持這個論點，也不可能對此進行隨機試驗，且它的出現頻率太低，難以得到任何可靠結論。現有證據全都是傳聞性的，因此對於孕期或哺乳期確診癌症的女性，我唯一能給的建議是：請認真考慮，不要再度懷孕生育，以免影響到復發風險。

已故的乳房外科醫師派翠克（Jeanne Petrek），在一九九七年寫過一篇文章，探討乳癌後懷孕的議題[51]。她檢視一系列相關的公開資料（醫師對自己治療的患者，進行一段時期的觀察追蹤），並得到結果：後續是否懷孕，並不會改變乳癌患者的存活率。但因為許多潛在的偏誤（懷孕的影響，見第5章「成人賀爾蒙」部分），此結果並非定論。因為結果可能是因為醫師選擇患者的方式，即只告知那些他們認為痊癒機會較高的患者，再次懷孕是安全的；對復發風險較高的人，則不鼓勵她們這麼做。也有可能是在懷孕時得到乳癌，與生育後再得到乳癌相比，對人體的影響是不同的[52]。派翠克明智地指出：我們目前真的還沒有確切答案。

當年長女性確診乳癌

正如極年輕的女性仍有可能罹患乳癌一樣，年過七十者也有發病風險，而且面臨的問題也很相似，因為這兩種極端的情況，都無法完全符合一般性分析工具。與年輕女性相反，年過七十的患者較少發展出猛烈型癌症；她們罹患的往往屬於賀爾蒙陽性乳癌（管狀A型或B型），增生速度較慢。然而儘管如此，即便是年紀最大的女性，仍有機會罹患更猛烈的癌症類型（如三陰性及HER-2 陽性腫瘤）。

有研究顯示，年長女性接受的治療往往較為溫和，因為醫師傾向於將治療方案限縮到極少數個選項之間，認為她們年紀太大了，應不希望進行化療[53]。但我認為應該花費更多心力，真正釐清患者想要的是什麼、她的癌症類型最適合哪種治療，還有她的健康狀態能承受什麼樣的療程，而不是任由醫師完全以自己的假設來做決定。

此外，當面對年長女性，醫師也常認定她們不會太在乎外型美觀，因而直接施予乳房切除術，卻沒有提供患者乳房保留治療的選項。事實上，乳房保留手術搭配前哨淋巴結切片的方式，破壞性較低，且往往在門診就能完成。年長女性對乳房放射治療的承受力與年輕患者相當，只不過照射的時程安排會困難一些。年長女性適合接受局部部分乳房放射治療、術中放射線治療，或甚至每週一次的放射治療（見第14章）。

許多醫師在面對年長乳癌患者時，不僅常將腫瘤切除術及放射治療方案略過不提，往往還疏於向不得不進行乳房切除術的患者，提及乳房重建手術的選擇，又一次假設她們不至於太在乎外型、不會想動這種手術，明明這種假設是毫無根據的。

我還記得一位八十五歲左右的女性，乳房大而下垂，一直以來都很想動縮胸手術，但又擔心手術太過危險。她有一側乳房上端出現癌症，希望進行乳房保留手術而非乳房切除術；畢竟乳房大部分區域根本沒有癌症跡象，因此對整體乳房進行放射治療是極不明智的行為。在與患者討論後，我們為她動了腫瘤切除術與雙側縮胸手術，再接續放射治療。她不僅非常開心，甚至在放射治療結束後踏上一趟郵輪之旅，還結識了一位新男友——因此千萬不要預設立場。

當然，我們還是建議年長女性考量自身整體健康狀況。與較年輕的女性相同，大型腫瘤可先接受全身性治療，嘗試縮減其體積，以符合乳房保留手術的條件；可以透過芳香環轉化酶抑制劑來達到這個目的；若患者健康狀態良好，腫瘤亦非雌激素敏感型，也可以選擇化療。如果腫瘤本身體積就較小，那麼乳房保留手術搭配前哨淋巴結切片或乳房切除術，兩種方案皆是可行的。局部治療後是否需再度採取全身性治療，則視患者健康狀態而定；若腫瘤屬賀爾蒙陰性，且健康狀態足以承受化療，這當然是可行選項之一，但若患者還有其他嚴重的健康狀況，這種方式或許就不太明智了。相較之下，賀爾蒙治療更加簡單，大部分賀爾蒙陽性腫瘤患者都應採取這種治療方法。

在幾份特別針對年過七十女性的研究報告中，進行過腫瘤切除術的患者經隨機分派，分為僅服用塔莫西芬，或塔莫西芬加上放射治療兩個組別。兩組結果僅呈現些微差異，代表放射治療對這種情況的患者（具有多種健康問題），可能並非必要[54]。據此推測，芳香環轉化酶抑制劑治療也會得到類似結果。

要研究年過七十的女性，問題之一是年長者常因許多不同疾病而身亡，因此很難評估長期存活率。但並非所有年長女性都很脆弱，我有一位來自波士頓的患者，已經九十五歲了依舊非常硬朗。我為她動了腫瘤切除術，接著讓她服用塔莫西芬，可惜她無法承受塔莫西芬的藥性，因而中止服藥。她平安度過了一年半，然後癌症出現局部復發，我再次為她執行腫瘤切除術，並盡力讓她持續服用塔莫西芬，她也確實堅持了一段時間。時至今日，就我所知的最新消息，她仍硬朗如昔。

所以在面對年長女性時，我們應確認患者本身是堅韌抑或脆弱，人與人之間的差異是很大的，甚至超過九十歲的人往往相對較為健康，否則很難活到這個年齡。我們不能像很多醫師那樣，單純假設她們幾年後就會過世，卻忘了現在已有越來越多超過百歲的人瑞，而且有些九十歲的長者，其實比一些六十歲的人更加健康呢！

乳房有植入物的女性

沒有任何證據顯示，乳房有植入物的女性罹癌風險較高，反而有部分證據指出，她們的罹癌風險較低[55]。有時經由X光攝影可測得癌症存在，有時可透過觸診發現硬塊，其診斷方式與任何類型的乳癌相同，皆採切片檢測。至於是否能進行細針抽吸或粗針穿刺切片，需取決於硬塊位置而定，我們可不想把針插到植入的囊袋中，讓填充的矽膠或鹽水在乳房內滲漏出來。

而治療方案也是相同的。患者可以選擇接受腫瘤切除術及放射治療[56]。即使乳房內有植入物，仍可接受放射治療，不過會稍稍提高出現莢膜問題的風險（見第14章「乳房切除術後之放射治療」部分），但除此之外沒有其他問題。你可能會認為，在乳房上切割動手術，會破壞矽膠填充物的外膜，但其實有好幾種方式能避免這種情況，例如可以使用止血電燒取代一般手術刀，這種工具是不會切進植入物的。

若你的乳房有一九六〇年代前注射的矽膠填充物（當時這種方式還合法），也同樣適用這些方案。這種植入物會增加乳房X光攝影偵測出癌症的難度，因為很難區別哪些是矽膠、哪些是其他異物，因此你得前往高規模的醫療中心，接受更縝密嚴謹的監測。此外一定要持續進行乳房X光攝影，比較每年的結果，這是最能夠讓你發現不利跡象的方式；例如先前你以為是矽膠的某個腫塊，卻出現增生、變大的情況，就可接受腫瘤切除術與放射治療。

男性罹患的乳癌

本書以女性角度來看乳癌，因為它是女性最常見的惡性疾病；乳癌在所有男性罹患的癌症中，僅佔不到1%。整體而言，每年罹患乳癌的男性約一千五百人，女性則有約二十萬人。在男性乳癌病例中，患者的發病時間一般較女性更晚，平均年齡為七十二歲；不同種族群體間呈現不同分布，非裔美國人的發病率最高，接著依序是非拉丁美洲裔的白人、拉丁美洲裔，以及太平洋島民。各亞型（請參考第10章）間同樣也有差異，最多患者罹患賀爾蒙陽性腫瘤（73至83%），其他分別為HER-2陽性（14至17%），以及三陰性腫瘤（3至9%）。應注意的是，非拉丁美洲裔的白人男性，其賀爾蒙陽性乳癌發病率最高，而非裔美國男性則較常出現三陰性腫瘤（9%）。

男性乳癌的風險因子與女性相同：肥胖、缺乏體能運動、飲酒等。然而男性乳癌屬遺傳性的比例較高，約15至20%的男性乳癌患者，其家族都有女性乳癌病史[57]；不出所料，許多發展出乳癌的男性，都是BRCA突變基因的攜帶者，最普遍者為BRCA2（見第4章）。美國國家綜合癌症資訊網（NCCN）治療指引，就建議所有確診乳癌的男性患者，都應接受基因檢測。

另一種理論則認為，這與男性乳腺肥大症有關，亦即外型與女性乳房相似，無論是當下狀態還是發生在青春期皆然，但目前尚未有證據證實此論點。另外倒有證據指出克氏症候群（Klinefelter's syndrome，一種染色體相關疾患，會使睪固酮分泌不足）患者，罹患乳癌的風險較高[58]。而女性罹患乳癌的風險因子，如早期接觸輻射[59]、子宮之雌激素暴露量、仿雌激素化學物質等，似乎也同樣適用於男性。

大眾有段時期曾擔心因攝護腺癌接受雌激素治療的男性，會提高罹患乳癌的風險，但事實並非如此，而是攝護腺癌轉移到乳房位置[60]（請記得，這種轉移後的癌症依然屬於攝護腺癌，而非乳癌）。

男性罹患的乳癌，其顯現的跡象與女性患者相同（通常是出現硬塊），但往往較晚被發現，因為男性通常不太注意自己的乳房，而治療方法也是相同。男性可接受前哨淋巴結切片[61]，接著進行腫瘤切除與放射治療，或者乳房切除術。因為男性乳癌病例實在太罕見，醫師有時會過度治療，讓患者接受乳房切除術後放射療程。此外，男性乳癌病灶更常影響到皮膚或胸壁，或許是因為男性乳房組織相對較少的關係，這同時也是應進行放射療程的指標。近期研究數據顯示，即使是三期乳癌，男性患者依然很少出現局部復發，但仍應考量是否與女性患者有相同徵兆（詳見第 14 章）[62]。

然而還有一個常被忽略的議題：對男性而言，整型美容植入的意義是略有不同的。他們一方面不太像女性那樣，將乳房視作性慾的重要部分之一；但另一方面，因為較常赤裸上身，胸部也更容易被人看見。以男性的角度來看，乳房有疤痕、少了一邊乳頭，或胸部畸形等狀況，或許比女性更為尷尬、窘迫。因此男性患者很可能與女性一樣，較偏好腫瘤切除及放射治療，而非乳房切除術。另一項需納入考量的問題是毛髮，男性患者接受放射治療後，治療的那一側胸毛會全數脫落；若患者本身毛髮茂盛，採取乳房切除術、將疤痕隱藏在胸毛底下，最終以外觀而言可能效果更佳。

最後視腫瘤位置，往往能夠保留乳頭；若必須切除乳頭，也可透過整型外科手術來重建人工乳頭。我還在加州大學洛杉磯分校任職時，有位出現小型乳癌的高爾夫球選手來求診。他被告知只能接受乳房切除術，因此感到十分沮喪、痛苦，但在改採腫瘤切除術和放射治療後，他非常開心，覺得自己在運動場上不是個異類，有時甚至會赤裸上身打球。

除了局部治療外，男性患者也會接受與同樣階段、同樣類型乳癌之停經後女性相同的全身性治療，部分原因是他們狀況相似，但同時也因為針對男性乳癌治療的隨機對照試驗實在太少了，我們只能以推斷來決定。如前所述，多數男性乳癌都是雌激素受體陽性腫瘤，且大部分屬管狀A型或B型，而塔莫西芬對罹患雌激素受體陽性腫瘤的男性患者是有效的。近期報告指出，芳香環轉化酶抑制劑則沒有這麼好的效果[63]。

男性患者服用塔莫西芬的相關數據很豐富，他們也會有熱潮紅、體重增加、性功能障礙、血塊增加等副作用，但不可能出現陰道乾澀或子宮內膜癌，也沒有前兩者任何「男性版本」的相關疾患。

不過一般來說，當成熟男性或男孩出現乳房硬塊，通常都不是癌症，而是單側男性乳腺肥大症，白話一點說就是「像女人般的乳房組織」。這種症狀在男性一生當中都有可能出現，特別是服用治療心臟疾患及高血壓藥物、吸食大麻或其他會增加雌激素濃度的物質。男性的乳房硬塊絕不可能是囊腫或纖維腺瘤，因為它們不會出現在男性身上。

其他癌症

一九九二年，我剛來到加州大學洛杉磯分校時，在最初幾週就接到指派，為一位出現乳房硬塊的患者看診。那個腫塊柔軟、平滑，位於乳房側邊，觸感像是囊腫，但我卻無法對它採取抽吸法。患者接受乳房X光攝影及超音波檢測，確認那個硬塊是固態、實心的，我們便在局部麻醉後取出硬塊，證實它是惡性的。隨後在與她會談時，我打破了自己的基礎原則，就是絕對不承諾任何的「絕對」，反而告訴她雖然腫瘤很不幸是惡性的，但它是個小腫瘤，我保證她絕對不必接受化療，加上她的年紀已經很大，所以最多只需要服用塔莫西芬就好。

接著我們在顯微鏡下更仔細檢視取出的病灶，最終發現它根本就不是乳癌，而是淋巴瘤（**lymphoma**），一種出現在乳房部位的淋巴癌，而淋巴瘤的治療方法正是化療！這個故事帶給我兩個教訓：第一，永遠不要打破自己明智的原則；第二，任何事物有時都可能是表裡不一的。我在加州大學洛杉磯分校的第一個乳癌患者，其實並沒有罹患乳癌，這實在很諷刺（還好我可以慶幸地告訴大家，那位患者對治療反應良好，上次我見到她時，她已年過九十，仍然很硬朗）。

偶爾會有其他癌症出現在乳房部位，除了乳房組織外，乳房內還有數種不同組織，因此任何與這些組織有關的癌症，都可能在乳房出現。除了上述的淋巴瘤（因為乳房內有淋巴結）以外，還包括脂肪肉瘤（**liposarcoma**，一種癌性的脂肪腫瘤）以及血管肉瘤（**angiosarcoma**，血管內的腫瘤，有時會出現在接受過放射治療的患者身上）；此外也可能罹患黑色素瘤，即一種皮膚癌。乳房內的結締組織和其他部位一樣，都有機會發展成癌性病灶。通常當這些癌症出現在乳房時，治療方式與出現在身體其他部位沒有什麼不同——切除組織，接著進行放射治療及化療（化療使用的化學物質與治療乳癌的不一樣）。

當另一種型態的癌症在乳房部位出現時，可透過病理報告看出它並非乳癌；如前所述，每種癌症都有其獨特性，很少會混淆不同的癌症。我們會針對某一特定癌症選擇療法，而非採用乳癌的治療療程，例如我那位罹患淋巴瘤的患者，就沒有進行腋淋巴結廓清。

已經罹患乳癌不代表你不會得到其他癌症，乳癌患者罹患其他癌症的機率，與任何人都是相等的；若為 **BRCA** 突變基因攜帶者，或許發病風險還會稍高一些。我曾遇過幾位有重度菸癮的乳癌患者，接受乳癌治療後持續吸菸，最後罹患肺癌。任何類型癌症的發作，都是一個很重要的關鍵，讓我們考慮改變生活型態，以改善整體健康狀態。

第五部

個人化治療時代

Treatment In The Age Of Personalized Medicine

第13章

局部治療：手術

幾乎每種類型的乳癌，完整療程都包括手術，偶爾在最初切片時就得動手術（在無法進行粗針穿刺切片的狀況下）；但普遍來說，會需要進行腫瘤切除術或乳房切除術，並視情況動淋巴結手術。儘管多數女性罹患乳癌的最大考量是盡可能提高存活率，但她們的外型在乳癌手術後會變成什麼樣子，是緊追在後的第二考量，其重要性不容忽視。我們曾在第1章討論過，乳房背後蘊含許多意義和情感，對許多人來說，乳房外型美觀是非常重要的，而這些年隨著時間推移，若要達到無癌又美觀的乳房（或人工乳房），方法也已大幅增加。

乳房腫瘤切除術（又稱廣泛切除或局部乳房切除術）可採整型外科技術來進行，稱為腫瘤整型手術，並可立即接著進行重建手術，也能等到後續再處理；或想在乳房切除術或腫瘤切除術後，將乳房假體置於內衣中（見圖13.1）；或者不用特別做什麼，單純讓乳房自然地呈現不對稱外觀，也沒有問題。你對乳房手術下的決策，均會影響乳房重建、感官，身體形象等，本章將會一一說明，讓你清楚認識所有可行方案，而非僅限於你的醫師偏好的方式。我認為這樣才能盡量避免患者經歷手術失落、與預期不符的情形。

第11章已經提過部分關於手術的一般性面向，本章會詳細介紹醫師能為你做些什麼，並帶你

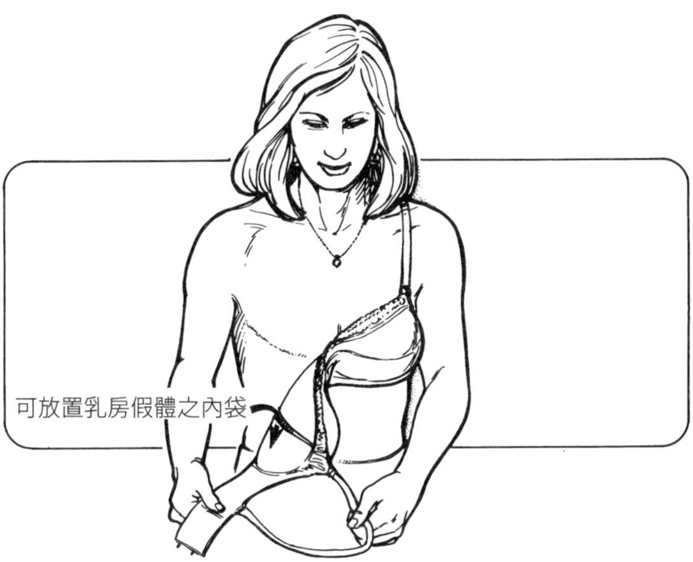

圖 13.1

認識你的乳癌手術；此外，也會說明可能出現的副作用及恢復歷程。我得事先聲明：我不會委婉地有所保留，而是將直言不諱，因為我認為你瞭解的資訊越多，恐懼就會越少；但若手術細節讓你不舒服，可以跳過這些部分不看。

我在執業時，會提前幾天和患者談一談，詳細說明我會在手術中進行的步驟、手術風險和可能的併發症。我會畫圖給患者看，並且展示一些照片，讓對方清楚自己要接受的是什麼手術。我在波士頓丹娜 - 法伯癌症研究中心（Dana-Farber Cancer Institute）的兩位前同事——醫師特羅揚（Susan Troyan）及護理師巴特克（Judi Hirschfield-Bartek），常鼓勵女性患者閱讀佩姬．哈德斯頓（Peggy Huddleston）的著作《做好準備，更快痊癒》（暫譯，*Prepare for Surgery, Heal Faster*），這本書讓患者更瞭解手術相關技術，進而消除無助感。許多醫院都有指引計畫及研習會，介紹包括本書所述及其他更多治療方法，協助患者為手術做好準備，你可以查詢醫師所屬的醫療機構是否提供相關服務。

就和任何手術一樣，患者需在術前簽署一份知情同意書，這感覺或許有點可怕，尤其是那些仔細閱讀所有條文的人；因為同意書會要求你聲明，自己完全清楚手術可能造成死亡、麻醉可能導致永久性腦部損傷等後果。但並不代表這些狀況發生的機率很高，也不代表簽署同意後，無論發生什麼事，你的醫師都不必負責。這份文件的意義，在於確認醫師已提供你充分資訊，並且在瞭解手術過程及風險後，你仍舊希望接受手術（當然，如何權衡動不動手術的風險，你得為自己下決定）。你也或許已經見過許多類似文件，因為幾乎所有醫療操作行為（甚至包括施打流感疫苗）都會用到這種同意書。

瞭解相關風險是非常重要的，絕不能讓自己倉促地匆匆簽下同意書。早在手術前許久你就該收到那份文件了，畢竟當眼看著要被推進手術室的時候，很難再閱讀文件上那些螞蟻大小的字吧？如果沒有人預先提供你這份文件，記得主動索取，因為你需要充分時間詢問醫師風險和併發症；若任何事物或內容令你感到困惑不解，也一定要問清楚。

醫師可能會要你至少從手術前三至七天開始，就停止服用伊布洛芬①、血液稀釋劑、維生素E及某些草藥和營養補給品，這些都會影響身體的凝血能力，造成手術中失血較多。一定要告訴醫師及麻醉師你目前服用的所有藥品、維生素及草藥等，讓他們得以確認藥物的交互作用；若有在服用血液稀釋劑，也需諮詢你的家庭醫師或心臟科醫師。

①〔藥師註〕學名，Ibuprofen。為非類固醇類消炎止痛藥。

麻醉

近年來，乳房手術麻醉受到越來越嚴密的關注和監督，因此在本書上一版本至今，又發展出數種不同執行方式。引起討論的關鍵在於一份二〇〇六年的研究[1]，發現除了全身性麻醉外，額外接受區域麻醉（即局部性阻斷通往手術部位的神經）的患者，復發風險會降低40％；雖然它並非隨機試驗，但仍為麻醉科醫師開啟了另一種可能性。手術及其造成的疼痛，無疑會引發壓力與發炎反應，然而有證據指出，某些吸入式麻醉（氣體）會妨礙免疫系統，影響其對抗癌症的能力。故若採用局部阻斷，不僅可減輕疼痛，也能減少全身性麻醉所需的劑量。

賽斯勒（Sessler）及其同事提出之第二份試驗[2]，五年多來招募了一千一百名接受乳癌手術的患者，並分為兩組以進行試驗。其中一組經由隨機分派，接受脊柱旁阻斷麻醉或高胸段硬脊膜外麻醉，類似女性分娩時使用的止痛，再結合鎮靜劑或輕度麻醉；另一組則接受一般的麻醉氣體和術後麻醉性止痛藥。研究者希望比較出現乳癌復發的患者人數，但這需要長時間追蹤，目前研究顯示區域性麻醉的疼痛控制能力較佳。另有幾份研究也發現，患者在手術後使用的麻醉性或鴉片類止痛藥物越多，復發率就越高，但我們還不清楚這是否因鴉片類物質削弱免疫系統所致。雖然這還遠稱不上確定性的結論，然而許多麻醉科醫師本已在使用脊柱旁阻斷麻醉法，來減少副作用、縮短住院時間；若這同時還能降低癌症擴散的機率，就更是有利無弊的事了。

此外，也應問清楚醫療團隊的疼痛管理計畫，並諮詢他們的意見，以決定最佳的疼痛控制策略；這可能包括止痛藥、肌肉鬆弛劑、非類固醇消炎止痛藥等。這麼做並沒有損失，反而很可能有所助益、而且絕對能縮短你的恢復期。

因為麻醉技術及施行方法非常複雜，大部分醫院都會讓患者在手術前先與麻醉科醫師會談。

通常會採取術前篩檢門診的形式，但若你的健康狀態允許，也可以在手術前一天以電話與麻醉團隊成員討論；遇到較簡單的手術時，也可能在手術當天早晨才初次與麻醉科醫師會面。麻醉科醫師都受過高度訓練，他們在實習後，還經過至少三年的專業訓練，且通常會與同樣經驗豐富的麻醉科護理師合作。麻醉科醫師會取得你的病歷、尋找相關訊息（如患者是否有慢性病、過往接受麻醉的經歷等等）、確認該使用及不該使用哪些麻醉劑。麻醉科醫師會和你一起澈底確認相關資料，然後再決定手術中要使用哪一種麻醉藥物。

若你曾動過手術，且對麻醉反應不良，盡量帶一份先前手術醫院的麻醉紀錄影本。乳癌手術使用的止痛劑，常在術後導致患者噁心嘔吐，因此若你先前手術曾出現不良反應，至少應在手術當天向麻醉醫療團隊提出這個情況，讓他們調整以便配合你的需求；但你也要記得，可能自你上次手術至今，藥物及手術流程都已有極大改變。與麻醉科醫師的會談非常重要，因為手術風險不僅在手術執行過程，麻醉與其施行也有同等關鍵的影響。在與麻醉科醫師討論時，儘管提出你的問題，並盡可能提供對方任何你認為重要的資訊；雖然手術時不見得是由同一位麻醉科醫師執行，但這麼做可以確保執行者取得所有關鍵、重要的資訊。

手術流程

手術當天，院方會讓你登記報到、換上手術衣，再前往患者準備區。負責的醫師或助手會在此詢問是哪一側乳房要動手術，並在上面做記號（畫上X或其姓名縮寫）；這不是因為他們忘了手術內容，而是確保外科醫師親自確認過，患者本人和病歷紀錄皆正確，以免出錯。準備區的護理師會再次詢問你的姓名、檢查身分識別手環、確認你即將進行的手術，以證實你就是資料上要動手術的患者本人。以上確認無誤後，才會開始為血管做靜脈注射。

有些醫院會讓患者自行走進手術室，有些醫院則會把患者推進去。不同醫院採取的術前程序也不同，有時會包括引導式心像法（guided imagery）、芳香療法、雞尾酒藥物療法等等。進入手術室後，先將各種監控偵測裝置連接到患者身上，其中有一種自動血壓壓脈帶，一開始充氣時會讓人覺得非常緊，不過別擔心，一旦它確認了你的手臂寬度，接下來充氣施加的壓力就不會那麼強了。另外，心電圖可監測患者心率，還會把一個小夾子（或一片膠帶）固定在你的手指、腳趾或耳垂，以測量血氧濃度。若手術需時較長（比如包含乳房重建手術時），則會在患者膀胱接上導尿管，測量尿液輸出量，確保患者不至於脱水。這些都是為了最周密地監控身體機能。

此外，患者下半身會蓋上大型墊片，以在手術過程中維持體溫。患者也可能會穿上氣動式足踝護具，這是一種塑膠製靴套，可在漫長的手術過程中，藉由重複充氣、消氣來按摩小腿，避免形成血栓（見圖13.2）。接地板置於患者皮膚上，確保止血電燒時維持接地狀態，避免患者受到電擊傷害。醫師於這些術前程序時不一定會在場，有些醫師習慣在手術前親自接觸患者，有些則傾向保持專業距離。當這些步驟完成後，醫師會離開去刷手。

若要進行硬脊膜外麻醉，麻醉科醫師會讓你採側躺或坐姿，才能清楚看見肩胛骨之間的背部區域。醫師會先施打小劑量的局部麻醉，讓肌膚麻木，接著將導管置入神經離開脊椎的位置，就是硬脊膜外間隙處；再透過這根導管注射局部麻醉劑，使乳房部位變得麻木（若需要，亦可額外加入更多局部麻醉劑）。移除導管後，麻木感也會逐漸消褪，但若需要，亦可在手術（乳房切除術及立即性乳房重建手術）結束後保留導管，以便緩解疼痛。

另一種區域麻醉的方法是脊柱旁阻斷麻醉，此法不需要導管，而是沿著肋骨後方注射一系列

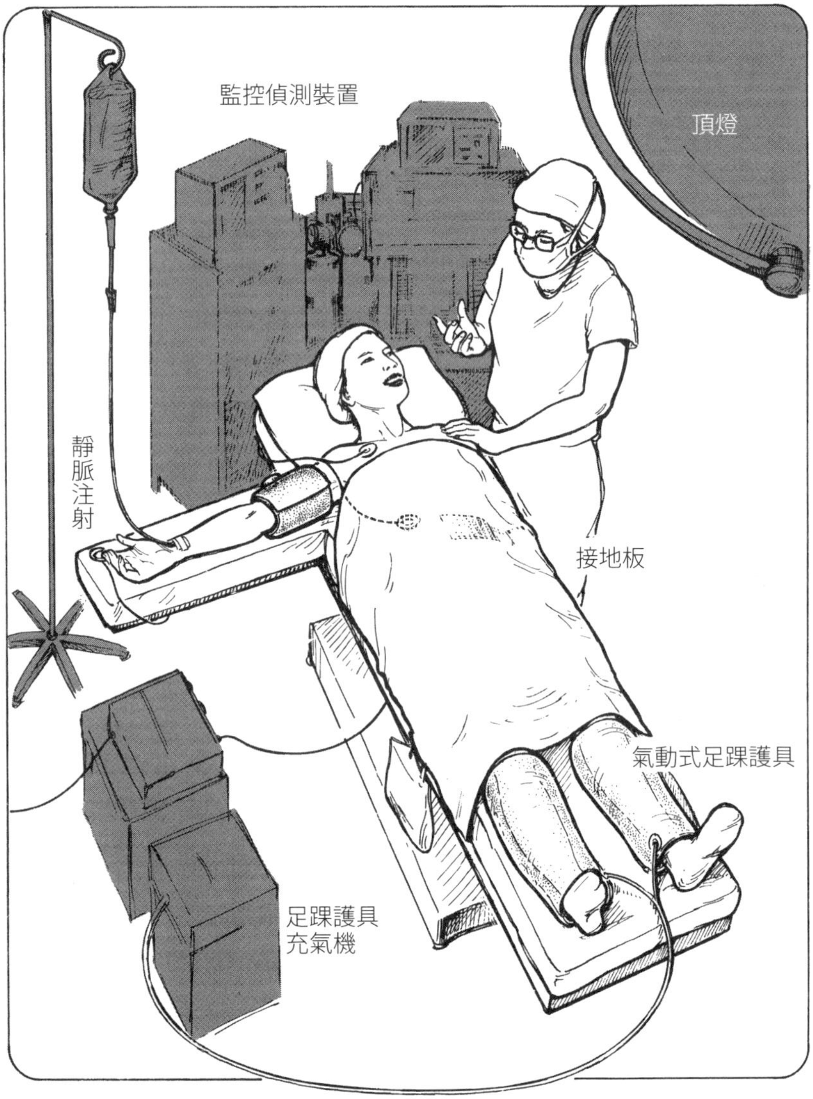

圖 13.2

局部麻醉劑。麻醉劑只會「阻斷」需動手術的該側神經，通常會搭配鎮靜劑使用。這種方法的優點在於麻醉效果可達十八至廿四小時以上，且噁心嘔吐的副作用遠比全身麻醉更輕。脊柱旁阻斷麻醉適用於接受廣泛切除者，或只進行單純的乳房切除術、打算當天就出院的患者。

若手術需要全身麻醉，則會施打異丙酚，讓你陷入睡眠；即使已接受區域麻醉，仍可使用異丙酚或鎮靜劑。許多距離上次手術已超過三十、四十年的患者，仍然記得早年採用的乙醚麻醉，並對曾有的不適感受心有餘悸。但目前幾乎不再使用硫噴妥鈉，其和異丙酚的作用形式迥異，且多數患者之後都表示異丙酚的麻醉經歷很舒適。異丙酚注射進手臂時，可能會出現灼熱感，若事先對注射之血管處施以局部麻醉，就能大幅改善；若仍有灼熱感也沒關係，這種感覺只會持續一兩秒鐘，接著患者就失去意識，事後或許根本不會記得。在陷入睡眠前，患者口內可能會嚐到類似大蒜的味道，也可能會打呵欠，接下來就是睡眠時間了。在麻醉或鎮靜狀態下，是不會說夢話的，這點令許多患者都鬆了一口氣，無須擔心洩漏自己心底最深處的祕密。而在監測麻醉（Monitored Anesthesia Care, MAC）下，患者可以很簡略地回答直接的問題，但無法聊天，而且提問絕對不涉及私人領域，而是像：「這樣有感覺嗎？」之類的問題。

執刀的外科醫師刷手之後，便會回到手術室。患者需動手術的身體部位會塗上消毒劑，再蓋上手術用覆蓋巾，防止感染。在真正切開患者身體以前，醫療團隊會有一段「靜止期」（time-out），這個機制源於飛機的「檢查清單確認」，即在起飛前重新審閱、檢查所有事項；這時你可能仍清醒、已接受局部麻醉，或者剛剛才施打麻醉劑，而所有人都會停下動作，包括外科手術、麻醉以及護理團隊人員。首先是關掉音樂，由麻醉師讀出患者姓名、確認手術項目內容、指出患者使用的抗生素，並提醒外科醫師患者的藥物過敏狀況及其目前是否服用特定藥物（像是乙種腎上腺阻斷劑（beta blocker）」——這點很重要，若手術後忘記讓患者繼續服用乙種腎上腺阻斷劑，可能會導致心臟併發症。接著，由外科醫師宣布將在患者身體哪側進行何種手術、預估的手術時間及失血量，流動護理師也會朗讀患者的知情同意書，確認每項內容都正確無誤。

經過這段詳盡、全面的檢查流程後，手術就正式開始。大部分的外科手術都習慣用手術刀或剪刀，不過近年來止血電燒（一種電刀）也逐漸普遍，可減少患者失血量。當手術結束，傷口也處理完畢，患者即可慢慢甦醒過來。

手術完成後，你會被推進恢復室，由一名護理師隨侍在側，每十至十五分鐘監測一次血壓、脈搏，直到你完全甦醒、狀況穩定為止。至於患者自麻醉狀態甦醒的方式，同樣需視使用的麻醉藥物而定，某些藥物需要相應的解毒劑才能終止麻醉效果，例如若你施打了肌肉麻痺藥物，可使用相應藥物來恢復肌肉活動性。一旦醫療團隊判斷你的甦醒程度已可自主呼吸，就會移除麻醉期間置入患者喉嚨的呼吸管，偶爾患者會隱約感覺到這個動作，但通常此時的麻醉程度仍太深，很難有所察覺。等到甦醒時，些微的暈眩感則會持續一段時間。

以前，患者剛醒過來的時候常會發冷，如今會為患者蓋上一條電熱毯，也會監控室內溫度。如果使用某些容易有噁心嘔吐副作用的麻醉劑，也可以讓患者服用抗噁心藥物。

醒過來的時候，患者或許會有哭泣或全身顫抖的反應，但鮮少出現劇烈的疼痛感；也可能會意識模糊、昏昏沉沉好一陣子。大部分的麻醉藥物都需要幾個小時才會排出體外，要完全代謝掉更得耗費一天以上，所以若你動的是「日間手術」，術後最好直接回家、臥床休息；需要住院的患者則可在病床上休養，靜待藥物作用消失。接受局部麻醉的患者，該部位的麻木感會持續約十八至廿四小時。

即使撇除手術本身的影響，前述的全身性麻醉也會對身體造成很大的負擔，且會在術後短則四、五天，長則一個月，帶來某種程度的疲憊感；這點常被人忽略，尤其當手術已引發劇烈疼痛時，患者往往會將疲憊感歸因於手術疼痛。但任何對身體帶來高度壓力的來源，效應都具有持續性，包括手術、心臟病發、急性氣喘發作，或者干擾身體機能的麻醉；而身體在高壓情況下，似乎需要耗盡所有能量才能維持活動力，因此這段期間並無餘力供給日常生活所需。你得接受這個現象，給自己一點時間從手術及麻醉中恢復過來。此外，我認為麻醉也會對腦內化學產生某種作用，只是我們目前還不清楚，所以就算使用相同藥物，也無法根據經驗判斷下次麻醉帶來的影響；不要只因為你上次手術後感覺良好，就假設自己這次也絕對沒問題，因為真的很難說。

全身麻醉當然有其風險，但以正確合理的角度看待它也非常重要。近年來麻醉技術已有長足進展，風險也降至極低。如前所述，乳房手術仍普遍使用全身性麻醉，但其必要性開始受到質疑，同時局部麻醉的應用比例也增多。因此，在手術前應與醫師或麻醉科醫師討論，確認哪種方法對你最有利。

通常會在入院第一天進行手術，此外，視手術的複雜度還分成日間手術、廿三至廿四小時住院手術等不同方案。醫院通常會設置專屬病房，讓受過術後護理訓練的護理師，負責這些術後患者。許多外科醫師較傾向只以門診方式進行乳房腫瘤切除術及腋淋巴結廓清，也就是患者動了兩小時手術後，在恢復室待上幾個鐘頭，就可以回家休養。術後住院的女性，感染率高達兩倍之多，因此我認為儘早離開才是上策。也有許多患者擔心照護機構是為了節省預算，才急著把患者趕回家；這種顧慮我可以理解，但在某些情況下，盡快離開醫院才是對患者最有利的選擇。記得，一定要有人開車來醫院接你回家，即使你覺得術後狀況良好、沒問題，也不會被允許自行駕車。

接受乳房切除手術並植入擴張器的患者，需到隔天才能出院；而以自體組織進行立即性乳房重建手術的患者，則得住院二至五天。

乳房切除術後要繼續留在醫院，原因之一是讓患者學習如何處理引流管；若有機會的話，在手術前的門診就請醫師為你和家人展示引流管，並示範該怎麼將它排空。另一個住院的原因是高齡患者或者疼痛控制，不過只要患者開始能夠服用止痛藥，就可以出院回家，不需要在凌晨兩點被叫醒量血壓了！

無論你要做哪一種手術，前述的手術流程都是必不可少的。接下來將詳細介紹各種乳癌手術，先從最簡單的開始，再慢慢進展到較為複雜的手術（第8章「活體組織切片」部分，已介紹切片）。首先來討論淋巴結手術，所有罹患侵襲性乳癌的女性都需進行；接著探討乳房手術流程，包括局部乳房切除術、腫瘤切除術，與乳房切除術搭配立即性或延遲性乳房重建手術。

前哨淋巴結切片及腋淋巴結廓清

前哨淋巴結切片

如第11章「腋下手術：檢查淋巴結」部分所述，前哨淋巴結切片已成為標準護理程序，無論選擇哪一種乳房手術皆然。首先，當身體檢查注意到可疑的淋巴結時，患者應接受超音波檢測，展開進一步調查；若檢查發現異常，可透過細針抽吸或粗針穿刺切片來取樣。如果淋巴結檢測為陽性，患者可進行腋淋巴結廓清或前哨淋巴結切片，取決於她要動乳房切除術還是乳房保留手術搭配放射治療。

最常見的方式是在動乳房手術前，先進行前哨淋巴結切片，染劑就能注射進完整的乳房。為了識別出最可能受病灶影響的淋巴結，通常會使用兩種追蹤劑，大多為放射性蛋白質以及異硫藍染劑。手術前兩小時會注射放射性蛋白質，但因其在組織內可存在較長時間，故若手術安排在一大早，最早也可在前一日的下午注射。注射放射性追蹤劑可由外科醫師、放射核子醫學科醫師或實習人員來執行，注射可能會帶來疼痛感，故有的人會於注射前一小時在乳房塗抹EMLA麻醉藥膏，以減輕疼痛。此外，若你擔心自己會焦慮不安，或者對疼痛極度敏感，也可以要求事先服用安定文②。

這個程序的放射劑量非常低，患者無須憂慮事後身體出現放射性，讓其他人受到傷害。而有些外科醫師僅使用藍色染劑，有些則同時使用放射性追蹤劑。

異硫藍染劑與放射性追蹤劑相反，能夠留存在淋巴結內的時間較短，因此通常會在患者進入手術室、麻醉昏睡後才注射。接著在手術正式開始前，會做約五分鐘的乳房按摩。

有一個並不嚴重、但可能引發恐慌的狀況就是：染劑或許會讓乳房變成藍色，且需數週乃至數月才會完全消褪。此外，尿液及糞便也會出現短暫變化：尿液變成藍色、糞便出現綠色調（見下述芭芭拉的故事）。

至於逆向腋淋巴結造影（reverse axillary lymphatic mapping）技術，係將一種名為lymphazurin之藍色染劑，注射到上臂內側皮膚底下，並稍微按摩。手臂上將出現一塊大型亮藍色斑點，但與注射到乳房的殘餘染料不同，它在一、兩天內就會消失。這使醫師能夠區別乳房和手臂相關連的淋巴結（後者會呈藍色），並得以避開、保護它們[3]。雖然這種方法仍在研究中，但理論上能夠減輕後續的淋巴水腫。

②〔藥師註〕商品名，Ativan。學名樂耐平（Lorazepam），為安眠鎮定劑。

除了藍色染劑外，還可將低劑量放射性蛋白質注射到腫瘤的周圍組織，或者乳暈邊緣，並於手術過程揮動手持式伽瑪偵測探頭，偵測放射性蛋白質的位置。這種方法能辨識出前哨淋巴結最可能存在的位置，同時在引流方向異常、偏離預期時（如在肋骨中央底下）作為提醒，代表需換一種方式進行。不過引流系統通常由腋下輸出，且會在放射訊號最強的區域切出一個短短的開口（在毛髮分界線底下）。該處組織會被小心地切除，尋找淋巴管內的藍色染劑或放射訊號，循跡找到一個或多個前哨淋巴結（見第295頁之圖11.3）。

雖然我們將這種方式稱為前哨淋巴結切片，但它其實不單單是切片手術，還往往涉及一個以上的淋巴結；所有呈現放射性及（或）藍色（通常為二至四個，但也可能一至五個）的淋巴結都被切除，送往病理科檢驗。可以在手術過程中或術後，透過冰凍切片或分子研究來評估這些淋巴結，通常檢測約需三十分鐘，準確度高達90%左右；若淋巴結檢測結果為陰性，即可縫合切口，無須留下引流管。然而，有些醫療中心不會在手術當下以冰凍切片來檢驗淋巴結，之後若得知陽性前哨淋巴結，院方或許會建議你動另一個獨立手術，額外切除淋巴結（詳見下述「腋下淋巴全廓清手術」部分）。有種很罕見的情形，是即使冰凍切片顯示陰性淋巴結，最終的病理報告仍可能發現一些癌細胞，此時往往需要與外科醫師或腫瘤科醫師商討，確認是否需要額外切除淋巴結。

幾年前，芭芭拉向我敘述她的前哨淋巴結切片經歷（她是一名空服員，曾志願參與我的乳頭分泌物研究，因而與我結識；而她後來仍不得不進行腋下淋巴全廓清手術）。芭芭拉知道若先動了前哨淋巴結切片，醫師切除的淋巴結數目就會比較少，剛好她特別擔心若切除許多淋巴結，將出現淋巴水腫，而且她的工作又會不斷遇到氣壓變化，使這種症狀更加惡化。幸好她從術後至今還沒出現任何腫脹跡象。

手術持續約數小時，她接著在醫院住了一晚。她回憶道：「晚上九點的時候，我要上洗手間，護理師跑來幫我。我已經有心理準備尿液會是鮮豔的鈷藍色，但那位可憐的護理師毫不知情，完全嚇壞了。」她的乳房也有殘餘的藍色，大概花了一個月才完全消失。偶爾染劑會在乳房殘留長達一年，這仍是正常狀況，是染劑被皮膚上的淋巴管吸收所致。

這個淋巴結手術為她帶來長達數週的不適，她回想道：「感覺好像兩邊腋下都有一團膠帶似的。大概有兩個禮拜左右，我都無法忍受手臂和胸部肌膚碰觸的感覺。」一個月後，不適感逐漸趨緩、減弱；雖然仍不舒服，狀況卻從未嚴重到必須服用醫師開立的止痛藥。

腋下淋巴全廓清手術

唯有當出現觸診可摸到的淋巴結，或者大量淋巴結都存在癌細胞的情況，才會進行腋下淋巴全廓清手術。若患者進行的是乳房切除術，那麼通常會在切除乳房的時候，才處理與乳癌相關的淋巴結。

如前所述，淋巴結是一種腺體，有時會腫大、膨脹，但通常體積很小，埋在脂肪之中。如何認知「脂肪硬塊」之範圍，係由特定解剖學邊界來界定，且通常包括至少十至十五個淋巴結，我們希望（但無法確定）這塊脂肪的範圍已包含受到影響的淋巴結。組織會送往病理科，檢驗脂肪並盡可能找出其中所有淋巴結，接著病理科醫師會把每個淋巴結切半、製作切片，檢查是否有癌細胞。

有些女性的淋巴結多於其他人，偶爾會有患者問我：「為什麼我有十七個淋巴結，我的朋友卻只有七個？」事實上每個人都是不同的。在某次的常規腋淋巴結廓清手術後，這種個體差異引起了我的注意，因為有位新的病理科醫師負責廓清檢驗，結果在一般只包含十五個淋巴結的樣本中，找到了四十個淋巴結，讓我大吃一驚！但她只是找得比別人更仔細而已。

然而，淋巴結總數的重要性，低於含有癌細胞之淋巴結（亦即「陽性淋巴結」）數量。研究顯示在進行腋淋巴結廓清後，樣本中有陽性淋巴結卻被忽略的機率低於2%。

有些外科醫師會在術後於腋下切口置入引流管，有些則不會。手術需時約一至三小時。患者術後回家時，傷口處會敷上包紮敷料。你可以請醫師使用防水型敷料蓋在傷口及引流管插入處，讓你不必等到拔除引流管才能洗澡。隨每位醫師的作法不同，你的傷口可能有縫線需要拆除，也可能沒有；但無論是否得拆線，大部分的醫師都偏好請患者在術後一至兩週回診，以監督病情進展，也可以先預約一次早一點的回診時間，討論病理報告結果。

副作用

好消息是，大部分研究都顯示：前哨淋巴結切片之立即性和延遲性併發症，都遠遠少於腋下淋巴全廓清手術[4]。不過，因為這兩種手術是在相同部位進行，其潛在的併發症也相同：腋窩疼痛、麻木、感覺異常（包括超敏反應）以及手臂腫脹（淋巴水腫）。還有一點也很重要，就是乳房手術的類型不影響併發症出現的機率高低。

手術後接連數週，常會遇到一個問題：液體聚積在腋下，也就是「血清腫」。大部分女性患者多少都有腫脹現象，但有時某些人情況格外嚴重，腫到像是腋下塞了顆橘子似的，通常醫師會

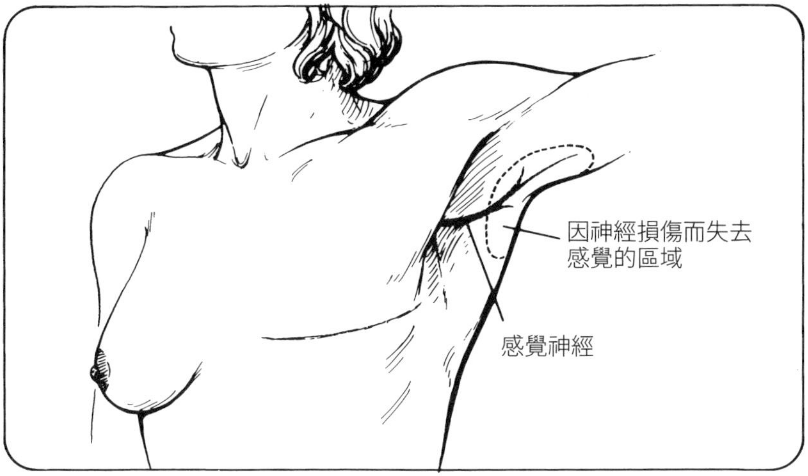

圖 13.3

在診間將這些液體抽出來。血清腫與淋巴水腫不應混為一談，後者是手臂出現整體的長期性腫脹，可能在淋巴結手術後多月甚至多年才發生（見第18章「淋巴水腫」部分）。

在極罕見的情況下，患者會因乳房或淋巴結手術，出現血腫（即血液聚積）。若手術後不久就發現這個現象，執刀的醫師可能會決定回到手術室，找到出血的源頭並止血。但若是術後多日才出現的血腫，通常可自行恢復，無須額外進行手術，不過，患者的身體或許會瘀青長達數週。而手術敷料貼布可能造成皮疹，稱為「貼布刺激不適反應」（tape burn）。

然而，如果有一條或多條穿過被切除脂肪的感覺神經受損，則可能帶來較長期的效應。雖然手臂動作及力量不受這些神經影響，但手臂後方的感覺卻需倚賴它們，故若該神經被切斷，手臂後方將出現一塊麻木無感的區域（見圖13.3）。大部分乳房外科醫師及許多一般外科醫師，都會盡量保住這些神經，但即便如此，它們仍可能遭到拉伸，導致暫時性或永久性的感覺降低。若感覺喪失超過數月之久，大概就屬於永久性了。這個問題在前哨淋巴結切片術後較為少見，但絕非完全不可能（如果你遇到這種情況，最好不要再進行腋下除毛，或需以電動除毛刀取代剃刀，因後者較容易割破皮膚並流血）。

另一種早期的問題是手臂出現靜脈炎，通常會在術後三、四天發生。患者表示：「原本我覺得手術後一切都很好，但現在手臂底下卻出現很緊繃的感覺，一路延伸到手肘，有時甚至到手腕。而且還能看見一條繩索狀的凸起……疼痛越來越劇烈，我也沒辦法像以前那樣輕易地移動手臂了。」近年來，這種症狀較常被稱為「腋網症候群」，雖然很普遍但卻是暫時性的，一般在六至八週內即可消除[5]。我一直認為這是主要靜脈的一種發炎反應，但也有人認為這是切除淋巴結導致的全身性發炎反應，甚至是堵塞的淋巴管引發的症狀。它並不嚴重，但頗為惱人。最佳的治療方式包括：冰敷、服用阿斯匹靈或非類固醇類消炎止痛藥（像是伊布洛芬）、塗抹服他寧③藥膏、運動鍛鍊、物理治療等，症狀在幾天到一週內就會消失。記得同時持續活動手臂，別讓它變得太過僵硬，也是很重要的。我非常欣賞的一位北加州乳房外科醫師馬哈尼（Ellen Mahoney）就會叮囑患者：手術後，記得在閱讀或看電視時把手枕在腦後，藉此伸展傷口疤痕的位置。另外，手貼著牆壁，讓手指盡量「向上爬」，這個動作也有幫助。如果症狀沒有迅速緩解，那麼儘早轉診到復健科求助，通常也能獲得改善。

這兩種淋巴結手術都會對動手術的部位帶來許多全新（且往往很不舒服）的感覺。有篇貼切的文章〈乳癌手術後的十八種感覺：前哨淋巴結切片與腋淋巴廓清術之五年比較〉（暫譯，*Eighteen Sensations After Breast Cancer Surgery: A 5-Year Comparison of Sentinel Lymph Node Biopsy and Axillary Lymph Node Dissection*）中，列舉出這些感覺，包括：壓痛、痠痛、拉痛、持續性隱痛、疼痛、陣痛、

③〔藥師註〕商品名，Voltaren。學名Diclofenac，為非類固醇類消炎止痛藥。

緊繃、僵硬、刺痛、輕微刺痛、抽痛、劇烈抽痛、麻木、灼熱感、堅硬感、尖銳疼痛、陣陣隱痛不適感、穿透疼痛[6]。雖然在術後初期及術後五年，某些感覺在腋下淋巴全廓清手術後出現的機會，遠高於前哨淋巴結切片手術，但前哨淋巴結切片手術後，也有部分感覺在五年後依然普遍存在。接受前哨淋巴結切片手術五年後，仍有壓痛感的患者佔33％，全廓清手術則為40％。

而主要的併發症（所幸並不常見）為：手臂腫脹，亦即「淋巴水腫」，以及神經損傷，對此我們將在第18章「淋巴水腫」部分探討。一言以蔽之，前哨淋巴結切片手術之淋巴水腫風險約為3至5％，全廓清手術則為15至20％[7]。

部分乳房切除術

部分乳房切除術、乳房腫瘤切除術、廣泛切除、區段式乳房切除術（segmental mastectomy）、四分之一乳房部分切除，都屬於局部性乳房切除手術，基本上可互相代換使用（見圖13.4）。每個名詞指稱的確切意義，依各個醫師的認定變動。除了「四分之一乳房部分切除」以外，以上其他名詞都沒有明確定義「到底要切除多少乳房組織」，而且即便當醫師提到四分之一乳房部分切除時，往往也不一定代表要切除剛好四分之一的乳房。

部分乳房切除術，可能代表切除1％或50％的乳房組織；乳房腫瘤切除術則需取決於腫瘤硬塊的大小；廣泛切除只代表要切除硬塊周遭的組織，但沒有規定應切除多少；「區段式」聽起來像是將乳房分為一區一區的（比如一瓣瓣橘子那樣），但事實並非如此，切除的那一份乳房大小並沒有受限。你的醫師會依據自身偏好或習慣選擇使用的詞彙。乳房保留手術的目的在於切除原

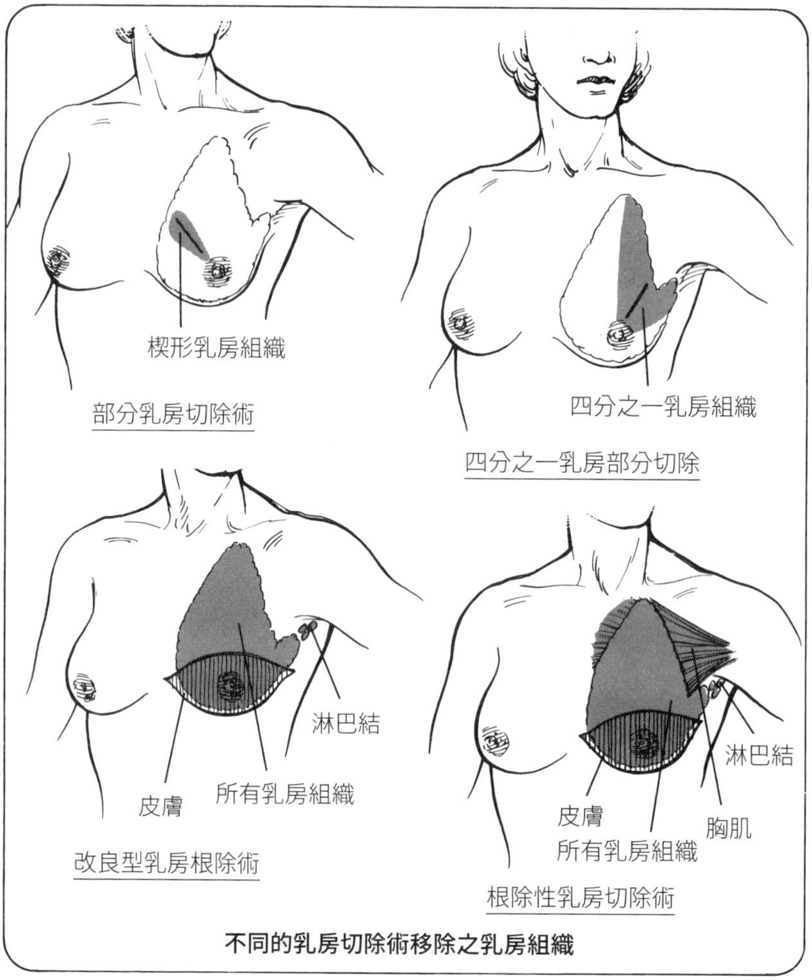
楔形乳房組織
部分乳房切除術
四分之一乳房組織
四分之一乳房部分切除
淋巴結
皮膚
所有乳房組織
改良型乳房根除術
淋巴結
皮膚
胸肌
所有乳房組織
根除性乳房切除術
不同的乳房切除術移除之乳房組織

圖 13.4

發腫瘤、確保陰性邊界（組織樣本外部邊緣無腫瘤存在之跡象），同時盡可能使乳房外型的美觀程度，維持在可接受的範圍內。

腫瘤定位

若觸診無法找到癌症病灶所在，那麼就得在手術前，事先為執刀的外科醫師標記出它的位置——透過乳房立體定位切片（見第8章「乳房立體定位切片」部分）診斷出病灶位置後，將鈦製金屬夾留在切片處。這聽起來或許有點嚇人，但這種金屬夾體積非常小，且人體對鈦金屬出現反應的機率極低；此外，若不將金屬夾留置於體內，就很難在乳房中正確定位，更可能導致穿刺定位失敗。

若需進行廣泛切除，則於手術前一刻，在乳房X光攝影室以引導線為外科醫師定位該金屬夾，也就是鉤針定位法（needle localization）：放射科醫師會對患者採取局部麻醉，並在X光引導下將一根細針置入乳房內，指向病灶區域（見圖13.5）。接著，將一端帶有倒鉤的線穿過細針，並調整倒鉤位置，使線的末端恰好落在鈣化點或高密度區。若病灶覆蓋的面積直徑大於一公分，或呈現拉長形區域，那麼或許需要置入一根以上的引導線，才能為執刀的外科醫師定位出待切除之範圍。杜克大學的外科同行黃雪莉（音譯，Shelly Hwang）喜歡把這些引導線想像成「括號」，把待切除區域「框」起來。這一條或多條引導線會留在患者乳房內，才將患者推進手術室。

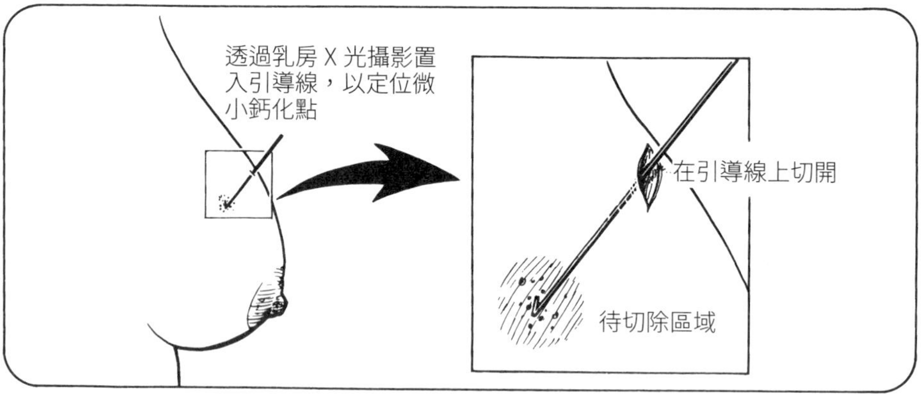

圖 13.5

組織和引導線都切除後，樣本會先送到放射科，以X光檢測確認其中確實包含鈣化點或病灶，接著再送往病理科製作玻片，置於顯微鏡下觀察。樣本X光檢測可看出外科醫師是否成功切除鈣化點，或乳房攝影所見區域。執刀醫師無法真正看見或觸碰出鈣化點所在位置，因此手術也有可能會錯失目標，那麼樣本X光檢測也不會顯示出鈣化點存在，患者或許需要再動一次切片手術。

還有一種偶爾用來定位待切除小型癌症病灶的方法，是運用診斷性粗針穿刺切片之副作用。因為無論何種粗針穿刺切片，術後乳房內該處都會出現微幅血腫（血液聚積），再由超音波偵測定位出現血腫位置，讓外科醫師得以辨識出待切除組織，而不必置入引導線[8]。

近期越來越受歡迎的方式，則是運用置於乳房內的微小放射性種子來定位。放射性種子即為內含少量放射性物質之密封容器[9]，藉由乳房X光攝影或超音波引導，以細針將種子注入乳房內的腫瘤位置。手術進行時，以前哨淋巴結切片手術中用來尋找放射性追蹤劑的伽瑪偵測探頭，來偵測種子位置，讓外科醫師找到腫瘤的確切位置。這種方式有兩個優點：一是可於手術前七天起的任何時間點置入種子；二是可更加精確地切入腫瘤所在區域。

手術流程

手術流程是頗為常規的，首先在仔細監控下實施麻醉（可採局部麻醉配合鎮靜劑，或全身性麻醉），若需進行前哨淋巴結切片，醫師會視需求先注射藍色染劑或放射性追蹤劑，淋巴結手術後才進行腫瘤切除術；然而若計畫進行腋下淋巴全廓清手術，那麼通常會先動腫瘤切除術。如果你選擇接受這種手術，一定要請醫師向你說明清楚：手術將切除多少組織，並且乳房外觀在術後會變成什麼樣子。

隨著我們施行乳房保留手術的經驗越來越豐富，外科技術也日益精良，手術後的乳房外型自然也就變得更加美觀。只要切除的目標區域不算太遠，通常都會在乳頭周圍或鄰近位置切開，以減少疤痕產生。一旦醫師切出開口，穿過皮膚、脂肪、組織進而找出硬塊的過程，其實並不算「切割」，只是讓組織分散開來，直到抵達硬塊位置為止；接著再將硬塊與周遭組織切除，並移出體外（見圖13.6）。外科醫師會竭盡所能保持硬塊的完整性，使病理科醫師得以判斷其周緣或邊界是否有腫瘤存在的跡象（見第10章「如何解讀病理報告？」部分）。這種切除手術的出血量很低，因為這裡的血管並不多，使用電燒法即可止血。在縫合傷口以前，通常會將四個金屬夾（像大型

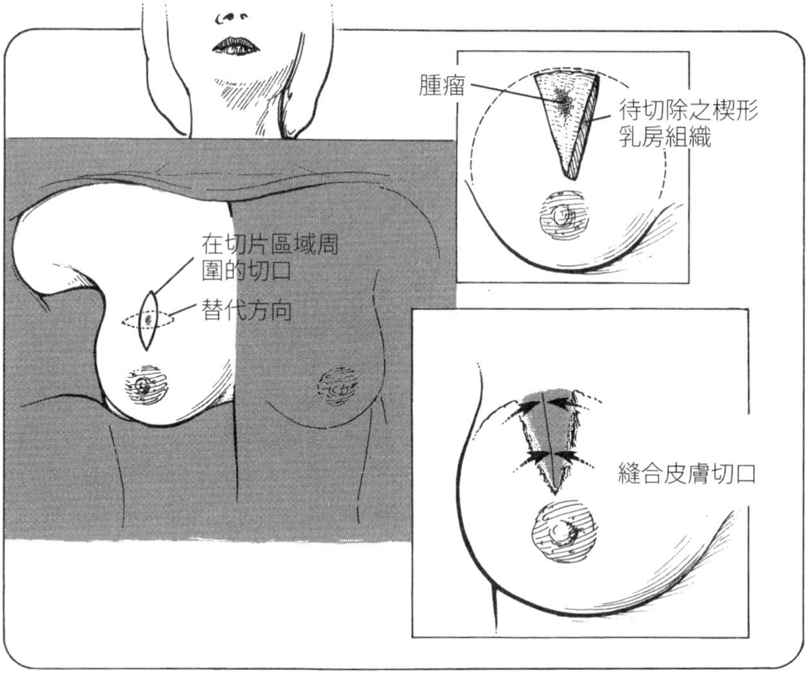

圖 13.6

釘書針）置於切片空腔的四個角落，以便於術後協助放射科醫師作為指引方向之用，最後才縫合傷口。縫合時一般是分層進行，先縫合組織，再縫合皮膚，才能避免乳房在癒合過程形成凹痕。大部分外科醫師都會使用可分解式的縫線，比較不容易留下疤痕。

整型式乳房腫瘤切除手術／部分乳房切除術

近年來腫瘤整型手術之應用越趨普遍，亦即癌症手術和整型手術之結合[10]。如第11章「乳房切除術方案」部分所述，若有需要，更包括另一側乳房的縮胸手術，使兩側乳房大小維持一致。執行腫瘤整型手術的最佳時機是與腫瘤切除術同時進行；但亦可在術後一週左右，審閱病理報告後再實施。當出現不乾淨的邊界，需要動額外手術時，或者後續想改善接受治療該側的乳房外觀時，都可以執行腫瘤整型手術，但腫瘤切除術當下依然是最佳時機。在此情況下，乳房的大小沒有任何影響，因切除腫瘤而帶來的任何缺損、瑕疵，都可透過重整乳房組織或源自縮胸手術的技巧來修補。但若在切除組織當下沒有處理手術導致的缺損，直到放射治療後才修補，往往會留下大範圍的乳房畸形，需與全乳房重建手術相似的皮瓣移植。

如果找不到受過腫瘤整型手術訓練的乳房外科醫師，那麼最佳替代方案是請一位整型科醫師來協助腫瘤外科醫師，確保兩側乳房外觀對稱。大部分的乳房外科醫師都會同意這個要求。

若你的乳房很大，想考慮縮胸手術，記得要與外科醫師好好溝通。我在西雅圖的同事安德森（Ben Anderson）就說，他越來越常動部分乳房切除手術，並與整型外科醫師配合，同時進行縮胸手術，使兩側乳房外觀對稱。這麼做使外科醫師得以切除更多癌症病灶的周圍組織，得到更廣的邊界。

醫師在完成手術、把傷口包紮起來以後，應該會告訴你什麼時候才能拆掉繃帶、洗澡。若醫師沒有提起，請主動詢問。

切除組織以後，會清楚標記朝向頭部和朝向身體中央的分別為哪一側，以供病理科醫師參考。這麼做使外科醫師不僅能夠判斷邊界是否有腫瘤，還可確知是出現在哪一個邊界。外科醫師或病理科醫師會使用不同顏色的染劑為組織染色，再切割成小塊（如第252頁圖10.6所示）。這有幾個階段：首先以不同濃度的酒精脫水，包埋在塊狀石蠟之中；再以切片機（可將組織切成極薄片狀之刀具儀器）切成薄片；每一薄片分別置於玻片上，待脫蠟後以不同染劑染色。整個過程需時約廿四至卅六小時。

玻片製作完成後，病理科醫師會仔細檢視、做出診斷，這大約需要數小時。接著病理科醫師整理好報告，發給你的醫師（通常一週左右會收到）。有些醫師會等待報告送達，但也有些醫師習慣在手術隔天就致電病理科醫師詢問；而我屬於後者，因為我希望盡快讓患者知道結果，而且對患者來說，等待及不確定性都可能帶來極深的恐慌與懼怕。無論你的醫師採取哪一種做法，你都會在術後一週左右得知切片結果。

部分乳房切除術及淋巴結手術後之居家護理

出院回家後，你會感到筋疲力竭好一陣子；不要抗拒這種疲憊感，畢竟你剛剛經歷重大手術、局部或全身麻醉，還有艱難的情緒壓力。疲憊感的出現及消失往往都很突然，你可能某個時刻覺

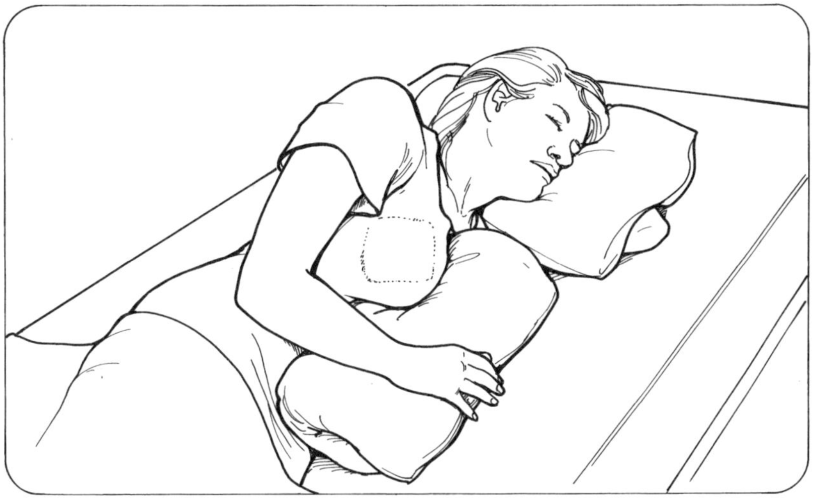

圖 13.7

得自己狀況不錯，於是出門去辦了點雜事，結果一回到家就突然覺得氣力放盡，迫切需要睡一覺。這種情況可能會持續好幾週，才能完全恢復體力。

你也會承受些許疼痛感，不過應該不會太過劇烈。大部分的醫師讓患者出院回家時，都會開止痛藥，但多數人並不會把開立的止痛藥全部服用完畢。偶爾會有患者出現強烈疼痛，此時最好通知醫師，因為這往往是異常狀況的徵兆，比如術後出血或血腫。此外，患者自己需注意，若在術前有因其他症狀服用止痛藥，那麼你需要的劑量或許會比其他人更高。

動了乳房腫瘤切除術後，患者日夜都應穿著支撐胸罩，持續一週左右（因為乳房晃動時會疼痛）。有位患者還教我另一個訣竅，特別適用於乳房較大的女性：想要側臥的時候，可以躺在沒動手術的那一側，然後拿顆枕頭夾在雙乳之間，讓枕頭墊在動過手術的那一側乳房下面（見圖 13.7）。如果出院時仍有引流管留置，可準備特殊的術後衣穿著，這種服裝有緊貼皮膚的腰帶或口袋（快速在網路搜尋一下，可以發現一整個新天地）。

副作用

部分乳房切除術與任何外科手術一樣，術後都有機會出現併發症，最常見的兩種併發症分別為血腫及感染。如果出現血腫（如前文腋淋巴結手術所述），一般會在術後一至兩日內出現，動過手術的區域內出血會導致血泡生成（見圖13.8），將變成藍色並在皮下形成腫塊。通常身體會單純將血泡吸收、回收，就像應付瘀青一樣，但有時在身體還來不及這麼做之前，你可能就不小心撞到東西（或者被撞到），造成腫塊破裂、瘀血流出。那個畫面會顯得很噁心，讓人有「我快死了」的錯覺，但別太擔心，這些只是聚積的老舊血液，你並不是真的在「流血」。你應採取的措施是趕快回家清理乾淨，好好洗個澡；然後最好打電話告知你的醫師，醫師或許會要求你去趟醫院回診檢查。除非出現血流不止，且血液呈現鮮紅色的情況，否則這並非緊急事件，最終都將自行痊癒，只不過身體可能需要很長的時間，

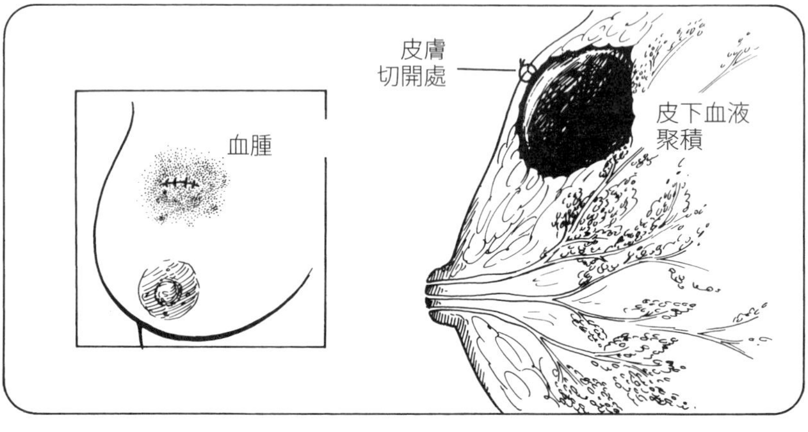

圖 13.8

才能重新吸收。

若有感染，會在術後一至兩週左右出現紅腫及發燒症狀，醫師會使用抗生素來治療。感染除了令人不舒服、感到困擾以外，其實沒有太過嚴重的影響，然而若感染症狀恢復得很慢，或許需要重新入院幾天，從靜脈注射抗生素治療。

有時患者會同時發生感染與血腫，血液與膿混合在一起，形成類似膿腫或癤，而醫師得將它們抽吸乾淨。或有時進行乳房手術（無論是切片或整型手術皆然）後的拆線時，忽略了一小段無法分解的縫線，將它留在乳房內，因而發生感染，我有位患者就遇到這個狀況（別誤會，負責拆線的外科醫師不是我）；治療方式很簡單，只要使用抗生素並拆除縫線即可。

經歷過部分乳房切除術後，你的乳房可能會有某種程度的感覺喪失，這取決於腫瘤的體積大小。如果是較大的硬塊，乳房某一點可能出現永久性的感覺麻痺，但不至於像全乳房切除術導致整體感覺喪失。

手術後，你的乳房無論是尺寸或形狀，大概都會與手術前有所不同，而且很可能與另一側乳房也不太對稱。這個差異有多大，需視切除的組織多寡、手術技巧是否高明而定。如果手術後兩側乳房不對稱的程度令你困擾，可以購買部分乳房切除術後的美形胸墊（義乳墊），裝在胸罩內穿著；或可進行乳房重建手術，將自體組織之皮瓣移植到乳房作為填充；也可以選擇縮胸手術（視患者本身乳房大小而定），將另一側乳房縮小。不過通常沒有必要這麼做，因為如果腫瘤硬塊較小，而你的乳房大小屬於中等或較大，那麼單看外觀往往分不出哪一側乳房動過手術，只差在該側乳房會有疤痕。

病理檢驗結果通常會在一週內完成。有了病理報告，外科醫師才能確切告訴患者其邊界狀況、乳房組織內究竟有什麼東西，以及最重要的，淋巴結中是否有癌細胞存在。你和醫師將以病理報告為依據，討論接下來的治療方案，以及是否需要輔助性治療、放射治療或上述兩者皆是。

腫瘤切除手術或部分乳房切除術後的乳房重建

雖然在接受腫瘤切除手術後，大部分的女性都不需要額外進行手術使兩側乳房對稱，但也有某些特定情況的患者會選擇這麼做。在放射治療後，有時組織會在恢復過程中收縮、緊縮，使乳房外觀出現變化；如前所述，找一位熟悉腫瘤整型技術的乳房外科醫師，可以避免這種狀況。缺損部分可使用脂肪移植來填充──從身體其他脂肪含量充足的部位抽取脂肪，注射進乳房的缺損處。這種方法的初期數據頗為樂觀，但某些長期追蹤的結果發現，這些細胞似乎會引發較高的局部復發風險[11]。

大部分女性可以使用自體乳房組織來修補不平整處，有時乳房較小的患者會需要移植背部組織皮瓣來填充缺損。對已經動過手術及全乳房放射治療的患者來說，修補效果可能無法盡如人意；雖然可以嘗試重新調整組織，但因為先前的放射治療影響，出現併發症的風險會高出許多。替代方案是使用身體其他部位的組織皮瓣，把沒有受過放射的組織移植過去；這種方法雖可行，但皮瓣多半與其餘乳房組織有色差，因此這些患者大部分會選擇不進行任何修補，或者乾脆動全乳房切除術（把剩餘乳房一併切除）再做乳房重建。

當然還有其他影響因素，除了最重要的是乳房本身大小外，腫瘤位置也會影響重建的難易度。別忘了，若要重建單側乳房，另一側乳房往往也需要動手術，才能使兩側保持對稱。一般來說，如果接下來還要做放射治療，就不會同時進行對側乳房手術，因為乳房在放射治療後可能還會縮小一點；會等到放射治療療程結束，再對另一側乳房進行縮胸手術，使兩側對稱。當整型手術是在放射治療後才進行，就可以同時處理兩側乳房。

看了上述說明，或許會讓你以為要動的手術非常多，確實也有這種可能性，但通常不至於如此。乳房切除術及乳房重建一般是採取多重手術流程，而在切除腫瘤當下就進行重建手術，絕對是較簡單的做法。找動過相同手術的女性談一談，也是非常重要的一步，聽聽她們的說法，瞭解這個手術會經歷些什麼。我並非想嚇退你，而是希望讓你對手術本身有實際概念，才能在充分知情的條件下做出決策。團隊合作與整型式乳癌切除技術，可以使乳房局部重建達到最佳效果。只有你自己有權決定，對你而言最重要的是什麼。

全乳房切除術

雖然部分乳房切除術搭配放射治療可保留乳房，但國內許多女性仍選擇接受全乳房切除手術，作為乳癌的起始治療。

不要把全乳房切除術和根除性乳房切除術混為一談，後者曾經是常態性的治療方法，但如今可說只剩下歷史上的研究價值了。這個方法之所以稱為「根除性」，是因為除了意圖切除所有乳房組織以外，醫師還會將胸大肌、胸小肌，乃至於腋下區域（向上延伸到鎖骨）的淋巴結都一併切除（見圖13.9）。這種手術帶來的缺損、畸形傷害，比現行的全乳房切除術更加嚴重。現在我們幾乎都是在手術前先運用前導性化學治療，縮小過大的腫瘤（見第11章「全身性治療」部分）。然而若腫瘤黏連在肌肉上，外科醫師就必須切除肌肉，才能處理腫瘤（極罕見的情況下，癌細胞

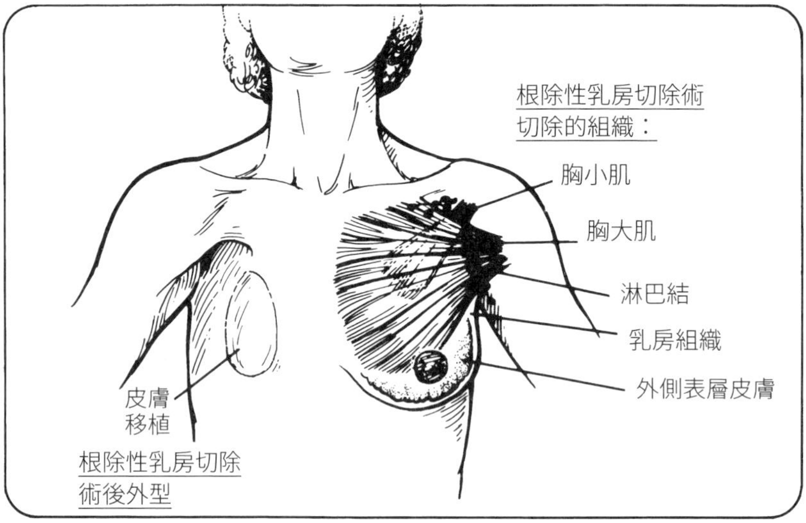

圖 13.9

會擴散到肌肉）。過去面對上述所有情況時，我們都會採取根除性切除術，但現在，只需要將腫瘤底下的肌肉切掉一塊楔形部分，其他區域都可以保留不動。

如今使用的切除手術稱為「全乳房切除術」，不過這個名字有些誤導性，畢竟無法確知是否真的「完全」切除。我們的目標是切除所有乳房組織，但就連這點也很難保證一定辦得到，只能說會盡可能切除最多的乳房組織及部分淋巴結，而手術約需時二至五小時。

乳房組織係指自鎖骨往下延伸到乳房下皺摺處，又自胸骨延伸到腋窩後方的肌肉。外科醫師會先從切出橢圓形的開口當第一步，盡可能切除最多乳房組織，而乳頭與切片手術留下的疤痕都包括在這個範圍內（見圖13.10）。

隨著立即性乳房重建手術的普及，外科醫師在執刀時也盡可能減少切除的皮膚面積。過去的乳房切除術習慣切去大片皮膚，部分原因在於讓傷口癒合得更為平整；若醫師留下大量皮膚，只全部挖除內部的乳房組織，會使得外側皮膚滿是

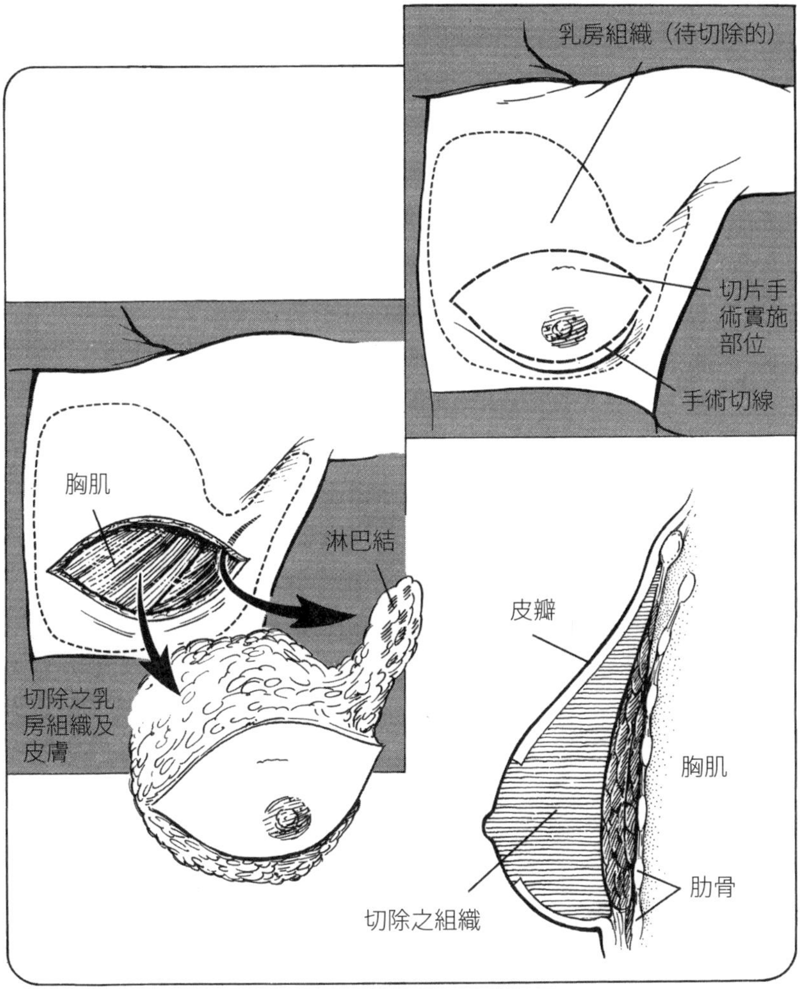

圖 13.10

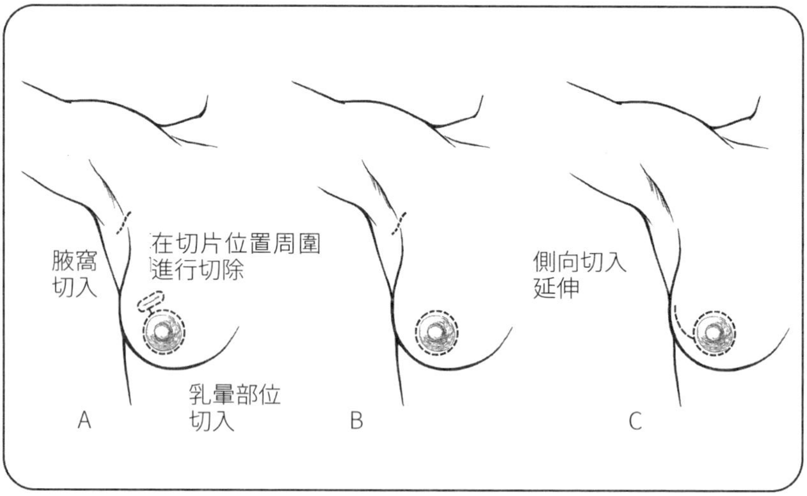

圖 13.11

皺摺、鬆鬆垮垮的，所以會修剪皮膚，在胸前收成一條平整俐落的線。但現在既然採取立即重建乳房的方式，是否有必要切除大量皮膚就受到質疑。如今，我們已邁入「皮膚保留乳房切除手術」（skin-sparing mastectomy）及「乳頭保留乳房切除手術」（nipple-sparing mastectomy）的時代，外科醫師不再切去乳房周圍的大量皮膚，而是只切掉移除乳房組織所必須的皮膚面積；若患者百分之百確定絕不進行重建手術，那麼就最好切除多餘皮膚以維持平整。

我們開始將乳房切除術視作一種範圍特別大的廣泛切除。完全拿掉所有乳房組織是不可能的任務，同時也沒有必要，因為真正重要的是移除腫瘤（見圖13.11）；多數情況下，若腫瘤並非緊靠乳頭，那麼連乳頭也可以保留下來。要注意的是，保留下來的乳頭不具備與正常乳頭相同的功能，其感覺與勃起功能都會喪失。

乳頭保留乳房切除手術能讓患者保住自己的乳頭，無須採取人工乳頭或乳頭紋身，因此越來越受歡迎。但由於這種做法需在乳頭下方保留少量乳房組織，以確保其具備血液供應功能，所以不適用於癌症位置位於乳頭正下方，或者腫瘤較大的女性。

最好與外科醫師溝通討論，看看你的情況是否適用這種方案。

全乳房切除術會先在皮膚切出開口，循著未切除之皮膚底下，向上至鎖骨，向下經胸骨中央到乳房下皺摺下緣，再由腋窩後方肌肉切出。切割完成後，將乳房自胸壁肌肉上剝離，留下肌肉及皮瓣[12]。

外科醫師會將切除的乳房組織連同淋巴結一起送往病理科，讓病理科醫師進行檢驗、開始準備製作玻片；同時，外科醫師會將切口周圍的肌膚皮瓣縫合起來。手術完成後的傷口處應完全平坦（但如果患者身材特別瘦，可能會有稍微凹陷的情況），疤痕橫跨在胸口動了手術的那一側中央。皮膚不會立刻就完全黏住、固定起來，但因為人體並不喜歡「空腔」存在，故會用體液填滿空出來的區域；為了避免這種現象，我們會在患者體內置入引流管（有許多微小孔洞的塑膠軟管），並於傷口底下的皮膚開口，將管體引出（見圖13.12）。這些引流管可協助形成吸力，將傷口處的皮膚固定在底下的肌肉，直到癒合。液體會順著引流管流出，這些只是組織液，就像水泡裡面的液體一樣；最初會夾雜少許血液，但隨著時間過去，引出的

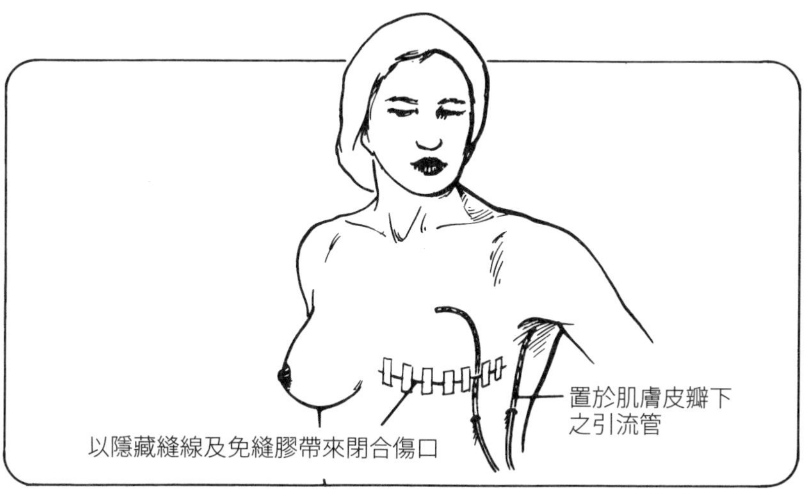

圖 13.12

液體也會越來越清澈。

若你決定採取立即性乳房重建，整型外科醫師會在乳房切除術完成後、傷口皮膚縫合前接手，進行重建手術；或者，整型外科醫師亦可從手術最初就加入團隊，利用乳房外科醫師動乳房切除術的時間，提取患者腹部的組織皮瓣。但若患者術後需接受放射治療，那麼其中一種可行做法是暫時在該處置入組織擴張器，留待後續再動皮瓣重建手術。

與部分乳房切除術相同，其病理報告將在約四至五天後提交。

通常手術後至少需住院一個晚上，再過大約七至十天，順著引流管流出的液體漸少後，就可在診所或門診室拆除引流管、更換穿著的衣物。我的一位同事貝利（Lisa Bailey）表示，她會使用輸液幫浦應對術後疼痛，使局部麻醉劑持續不斷地注入皮膚與肌肉之間的空隙。這種做法效果卓著，患者不會感到疼痛（或僅有些許疼痛），可提前結束臥床並早點開始行走，也不需要接受麻醉性止痛藥，噁心、嘔吐的症狀也就因此減少。

有些女性會希望立刻看清楚傷口的樣子，有的人則在幾週內都不想去看它，選擇任一種做法都沒關係，只有你能決定怎麼做會感覺好過一些。但無論如何，你還是得找機會仔細地看看傷口，因為當一個人有心逃避，決意不去看自己的身體時，影響程度是極令人驚訝的，她們無論在洗澡、穿衣甚至做愛的時候，都能貫徹這種執著。若這種逃避只是持續一陣子，倒還無傷大雅，但記得這是未來將陪伴你一生的身體，你必須正眼看它、敞開心胸接受它。根據我的經驗，大部分的女性在正視它以後，都是鬆了一口氣的，因為它並沒有自己想像中那麼糟糕。

乳房切除術切斷了乳房部位的神經分布，導致傷口周遭出現永久性麻木之負面結果。乳房所在位置之外圍邊緣處可保留部分感官功能，不過有時乳房區域也不會澈底麻木，有人碰觸時還可以感覺得到；可惜這種感覺通常並不愉快，甚至可能令人非常不舒服，就像是你的腳太久不動以後再恢復知覺，又刺又麻的感受。這稱為「感覺異常」，其程度會隨時間減弱，但不會消失。動過乳房切除術的人，往往不喜歡被碰到疤痕處，就是因為會引起這種感覺。而有些女性在經過很長一段時間後，可以恢復感覺能力。

有些女性也會經歷乳房幻痛症候群，就像是截肢患者感覺到被截除的腳趾在發癢一樣。動過乳房切除術的患者，可能會出現已切除乳頭感覺搔癢或已切除乳房感覺疼痛等現象，始於乳房的神經分布係隨脊椎內的特定路徑而走，通往大腦某特定區域。大腦透過多年經驗訓練，判斷經由這條路徑送達的信號代表之意義（比如乳頭感覺搔癢），切除乳頭以後，即便信號是在同一條路徑上的更遠位置生成，但腦細胞仍可能認定它來自乳頭，並將這樣的資訊判斷傳達給你。隨著大腦的「再程式化」，幻痛症狀也會逐漸改善。

作家洛德（Audre Lorde）在著作《癌症日記》（暫譯，*The Cancer Journals*）中，對這些感覺有非常精闢的描寫：「固定的疼痛和移動性的疼痛；深層疼痛和表層疼痛；強烈的疼痛和微弱的疼痛。有刺痛、抽痛、灼痛，也有絞痛、刺癢、搔癢等感覺[13]。」此外，當傷口開始癒合，有些女性會在胸部出現緊繃感，這種症狀會隨時間而減輕，所有奇怪的感覺也會逐漸穩定下來。

全乳房切除術之副作用

與任何其他手術相同，乳房切除術亦存在風險。在切除乳房組織的過程中，要截斷不少血管；組織移除後，只有剩餘的整片皮瓣之血管得以保留下來，而這些血管就連延伸到皮瓣邊緣盡頭都很勉強。因此，有時會出現血液供應不足的現象，使傷口無法正常癒合，出現小面積的皮膚壞死、結痂（見圖13.13），待傷口完全癒合，結痂就會脫落。通常這不算是嚴重的併發症，但若受影響面積太大，或發展出感染情況，外科醫師可能就得切去壞死的組織，使身體得以正常地癒合傷口。少數案例需植皮來覆蓋傷口區域，以加速癒合過程。

第二種可能的併發症發生在拆除引流管後，液體卻持續在疤痕底下聚積。患者自己就會注意到這種現象，因為傷口底下的皮膚開始腫脹，有時候在行走期間還會聽見液體潑濺聲，或在胸口感覺到底下存有液體。若只是少量液體，可以不去理會，它最終會自行消失。若出現大量液體，可用細針抽吸的方式處理；因為該區感覺麻木，抽吸過程並不痛，通常不需要局部麻醉（我們盡可能避免抽吸過多，因為只要有針，就無法排除引發感染的微小風險）。這同樣也不是嚴重的併發症，但有時的確非常惱人。

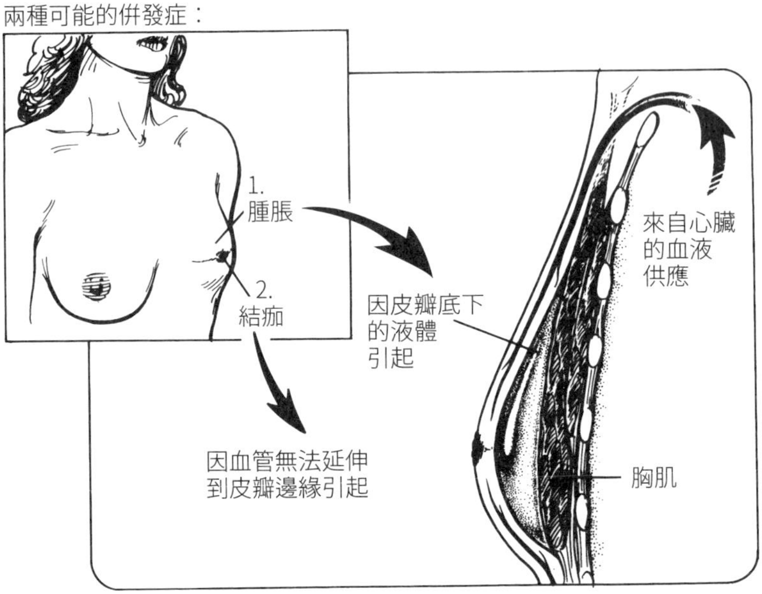

圖 13.13

乳房切除術後的運動

治療後的運動，對患者來說非常重要，其重要性並非僅針對淋巴水腫。如前所述，有些醫師太過保守、侷限性太高，在完成乳房切除術或淋巴結取樣手術後，醫師可能會告訴你完全不要移動手臂。其實對於患者究竟該將手術部位「保護」到什麼程度，醫學界存在許多爭議。

如果從最初就將手臂保持絕對靜止，那麼一旦開始移動，肩膀很可能會非常僵硬。西雅圖的乳房外科醫師安德森（Ben Anderson）告訴我，只要是他的醫療團隊負責之全乳房切除及腋淋巴結廓清患者，都會被安排到復健科就診，至少學習基礎的運動鍛鍊，並瞭解額外的淋巴水腫相關知識。他正確地指出，復健對於冷凍肩是預防遠勝於治療。

事實上，某些運動對肩膀是有益的（見圖 13.14）。在術後初期，「旋臂運動」能有效避免肩膀僵硬；「攀牆運動」則是讓手指沿著牆壁向上爬，每次都伸展得更遠一些，看電視、講電話的時候都可以做。手術完成數週後，還可進行一項很棒的運動：身體前彎，把手往腳趾方向延伸，手臂以越來越大的幅度做畫圈動作。此外，游泳也是絕佳的長期鍛鍊，可協助維持肩臂力量及關節活動範圍。

如果兩、三週後，手臂依舊非常僵硬，可請醫師將你轉診到復健科。讓肩膀恢復柔韌靈活是非常重要的，宜早不宜遲，否則最後可能會出現冷凍肩，這是很難痊癒的症狀。若你原本就有肩膀問題，記得在術前諮詢復建科醫師。

罹癌前你習慣做的任何運動或鍛鍊，這時都可以恢復如常，只要你有意願，就應該重新開始。根據研究顯示，運動並不會增加淋巴水腫出現的機會，反而能降低風險。

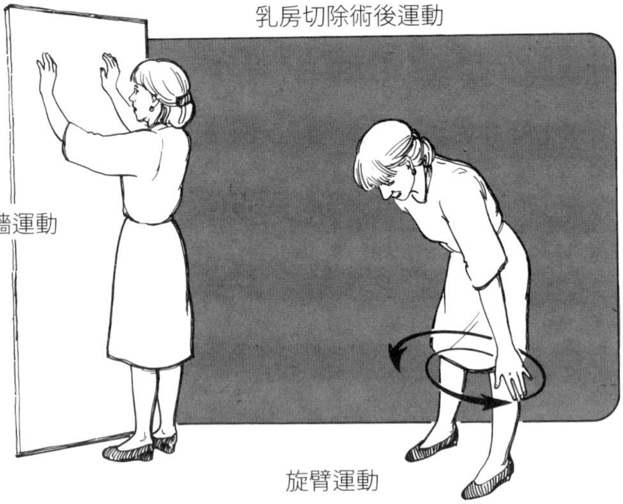

圖 13.14

對大部分的人來說，無論決定動哪一種手術，都是一段容易令人感到脆弱且情緒化的艱難經歷。所幸，罹患乳癌的女性現在有更多選擇，無論是使治癌效果最大化，還是將治療副作用降至最低，這些方案都是空前有效。把握所有可用資源，藉此做出能讓你安心接受的決策。你的外科醫師就是很好的資源，但與其他有過相同經歷的女性交流，也是很重要的一步。此外，一定要保留充分時間與精力，全神貫注，為自己和家人做出明智決策。

全乳房切除術後的乳房重建

乳房切除後的重建手術，係由整型外科醫師打造出外型自然的新乳房。對許多接受乳房切除術的女性而言，乳房重建在生理和心理都帶來巨大變化。但在決定動重建手術前，需先清楚瞭解手術本身有哪些缺陷與侷限性。

做出決策

重建手術建構的並非真正的乳房，它或許看起來很真實，卻永遠無法像原本的乳房，擁有完整的感覺功能。如果有外科醫師說：「我們會切除你的乳房，用全新的來替換，而且新的乳房就跟原本的一樣好，沒什麼差別。」那麼他不是太過無知，就是有心欺瞞。醫師也有可能告訴你，新的乳房「感覺起來一切正常」，但即使是在樂觀的情況下，這個說法也只對了一半。當觸摸重建的乳房，觸感或許和普通乳房差不多，但患者自身的感覺卻很微弱。無論如何，乳房的「知覺」取決於皮膚的感覺能力，部分則受心理經驗影響；你可能會有些微的「感覺」回饋，但始終無法全然比擬真實乳房的程度。就像一位患者曾對我說的：「你需要時間與新的乳房產生連結。」許多臉書好友也都堅定地告訴我：「這可不是什麼免費隆乳的好事！」

乳房重建能夠讓你的生活變得輕鬆、自在一些，比如可以穿T恤、家居服，無須煩惱是否得穿上胸罩；如果裹著浴袍時門鈴響了，你也不用進退兩難，猶豫郵差是否會注意到你的胸部不對稱；穿著泳裝及其他裸露程度較高的服裝也容易多了。作家羅思·庫胥那（Rose Kushner）在著作《為什麼是我？》（暫譯，*Why Me?*）中，解釋了自己決定進行乳房重建的理由。有天晚上她獨自待在飯店房間，被火災警鈴和煙霧味道驚醒，便跳下床並匆匆套上衣服，抓了眼鏡就往外跑。到了飯店大廳和其他住客聚在一起時，她發現自己是唯一一個衣著整齊的人，別人可都穿著浴袍呢！她這才恍然大悟，本以為自己是「適應良好」的乳房切除術經歷者，其實在只有單側乳房時，根本連公開露面都辦不到[14]。

對某些女性來說，乳房重建可幫助她們拋下罹癌陰影。我有個患者就說過：「當我每天戴上乳房假體，看著自己身上原本有乳房的地方，現在卻凹了下去、變得空空如也的時候，我就會意識到自己是個癌症患者，而且每天都無法逃離這種感覺。做了乳房重建手術以後，我才覺得自己終於恢復健康，可以繼續生活下去。」另一位患者則說：「在乳房切除術後，我一直無法忽視手臂下方的凹陷。動手術重建乳房以後，我放下手臂時，可以感受到底下不再空洞，那一刻我淚流滿面。能夠找回這種感覺，真是太好了！」

然而，並非所有患者都適合進行乳房重建，我就遇過一位後悔動了重建手術的患者。除了對重建後的乳房外觀不滿意以外，整型手術也讓她感覺像是一種逃避現實的行為，她說：「它延緩了我適當地哀悼失去一側乳房的歷程，因為我把心思放在獲得新乳房上，藉此逃避失去乳房的悲痛。於是一路延宕到完成整個手術，我看見新的乳房，發現它與另一側乳房根本不一樣……直到這時，我才終於驚覺自己失去了一邊的乳房！如果可以重新選擇，我想我不會動重建手術。」

另一位女性則覺得自己當時沒有什麼選擇權，她說：「能夠得到重建乳房的機會，我心懷感激，可是說真的，這好像根本不是我自己『選』的。醫師直接認定當時四十歲的我一定會接受乳房重建手術，就說：『這是兩位優秀的整型外科醫師的名字。』當下我才剛晴天霹靂地得知自己確診為乳癌，在震驚與餘波之中尚未回神，根本無法清醒地思考。」但她仍舊遵循建議，也不覺得有什麼不好。「經歷了化療與放射治療以後，重建的乳房（使用移植自腹部的皮瓣）與另一側乳房外觀並不對稱，但那時我已經不在乎這些了。」儘管整型外科醫師鼓勵她「再做一點微調」，她仍堅信自己動的手術已經夠多了，這讓整型外科醫師有些困擾。手術後許多年，這位患者仍未擺脫某些不適症狀。「我是那種熱愛戶外活動的女性，喜歡攀岩、划獨木舟。早知如此，我當初就不會接受乳房重建。套一句大力水手卜派說的話：『我就是我！』我會選擇完全放棄後續的手術。」

有些患者的失望，或許來自手術本身的侷限性。最成功的乳房重建與真正的乳房非常相近，但有些卻只有在穿上胸罩或外衣時，看起來才比較真實。影響乳房重建結果的因素包括患者的體型、曾接受的治療、重建手術類型，以及負責手術的外科醫師技術。千萬不要抱持不切實際的期望，要想想你希望透過乳房重建達到什麼效果（不是所有女性都非常在意對稱性）？你是想要穿上衣服後能好看一點，還是希望就連新的情人都不會發現你動過手術？動手術時要不要連另一側乳房也做點調整，使兩側乳房更加對稱？這些考量一點都不荒謬，永遠不要因為顧忌背上「虛榮」的罪名而裹足不前，放棄追尋自己真正想要的結果。

要知道你剛度過一段不愉快的經歷，人生起了翻天覆地的變化，所以盡量讓後續生活變得較為舒適、輕鬆，是你應有的權利。找你的整型外科醫師討論清楚所有可能性，再決定哪種做法對自己最有利。雖然大部分的整型外科醫師都會盡力使乳房在裸體時也呈現對稱外觀，但最實事求是的目標與期望，應為穿著胸罩或外衣時，兩側乳房能達到一致。蕭（William Shaw）醫師是我的前同事，他曾衷心警告，不要試圖找出某種能完美適用每位患者的手術：「醫師與患者常犯的錯誤之一，就是把乳房重建視作某種可拿來客觀比較的『商品』，好像在討論哪種飛機比較好似的。這些年來我學到一件事，就是世界上根本沒有『對每個人都最好』的萬能手術。」

更何況，「不進行乳房重建」也是一種選擇呢！

什麼時候該進行乳房重建手術？

一開始，你可能還不太確定自己到底想不想要乳房重建。有些患者在乳房切除術前，會因為罹患癌症及切除手術的可能後果，受到太大打擊，當下無法再做出其他重大決策。每當遇到這樣猶豫不決的患者，我都會建議她先切除乳房，而且無論需要多少時間恢復和整理情緒，儘管慢慢來沒關係；等到她想好也準備好接受乳房重建手術時，再回診繼續（這也適用於乳房腫瘤切除術患者）。你也可以考慮諮詢整型外科醫師，單純為了瞭解相關資訊，無須立即做任何決定。

雖然過去整型外科醫師不太願意動立即性乳房重建手術，但這種方式已變得越來越普遍。有些外科醫師甚至會主動建議患者，進行雙側乳房切除術和立即性乳房重建，因為這是使雙側乳房外觀對稱最簡單的方法。對外科醫師來說，這或許是最輕鬆的選擇，無須顧忌乳房保留手術後的乳房是否美觀；對整型外科醫師來說亦然，不必再煩惱如何解決未動手術的那側乳房外觀。可是要記得，這些對你而言，未必是最輕鬆、效果佳的方案。

無論如何，一定要深思熟慮。在計畫乳房切除手術與立即性乳房重建時，要把後續需進行的任何化療及放射治療納入考量。此外，在你需動手術的時候，或許只有地區性的手術醫療團隊可供選擇，但你可能不希望讓當地的整型外科醫師負責乳房重建手術，尤其是當你想要以游離皮瓣或肌肉的手術方式時（將在下文進一步說明），此時若延後重建手術，或許就有更多醫師可以考慮。然而，若患者接受的是乳頭保留乳房切除術，則最好立即接續乳房重建。和我共事進行手術的同僚克萊（**Laura Klein**）提出：「在乳頭保留乳房切除手術過程中，置入組織擴張器，能讓患者先接續進行切除術後的放射治療，治療結束後再選擇看中的醫療團隊，以皮瓣完成乳房重建手術。」若你需要接受乳房切除術後放射治療，或許也應考慮延後進行，因為無論採取哪種乳房重建方法，放射治療帶來的急性效應，都會提高局部併發症風險[15]。

但如果你打算選擇植體重建乳房，但又得接受放射治療，那麼延遲重建手術可能會導致無法採用植體重建。乳房皮膚在放射治療前可迅速延展，最終取得較滿意的結果（雖然放射治療往往會使植體周遭的組織稍微緊縮），可是在放射治療後，皮膚多半不再具有伸展力，需要運用組織皮瓣來重建。

有種普遍的偏見，認為立即性乳房重建可改善患者的生活品質，然而根據為數不多的現有研究，並未呈現出這種效益，反而發現乳房重建手術（無論是否為立即性）很可能會破壞生活品質[16]。許多資料都顯示，手術併發症對患者生活品質具有很大的影響力。一份研究檢視接受過乳房切除及乳房重建手術的女性，發現她們對手術的不滿，來自於乳房外觀帶來的不愉快、重建手術引發的併發症、接受預防性手術、逐漸增加的壓力等等因素[17]。由梅約診所（Mayo Clinic）提供的數據可知，乳房切除術及立即性乳房重建手術後，出現的併發症為數相當可觀。相較之下，接受廣泛切除以及放射治療，或者僅進行乳房切除術者，出現術後併發症的機率與嚴重程度都低很多，且幾乎不需要再動任何額外手術[18]。另外，通常延遲性乳房重建手術的術後併發症也比較少。

乳房重建手術沒有時間限制，甚至與以往相比，現存技術增加了這種手術的可行性。如果你曾動過乳房切除手術，現在考慮進行乳房重建，這是頗為樂觀的。即使是根除性乳房切除術，依然有機會重建乳房。或者你也許一開始決定不動重建手術，後來又重新考慮也無妨（我有些患者在冬天接受乳房切除術，但不想做乳房重建，到了夏天想穿上泳裝和背心裙時，就改變心意了）。無論如何，不要把乳房重建視作「隆乳」手術！你面對的是乳癌，一切都已與過去截然不同了。

乳房切除術之後的乳房重建手術類型

乳房重建手術可以用數種不同方式進行，程序至少包括兩個部分：重建乳房隆起部位，以及重建乳頭乳暈複合體。乳房隆起部位可使用人工材質、患者本身的身體組織，或以上兩者兼備。

植體與擴張器

在每年約六萬件的乳房重建病例中，85%係運用鹽水袋或矽膠植體。目前，使用植體進行乳房重建的方式包括：以標準型或可調整型植體，進行立即性或延遲性乳房重建；兩階段乳房重建手術，先使用組織擴張器，再使用植體；以及綜合使用植體和患者自體組織。單階段植體乳房重建手術日漸受到歡迎，但適用對象範圍較窄，通常只有乳房無下垂問題、C或D罩杯，且希望術後胸部縮小至少一個罩杯的女性，能得到最佳效果，並在正確條件下，有機會達到絕佳手術成果。有時若乳頭位置有所偏差，仍須動第二次手術做修正調整。

較常見的情況，是在乳房切除手術過程中，將組織擴張器置於肌肉底下。經過初期癒合後再每週回診，將鹽水注入擴張器使其漸漸膨脹；組織將在六至八週期間不斷拉伸、延展，這個過程可能會使患者感到相當不舒服。擴張器可在接受化療期間使用，一旦擴張完成，就可以放鬆組織，調整至新的位置，再維持一至兩個月的時間，或直到化療療程結束。此時可透過門診手術，植入最終的植體，取代組織擴張器（見圖13.15）。

在使用植體進行乳房重建的手術中，兩階段擴張器與植體乳房重建技術成為最普遍的方式。最終的植體係採用鹽水袋或矽膠，置於胸肌後方（見圖13.16），而外殼皆以矽膠製成，其表面可能是平滑或粗糙。大部分整型外科醫師認為，矽膠植體可提供較為柔軟、自然的觸感，且形狀維持

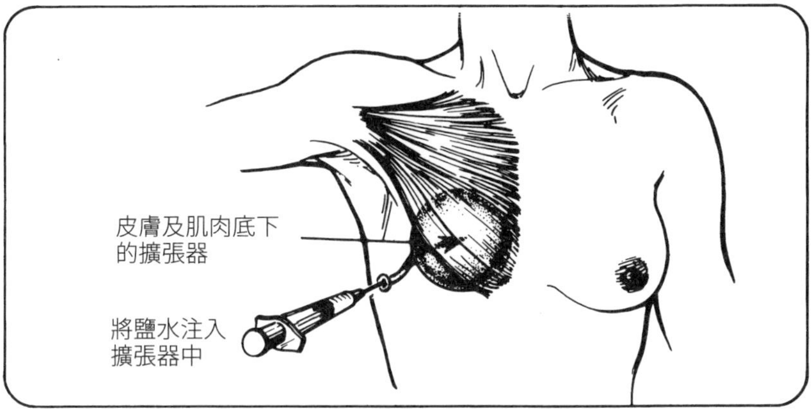
皮膚及肌肉底下
的擴張器
將鹽水注入
擴張器中

圖 13.15

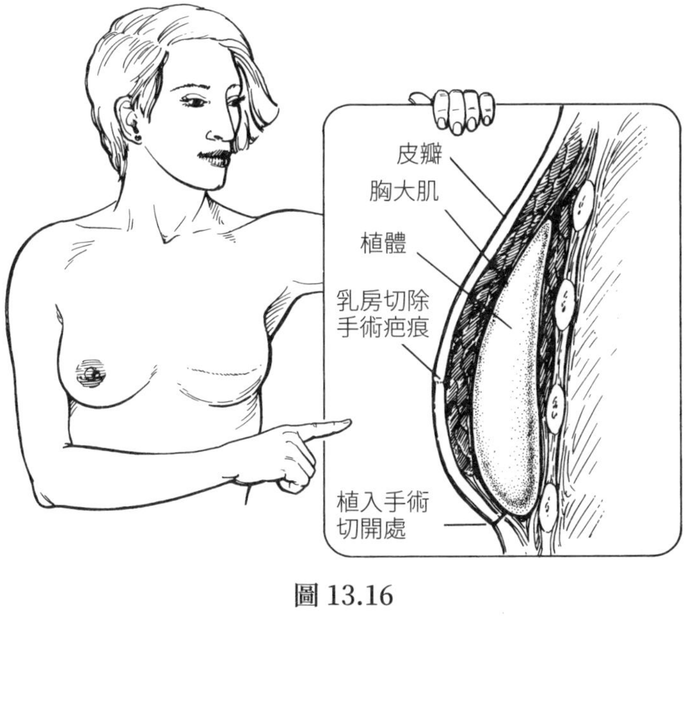
皮瓣
胸大肌
植體
乳房切除
手術疤痕
植入手術
切開處

圖 13.16

度也比鹽水袋更佳。若以鹽水袋做為植體，觸感往往較硬，乳房上緣之豐滿度也較不自然，更容易出現肉眼可見的皺摺。然而矽膠植體也有缺陷，若鹽水袋破裂，當漏出的液體被人體吸收，立即就能發現不對勁，但若矽膠植體破裂，你不一定會察覺出來。無論如何，如今新式植體的矽膠層增厚，這種情況也比較不容易發生了。

針對乳頭保留乳房切除術患者，擴張器與植體乳房重建手術通常以兩步驟完成；若非乳頭保留式手術，則需四個步驟。第一步驟為運用擴張器之立即性乳房重建手術，第二步驟係將擴張器替換為最終的植體，第三步驟為乳頭保留手術（視需求而定），第四步驟為乳暈紋身（視需求而定）。這種方式之優勢在於它夠簡單（特別是對於乳頭保留乳房切除術），且大部分整型外科醫師對此都不陌生，無須特殊團隊即可完成；也不會像使用自體組織的手術方法一樣，在其他位置留下疤痕。然而這種方法的缺陷是，重建乳房隆起部位費時良久，且每一至兩週需找整型外科醫師回診，持續將鹽水注入擴張器。

早期併發症包括出血（血腫）及感染，面對後者，有時得移除植體。儘管這讓許多患者有「身體對植體產生排斥」的錯覺，但事實卻並非如此，而多半是植體周遭出現感染，或發生莢膜攣縮（植體周圍形成堅硬疤痕組織）。只要是手術，就一定有術後感染的風險，擴張器或植入物都可能增加感染的治療難度；對你的身體而言，它們都屬於外來異物，因此感染無法自行康復。我曾有一位患者出現非常嚴重的感染，最後不得不移除擴張器。確切來說，大約有5％的植體最終必須移出體外，其中有些人則決定不再置入任何替代品。

進行植體手術的女性，有高達50％的比例在術後七年內需要動進一步的手術，以解決滲漏、萎縮、疼痛或莢膜攣縮等問題。此外與其他手術方法相比，植體或擴張器更容易驅使患者對另一側乳房也動手術，以使兩側對稱。這麼做能讓你擁有一對如十七歲少女般完美無瑕的乳房，但你本身可能並不是完美無瑕的十七歲少女，換句話說，這樣重建的乳房不太會下垂，所以它呈現的高度或許比你期望的位置更高。我遇過一位患者因而感到非常不快，她說：「重建後的乳房根本不像我真正的乳房，實在太高了！害我不得不開始穿上胸罩，但我一點也不愛穿。」所以除非重建後的乳房與原本的乳房對稱，否則你大概需要動手術調整另一側乳房，使兩側相符。安德森（Ben Anderson）指出，一定要記得植體乳房重建與一般整型隆乳手術不同（後者的乳房組織仍在），因為當皮膚與植體之間缺少正常乳房組織，就會有點類似「氣球」的感覺。

若整型外科醫師告訴你：「植體手術是最簡單的乳房重建方法，手術需要動到的地方也最少。」某種程度上來說並沒有錯。這種方法在「手術進行當下」確實最為單純，但後續很可能需要額外進行手術以改善成果，也要調整另一側乳房，使兩者外觀相符、對稱。

確保整型外科醫師知道你期望的乳房大小，是很重要的。一位胸部較平坦的患者，準備進行植體重建手術，希望維持自己習以為常的平胸身材，可是整型外科醫師習慣先入為主地認定，所有女性都想要豐滿的胸部，就不斷嘗試說服患者使用較大的植體，再對另一側乳房進行隆乳，使兩側對稱。還有一位患者已做過矽膠植體，其中一側出現包膜硬化（encapsulated），但她反而喜歡該側乳房堅硬如石頭般的觸感，因此當另一側乳房需動切除手術時，她希望重建的乳房能與另一側的硬化乳房相配；這讓整型外科醫師很難接受，因為這不是一般女性會提出的要求。總而言之，如果你很確定自己想要什麼，但整型外科醫師反對，請務必據理力爭或者換一位醫師，因為那是你的身體，而不是醫師的，也是你得去接受、適應、與身體共同生活。

有時植體甚至能帶來額外好處。我有一位臉書好友，她以前是「大C」罩杯，一直希望胸部可以小一點，她跟我說：「確診癌症的時候，我決定透過這個機會完成心願。我在健康的那一側乳房動了縮胸手術，另一側在切除手術過程中置入擴張器，以備後續進行重建手術，完成時就是標準的B罩杯了。接下來拆除擴張器，等化療療程結束、放射治療還沒展開之前，在重建的乳房底下切開一個小口，置入鹽水袋植體。目前沒遇到任何問題，乳房重建的效果也非常棒。」

當手術順利，且患者沒有抱持不切實際的期望時，乳房植體能帶來非常美好的改變。正如一位患者所說：「我都忘了它的存在，它已成為我身體的一部分。雖然它比我另一側的乳房稍硬一些，但除此之外，一切都很好。我不用煩惱該穿什麼、不該穿什麼。」

但得注意一件事：植入物並非永久性的。即使是對於單純動隆乳手術的女性，更換植體也是很不愉快的事，而對乳房切除術患者來說，這更是痛苦萬分，彷彿又一次失去了乳房。患者若遇到這種情況，可能需要進行如下述的皮瓣重建手術，且若植入物出了狀況，代表後續還有出現更多問題的風險；即使沒有狀況，植體製造商也建議每十至十五年就要更換一次。植體手術相對較為輕鬆簡單，但它後續潛在的額外手術需求，會帶來不便及心理壓力，其中的得失優劣，是患者要評估的地方。

皮瓣手術

乳房的隆起也可使用患者自體組織來重建。肌皮瓣（包括皮膚、肌肉及脂肪）係取自身體另一部位，因為皮瓣是患者本身的組織，且包括額外的皮膚，因此可重建出較大的乳房及較自然的下垂弧度。這樣會讓你覺得比較正常，畢竟是真實的組織、皮膚及脂肪；可是，重建乳房的感覺功能依舊非常微弱。這些皮瓣可以取自腹部的橫向腹直肌皮瓣（Transverse Rectus Abdominis Muscle, TRAM flap）、背部的闊背肌皮瓣、臀部的臀大肌皮瓣。

肌皮瓣手術有兩種技術：第一種是帶蒂皮瓣，或稱相連皮瓣，如圖13.17所示。這種技術是移除所有組織，只留下供血動脈及靜脈照原樣連接，幾乎像是一條條繫帶，因為血管未被截斷，血液供應仍維持正常運作，接著將切取組織的部位縫合起來。移除的皮膚與肌肉形成新的小小「島瓣」，沿著皮下通道推入乳房切除的傷口中。

另一種技術則是游離皮瓣。這種手術方法係切除組織，同時也截斷供血動脈及靜脈，接著把組織移到新的位置，再將動脈與靜脈縫合連接到胸部或腋下的動脈或靜脈。外科醫師會使用顯微鏡輔助，將微細的血管重新連接在一起。

帶蒂皮瓣法只能使用距離夠近、能夠抵達乳房的組織，因此僅限腹部皮瓣（TRAM）或背部皮瓣（闊背肌）。游離皮瓣法之侷限性則較低，最普遍是採用腹部的游離皮瓣，以腹壁下血管（亦即供應皮膚血液之下部血管）或者深下腹動脈穿通枝皮瓣（Deep Inferior Epigastric Perforator flap, DIEP flap），亦即通過肌肉抵達脂肪和皮膚的血管。其他可用的游離皮瓣包括：臍下區域，亦即腹壁下淺動脈皮瓣（Superficial Inferior Epigastric Artery flap, SIEA flap）；以及臀部，視所取部位分為臀上穿通枝皮瓣（Superior Gluteal Artery Perforator, SGAP）或臀下穿通枝皮瓣（Inferior Gluteal Artery Perforator, IGAP）。這代表即使患者腹部有疤痕，仍可進行皮瓣重建手術，可以選擇運用天生條件最富足的部位（見圖13.18）。帶蒂皮瓣法的優勢在於它比較簡單，因此有能力負責手術的整型外科醫師也比較多；此法至少包括三道步驟（重建、乳頭、紋身），若另一側乳房也需調整，則需要四道步驟。

簡而言之，這種技術的缺點之一，在於只能使用可伸展到乳房部位之組織，亦即腹部或背部區域；另一項缺點則是在建構通往乳房之「通道」時，會攪亂途中所有組織，使患者身體表面受到頗大面積的影響。這代表你後續得忍受許多長期併發症，雖然都不嚴重，但可能會很不舒服。

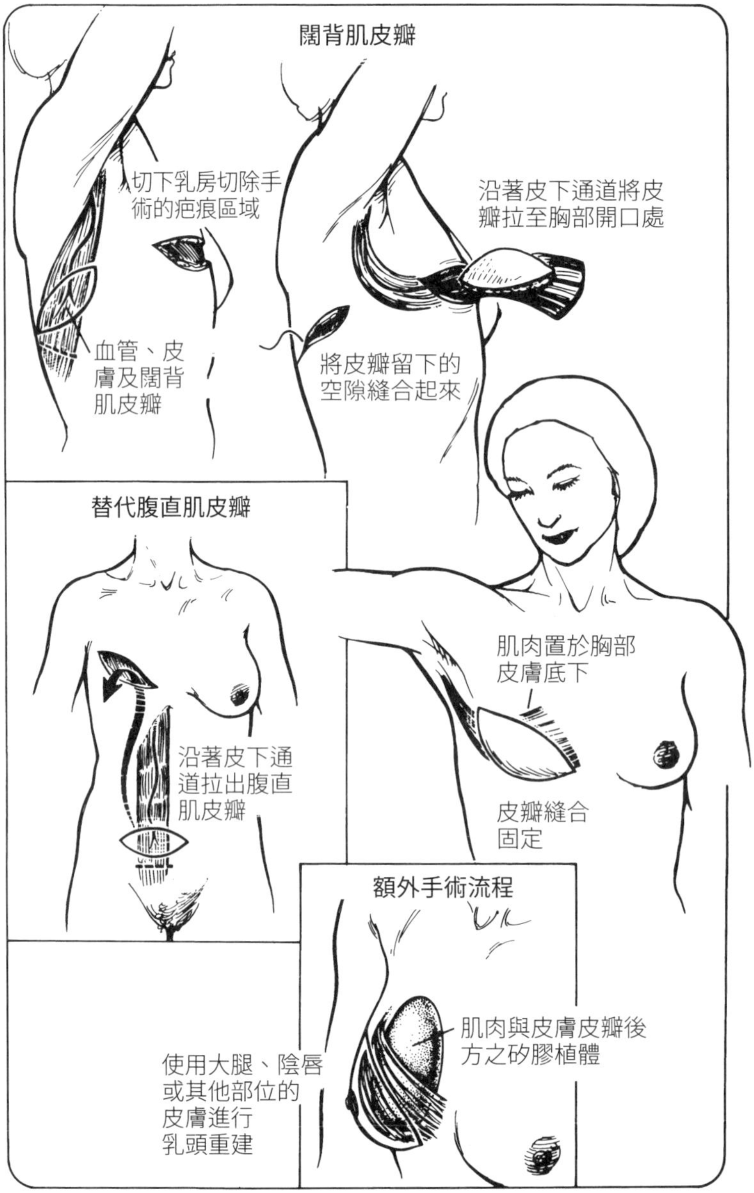
闊背肌皮瓣
切下乳房切除手術的疤痕區域
沿著皮下通道將皮瓣拉至胸部開口處
血管、皮膚及闊背肌皮瓣
將皮瓣留下的空隙縫合起來
替代腹直肌皮瓣
肌肉置於胸部皮膚底下
沿著皮下通道拉出腹直肌皮瓣
皮瓣縫合固定
額外手術流程
肌肉與皮膚皮瓣後方之矽膠植體
使用大腿、陰唇或其他部位的皮膚進行乳頭重建

圖 13.17

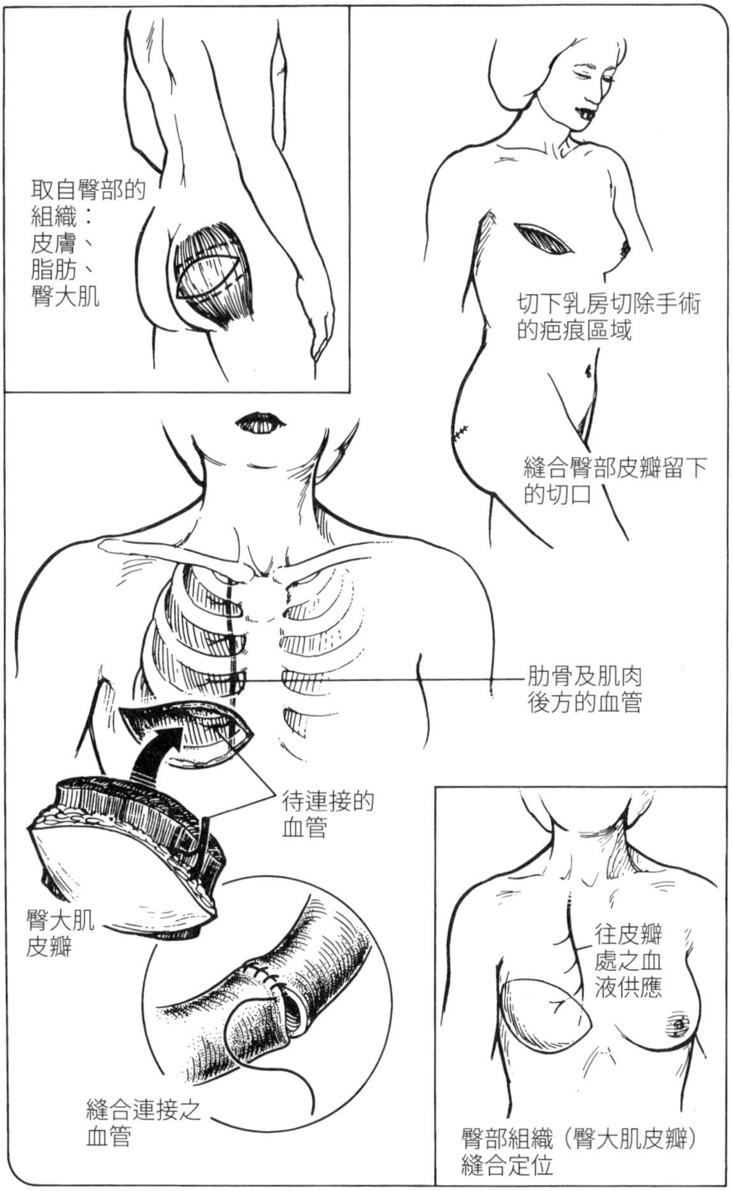
取自臀部的
組織：
皮膚、
脂肪、
臀大肌
切下乳房切除手術
的疤痕區域
縫合臀部皮瓣留下
的切口
肋骨及肌肉
後方的血管
待連接的
血管
臀大肌
皮瓣
往皮瓣
處之血
液供應
縫合連接之
血管
臀部組織（臀大肌皮瓣）
縫合定位

圖 13.18

若使用腹部的組織，腹肌就會失去原有的強韌，你的仰臥起坐也無法像過去做得那麼好。我有位患者現在得整天穿著束腹式內褲，以支撐弱化的腹肌；另一位患者則發現自從手術後，上腹部周圍區域變得敏感至極，以致於無法再穿任何附腰帶的衣物。其中有25%的患者，在腹部取走組織皮瓣的位置，會出現終生無法消除的凸起。

但我必須補充一點：這些狀況都算相對少見的，且大部分的人遇到的問題都不大，滿意度是很高的。若使用背部組織，類似問題則更罕見，不過肌肉多少還是會稍微弱化，削弱了特定運動所需的肩部力量，比如攀岩或競技游泳，患者或許會需要增加物理治療復健療程。有些女性會在皮瓣後方感到強烈的僵硬與疼痛，這是因為它影響了身體的整條肩帶（shoulder girdle）。無論如何，在取走皮瓣的位置，都會留下一條長長的疤痕。

要進行游離皮瓣手術，外科醫師就需精通以顯微鏡輔助，將血管縫合在一起的技術（見圖13.19），或擅長使用接合器（形似釘書針的裝置，用來連接微細的血管），然而許多整型外科醫師都不擅於此。若由專業醫師負責，游離皮瓣手術的併發症會比帶蒂皮瓣更少，因為游離皮瓣的供血能力較佳，手術費時約五至八小時，需住院的時間則為四至七天左右。若血液供應受到干擾，部分或甚至整片皮瓣都可能會壞死，那麼就需要進一步手術來處理。前面提過那位矽膠擴張器出現感染的患者，她的腹部及背部都有健康問題，因此無論是闊背肌還是腹直肌，都不適合用來進行皮瓣手術，游離的臀大肌皮瓣是她唯一的替代方案。儘管手術本身難度很高，恢復期也很長，她仍願意忍受所有痛苦與不便，認為這一切都是值得的。

游離皮瓣的另一種變化形式，是由紐奧良的艾倫（Robert Allen）醫師提出，也就是穿通枝皮瓣，簡稱**DIEP**（深下腹動脈穿通枝皮瓣）。運用這種方法，整型外科醫師不會在取游離皮瓣時連帶取下部分肌肉，而是將從肌肉穿透到皮膚的動脈剝離出來，使肌肉保持完整。如果穿通枝動脈的數

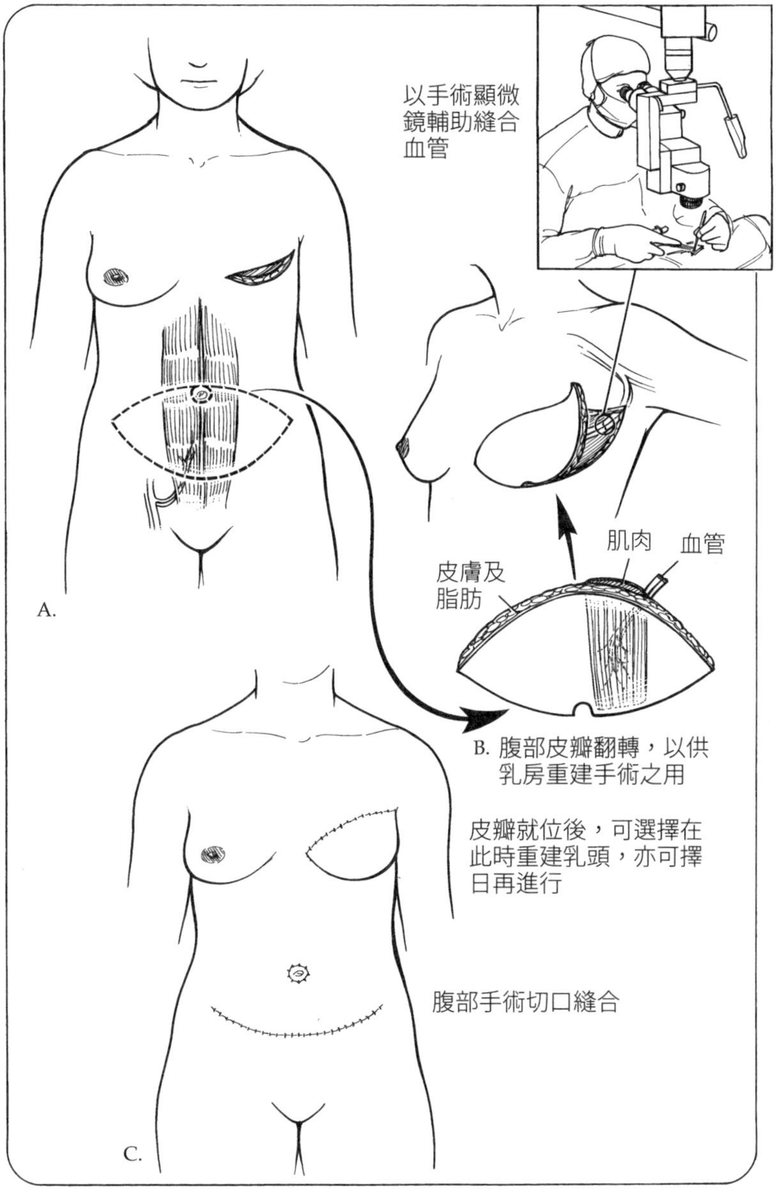
以手術顯微鏡輔助縫合血管
A.
肌肉
血管
皮膚及脂肪
B. 腹部皮瓣翻轉，以供乳房重建手術之用
皮瓣就位後，可選擇在此時重建乳頭，亦可擇日再進行
腹部手術切口縫合
C.

圖 13.19

量足以供皮膚和脂肪所需，那麼就沒有必要取走任何肌肉。不過，「完全不取任何肌肉」在理論上的益處或許顯而易見，卻會額外增加冗長枯燥的肌肉剝離步驟，或許還會稍微提高與此步驟相關的併發症風險。此外，考量到醫師還得將整塊肌肉剝離開來，保住少量肌肉到底能夠獲得多大益處，也是很難判定的。

最終這仍應以現實角度評估：額外進行剝離程序以保留少量肌肉，究竟是否值得？穿通枝皮瓣的概念，能有效協助我們專注於穿通枝動脈而非肌肉量。受此影響，目前的手術傾向於盡量保留最多肌肉，選擇「肌肉保留式」游離皮瓣手術。如果穿通枝的面積夠大，足以使剝離程序變得比較簡單、輕鬆，那麼就值得做穿通枝皮瓣。這種方法通常需要四個步驟：乳房切除術、立即性游離皮瓣手術、乳頭保留手術以及乳暈紋身。最後或許還會需要調整另一側乳房，讓兩側對稱。

近期，又增加了臀上穿通枝皮瓣或臀下穿通枝皮瓣的選項。另外，還有一種橫向股薄肌皮瓣（Transverse Upper Gracilis flap, TUG flap）也漸漸流行起來。這種皮瓣是從大腿內側上部取其中一條股薄肌（大腿內收肌）及組織，犧牲這條肌肉通常不會對腿部功能造成任何影響，且皮瓣組織通常足供重建A罩杯或B罩杯乳房之用。

如前所述，兩種類型的皮瓣手術除了需要受過高度訓練的整型外科醫師，也少不了專業的醫療團隊。你得找一間夠熟悉這種手術的醫療中心，全體成員都很瞭解手術流程及其潛在風險和併發症。搜尋資料研究、與他人討論，都是找出適合地點的重要途徑，也可能要長途跋涉到外地，才能找到最符合需求的外科醫師和醫療團隊。

使用自體組織重建的好處之一，是乳房隆起較為柔軟、看起來更自然，也會隨著體重減輕或增加而變化。缺點則包括較長時間的麻醉、失血較多、恢復期較長、因供血不足而失去部分皮瓣的風險、提供皮瓣的部位出狀況等。年齡較長、較為肥胖的女性，以及微血管循環遭破壞者（如吸菸者或糖尿病患者），其出現併發症的可能性也較高。

游離皮瓣手術的優點在於切除的肌肉量少（甚至不移除任何肌肉），因此提供皮瓣的部位發生的傷害與問題也較少。它們的血液供應能力較佳，不過仍有較低風險會出現微細血管連接產生凝塊堵塞，造成局部或整片皮瓣壞死。其缺點包括手術需時較久，以及新連接血管中出現血塊堵塞的潛在風險。

當患者經歷乳房切除手術及立即性皮瓣重建手術，從麻醉中甦醒的時候，感覺就像是剛被大貨車碾過一樣。你的乳房和腹部、背部、臀部都經歷了好幾個小時的手術。術後會以靜脈注射來供給持續性的止痛藥物，患者可以透過按鈕控制施藥時機。醫院會安排你臥床一兩天，而且無法上廁所，必須使用導尿管。到了第三天或第四天，狀況會好轉一些，屆時你就可以起身，稍微走動幾步。通常患者要住院約四至六天，且腹部及胸部傷口處有引流管留置；胸口內部可能會有深層的疼痛感，也可能一片麻木，腹部或其他提供組織的部位也是如此。由此可知，這種雙重手術無疑是極度嚴峻的考驗。除此之外，患者還需要對乳頭及另一側乳房動進一步手術。有時完成手術以後，發現某處組織稍微有點太多，外科醫師就得進行細部調整，但是這不會痛，因為那個區域當下還是麻木無感的。

若想選擇皮瓣手術，你應花點時間好好研讀相關資料，並確認在你附近有哪位醫師能夠負責。若在居住地區沒有這樣的人選，而你很確定自己想要某種特定形式的重建手術，你可以選擇等待；先完成乳房切除手術，等治療都結束後，再尋找最合適的整型外科醫師。

來自北卡羅萊納州教堂山的整型外科醫師霍佛爾森（Eric Halvorson）說：「我都跟患者說，植體重建手術是將風險分攤到未來的人生。最初手術的風險比較低，但只要體內有植入物，就免不了伴隨著莢膜攣縮、植體破裂、感染、移位、暴露等風險。組織皮瓣重建則是先把所有風險集中起來，所以手術時間及恢復期都比較長，且有皮瓣壞死（失敗）、傷口癒合併發症、提供組織的部位出現併發症等風險；然而一旦恢復，未來就很少會再有狀況。此外，隨著時間過去，植體重建的乳房外型往往會惡化，組織皮瓣重建的乳房反而會越來越美觀。」

做出決策

要做出對自己最有利的決定，你應分別與乳房外科醫師和整型外科醫師討論。一定要先確定自己對乳房重建有哪些目標，然後告知這兩位醫師：你希望乳房的位置高一點還是低一點？罩杯要大一點還是小一點？有些人會先入為主地以為「維持現狀」是她們唯一的選擇，但如今的技術已經能夠提供女性不同選項，來改變切除手術後的乳房外觀，有的女性甚至比較喜歡自己在切除術後重建的乳房。外科醫師會先幫你做檢查，確認你的身體狀況以及未動手術前的乳房外型，再做出判斷，告訴你哪種類型的手術最適合。記得要問清楚醫師最熟悉、最常進行的是哪一種手術。我在看診時遇過不少被告知「不適合動皮瓣手術」的女性，事實上只是因為她們找的整型外科醫師根本不擅長。你應尋求第二、甚至第三方意見，上乳房重建相關網站查詢。我的前同事古德溫（Robert Goldwyn）有豐富的乳房重建手術經驗，他指出了非常關鍵的一點：你的整型外科醫師必須把過去動過的手術中，最佳和最差的結果照片給你看。有些醫師只會給患者看那些最成功的案例，這與不實廣告根本沒什麼區別。你得弄清楚某種手術為你帶來的最高效益為何，以及當結果不如理想時，要承擔哪些風險，這是非常重要的。

你還需要決定乳房重建的時機，是在切除術後立即進行，還是後續擇日再做？若選擇立即性乳房重建，就只需要動一次手術。此外，如果外科醫師做的是皮膚保留式乳房切除術，即可使整型外科醫師更輕鬆地縫合在植體或皮瓣上方的切口。不過根據我的經驗，很多人不會選擇立即性乳房重建，因為不想一次動這麼多手術。立即性乳房重建需在手術室待較長時間（一般為六至八小時），也因此較難安排。儘管立即性乳房重建手術最終的外型美觀程度，可能較高，但它出現傷口癒合併發症的風險也較大。

若最初手術時切除了乳頭及乳暈，那麼有了新的乳房以後，你可能也會希望重建它們；但我們不會立即著手這個部分，因為外科醫師需要先確認乳房位置正確無誤。重建手術完成後，乳房會腫脹得很厲害，我們得等它消腫、等它在地心引力作用下「安穩待在固定位置」為止。可使用乳房或皮瓣上的皮膚來建構乳頭，它的顏色會與原本的乳頭不同，可藉由紋身來上色。乳暈可採植皮或紋身的方式重建，有時候也會使用大腿內側的皮膚，這個部位比乳房的皮膚顏色更深。若移植的皮膚顏色不夠深，亦可進行紋身。皮膚移植的紋理明顯、較為粗糙，因此效果也比較真實。但取皮會使患者身體又留下一道疤痕，除非是取自原本就有傷疤的部位。

是否要在乳頭多費心思，需視你最初想進行乳房重建的原因而定。如果你只是希望穿衣服時，能省去穿戴乳房假體的麻煩，即可維持乳房外觀對稱，那麼就不必再重建乳頭了；但若你希望新的乳房能看來越真實越好，則最好進行乳頭重建。我得再次強調，這完全取決於你自己，因為要經歷手術的人是你，要承擔結果的人也是你。我有幾位患者在建構乳頭之前，會向任何好奇的人展示自己乳房重建的成果，然而在乳頭重建完成後，她們就不再願意將乳房示人了；不知為何，有了乳頭後的乳房感覺更「真實」，讓人覺得公開展示是種不當而無禮的舉動。

令人難以接受的乳房重建結果

有時雖然已經盡了全力，重建手術卻依舊無法完全成功，或許是乳房外型不如你預期，或者引發了慢性疼痛或其他醫療問題。它可能會讓你感到很不舒服，從令人坐立難安的痠麻刺痛、燒灼感，到尖銳的劇烈疼痛。你也可能無法適應植體乳房的感覺，因為植入物通常很硬，摸起來甚至有如石塊。乳房的硬度並非鹽水袋植體所致，而是植體周遭形成的疤痕組織，像堅實的囊膜將它包覆起來。有位女性這樣描述她的植體重建乳房：「像是穿著一件永遠脫不下來的鐵胸罩！」

有時候，整型外科醫師一心想打造出「完美乳房」，而非對照患者原有的乳房來建構，這樣常造成其中一側乳房過大，或呈現出過大的感覺。因為植入物和疤痕組織的重量大於乳房組織，所以即使裝了植體後的乳房大小，與原本的乳房相同，新乳房的重量往往還是比較重。另外，新建構的乳頭位置，也可能高於或低於原本乳房的乳頭。

外科醫師在動手術時，患者是躺在手術台上的，因此醫師與患者看見乳房的視角也有所不同，後者往往是站在鏡子前看自己的倒影，或低頭俯視自己的乳房。因此，醫師可能無法正確判斷患者站立時，乳房下垂的狀況。如果手術時將乳房建構成完全符合另一側乳房的樣子（在臥姿時是較為扁平的），那麼當患者站起來以後，重建的乳房就會顯得比較小。大部分的整型外科醫師都會注意這一點，故在手術室中將患者調整為坐姿，確保兩側對稱。

遇到這些狀況時，你不必勉強自己接受，因為整型外科醫師有能力以手術切除堅硬的疤痕組織；取出原本的植體，置入組織皮瓣來代替；對某側乳房做縮胸或隆胸；將乳頭提高或更動位置。科技日新月異，手術技術亦然，對手術的經驗及需求也日益增長。請朋友或乳房外科醫師為你推薦一位整型外科醫師，詳細說明問題，請對方特別針對你的狀況做出計畫，如果可能的話，盡量尋求第二意見。在此重申，一定要請整型外科醫師向你展示，手術最成功及最失敗結果的照片。

偶爾會遇到皮膚因放射起了變化，或者彈性不足，無法進行患者所需之額外重建手術，最好的解決辦法是移除植體，改用乳房假體來代替。

有時候，手術成果會令人搖擺不定。臉書上有位女士提到她第一次的重建還算成功，但第二次則否，她說：「一九九六年我動了橫向腹直肌皮瓣移植手術。我非常滿意成果，因為那次用的是我自己的身體組織，而不是矽膠植體。第二次手術是二〇〇四年，這次使用闊背肌皮瓣，結果卻截然不同。用肌肉包覆住胸部以後，剩下的量已不足供乳房囊袋所需。解決方法是加入植體。在躺上手術台兩天前，我才突然意識到，自己千辛萬苦，不就是為了避免在身體裡放一個外來異物嗎？於是我取消了手術。現在如果是第一眼看見我的人，會覺得怪怪的，但我還是比較適應自己的皮膚。」

有些人則會不斷修正、調整，直到滿意為止，有位患者分享：「罹患乳癌以後，我兩側乳房都動了重建手術……上次動手術是為了更換植體、改用矽膠，想恢復原本的罩杯尺寸。術前我要求醫師準備四種不同尺寸備用，進手術室後，趁著還沒打麻醉，我坐著告知在場所有人，我要在保持坐姿的狀況下，一一嘗試四種尺寸的植體，決定哪一種最適合我。我們選出了很棒的植體，之後也沒有瘀腫。」

如今，在乳房切除術後運用上述任一技術，以擴張器及植體或患者腹部、臀部、大腿的自體組織，都可以完成效果相當好的乳房重建手術。不過，要使未切除側與重建乳房保持對稱，有時還需要對正常乳房進行修型、縮胸或隆胸等程序。可以縮小原本豐滿、垂墜感的乳房，以配合重建的乳房。若對乳房尺寸已經滿意，則可透過「乳房固定術」來修型，提高乳頭位置並調整乳房形狀。

當正常乳房的尺寸太小，可將植體置入肌肉底下來擴大乳房體積，但這種方式需經審慎考量，因為以植入物隆胸的乳房往往會比較硬，欠缺自然的下垂度；因此，若切除後乳房採用自體組織重建，要達到兩側對稱可能會比較困難。另外也得注意，植體隆胸這側乳房仍需定期接受乳房篩檢，以及每年一度的乳房X光攝影檢查。

乳房假體

許多女性選擇不動乳房重建手術，是因為穿戴乳房假體對她們來說比較安心、自在，畢竟它不具侵入性，隨時可以取下。正當我在撰寫這段文字時，有位患者和我分享她找過一位比佛利山莊的外科醫師，那位醫師拚命慫恿她做一個新乳房，像是在推銷汽車一樣。

患者回應：「我目前只想瞭解相關資訊，暫時還不確定是否想動重建手術。」

醫師非常震驚地質問道：「為什麼不想？」

患者又解釋：「我對再動額外的手術還是有所保留，此行是想對重建手術有更深的認識，並討論手術的優缺點。」醫師就帶她到一間房間，給她看許多術前與術後對照的照片。

患者描述當時感覺好像進了商品陳列室，被人推銷，最後什麼都沒「買」。這十六年來，穿戴乳房假體的效果就讓她很滿意了。她請我提醒其他女性，她們絕對有選擇的權力。其實對有些人（或是很多人？）來說，只要保持自然現狀，再穿上假體輔助，就已經足夠了。

手術後，醫院應該會提出讓患者穿戴乳房假體的方案（除非你已做了立即性乳房重建，那就沒有這種需求）。在國內大部分的地區，醫院都會安排人員探訪，在你住院期間與你討論乳房假體，乳房假體可置入特製的胸罩內袋中（見圖 13.1）；探訪人員來自國際康復組織（Reach for Recovery）或乳房假體的銷售機構。你可以先訂購暫時性的乳房假體，之後再多方比較，購買永久性的。購買途徑包括親自選購、線上訂購、型錄、醫療衛材商店，或者時尚的內衣商店等。不同供應商各有其優缺點，醫療衛材商銷售的產品（如輪椅、義肢等等），彷彿處處暗示著「殘廢」，這可能令你退縮、反感；而內衣門市或許會讓你痛苦地想起失去的乳房。

你可以請醫師或美國癌症協會，協助你尋找購買乳房假體的商店、型錄或網站，也可以請教動過乳房切除術的朋友。國家乳癌組織（Y-ME）是一個由乳癌病友組成的志願組織，若她們的庫存有你需要的尺寸，也會樂意寄一份給你。

有些供應商提供客製化的乳房假體，不過很昂貴，且可能不在保險的承保範圍之內；但你或許只想要最精確、最貼合身型的假體（無論如何，購買假體之前最好先與保險公司確認相關內容，不同公司的狀況也各異，要弄清楚哪些費用你必須自掏腰包）。在有開立處方的前提下，醫療保險每一兩年會支付一個假體的費用（我也不知道為什麼假體需要開處方，我從來沒碰過任何人會為了有趣想買一個來玩，但官僚制度就是這麼難以捉摸）。也有特別為游泳設計的款式，雖然大多數乳房假體都是矽膠製，本身就已有防水效果。

乳房假體的價格及品質都有很大差異，若你沒有保險可以支付，或者還沒決定要選擇假體或乳房重建手術，或許可以先購入最便宜的類型暫時使用。在型錄和許多商店提供的款式中，價格有低至二十塊美金的乳房假體，切除術後胸罩則可低至約十五塊美金。

乳房假體具備不同尺寸，及針對不同手術設計的款式。根除性乳房切除手術患者可選擇比較豐滿的假體；若是因為廣泛切除造成雙乳明顯不對稱的女性，則應選擇小一點的「填充物」或義乳墊，剛好可舒適地置於胸罩內。過去，乳房假體並沒有乳頭，這對另一側乳房仍有乳頭凸起的女性帶來不少困擾：貝蒂・羅琳（Betty Rollin）在她的著作《先哭一場》（暫譯，*First, You Cry*）中，就非常幽默地描寫了她試圖用鈕釦製作乳頭的情節。所幸，現在市面上銷售的任何乳房假體都包含乳頭，且若你乳頭的凸起程度高於假體上的乳頭，亦可購買獨立乳頭裝上去替換。

至於哪種假體最適合你，這會受不同條件影響。舉例來說，某些殘障或失能的狀況，會使特定款式的乳房假體穿戴起來很不舒服。患者羅傑斯（Judith Rogers）活躍地參與失能者乳房健康保障組織（Breast Health Access for Disabilities），她也是輕微的腦性麻痺患者，發現自己第一套乳房假體穿戴起來有點問題。她認為：「它與另一側乳房搭配得很好，確實是對稱的。但對我的肩膀就沒那麼友善了；它對我來說太重了，假體一直往下墜，傷害我的肌肉，更惡化了淋巴水腫。」換成較輕的假體以後，疼痛就減輕了。在選購乳房假體時，你得花時間將所有影響身心的因素都納入考量。

讓外型順其自然

最後，還有第三條路可走，少數女性就是這麼選擇的：完全不掩飾自己動過手術的樣子。如果接受乳房腫瘤切除術後，並未造成身材出現極端歪斜、不對稱，那你或許會決定置之不理。即使是經歷較大範圍的腫瘤切除術或乳房切除術，帶來較明顯的外型變化，有些人依然傾向於不為了美觀動任何整型手術。

在我早期的執業生涯就碰過一位患者，她考慮了自己的可行方案，然後做出結論：「乳房假體聽起來太不舒服了，重建手術發展迄今的時間又太短，無法確認它的長期效果。所以我決定，自己現在這個樣子就很好。」她照樣穿著原本的衣服去上班、套件寬大的T恤慢跑，若有人看見她的模樣而覺得不自在，她認為那是他們自己的問題。但偶爾還是有一些場合，她得看起來「正常」一些，特別是與新的商業夥伴開重要會議的時候，而她的解決辦法是拆下洋裝上的墊肩，然後塞進胸罩裡。

而對另一些女性來說，之所以拒絕創造乳房存在的假象，部分來自她們的女性主義信念。藝術家麥塔斯卡（Matuschka）拍攝了一組自己穿著單肩剪裁禮服的照片，露出的不是自己未動手術的那一側乳房，而是切除術後留下的疤痕。其中一張照片成為一九九三年八月十五日的《紐約時報》封面。它呈現出在嚴酷惡劣的情境下，依舊反抗不屈的印象，向世界展示乳癌對女性身體造成的影響。作家迪娜・梅茨格（Deena Metzger）出版的《樹》（暫譯，*Tree*）一書，即是探討自己罹患乳癌的主題，並附上一張照片，展現截然不同的應對方式：美麗而動人心弦的樹木紋身，覆蓋在她的手術疤痕上，淡化了切除、殘缺帶來的衝擊，更在原先存在乳房之美的位置，創造出全新的美[19]。

對某些女性而言，若在公眾場合不穿乳房假體，實在太過引人注目，但她們也不喜歡穿著假體的感覺，那麼還有另一種替代方案：把兩側乳房都切除。雖然得犧牲一側健康的乳房，但這樣就可以自由地穿上寬鬆上衣，無須感到侷促不安。我只遇過一位選擇這麼做的患者，她還花費一番心力與保險公司爭取，才使他們同意支付移除健康乳房的費用。她對保險公司表示，既然他們願意支付以乳房雙側對稱為目的的進行的重建手術，那麼也應該負責對側乳房切除術的費用，因為這也是為了達到雙側對稱。

若能有足夠自信以少了一邊乳房的形象出現，而不感到困窘忸怩，是非常勇敢的事；但多數人還是深受文化價值影響，需要維持在外界眼光中還算過得去的外型。有時如果你看來不夠「正常」，甚至會遭到懲罰，例如這種有悖主流的「不合群」會使人丟掉工作，你很可能就會希望動重建手術，或至少選擇在某些時候穿上乳房假體。

一位時尚設計師希拉蕊・波雅齊恩（Hilary Boyajian）設計了一組非常有趣的長版上衣，她將這個系列作品命名為「力」（Chikara），專為只有單側乳房或沒有乳房的女性設計。這系列上衣在胸口處向下垂墜，遮蓋異常的胸部形狀。設計師和採訪記者分享：「我收到好多封來自乳癌病友的電子郵件，表示很感謝我做了這件事。」[20]

隨著越來越多女性在確診乳癌以後頑強地活下去，甚至活得更加精彩，乳癌手術的結果也越受矚目。無論如何，要選擇哪一條路，決定權都在你自己手上。好消息是，現在已有非常多可行方案，你可以在診斷當下就決定，也可以等到許多年以後再選擇。在面對一種常令人感到無助的疾病時，至少這個部分你可以自行掌握，做出對自己最好的決定。

第14章

局部治療：放射治療

放射治療或許會令你感到緊張，畢竟放射線可能致癌，而你現在最不想遇到的事，莫過於再陷入另一種癌症的風險之中。不過放射治療的劑量很少達到致癌程度，反而是有療效的。當放射治療作為局部控制的形式之一（亦即治療原發癌症），對某些癌症的效果特別好，對某些則不然，幸好對乳癌非常有效。它亦可用以治療轉移性疾病。

通常放射治療會配合手術一起進行，因此在接受放射治療前，你可能已經動過腫瘤切除手術（甚至乳房切除術）。在可攻擊的細胞數量相對較少時，放射治療的效果最佳，而面對體積較大的腫瘤，它的效果則最差。因此若情況允許，我們會盡可能先動手術，切除大部分的腫瘤，再以放射治療來消滅殘存的癌細胞。

放射線係由線性加速器（linear accelerator）使用電力生成的，這類型機器發出的射束，其邊緣較為「銳利」，保護大部分的鄰近組織不受影響；此外，新型機器「模擬定位儀」（simulator）有助於擬定更精確的治療計畫。放射治療係以切線角度在乳房上定點照射，放射線得以穿過一側乳房之乳房組織，然後離開乳房進入空氣中，使波及心臟或肺部的射線量大幅降低（見圖14.1）。不過即便如此，放射線射束一旦進入身體，仍會發散開來，影響其他部位。在十或十五年前因霍奇金

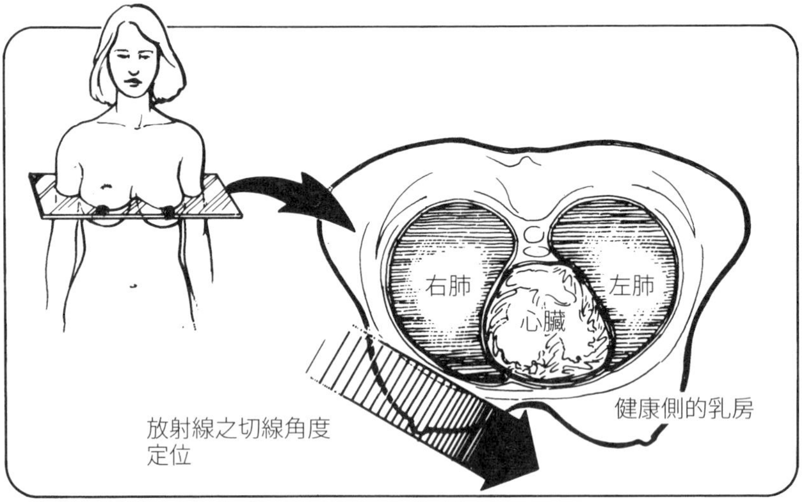

圖 14.1

氏病接受過放射治療的女性，其中有些人現已罹患乳癌。這種情況雖然遺憾，但放射治療的重要性不容忽視，畢竟若當初沒有透過放射線來治療霍奇金氏病，這些女性很可能早就過世了。

放射治療與手術相同，也屬於一種局部治療（化學治療則是透過注射或藥錠形式，使藥物進入血液系統而影響全身）。放射治療乃針對一特定部位，也只會影響該區域。從線性加速器這樣的名稱不難推測，它是將帶電粒子加速後產生光子（即電磁輻射之型態），將之射向目標物；這些光子以射束的形式直接照射在預定的身體部位。射束在機器前端經過「銳化」，使散射情況降到最低，照射範圍只侷限在可能有癌細胞的可疑區域。最近的數據則顯示，放射治療可能還具備免疫增強效應。目前許多研究仍在進行中，試圖釐清放射治療的運作機制，以及如何使相關用途達到最大化。

正如我在第11章「乳房切除術方案」部分所述，初步放射治療若結合腫瘤切除手術，可做為乳房切除手術之替代方案，亦可直接與乳房切除手術配合進行。過去二十至廿五年來，隨著輔助性化療和賀爾蒙療法提高了患者存活率，放射治療在降低復發風險上扮演的角色就越發重要。這也帶動了現在的趨勢，就是盡量讓完成切除術後，疤痕處局部復發風險最高的女性，接受更多的術後放射治療，包含具有陽性淋巴結、發炎性乳癌，或者腫瘤體積較大者。

初步會診

找幾位醫師組成醫療團隊，確認他們願意彼此協調、合作來為你治療，是非常重要的一步。放射腫瘤科醫師（一定都具有醫學院的醫學學位）通常偏好在切片後不久就與患者會面（最好是硬塊仍在體內的時候），以得到關於腫瘤的第一手觀察。有時初步會診會選在放射治療科進行，醫師將與你討論治療常見的副作用，並說明以團隊方式展開的治療計畫。團隊需包含一個關鍵的角色：受過專業訓練的放射腫瘤科護理師，負責理解你的特殊需求、顧及你對罹癌產生的情緒性反應等等。另外，會診也包括體檢。

第一次看診不代表你一定要接受放射治療，放射腫瘤科醫師會和你交流，取得你的病史、做一些檢查、檢閱X光及檢體玻片，並且找你最初求診的醫師、外科醫師談一談（若你曾有腫瘤科醫師的話，也會包括在內）。接著，放射腫瘤科醫師會給你單項或多項建議，你要記得確保自己有兩種以上治療方案可以選擇。要詢問接受或拒絕放射治療，其局部復發風險各為多少；也要弄清楚不同技術間的差別，如全乳房照射（Whole-Breast Irradiation，WBI）、加速分次全乳房照射（Accelerated Whole-Breast Irradiation，AWBI）、加速分次部分乳房照射（Accelerated Partial-Breast Irradiation，APBI），甚至術中放射治療（Intraoperative Radiotherapy, IORT）（見第11章「局部治療：手術及放射線治療」部分），以及醫師建議採用某種治療方案的理由。

這些絕非毫無意義的問題，因為每種治療方式的實施時機都不太一樣。術中放射治療是當患者在手術台上時進行，因此若你適用這種治療，它會是最迅速的方式；部分乳房照射法最常見的做法，是在手術中將氣球或導管置入切除腫瘤後的空腔，使放射線能直接抵達原先的腫瘤區域（又稱為「近距離放射治療」），每日需照射兩次並持續五天，雖然也可採用「體外遠距放射治療」（external beam radiation therapy），但較不普遍；全乳房照射需要六週療程；加速分次全乳房照射則僅需三至四週。這些都可以在手術前決定，但你得事先瞭解不同療程所需時間的差異。

另外也別忘了詢問醫師，要如何將放射性治療整合進整體的治療計畫之中。癌症醫療中心通常有多科醫護團隊，可遵循執行整合性治療計畫之建議，包括手術、放射性治療及全身性治療。但若你求診的單位並非整合性癌症醫療中心，你可能得仔細確認，務必使醫療團隊所有成員達成共識。千萬不要有顧忌，儘管開口要求團隊裡的醫師彼此好好溝通！

還有其他因素，也會影響最後是否採用放射治療。首先，若你的乳房特別大，現有設備不一定能容納得下，那你可能需要找一間備有合適設備的醫療中心，不要讓乳房大小成為排除放射治療的標準。

其次，肺部及心臟（如果病灶在左側乳房的話）還是會有少部分受到放射線波及，對於慢性肺患者來說，這是很危險的。因此，遇到罹患慢性阻塞性肺病、慢性氣喘或肺氣腫等症狀，及（或）有心臟病風險的患者，我們都會專門安排一場治療計畫評估，目的包括研究肺部及心臟受影響的部分有多大，以及如何盡可能減輕傷害。過去認為只要胸部曾接受放射線照射，就是乳房放射治療之醫療禁忌；但還有其他可行的現代放射治療方法，如近距離放射治療、光子射束放射治療、強度調控放射治療等等，記得詢問清楚。放射腫瘤科醫師應審慎檢閱你過去的治療紀錄，以判斷乳房放射治療對你來說是否安全，以及哪種方法最適合你。

治療計畫評估

如果全乳房照射（無論加速與否）不適合你，院方會讓你接受治療計畫評估，以及所需之X光檢驗。一般來說，若已經動了手術，這會在手術後（或化療後，視你的治療是否包含此項）二至四週之間進行，以確保屆時傷口都已癒合，且你能輕鬆地將手臂舉到頭頂。

治療計畫評估又稱為「模擬」，類似演習、試行的概念，大概需要一小時左右。這與先前和放射腫瘤科醫師的會談不同，是技術性且非個人化的，目標是設定（或模擬）出你在療程中應處的精確位置，並將數據輸入負責控制放射的電腦。患者會換上醫院病袍，躺在檢診台，舉起手臂並放在頭頂的固定裝置上。在日常治療期間，這個固定裝置是用來確保手臂每天都放在同樣位置，以達到最精確的放射治療效果。雖然過去我們用的是類似X光機的儀器，稱為模擬定位儀（見圖14.2），但現在大部分放射腫瘤科設備都已換成電腦斷層模擬定位儀（CT scan-based simulator），可取得更多解剖構造相關資料。在某些情況下，還會為患者製作專屬的手臂固定模具，讓你每天接受治療時都維持相同位置。乳房特別大的女性有時會趴著進行治療，或使用俯臥式乳房固定架。

電腦斷層模擬定位儀會收集你在療程中相同位置的解剖構造影像。放射線攝影資料係用以定位患者肋骨與乳房組織、心臟與肋骨等的相對位置，以便瞭解患者身體該區域的精確分布與樣貌（見圖14.1）。隨著準備進行放射治療的身體部位不同，或許還需接受其他的放射線攝影檢查（例

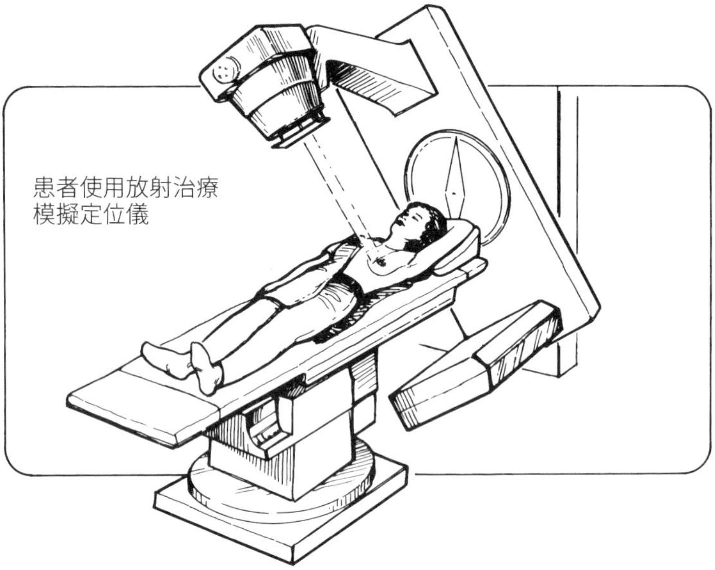

圖 14.2

如X光、電腦斷層、正子電腦斷層掃描、核磁共振造影、骨骼掃描、超音波等），以獲取更多資訊。接著，院方會把所有資料輸入電腦，計算出進行放射線治療時，應採取的照射角度，這麼做也有助於保護患者的心臟及肺部。

在計畫療程開始前，放射腫瘤科醫師或治療師會在患者身上標記出待放射的區域。大部分的情況下都僅限於乳房部位，有時則會包括乳房以及淋巴結。要注意的是，乳房區域及淋巴結區域要採不同的照射角度，因此治療涵蓋的胸部面積將頗為可觀。多數放射腫瘤科醫師係使用紋身（永久性的藍色或黑色小點，大小約等同於小型雀斑）來標記放射區域（見圖14.3）。標記的原因是為了確保在療程中對準相同的「標界」，使患者維持在完全相同的位置；其次要確保未來任何一位放射腫瘤科醫師，都能知道患者在該區域接受過放射治療，因為通常同一位置只能接受一次放射治療。

雖然紋身點可能不太美觀，但也不至於像刺青狂熱者那麼誇張。這些紋身很小，而且隨著

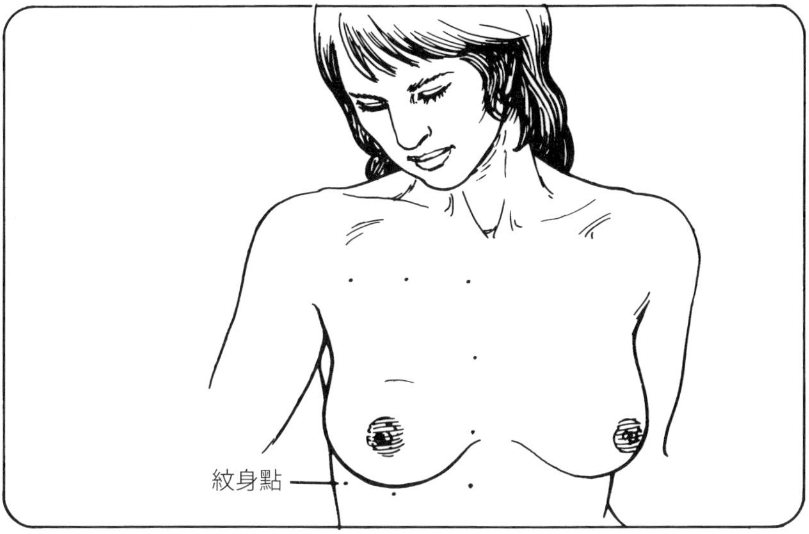

圖 14.3

患者膚色不同，在某些人身上甚至看不出來，我認識的一位放射科護理師就說：「我遇過好幾位患者，打電話來說：『我把紋身洗掉了，找不到了！』」目前有的醫師使用指甲花紋身顏料或永久性麥克筆，問題是標記最終會被洗掉，未來醫師就少了判斷依據；有些醫師則開始提供患者考慮螢光紋身顏料，它在一般光線下若隱若現，但在黑光燈下則非常明顯。

紋身時會有點不舒服，類似針刺，最嚴重時可能像被蜂螫，除此之外，患者在計畫療程和紋身過程中可能出現的不適感，是手臂僵硬；特別是剛動完手術不久，要躺臥著將手臂高舉過頭頂十至二十分鐘，是很難受的。正因如此，最好事先在家練習把手臂向上舉起到頭頂的動作。若手臂沒辦法舉過頭，醫師或許會建議你，試著練習一些肩膀伸展的鍛鍊運動，讓手臂可動範圍達到足以擺出治療所需的正確位置。

正式療程開始前，還有一件事也很有幫助，就是事先參觀治療地點。這樣可以讓那些儀器設備看來不再那麼神祕莫測，畢竟在不熟悉的時候，它們可能會令人望而生畏。最後，就可以向放射腫瘤科醫師預約看診時間了。在療程期間，你每週只會見到放射腫瘤科醫師及（或）護理師一次，但與放射科醫師或技師則是天天見面。若有任何問題，別猶豫，直接要求與護理師或放射腫瘤科醫師會面、交談，就算當天並非每週一次的門診日也沒關係。

治療方法

腫瘤切除術後放射治療

放射治療的療程若採加速分次部分乳房照射（本章後文將再說明），次數會間隔開來，每日進行一次或兩次，共持續數週。我們總是希望在盡可能消滅最多癌細胞，以及避免對正常組織造成太大傷害之間取得平衡。每個院所的治療時程安排各有不同，通常分為兩個步驟：第一步，對全乳房照射放射線，從鎖骨延伸到肋骨、胸骨延伸到身側，確保照射範圍覆蓋整體區域（若有需要，亦包括淋巴結），這是療程的主要部分，持續進行約五週；一般使用四千五至五千雷得（rad，又稱厘葛雷（centigray））劑量的放射線（肺部X光照射的劑量遠低於一雷得），如果乳房中有顯微癌細胞，這應該足以消滅它們了。第二步，給予「追加」劑量（下文再行詳述）。

而面對早期乳癌，全乳房照射治療的效果是受到質疑的。現有研究將加速分次部分乳房照射療法（後文將介紹）與標準治療技術進行比較，試圖找出這些問題的解答。

在計畫療程評估（模擬）以後，應間隔多久再展開正式治療，視不同醫院而異，取決於該院放射治療科的患者人數、診療空間大小、人員多寡等條件。通常從模擬結束到治療開始，短則不到一週，長則兩週，但有時需等待兩週至一個月之久。患者可能因此感到憂心，怕拖延的時間會使癌細胞進一步擴散，但其實這麼短的時間還不至於擴散，不過對患者的心理狀況而言，等待確實是非常煎熬的。

放射治療也可能因其他原因而延後：若你因淋巴結的狀態，得直接開始化療，醫師可能就不希望你同時接受放射治療；當搭配服用某些藥物（如小紅莓①、環磷醯胺、紫杉醇）時，通常患者也會先接受化療，再進行放射性治療。

患者在治療期間必須遵循非常重要的護膚指示，應使用溫和的無香肥皂，如多芬、梨牌、露得清。療程中不要使用任何含香精或香氛的肥皂、體香劑，或任何類型的金屬，它們都會干擾放射照射，一定要避開。在接受治療的那一側身體也不要使用止汗劑，因為幾乎所有止汗劑都含鋁（你可以選用「天然」的止汗劑，如Tom's這個品牌，不含鋁且通常無香。選購時記得仔細閱讀標籤上的成分，因為並非所有號稱「天然」的產品都一樣）。療程中可以用薄薄一層玉米澱粉來取代止汗劑，這通常很有效，不過效果還是因人而異。

前往接受第一次療程的時候，可以找人陪同，給你一點支持，畢竟面對未知的情況，總是會感到害怕；多數患者在經過初次療程以後，就不再需要有人陪同了。此外還有一件更實際的事：若是開車前往，記得要求院方為你安排停車位，這一點大部分的單位都能幫上忙。

治療時，患者上半身要換上醫院病袍，所以當天最好穿著上下分開的服飾，這樣只需脫掉上

①〔藥師註〕因藥品溶劑色紅，而得此俗稱。學名Doxorubicin，商品名艾黴素（Adriamycin），為抗腫瘤藥物。

半身的衣物即可；可佩戴耳環或手鍊，但頸部不可佩戴任何珠寶首飾。換好衣服以後，會引導患者進入等候室，由於等待時間可能比較漫長，隨不同時間和地點而異，所以最好帶一本好看的書或 iPod，或事先把電影下載到 iPad 或平板。接著就到了進入治療室的時候，你會在治療室裡待約十至二十分鐘，其中讓技師設置儀器、協助你準備完畢，就佔據了大部分時間。

治療室有一張類似一般檢查床的檢診台，上方即是放射儀器（見圖 14.4）。與計畫療程評估時相仿，患者躺在檢診台，在固定裝置上（類似模擬過程中使用的裝置）擺好姿勢。當準備完成，技師為你調整姿勢後會離開房間，開啟儀器，讓它運作不超過一分鐘。放射線不會一次照射完畢，而是以不同角度多次照射來完成（若範圍僅限於乳房區域，即照射兩次；若治療範圍包括淋巴結，照射次數就會更多）。接著技師回到治療室，重新調整儀器位置，再次離開房間。如果你有幽閉恐懼症，躺在儀器下方可能會讓你稍感不安；但這種儀器是開放式的，與核磁共振不同，

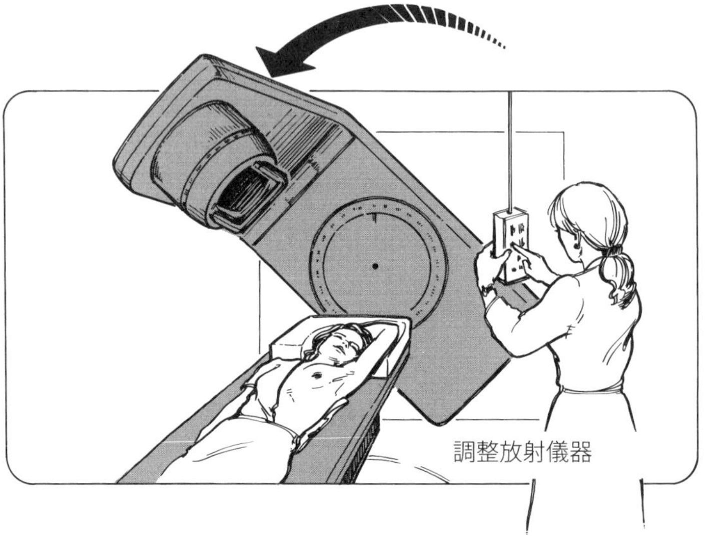

圖 14.4

持續時間也很短，而且儀器沒有任何朝你逼近的動作。

放射治療中心設有攝影機，可在治療期間監控你的狀況。此外還設有對講機系統，若你真的感到焦慮、需要與技師交談，這都是辦得到的事。若患者有親人、朋友陪同，大部分的醫院都允許親友坐在治療室外的房間等候，觀看監控畫面，也能透過對講機聽見你說話。如果你的子女已經到了充滿好奇心的年齡，又因不知道發生什麼事而恐慌，那麼只要經過院方同意，就可以讓他們在治療室外等待、跟你說話；這樣能讓整個療程感覺不再那麼神祕恐怖，也能減輕他們的恐懼。大部分的放射治療中心都允許患者帶自己喜歡的音樂，在療程中播放；可以問問看中心是否提供CD音響，或者你也可以自行攜帶音樂播放器。

治療過程中，你最重要的任務是保持身體不動。你可以正常呼吸，但除此之外，不要有任何其他動作。不如就閉上眼睛，想一想你最喜歡去的地方，然後在你回過神之前，療程就結束了。

治療過程可能還會包括抽血，療程開始時抽一次，之後或許每幾週還會再抽一次，確保血球計數值沒有降低。通常乳癌不會遇到這種問題，因為受到放射影響的骨髓很少，但有些醫師還是會進行確認，特別是對於有接受化療的患者。

大部分患者覺得最難熬的地方，是整個療程的長度，要持續約一至七週（取決於治療細節內容），每週五天。若工作地點和住家都離醫院不遠，就可以在上班前或下班後再到醫院治療，否則你或許就得想辦法在上班日中午擠出時間，或直接請假了。有些母親則會雇用保母，有些則把孩子帶到醫院，再託朋友同行，在治療期間麻煩對方代為照顧。

追加治療

在放射治療進行到某一段落時，可能會搭配「追加」治療，亦即針對腫瘤位置進行額外的照射治療。追加治療係以相同的放射儀器進行，但捨棄療程其他部分使用的X光射線，替換成電子射束，產生光子。電子是一種特殊類型的帶電粒子，它帶來的能量不會穿透太深，因此大部分的劑量都是淺淺地停留在乳房或皮膚之中；若原始腫瘤體積不大，這種方法就很合適，也不需要住院。目前，追加治療的必要性存在爭議，在過去還未要求以手術就需達到乾淨邊界的時候，它就開始加入治療；如今，切除更多乳房組織成為慣例，追加治療的重要性已不如既往，但它仍有稍微加強局部控制的效果。

心臟保護技術

若你待治療的部位是身體左側，放射腫瘤科醫師可能會運用某些現代放射技術，降低心臟接收到的放射劑量。這些技術包括強度調控放射治療、心傳導阻滯（置於切線照野）、俯臥姿勢（面朝下的趴臥姿勢，讓乳房朝遠離身體的方向垂墜），或深呼吸閉氣放射治療法（深吸一口氣，閉氣約十至二十秒，增加肺部體積，使胸壁更遠離心臟），醫師會負責判斷哪一種最適合你。

部分乳房照射法

現行趨勢是盡量限縮腫瘤切除術後，放射治療的照射範圍，僅限於腫瘤區域之內。有好幾種技術都在研發當中，嘗試在較短的時間內，達到相同的局部控制效果。整體來說，這些新技術可將六週療程縮減至四、五天。

美國最普遍的部分乳房照射法，當屬導管式乳房腔內近距離放射治療，這種技術運用下述原理：腫瘤切除後，乳房內會留下一個空腔，隨著手術區域緩慢癒合，空腔內也會逐漸被體液填滿；而癌細胞最可能殘留的區域，就在該空腔的內膜，因此利用它來傳遞放射線，是非常合理的選擇。

這種技術是在術後一至兩週，等醫師確定邊界乾淨以後，在手術室內將導管或氣球置入乳房空腔。患者會接受局部麻醉，切開一個小型切口，將導管裝置嵌入空腔之中（請參考第292頁，圖11.2）。在放射腫瘤科醫師的診間裡，以電腦斷層掃描模擬來定位導管位置，若一切看來正常，放射腫瘤科醫師即會計算出適合導管的放射劑量。此療程是將突伸式導管連接至電腦控制之發射裝置（稱為後荷治療器），接著可將微小的放射性小球發射至裝置之中。每段療程約十分鐘以內，每天需進行兩次，兩次之間相隔六小時，共持續五天。每段療程結束時，放射性小球會自動回到後荷治療器，當導管裝置脫離了後荷治療器，患者就可以自由活動了，且患者本身是不具放射性的。你不會感覺到放射線存在，導管通常也不會痛；有些患者會有痠痛、敏感、受到壓力等感覺，但應不至於感到疼痛。另外導管是有彈性的，可整齊俐落地藏在衣物下方。

最終療程結束以後，放射腫瘤科醫師或外科醫師會破壞導管，使其滑出乳房，即完成拆除導管裝置的作業。這可能會有點痛，因此耐痛程度較弱的患者，可在拆除前一小時服用止痛藥。

目前市面上數種放射治療裝置，各有其優點。第一種仍然實用的裝置是單管球型MammoSite裝置，除非腫瘤距離皮膚太近（出現比率約10%），否則患者都很適合採取這種療法[1]。至於較新的多管球型導管，調整放射劑量的能力更佳，需要時可壓低皮膚及胸壁接收的劑量，這類型裝置包括MammoSite、Savi、Contura等多管球型導管裝置。單管式Xoft導管裝置使用低能量短波X光射線，因此不需要屏蔽防護。

使用這些加速分次部分乳房照射導管裝置，其潛在的延遲性風險（治療後多月甚至多年才發作）包括：脂肪或皮膚壞死、皮膚血管擴張、纖維化或持續性血腫或血清腫；潛在的急性副作用（治療期間或治療後數日至數週發作）包括：放射性皮膚炎（出現皮膚紅腫）、感染或出血。通常只要確保導管裝置與皮膚之間有足夠空隙，再配合服用預防性抗生素，就能預防這些急性副作用。這種方法仍處於初期萌芽階段，我毫不懷疑在未來幾年就會發展出其他變化形式。若你對這種技術有興趣，最重要的是找到經驗豐富的治療

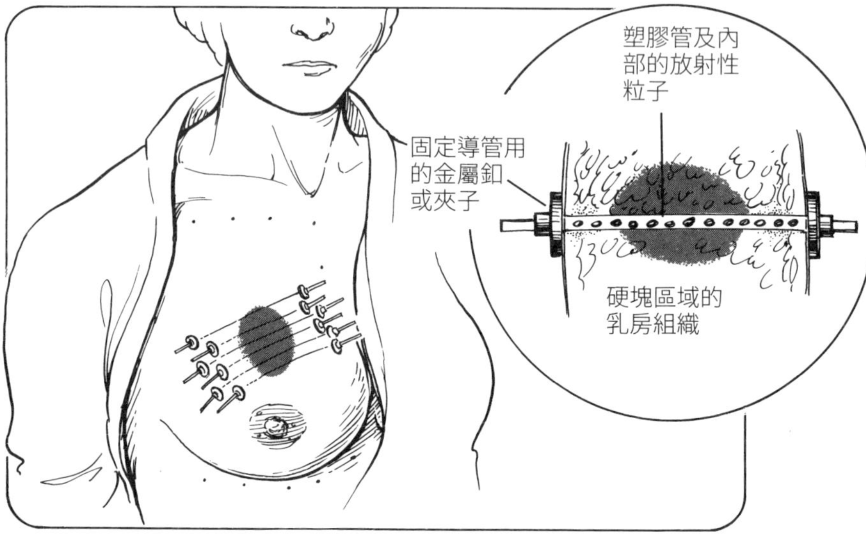

圖 14.5

團隊，並選用他們最熟悉的裝置。

有些醫療中心可能會使用另一種部分乳房照射法，稱為間質近距離放射治療，不過因為上述的加速分次部分乳房照射導管裝置之置入，難度相對較低，故如今間質近距離放射治療已經很少人用了。不過這種方法實施過頗長一段時間，在發展電子射束法之前，就是用間質近距離放射治療作為追加治療。導管置入的時機可選在手術室或門診時進行（見圖 14.5），塑膠細管會像縫線一樣穿進針裡，拉到乳房上做過切片手術的位置，接著將導管留在原位，把針抽掉。導管的數目不一，且常置入兩層或更多層。將可在極短距離產生高能量之小型放射性球體銥粒子放入導管內，對切片區域展開照射治療。導管放置在體內卅六至四十八小時，確切時間取決於銥粒子活躍度、乳房大小及腫瘤大小。因為這種放射治療需要較長時間才能達到預定劑量，故又稱為「低劑量率近距離放射治療」（Low Dose Rate brachytherapy, LDR）。前文所述之導管裝置，則使用高劑量率近距離放射治療（High Dose Rate brachytherapy, HDR），因其達到預定劑量的速度比較快。

採取低劑量率近距離放射治療法時，因為放射性物質一直留在導管內，周遭的人可能會受輻射影響，只是劑量不大。這通常不會造成什麼問題，但對於某些人來說（如孕婦），即使是這一點點的放射暴露都可能有危險性，因此患者要待在具屏蔽功能的病房內，門口掛上標示：「注意：有放射性危險」。大約卅六至四十八小時後，無須施打麻醉劑，即可移除輻射來源及導管，除非有其他需留院的原因，否則此時就可以回家了。這種方法帶來的長期效應，並不遜於體外遠距放射治療的成果[2]。雖然低劑量率近距離放射治療可將更加精確的放射劑量照射在所需位置，但它也是所有部分乳房照射方法之中，技術性最高、最困難的一種，故較少使用。

使用氣球的治療方式需要特殊的放射線照射設備，近距離放射治療法又很難正確實施，因此發展出另一種使用線性加速器的方式，是無可避免的趨勢，而線性加速器本就是針對特定病灶照射放射線的儀器。第三個運用線性加速器之體外遠距放射治療，稱為順形放射治療（conformal）或強度調控部分乳房放射治療，療程同樣也需持續四至五天[3]。

關於這種技術應用之早期數據顯示，對外型的影響（如增加皮膚纖維化、血管擴張），可能不及乳房腔內近距離放射治療的加速分次部分乳房照射。

此外，在歐洲很受歡迎的單一劑量術中放射治療，美國某些醫療中心也會使用，即腫瘤切除術完成後，將隔離物置於肌肉及乳房組織之間，以保護胸壁。該方法使用專為手術室製造之可動式線性加速器，將放射治療直接瞄準腫瘤區域運作，乳房組織在單次治療中接受的輻射量為廿一葛雷。首批接受治療的一百零一位患者，後續追蹤了八個月，目前成效良好[4]。儘管這種療法的相關研究仍在進行，但大部分放射腫瘤科醫師都認為，它目前只能以臨床試驗的形式進行；畢竟我們還無法確定這些看似樂觀的短期成果，在長期追蹤下是否能維持[5]。

單一劑量放射治療的主要優點，是不需要進行任何後續放射治療。這特別適合年齡較大，且為小型賀爾蒙陽性腫瘤的女性，只需要單次治療，療程就結束了，無須舟車勞頓地不斷回診治療。

乳房切除術後之放射治療

乳房切除術後之放射治療療程，與乳房保留手術配合的放射治療大同小異。患者接受計畫療程評估、紋身，並到放射治療科展開治療。整段療程需時約五至六週。根據不同臨床表現，放射治療範圍可能包括胸骨後方、鎖骨上方以及腋下任何殘留的淋巴結；至於是否進行針對疤痕的追加治療，則視情況而定。

若患者在乳房切除術後，接著動立即性乳房植體重建手術（最常見的是鹽水袋擴張器），那麼若有需要接受放射治療，一般來說是安全無虞的。當患者體內有植入物並接受放射治療時，會增加感染及組織纖維化的風險，但風險不高，並不足以在需要放射治療時，將這個選項排除在外。若有意在乳房切除術後進行放射治療，則整型外科醫師、乳房外科醫師及放射腫瘤科醫師彼此需充分溝通。

放射治療之副作用

撰寫本書這段內容時，我問了臉書好友：關於放射治療，有哪些是她們希望自己早該知道的事？我應告訴讀者什麼？結果她們的共同答案是——這整段治療經歷，可說是無助與恐懼的試煉！最初的計畫討論是最難熬的，因為費時最久，而且對於自己即將面對的境況一無所知。

雖然如此，實際的放射治療過程（她們多半都是接受傳統放射治療）其實很快就完成了。大部分的人認為化療的感覺更糟糕，但有一位回應者覺得放射治療對心理傷害較大，因為被隔離起來，感覺孤立又恐慌。另一位女性則表示，她的放射治療是由非常優秀的團隊負責，過程變得很輕鬆，但她仍須主動詢問皮膚護理的相關建議。此外，所有人都提到了「疲憊感」的問題（以下會進一步說明）！

放射治療有哪些副作用，需視接受治療的身體部位而定。放射腫瘤科醫師會在治療開始前，告知你可能出現的副作用；或你可以問問看接受過相同治療的人，也是很好的做法。

你或許會有輕微的曬傷（亦即放射性皮膚炎），其程度是大幅因人而異的，有人可能出現嚴重的皮膚紅疹，但另一人卻幾乎不受影響；這種現象不一定與患者膚色及對輻射的反應有關。我的臉書好友群提到 Aquaphor 嬰兒修護乳膏、蘆薈、維生素E、精油等都有助於減緩症狀。有證據顯示，在放射治療過程使用以金盞花天然萃取物製成的金盞花護膚乳，也能減緩皮膚對放射線的反應。

另一項幾乎所有接受過放射治療的患者，都經歷過的主要症狀是疲倦。過去我曾將此歸因於療程長度，但越來越多證據顯示，放射治療與麻醉類似（見第13章「手術流程」部分），都會引起患者的疲倦感。人體似乎得耗盡一切資源來應付放射線照射，因此用以處理其他事務的能量實在所剩無幾。我們認為，這是遭到輻射的皮膚釋出發炎性蛋白，循環至全身引起的。這種疲憊感會逐漸增加，在療程結束時達到高峰，且其嚴重程度會隨患者生活中發生的其他事情而變動。最近期的研究發現，要對抗放射引起的疲倦，最好的方法是體能活動（比如步行）。體能活動可以協助抵禦發炎性蛋白帶來的效應、減輕疲勞；但也不能把自己逼得太緊，更要注意避開那些會對放射後皮膚造成摩擦的運動。疲憊感可能會持續到治療結束後數週甚至數月，但大部分的患者都能恢復到治療前的狀態。

每個人感受到的疲勞程度，會有很大差異。我有位患者是律師，工作一整天也沒問題，但「下班後就不想出門吃晚飯了」；另一位臉書好友則連這點困擾也沒，她說：「這根本不算什麼，我都是趁午休去做放射治療。」

但對其他人來說，疲倦產生的影響就比較嚴重了。一位患者把這種疲憊感拿來和多年前罹患的感染性肝炎相比，她說：「症狀聽起來都很尋常，沒什麼大不了的，但我非常不舒服，感覺糟透了。隨時隨地都覺得很累，而且不是忙了一整天的那種累——我反而挺喜歡那種充實的疲倦感。

是我的身體感覺非常不對勁，像是得了流感，然後總是沒痊癒。有時還會完全失去正常活動的能力，我甚至得在工作的地方擺張行軍床。」她還遇到奇特的食慾與口味變化：「我的身體極度渴望檸檬、菠菜還有烤牛肉，我一直在吃這些東西，而且對其他食物毫無興趣。」

在乳房接受放射治療時，它可能會腫脹，變得較為敏感，所以如果你習慣趴睡，會感覺有點不舒服；有個辦法是把枕頭夾在乳房中間側睡，未動手術的那一側朝下。乳房增加的敏感度與其他副作用相似，可能需要幾個月才會消失；且這段時間每當經期前，那一側乳房或許會特別痠痛或敏感。治療結束以後，乳房的壓痛感及痠痛感都會逐漸消褪；部分患者會繼續經歷時不時出現的尖銳刺痛，其頻率也是因人而異的。

我遇過的患者中，很少在放射治療期間出現抑鬱症狀，但療程結束後陷入抑鬱的人卻很多；或許是因為雖然療程耗時許久，但患者至少能有「我正在做某件事，為對抗癌症而奮鬥」的意識，所以一旦治療結束，就會出現失落感。這其實並不意外；其他強烈、緊張的情境也會發生類似效應，比如產後憂鬱症，或者生活中原本佔據大量時間的事情突然結束（你全心投入的某項工作、學期結束等等）。如果你還沒有加入任何支持團體，這是很合適的時機，畢竟現在不必接受治療，你也多出了一些時間，可以讓瞭解你感受的人陪在身邊，幫助你克服這些負面情緒。

剛做完放射治療時，皮膚常會感覺變厚一點，有時膚色也會變得稍深一些，這都會隨時間自動消褪；乳頭表面或許會出現堅硬脫屑的狀況，但同樣也會隨著皮膚組織再生而改善。整段過程可能長達六個月，在此期間，你看起來會像是剛做完日光浴，而且只曬了一邊的乳房。

如果在淋巴結區域接受大量放射治療，會使原本手術造成的疤痕更嚴重，兩者加起來，還可能增加淋巴水腫風險（見第18章「淋巴水腫」部分）。淋巴結放射治療有種比較罕見的副作用，就是手臂至手掌的神經出現問題，造成指尖麻木，亦即神經病變。

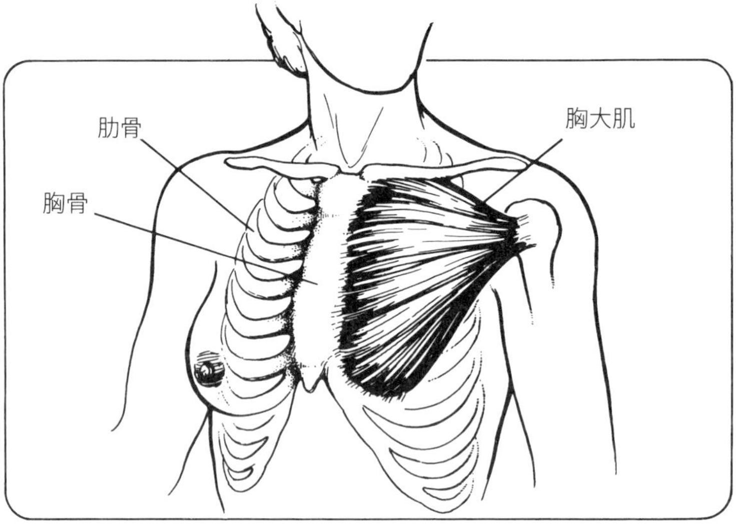

圖 14.6

除了皮膚反應及疲憊感以外，後續可能還有其他副作用產生。有些女性罹患肋軟骨炎，這是一種關節炎，導致乳房之間肋骨及胸骨連接處發炎（見圖14.6）。它帶來的疼痛會令人驚慌失措，還以為癌症擴散了；不過要打消這種疑慮非常簡單，只要用手指按壓那塊連接區域，如果會痛，就代表是肋軟骨炎，可服用阿斯匹靈及抗關節炎藥物來治療，幾週後就會痊癒了。另一項副作用可能在治療結束後三至六個月時出現，即乳房上方及後方肌肉（胸大肌）出現嚴重痠痛，用手指抓握住時更加嚴重；這是因為放射造成肌肉發炎，當它開始再生，就會出現痠痛、僵硬，好像經歷過劇烈運動一樣。很多女性也會以為這是癌症擴散，尤其因為放射治療都過了那麼久，她們根本沒預期還會出現新的副作用。

乳房曾接受放射治療，骨質又較疏鬆的女性，可能會在療程結束後多年發生無症狀肋骨骨折，患者本身沒有感覺，但會出現在X光影像上。此外，隨胸部構造不同，少許放射線可能會進入肺部，造成咳嗽，也就是肺炎。

患者常擔心自己身上帶有放射性，會無意間傷害到其他人。她們常問：「我能抱孫子、孫女嗎？」或者「我能去接小孩嗎？」其實一旦離開治療室，你就可以自由接近任何人（前面提過的低劑量率近距離放射治療植體是特例）。這與沐浴在陽光下沒有什麼差別，離開日照後的效果仍在，但陽光不會留存在你體內，也不會傳到任何人身上。

放射線在極罕見的情況下，可能會造成第二癌症生成。這通常是不同類型的癌症（肉瘤），且在放射治療結束至少五年以上才會出現。在接受過廣泛切除及放射治療後五年的患者中，每一千名存活者，約有兩人會在未來十年內罹患放射誘導繼發性肉瘤，即放射照射區域的肌肉、骨骼或軟骨出現癌症病灶[6]。療程完成以後，放射腫瘤科醫師與外科醫師或許都會持續安排你回診。除了確定患者體內未生長出新的腫瘤，放射腫瘤科醫師還會同時關注放射治療併發症，外科醫師則注意手術併發症。這些併發症很少出現，而放射治療依舊是目前最珍貴的乳癌局部治療工具之一。

第15章

全身性治療：化療、賀爾蒙治療、標靶治療

全身性治療的特徵，就是它的影響遍及全身，而非僅治療單一區域。乳癌採用的全身性治療包括化療、賀爾蒙治療及標靶治療。免疫治療是我在撰寫本段內容時，才剛發展出來的新興治療方案，運用於某些很有意思的乳癌臨床試驗研究。

在確診乳癌後進行的全身性治療稱為「輔助性治療」，因為它最初是作為主要治療（也就是手術）之輔助。若是在手術前為了縮小腫瘤體積而進行的全身性治療，則稱為「前導性治療」；它的重要性僅次於手術，是在主要療法之前「額外」加入的療程。如果是用來治療已知的轉移性疾病，那麼就直接稱為「全身性治療」，因為它已經是這個階段最重要的治療方法了。即便如此，無論治療進行的時機或原因為何，其實施方式和副作用都沒有差異。所以上述三方面的應用，都適用以下探討的內容。

已讀過第11章、瞭解診斷後決策的讀者，應該就很清楚，這些全身性治療方法往往是互相搭配進行的。你接受的可能是化療搭配標靶治療或賀爾蒙治療，或只有三者之一。之後，我們應該還會學到更多成功案例及副作用的相關知識。雖然這些治療經常綜合運用，但我在這裡會個別說明，讓你對它們有更清楚的認識。

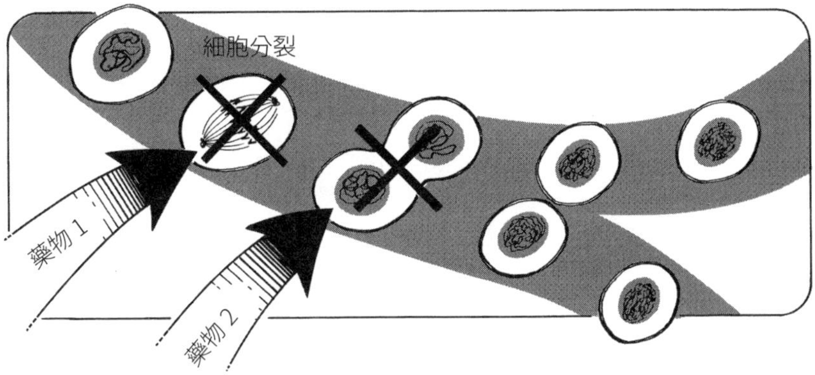

圖 15.1

化療可說是「惡名遠播」，尤其在我親身經歷以後，更是完全理解；不過，它是我們對抗癌症擁有的最強大武器之一。「化學治療」顧名思義，就是使用化學物質來治療疾病，但通常我們口頭提到的「化療」，是專指與賀爾蒙治療、標靶治療或免疫治療相對應的治療方法。

那麼化療的運作原理為何呢？細胞在細胞分裂的過程中，會經歷數個階段，而化療藥物會干擾這個流程，使細胞無法完成分裂，進而滅亡；不同藥物在分裂過程的作用時機也各不相同，且通常一次使用超過一種藥物（見圖 15.1）。可惜藥物影響分裂過程時，對所有正進行快速分裂的細胞都一視同仁，所以不僅癌細胞受到破壞，也會波及毛細胞（hair cell）及另一個更關鍵的角色——骨髓細胞。骨髓負責不斷製造紅血球、白血球及血小板（見圖 15.2）。這是化療需以週期式進行的原因之一，兩段療程之間得有時間間隔，以容骨髓細胞恢復。

化療藥物以週期式進行還有另一個原因：並非所有癌細胞在投藥的時間點都正在分裂，所以

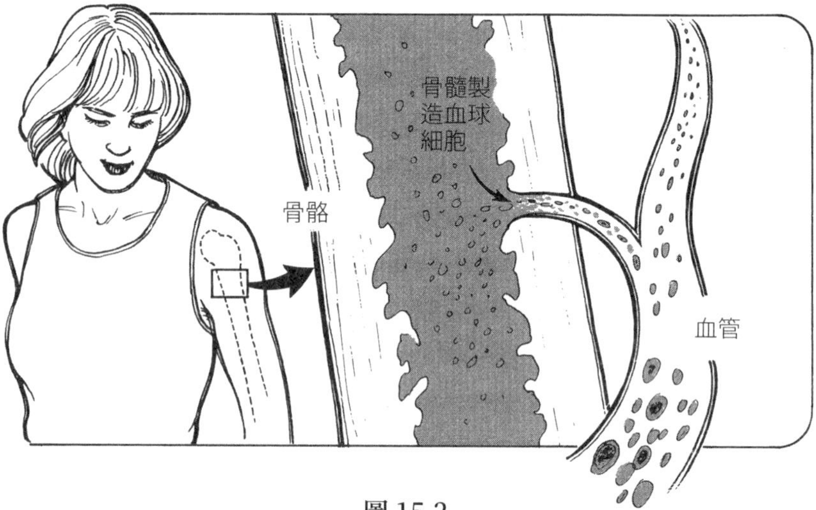
骨髓製
造血球
細胞
骨骼
血管

圖 15.2

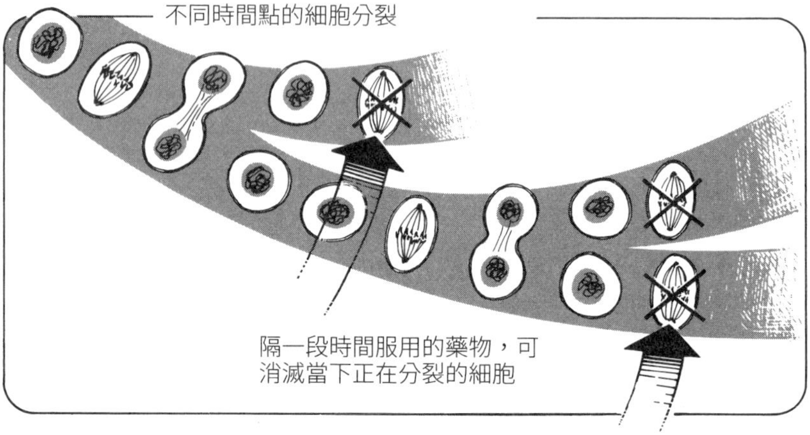
不同時間點的細胞分裂
隔一段時間服用的藥物，可
消滅當下正在分裂的細胞

圖 15.3

第一期治療殺死了一批癌細胞，但三週以後又有新的一批癌細胞開始分裂，此時第二期藥物就負責消滅它們（見圖15.3）。化療的初衷是降低癌細胞總數，到免疫系統有能力自行對抗的程度，但又不能在過程中將免疫系統破壞殆盡。剛開始在乳癌手術後實施輔助性治療時，我們會安排長達兩年的療程，但後續研究顯示，六個月的療程效果，與一年、兩年療程相同[1]；多餘治療甚至會傷害免疫系統，又對癌症治療沒有實質效益。或許藥物在超過特定劑量，或持續使用超過特定時間以後，就會失去效用，但目前還沒研究出最關鍵的劑量或時間。

另一種全身性治療法，是直接使用賀爾蒙或調控賀爾蒙，以改變身體本身的賀爾蒙環境，以阻撓賀爾蒙敏感型腫瘤生長。治療方法包括：動手術（如卵巢切除術）、卵巢放射治療、使用藥物阻斷賀爾蒙、直接使用賀爾蒙。這些療法為何能夠發揮效用，我們尚未完全釐清所有原因，但對於特定患者來說，確實非常有效。因為賀爾蒙治療只會影響具賀爾蒙敏感性的組織，故其副作用比化療少很多，也不會殺死其他生長中的細胞，如毛細胞及骨髓細胞。賀爾蒙治療可剝奪腫瘤生長所需的雌激素，藉此消滅或控制癌細胞；少了雌激素，有些腫瘤細胞甚至會自殺，也就是細胞凋亡，其他則會進入休眠，就像是昏迷一樣，至少持續一段時間。

某些全身性治療較具針對性，比如賀癌平①及賀疾妥②，用以治療 HER-2/neu 過度表現的腫瘤（見第10章「生物標記」部分）；以及泰嘉錠③，用以阻斷酪胺酸激酶（tyrosine kinase，涉及所有表皮生長因子功能）。還有數種技術仍在研發當中，包括針對表皮生長因子（Epidermal Growth Factor, EGF）及聚腺苷二磷酸核糖聚合酶（Poly[ADP-Ribose] Polymerase, PARP）的方法。

①〔藥師註〕商品名，Herceptin。學名Trastuzumab，為抗腫瘤藥物。
②〔藥師註〕商品名，Perjeta。學名Pertuzumab，為抗腫瘤藥物。
③〔藥師註〕商品名，Tykerb。學名Lapatinib，為抗腫瘤藥物。

治療前諮詢會診

如果需要全身性治療，你要先找專精這項治療的腫瘤科醫師求診。等醫師仔細閱讀過你的病歷，並與你充分溝通後，會再和你討論癌症類型及最適合你的藥物跟理由（見第9至12章）。若有任何適合你參與的臨床試驗，醫師也會告知（我在第11章「參與試驗」部分提過，我們如今達到的發展與成就，都應感謝過去志願參與臨床試驗的女性）。除此之外，也有一群來自全國的乳癌專家，共同擬定了乳癌治療一般性指南，可以上網查詢最新的建議指示，網址是www.NCCN.org，以及美國臨床腫瘤學會（American Society of Clinical Oncology, ASCO）網站，都有專為患者制訂的引導指南。

你的醫師或醫療團隊也會與你討論，在你的整體治療方案中，全身性治療應扮演什麼角色、預估的毒性，以及副作用的規劃管理。在做出決策、簽署同意書之前，你得先弄清楚這一切（見第11章「第一步：團隊合作」部分，瞭解如何選擇優秀的醫師或醫療團隊）。

有時腫瘤科醫師會花很多時間說明化療，但對賀爾蒙治療（如塔莫西芬④）之副作用、風險及併發症卻著墨不多。一定要確保自己完全瞭解即將使用的藥物及使用方式、可能存在哪些短期及長期副作用，還有該如何預防或降低副作用風險（見第18章）。另外也要問清楚，這些藥物對你的狀況來說，究竟能帶來多大效益，因為使用這些藥可能很值得，也可能不太划算。最後，門診時記得錄音，以免事後忘記關鍵重點。可以主動與醫療團隊的成員交流、聯繫，多數情況下，護理師、專科護理師和社工都會非常樂意給予支持與協助。別害羞，因為整個團隊就是為你組成的，

④〔藥師註〕學名，Tamoxifen。為選擇性雌激素受體調節劑。

隨時等待你開口求助。

本書第11章詳細探討了決策歷程，以及輔助性治療的各種方案。現在將介紹接受化療、賀爾蒙治療及（或）標靶治療的實際經歷。

輔助性化療

在你和醫師決定要進行輔助性化療以後，你可能得先做幾項預備檢驗，以評估你的心臟及整體健康狀況，並檢查體內是否有肝炎、HIV 等病毒；因為化療會抑制患者的免疫系統，有潛隱性（未被辨識出來）感染的風險。此外，你或許會想在體內置入靜脈注射藥物所需裝置，該裝置有許多類型，包括周邊置入中心靜脈導管（PICC）、植入式靜脈導管（人工血管），兩者皆屬導管型裝置，置入或植入皮下，連通至上胸大血管（見圖15.4）；此後針頭可透過裝置進出，使患者免於周邊靜脈（即表淺靜脈，最常被選來進針注射）被針頭戳刺的痛楚。導管一定要放置在病灶側乳

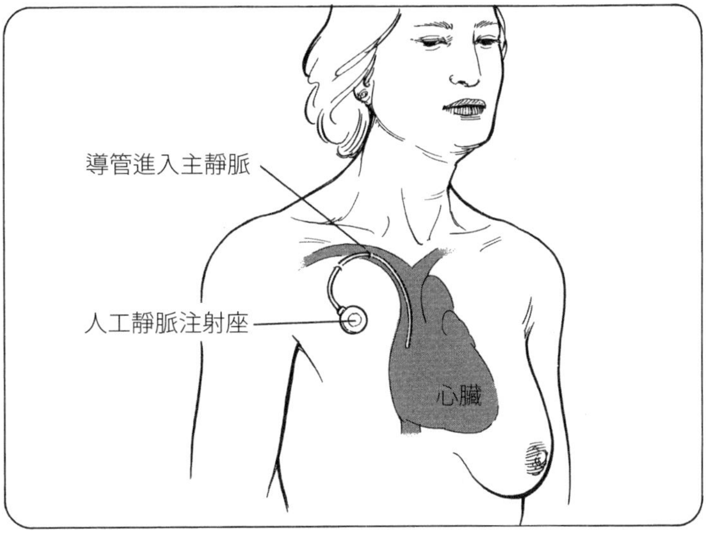

圖 15.4

房的反側，遠離病灶乳房，以防患者最終需進行乳房切除術或放射治療。導管需透過手術置入，通常會在局部麻醉下進行；置入後可能會有點不舒服，也有些許不便（洗澡時導管不能沾到水），但整體而言仍是利多於弊。

此後，患者不必每次治療都被新的針頭重新扎一次，不過當皮膚底下埋著一根導管，難免還是會有點怪異的感覺。另一個問題在於導管畢竟是外來異物，偶爾會造成感染；有時還要將抗凝血劑注入導管沖洗，避免血塊凝結。對大部分女性來說，無論是否置入導管，都算是合理的選擇；但若患者的靜脈本來就有問題，那麼置入導管就是必要步驟了。

此外，院方應會評估你的壓力程度及支援系統，讓你可以確認自己的心理狀態，並在需要時尋求額外支援。

在這段預備期間，你或許會想參觀一下化學治療室，它可能設置在診所或醫師診間，偶爾也會設在醫院裡。化療室通常會設計得讓患者感到舒適，同時護理師也能方便作業。不妨事先到你將接受治療的地方看一看，實際感受一下在化療室內的女性一邊注射藥物，一邊閱讀、寫作、看電影或睡覺的場景，這麼做可以緩解你的預期性恐懼。

到了治療當天，正常的程序是報到、量體重（至少第一次治療時會測量）、抽血檢查（確認你的血球計數值）。這些測量數值有助於判斷你所需的藥物劑量，並做為後續比較追蹤的基準。初始劑量部分需視你的體表面積（即身高、體重）而定，透過這種方法估算的化療最佳安全有效劑量，還算準確（但絕非完美）。不過，在進行輔助性化療時，你的腫瘤科醫師通常只會讓你使用標準劑量；唯有面對極度強烈、有致命危險的毒性時，才應降低劑量，畢竟，標準劑量之有效性已經過證實。

第一次治療後，可藉由抽血檢查評估骨髓恢復率，這有助於醫師調整藥物劑量或日程安排。

有時若血球計數值過低，患者必須多等一週才能繼續治療，讓骨髓有時間恢復。可以把骨髓想像成一座工廠，負責製造紅血球、白血球及血小板，而化學治療讓部分員工受傷了，工廠的效率因而變低，直到他們康復為止。近期我們發現了協助患者骨髓加速恢復的藥物，唯有使所有工人保持健康，才能讓工廠回到正軌。

這類藥物中最主要使用的是白血球生長激素（Granulocyte Colony-Stimulating Factor, GCSF），通常這種物質原本就存在血液之中，當遇到壓力或感染，需要強化免疫系統白血球生長激素的時候，它就會刺激骨髓，製造更多白血球細胞，如今我們已找出將它運用在化療療程的方法[2]。白血球生長激素是天然產物，透過基因工程以細菌製造出來（儘管製程聽起來不太「天然」，但其實只是讓細菌扮演「製造工廠」的角色而已）。現在當患者的白血球計數值過低，就可以為她注射白血球生長激素，加速骨髓恢復；這就等同於治療比喻裡的工廠員工，讓他們盡快回到工作崗位，所以在化療之後，白血球生長激素可縮短骨髓恢復所需時間。

可是我們最初對白血球生長激素懷抱的熱情，後來被潑了一盆冷水：數據顯示，在只接受化療時，患者出現骨髓疾病如骨髓增生異常症候群、急性骨髓性白血病之風險為1%；但若加上白血球生長激素，罹病風險卻一躍為兩倍，增加到2%[3]，故白血球生長激素的運用也變得更加謹慎。而接受劑量密集化療的患者，可能需要白血球生長激素，因為療程縮短使骨髓沒有時間自行恢復。

若在抽血檢驗血球計數值當天就開始療程，患者必須等十五至四十五分鐘，待檢驗結果出爐，才能正式展開治療；但你可能本來也就得等一陣子，因為藥物混合需要時間，不過還是取決於你的治療中心的做法。雖然等候是件惱人的事，可是也有優點，因為這是患者能在一起交流、尋求心靈支持的好時機，也能讓你繼續閱讀、看影片，或進行任何你喜歡的活動。

標準化學治療有許多種表定時程，包括每週、每三週、每月或每六週等，隨患者使用的藥物而定。配合乳癌初步治療之標準化學治療，其療程為每二至三週進行一次；若是劑量密集化學治療，療程會更加密集。一定要向醫師詢問清楚你的治療時程表。

例如你每二至三週接受一次治療，也就是十四至廿一天為一週期；如果是廿一天週期，就代表你每三週需回院輸注一次藥物。在此期間，你的治療可能是全部都透過靜脈注射來給藥，也可能還有需要在家服用的藥錠。抗嘔吐藥通常在療程開始前使用，也會開立處方藥讓你回家服用；記得要拿一份書面的用藥說明，解釋藥物的服用時機及方法。有些患者會在月曆上標記服藥日期，這對她們而言很實用。有時醫師可能會指示你在治療前一天服用某些藥物，以防副作用產生，這也應該以書面形式詳細說明。

另外，治療場地也各有不同。醫院裡可能有一整層樓都屬於腫瘤科患者，也可能是在較寬敞的樓層中，佔據一個獨立區域。此外，化學治

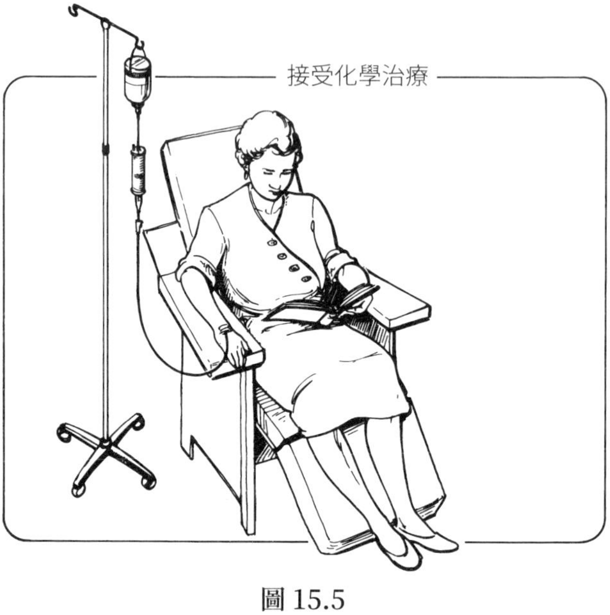

圖 15.5

療也可以在醫師私人診間進行。治療過程不需使用機器，因此化療室看起來並不像放射治療的場地那麼嚇人。大家都清楚患者的焦慮程度，並盡可能將治療區域布置得舒適、放鬆，房間內燈光宜人而不刺眼，通常還有電視或音響設備。你可能有自己的私密空間，也可能與其他幾位接受治療的患者坐在一起。通常你會坐在舒適的躺椅上進行療程（見圖15.5），許多患者會帶自己的手機、iPad或平板、筆記型電腦、書籍、飲料，或任何能讓她們以最愉快的方式度過這段時間的物品。

我得承認，我自己儘管事前做了滿滿規劃，排出所有打算進行的活動，但我接受治療時通常都是直接睡著，什麼東西都沒碰！若你想請一位朋友或家人陪同，大部分的醫院也會同意。我認識一位女性，她習慣從家裡攜帶自己的枕頭和毯子，幫助她熬過長達四小時的劑量密集化療；同時朋友也會過來陪在她身邊，逗她開心。

單次治療的時間及每次療程之間的間隔長短，是隨藥物類型、你選擇的治療中心，還有治療計畫而變動。治療藥物可能是數種不同的藥物組合，每種藥物都有各自的投藥時間。有時療程只需十分鐘，有時卻長達三或四小時。除了藥物，院方很可能還會額外加入注射液，來控制噁心及嘔吐症狀。為我提供建議的臉書好友都說，只要有開止吐藥，就一定要吃，因為預防勝於治療，若等到噁心感浮現再治療，就會變得困難許多。

治療過程中不會有特別強烈的痛感，和一般的靜脈注射程序沒什麼兩樣。化學物質呈現的顏色則各不相同，我們使用的乳癌藥物多半是透明、黃色或紅色。我諮詢過的一位女士告訴我，她曾請護理師在注射紅色的小紅莓⑤時，用被單將它蓋起來，因為她不喜歡那個顏色。如果類似做法能幫助你熬過療程，也不會對治療中心員工造成困擾，那麼不要遲疑，儘管開口。

⑤〔藥師註〕因藥品溶劑色紅，而得此俗稱。學名Doxorubicin，商品名艾黴素(Adriamycin)，為抗腫瘤藥物。

藥物流進體內時，通常沒有什麼特殊感覺，不過當注射液流動得很快，有些本來就覺得冷、或者身體對寒冷特別敏感的患者，會有發冷的感受。環磷醯胺可能會使鼻竇出現受到壓力的奇特感覺，不過注射完畢後就會消失。整個過程醫師或護理師會一直待在附近，他們都受過高度的化療專業訓練。有時藥物會刺激靜脈，造成血管在療程中堵塞、結疤，要將針頭插入靜脈就會變得非常困難。這是另一項使用某種置入式靜脈注射導管裝置的理由，可以請臨床醫師替你把裝置放在最舒適的位置，別忘了你是有選擇的！

針對乳癌之輔助性化療，最普遍應用的藥物為以下七種：環磷醯胺⑥（**Cytoxan, C**）、滅殺除癌錠⑦（**Methotrexate, M**）、好復注射液⑧（**5-FU, F**）、小紅莓（**Adriamycin, A**）、泛艾黴素⑨（**Epirubicin, E**）、汰癌勝⑩（**Taxol**）或剋癌易⑪（**Taxotere, T**）。這些藥物通常組合並用，比如先使用 **CMF** 或 **AC**，接著再使用 **T** 或 **FEC** 或 **TAC**。另外，我們是依據患者白血球生長激素來給藥，維持白血球計數值。

患者每天都必須注射惠爾血添注射劑⑫及沙格司亭⑬，持續十至十四天。亦可使用效果持續更久的倍血添注射劑⑭，每個療程週期僅需注射一次。我們也會使用佳鉑帝靜脈注射液⑮，特別是對

⑥〔藥師註〕學名，Cyclophosphamide。商品名Cytoxan，為抗腫瘤藥物。台灣未上市，故無商品中文名；相同成分，台灣較常使用癌德星(Endoxan)。⑦〔藥師註〕商品名。學名Methotrexate，為抗腫瘤藥物。⑧〔藥師註〕商品名。學名Fluorouracil，為抗腫瘤藥物。⑨〔藥師註〕商品名。學名Epirubicin，為抗腫瘤藥物。⑩〔藥師註〕商品名。學名太平洋紫杉醇(Paclitaxel)，為抗腫瘤藥物。⑪〔藥師註〕商品名。學名歐洲紫杉醇(Docetaxel)，為抗腫瘤藥物。⑫〔藥師註〕商品名，Filgrastim。學名Filgrastim，為白血球生長激素。⑬〔藥師註〕學名，Sargramostim。商品名Leukine。台灣未上市，故無商品中文名。⑭〔藥師註〕商品名，Neulasta。學名Pegfilgrastim，為白血球生長激素。⑮〔藥師註〕商品名，Paraplatin。學名Carboplatin，為抗腫瘤藥物。

於 BRCA 突變基因攜帶者。組合藥物包括 CA、TC、CA-T（環磷醯胺/小紅莓，接著再使用汰癌勝）、CMF，以及 FEC。若你具有 HER-2/neu 過度表現腫瘤，那麼還會再加入賀癌平或賀疾妥。

其他藥物係用於治療轉移性疾病。最常見的包括亞伯杉注射劑[16]、健擇注射劑[17]、溫諾平[18]、賀樂維[19]（以靜脈注射給藥），以及截瘤達[20]（可口服）。其副作用仍隨不同藥物而稍有差異，但大致上與輔助性治療藥物相似。

在接受化療期間，你的免疫系統功能會較為低落；血液細胞或許還算正常（尤其是使用白血球生長激素藥物支援的患者），然而免疫系統仍會以某些較不明顯的方式受到影響。這不代表療程期間你得躲在家裡，避免與任何人類接觸，而是你需要和腫瘤科醫師或護理師討論你的每日活動，例如你是老師嗎？家裡有年幼的兒童或寵物嗎？醫師會給你具體建議，指示你如何將感染風險降到最低。治療開始前，務必確認自己施打了最新的疫苗（季節流感、肺炎等等），如果有時間，也可以先做一次澈底的洗牙（化療期間不能洗牙，因為它可能讓細菌在血球計數值正弱的時候，進入血液循環）。還要確實把手洗乾淨，也應考慮購入一小瓶酒精性乾洗手，在無法洗手的時候使用。若周遭有人得了感冒或流感，你就一定要戴口罩。

[16]〔藥師註〕商品名，Abraxane。學名奈米顆粒白蛋白太平洋紫杉醇(Nab-paclitaxel)，為抗腫瘤藥物。
[17]〔藥師註〕商品名，Gemzar。學名Gemcitabine，為抗腫瘤藥物。
[18]〔藥師註〕商品名，Navelbine。學名Vinorelbine，為抗腫瘤藥物。
[19]〔藥師註〕商品名，Halaven。學名Eribulin，為抗腫瘤藥物。
[20]〔藥師註〕商品名，Xeloda。學名Capecitabine，為抗腫瘤藥物。

化療的副作用

我們將討論療程期間及治療後的副作用，治療的長期效應將待第18章再行詳述。副作用會隨使用的藥物不同而變動，請和你的腫瘤科醫師確認你專屬的乳癌治療計畫，若出現不尋常的跡象或症狀，你得盡快告知醫師。急迫性最高的潛在副作用與小紅莓有關，小紅莓可能滲漏出靜脈之外，導致嚴重的皮膚灼傷，有時甚至需要植皮。因此小紅莓通常以特定方式給藥，避開脆弱的靜脈，並在靜脈注射時加入大量注射液，確保它即使洩漏，也不會造成太大傷害。

噁心與嘔吐

許多類型的化療都會出現一種相對較普遍的副作用：噁心及嘔吐。我們發現，並非所有化療引起的噁心感都一樣，某些藥物顯然更嚴重。遺憾的是，乳癌常用藥物（包括小紅莓及環磷醯胺）都屬於較嚴重的類型，紫杉醇類（汰癌勝及剋癌易）引起的噁心感則通常較輕微。

浮現噁心感的時機也各有差異。環磷醯胺造成的噁心感會在治療後六至八小時出現，持續八至廿四小時；小紅莓則在治療後一至三小時出現，持續四至廿四小時。急性、劇烈的嘔吐，通常在化療結束後最初的廿四小時內發生；這種症狀與血清素有關，使用血清素抑制劑效果頗佳，如Anzemet[21]、康您適強[22]、卓弗蘭[23]以及嘔立舒[24]。此外，對付急性嘔吐，使用人工合成皮質類固醇（與運動員的禁藥類似，但並非完全相同）也同樣有幫助。

延遲性噁心及嘔吐，係由一種稱為「神經傳導物質P」（substance P）的物質引起，會在治療後一至五天發作，大約四十八至七十二小時之間為高峰期，可使用止敏吐㉕來緩解。美國國家綜合癌症資訊網（National Comprehensive Cancer Network，NCCN）建議，若患者準備接受的化療療程，具有很高的噁心及嘔吐副作用風險，那麼可在化療開始前就先服用止敏吐、迪皮質醇（dexamethasone）及一種血清素抑制劑藥物[4]。若等到噁心感出現才想控制，就會變得困難很多。美國國家綜合癌症資訊網很值得花時間上去看一看（網址：www.NCCN.com）。若這些方式仍然不夠有效，除了血清素抑制劑和類固醇外，還可以加入多巴胺拮抗劑，如腹寧朗㉖、諾安命㉗、莫吐能錠㉘或Vogalene㉙。

大麻素（Cannabinoid）類物質，例如四氫大麻酚（dronabinol）、大麻，也可用來治療化療引起的急性及延遲性噁心、嘔吐，且由相關研究可知其效果極佳（那位自備枕頭、毯子去做劑量密集化療的女性，就對它讚不絕口）。也有製成口服藥錠的形式（藥錠名為Marinol㉚），這種口服藥是合法的，可是效果較差。使用大麻的缺點，無論在法律上或生理上，都是顯而易見、人盡皆知的；但如果真的打算嘗試，一定要有經驗豐富的醫師監督，且需拿到處方（當然，前提是大麻在你的居住地得合法）。

㉑〔藥師註〕商品名，台灣未上市，故無商品中文名。學名Dolasetron，為止吐劑。㉒〔藥師註〕商品名，Kytril。學名Granisetron，為止吐劑。㉓〔藥師註〕商品名，Zofran。學名Ondansetron，為止吐劑。㉔〔藥師註〕商品名，Aloxi。學名Palonosetron，為止吐劑。
㉕〔藥師註〕商品名，Emend。學名Aprepitant，為止吐劑。
㉖〔藥師註〕商品名，Primperan。學名美多普胺(Metoclopramide)，為促胃腸蠕動劑。
㉗〔藥師註〕商品名，Novamin。學名普氯苯噻井(Prochlorperazine)，為神經安定劑。
㉘〔藥師註〕商品名，Motilium。學名Domperidone，為促胃腸蠕動劑。
㉙〔藥師註〕商品名，台灣未上市，故無商品中文名。學名Metopimazine，為止吐劑。
㉚〔藥師註〕商品名，台灣未上市，故無商品中文名。學名四氫大麻酚(Dronabinol)，為食慾興奮劑、止吐劑和睡眠呼吸暫停緩解劑。

最後一種類型，是預期性的噁心、嘔吐，在化療開始前數日乃至於數小時的時候發作。這代表你曾經歷過噁心嘔吐，結果一想到下週要做化療，你今天就開始浮現噁心感了。治療這類型的症狀，可在療程前一兩天服用苯二氮平類藥物，或者嘗試行為技術（behavioral techniques）療法。目前，大部分的腫瘤科醫師都會在出現噁心嘔吐症狀之前，盡可能事先預防。記得和醫師、護理師討論這部分的醫療照護，弄清楚開給你的哪些藥是用來預防噁心，以及選用這些藥的原因。給我建議的臉書好友異口同聲地表示：不要逞強！別想靠自己熬過去，一定要把開給你的藥全部吃完。

因為想到要化療會有些令人害怕，所以進行初次治療的時候，最好找人陪同，確認治療過程是否順利，若有需要還可以請對方開車載你回家。通常如果治療剛開始時沒有太不舒服，且止吐藥確實發揮效用，那麼你應該可以相對舒適地度過這段療程。當然你可能還是希望有人陪伴，或至少能載你一程，因為止吐藥或許會讓你覺得頭暈目眩、昏昏沉沉的。

除了藥物，許多醫院還會將抗壓力的技巧融入治療計畫，例如想像療法、意象訓練、放鬆等等，這些方法往往非常有效，很簡單又容易學習。另外，全國各地許多成人教育中心及整體健康（holistic health）醫療機構，都有想像療法療程計畫。若你的醫院或醫師沒有提供類似技術，你可以考慮嘗試第16章介紹的幾種方法，如針灸及中醫草藥，也可緩解噁心感。你有很多可行選項，所以如果醫師提供的方法效果不彰，你得開口要求更換方案，絕對沒有人應毫無理由地白白受苦。

體重增加

接受化療的女性，體重可能會增加，但這是多項因素影響的結果，例如偶爾需使用類固醇藥物、提前邁入更年期、撫慰心態的進食等等。不過近期一份研究指出，並非所有患者都增加體重了[5]。這項議題吸引研究學者進行更深入的探討，因為體重增加與較高的復發率存在相關性；部分數據顯示，體重過重的女性，死亡率比纖瘦者高出三分之一，尤其是罹患雌激素受體陽性乳癌的患者[6]，這也讓社會大眾對乳癌病友專屬之營養及體能運動計畫（見第16章「體能活動」與「飲食」部分）感到好奇。

對食慾及嗅覺的影響

有時化療會讓你喪失食慾，這屬於食慾不振，和神經性厭食症（anorexia nervosa）不同。食物嚐起來的味道可能變了[7]，也有些化學物質會與特定食物產生負面的交互作用，不過食慾喪失及化學作用，在乳癌藥物上都較為少見。在我接受化療以後，有很長一段時間，什麼東西吃起來都有金屬味[8]，這無疑毀了我療程結束後的第一頓感恩節晚餐；雖然後來我的味覺逐漸好轉，但始終沒有完全恢復如常。為了幫助化療後進食受到影響的人，美國國家癌症研究院出版了一本實用的食譜手冊。此外，你也可能會聞到奇特的氣味。

早發性更年期

57%的更年期前女性，在接受輔助性化療期間出現熱潮紅。化療藥物會造成暫時性或永久性的「化療誘發更年期」，同時產生賀爾蒙變化、熱潮紅、情緒波動、經期停止。

《臨床腫瘤醫學期刊》（*Journal of Clinical Oncology*）中一篇文章提出：療程是否會導致更年期，最有力的預測因子是患者的年齡和化療類型[9]。患者越接近自然的更年期，風險越高。更年期平均年齡為五十一歲，而接受化療的四十五歲女性，有80%的機率會因此進入更年期，遠遠高於服用塔莫西芬者（塔莫西芬對於更年期前後的患者都同樣有效）；相對地，卅五歲女性進入更年期的機率則為20%。許多女性事前並不清楚這一點，等治療到一半時，才措手不及地去應對。

進行四個AC化療（小紅莓及環磷醯胺）週期的四十歲以下患者，以及進行相同療程的四十歲以上患者，進入更年期的比例分別為15%以下及60%[10]。整體而言，引起早發性更年期的肇因，與累積劑量之環磷醯胺相關性最高。近年來在AC化療療程中加入紫杉醇類藥物，對卵巢會有什麼影響，尚是未知數。雖然四十歲以下的女性患者，約半數仍有機會恢復部分月經功能，但對於較年長的女性，其比例就遠低於此。

艱澀的「專業醫學火星文」將早發性更年期稱為「早發性卵巢功能衰竭」。這是我最受不了的事情之一，因為卵巢根本沒做錯什麼，更沒有「衰竭」，是我們用化療毒害了它！不過，出現早發性更年期的患者，確實也就不孕，但對於具有非賀爾蒙敏感型腫瘤（雌激素受體陰性、黃體素受體陰性）患者，則不一定如此。一份近期研究顯示，更年期前女性在化學治療期間，可使用諾雷德㉛來抑制卵巢功能，藉此提高保留生育能力的機會[11]。若你對這種方式有興趣，記得在治療開始前先向醫師提出。

當然，並不是所有患者都會遭遇永久性更年期，如果經期恢復，那麼患者依然能夠懷孕。這可能需等待數個月才能確定，因此在療程期間有與異性發生性行為的患者，仍應記得使用機械性避孕法。以賀爾蒙為運作原理的避孕藥，可能會刺激腫瘤，而化療藥物會對早期妊娠（第一孕期）的胎兒造成嚴重傷害（請見第12章，以瞭解更多準備接受化療的女性，在生育方面有哪些可行方案；以及第18章「症狀治療」部分，說明更年期症候群的各種療法）。

掉髮

乳癌化療與許多其他癌症的化療療程相似，常造成患者出現局部或全面掉髮。單是看使用的藥物及治療持續的時間，大概就能預測到這種副作用。療程包含小紅莓的患者必定會掉髮，通常在展開治療後的二至四週內發生。至於使用紫杉醇類藥物的女性，掉髮症狀則出現得較為突然，可能是某天早晨起床時，發現枕頭上有大把頭髮，或是洗澡的時候，又或是梳頭時注意到梳子上滿是頭髮。這對任何人來說，幾乎都是創傷性的經歷，所以你或許會想在治療開始之前，先買好一頂假髮；可以請腫瘤科醫師幫你開一份「頭部修復假體」（其實就是假髮）的處方，這樣通常就能夠用保險支付了。在療程開始前，最好到髮廊或假髮沙龍，讓髮型師知道你的頭髮原本是什

㉛〔藥師註〕商品名，Zoladex。學名Goserelin，為抗腫瘤藥物。

麼樣子、你喜歡哪些造型，這樣製作出來的假髮匹配度會更高，當然也有許多女性最後決定不戴假髮（你可以隨時將假髮捐贈至當地的乳癌資源中心）。對於沒有事先準備好面對掉髮的患者，在真正面臨掉髮時，心理上會比較難以承受。國家性的乳癌患者支持組織「乳癌支持網（Network of Strength）」可為乳癌女性提供假髮，僅收取低廉的象徵性費用。

另外，也可以嘗試使用冰帽療法（cold cap），減少通往頭皮的血液供應，有機會減輕掉髮症狀，而這通常不在保險的承保範圍內。

另外別忘了，會掉的並不是只有頭髮而已，陰毛、睫毛、眉毛、腿毛及手毛……你身體上部分或所有毛髮都會脫落。不過大部分女性的眉毛和睫毛，只會變得稍微稀疏一點而已，所以單就外型美觀來說，這通常不會造成太大問題；你可以用眉筆把眉毛畫得濃密些，再戴上假睫毛。然而若沒有心理準備，還是可能會嚇一跳。

治療結束後，通常需要過一陣子，毛髮才會慢慢長回來。還在療程當中時，可能就會長出一點點細毛；而在療程完成後六週之內，應該就能長回部分毛髮，不過確切時間仍需視你原本的毛髮生長速度而定。通常重生的髮質會出現變化（比如原本是直髮，長出來後變成捲髮），但是剪過幾次頭髮以後，捲度會消失，髮況又恢復如初。新長出來的頭髮也可能顏色不同，最常見的是灰白色或黑色，其他部位的毛髮則不一定。偶爾會遇到頭髮無法重生的狀況，或者新長出的頭髮極度細軟，還是需要假髮輔助。

性愛問題

有些女性會遇到性方面的問題，通常與更年期的陰道乾澀有關；你體內原有的避孕隔膜或子宮內避孕器可能會出現問題，這也是乾燥造成的。此外，還有治療對生理及心理產生的影響——當你累得要命，又光著一顆頭的時候，很難覺得自己有多性感。這時候與伴侶好好溝通，說出彼此的感受與需求，嘗試找出讓兩人都自在的折衷方式，是非常重要的（見第18章「感情關係與性」部分，探討乳癌及性愛問題的段落）。

疲勞

疲勞是最普遍的副作用（見第18章「疲勞」部分），約40至80%的癌症患者都有這種情況[12]；若你感到困擾，記得告知你的醫師或護理師。與疲勞有關的五個影響因素分別為：疼痛、情緒困擾、睡眠障礙、貧血、甲狀腺功能低落；這些都是可治療的，所以記得確實進行檢查。其他可能的肇因包括感染、電解質異常、心臟功能障礙等等。但凡中等至嚴重程度的疲勞感，都應該向醫師提出。

較輕微的疲勞則可視為「疲倦症候群」（pooped-out syndrome），你的身體受到手術、放射治療、化學治療的連番攻擊，還在努力恢復當中，而痊癒所需的時間，比我們以為的更長。有位患者說，你花了多少時間進行治療，身體就需要多少時間來痊癒；若做了六個月的化療，就會經歷六個月的疲憊期。

要處理這種疲勞問題，有兩種途徑：藥物和體能運動。幾項研究顯示，有氧運動可減輕疲憊感[13]。但要你逼著自己去運動，可能會很難，畢竟當你感到疲憊不堪的時候，最不想做的大概就是體能鍛鍊了；但強迫自己去試試看，是非常值得的，或許增加腦內啡以後，就能減輕疲勞。此外，運動還能協助預防另一項副作用——體重增加。

化療腦

化學治療有許多後續效應，這是我們才剛開始認識的領域，因為它們有的非常微弱，有的則需要較長時間才會浮現。其中一種效應，是許多患者都遇到的問題：認知功能衰弱，即「化療腦」。患者覺得自己接受癌症治療以後，思緒不像從前那麼敏銳，多工作業變得更加困難，大腦運作效率也降低了[14]。我們將在第18章「化療腦」部分，深入說明這項議題，探討化療及癌症治療引起的長期副作用（我將它稱為「間接傷害」）。

其他副作用

其他常見的副作用包括口腔潰瘍、結膜炎、眼鼻分泌物過多、皮膚和指甲變化、腹瀉、便祕等等。你也可能出現頭痛症狀，這通常是止吐藥引起的。這些副作用從輕微到劇烈皆有，嚴重程度各不相同。

長期副作用

化療的長期副作用包括慢性骨髓細胞減少及第二癌症（特別是血癌）。不過罹患血癌的風險很低，根據美國國家乳癌與大腸癌輔助性治療計畫（National Surgical Adjuvant Breast and Bowel Project, NSABP），此數據約0.5％，因此與治療的效益相比，仍值得一試；不過，你得知道有這種可能性存在[15]。

小紅莓可能會對心臟造成特別強烈的毒性，產生這種效應的風險，與患者終生使用過的小紅莓累積劑量有關；若只進行四至六個週期的療程，很少會出現這樣的狀況[16]。我們才剛開始關注這個部分，因為過去小紅莓主要只用於轉移性癌症治療，而這些患者通常在短短數年內就因癌症過世。現在，小紅莓在治療陰性淋巴結乳癌的應用日益頻繁，且患者可能還有二十、三十年的生命，所以我們才有機會觀察到比以往更多的延遲性副作用。

有一點很重要：不要認定當下相對安全的某種藥物或治療，在長遠來看也會維持同樣的安全性。我們知道小紅莓會對心臟造成傷害，但它亦與某些其他形式的心臟疾病有所關連；使用小紅莓的患者，在多年後出現冠狀動脈疾病的機率會比較高。整體來說，因小紅莓而引發心臟疾病問題的風險，大約是每兩百名接受治療的女性中，會有一人罹病。我過去有位患者，在接受小紅莓治療多年後罹患心臟病，最後做了心臟移植。

我不是鼓吹大家將小紅莓排除在輔助性治療之外，畢竟我那位患者也是因為先活了下來，多年後才得了心臟疾病的。小紅莓是目前治療轉移性乳癌最有效的藥物之一，所以若有需求，當然要不吝於使用；但也不該不分青紅皂白地，用在轉移性疾病風險不算太高的女性身上。現有數項進行中的研究，想探討部分女性從輔助性治療中刪去小紅莓的可能性。

而紫杉醇可能造成累積性劑量依賴神經病變[17]，引起發麻、刺痛的感覺，通常位於手部及腳部，每次用藥都會使症狀惡化；不過，這種病變至少是部分可逆的。紫杉醇還可能造成手足症候群，也就是手掌及足底長出搔癢的紅疹。此外，約5至15%的女性會出現肌肉及關節疼痛症候群，一般在藥物注射後廿四至七十二小時間發作，持續二至四天。疼痛程度輕則只需要非麻醉型止痛藥，重則讓人痛到失去行動能力。我曾負責一位女性的療程諮詢，她就遇到這種情況，不得不使用麻醉劑來止痛，結果麻醉劑又引起噁心及嘔吐。在發現你會有這種反應以後，可提前幾天使用迪皮質醇來預防疼痛。

剋癌易同樣也會造成神經病變，但症狀通常比紫杉醇輕微。此外，它也會造成一種特殊的症候群，即體內體液積聚（水腫）與腫脹；輕微水腫很常見，但偶爾會出現很嚴重的情形，幸好這是可逆的，只是需要很長的時間。在治療轉移性乳癌方面，一種新型的紫杉醇藥物亞伯杉注射劑（即奈米顆粒白蛋白太平洋紫杉醇），已經證實其效果至少等同於紫杉醇，甚至可能更優。通常亞伯杉的副作用比紫杉醇更少，但其中一種副作用卻比紫杉醇更加嚴重，就是神經病變。

雖然我們無法提前預知患者對治療會有什麼反應，但你的醫師或護理師可以告訴你，其他人在接受相同療程時發生過什麼狀況。第18章也將詳細說明，應對各種副作用的方法。

度過化療

雖然做好應對潛在副作用的準備非常重要，但也不要預設立場，認為所有副作用（或其中任何一種）都會發生在你身上；這樣的既定成見會加重，甚至直接引發各種症狀。有時患者會將副作用視為病症惡化的徵兆，進而產生負面情緒。西格爾（Bernie Siegel）醫師致力於透過心理技巧，幫助患者減輕疼痛、協助治癒疾病；他在著作《愛的醫療奇蹟》（*Love, Medicine, and Miracles*）中提到，英國有份研究，讓男性患者服用安慰劑，並告訴他們那是化療藥物[18]，結果30％的人出現掉髮！所以記得保持正向思考、進行體能鍛鍊（非常重要）、維持正常的日常活動，這能有效地減少化療帶來的副作用。

大部分的化療療程都是以門診形式進行，不久後你會非常清楚，自己接受治療時是否會覺得噁心不適；如果會，噁心感是在哪一天出現、有多嚴重等等。多數女性都得以在療程期間維持正常生活，繼續工作，只需做出一些微幅調整；當然會有不舒服，但還能保持生活機能。目前最新的化療應已改善到可忍受的地步，且不影響正常的活動和生活。若你體驗到的感覺不是這樣，一定要詢問醫師或護理師有什麼策略能減輕副作用，你是有很多選擇的。

提供我建議的臉書好友多半表示：維持健康飲食及運動計畫，對度過療程有非常關鍵的影響。運動不僅具有消炎功能，對健康也有益處，而且還能為你帶來優越、自豪心態。就算你沒辦法和以前一樣一口氣跑六英里，也別急著放棄，量力而為就好。或許你可以嘗試飛輪、游泳，或單純去散散步也可以，重點在於動起來！

若有朋友好意對你伸出援手，這就是接受的好時機。例如開車送你去做治療就很棒，這樣你不僅有人陪伴，又不必擔心交通和停車問題；幫忙照顧小孩、煮頓飯、打掃家裡，都讓你在充滿壓力的時期能喘口氣。其實大部分的朋友和家人，都非常希望能幫上忙，所以這或許是讓親友支持發揮效用的最佳時機。不過重點是你得主動告知需求，例如你想要的可能不是一鍋燉菜，而是一起出去吃個晚餐，或者散步時有人陪伴。

不要期望所有不適會在療程結束當下就消失無蹤。你的身體經歷了沉重的壓力，復原是需要時間的。如前所述，通常要經過六個月甚至一年，你才會覺得恢復如常。但那一天會來的，所以千萬不要沮喪。

輔助性賀爾蒙治療

賀爾蒙治療的副作用普遍認為比化療更少，但事情永遠沒有這麼單純。我們可以把化療比喻為衝刺短跑，它是以靜脈注射持續治療數月；而賀爾蒙治療則像馬拉松，藥物服用一般會持續十年左右，這兩者都有顯著的副作用。塔莫西芬是更年期前女性可選用的藥物之一，它能阻斷腫瘤內的雌激素受體，使其無法接收賀爾蒙，有時在其他器官中則扮演類似雌激素的角色。停經後女性體內循環的雌激素較少，因此比較適合使用芳香環轉化酶抑制劑。若論及執行方式，這些常見的賀爾蒙療法是最簡單的乳癌治療，因為你不必特地趕往某個特定場所，也不需要讓人特別為你準備些什麼，你只要吞顆藥就可以了。

輔助性賀爾蒙治療的副作用包括：靜脈炎（血栓）、肺栓塞、視覺問題、憂鬱、噁心感（但很少真正引發嘔吐）、陰道分泌物增加、肌肉痠痛、熱潮紅等等，這些其實都很罕見，只有熱潮紅與肌肉痠痛例外。許多女性出現上述症狀時都會問我，這些是不是藥物造成的現象，當我給了肯定的答案，她們全都鬆了口氣：「謝天謝地！我還以為自己瘋了呢！因為我的醫師說不會有任何副作用的。」

塔莫西芬

熱潮紅無論是對於更年期前女性還是停經後女性，都是最普遍的副作用。服用塔莫西芬的患者中，約50％的人會出現這種症狀。與所有熱潮紅症狀一樣，這裡的副作用也有輕微或強烈之分，雖然症狀會消褪，但期間可能長達一年之久。新藥如速悅㉜或鎮頑癲㉝，可降低熱潮紅發作的次數及強度[19]。

㉜〔藥師註〕商品名，Effexor。學名Venlafaxine，為血清素正腎上腺素回收抑制劑。
㉝〔藥師註〕商品名，Neurontin。學名Gabapentin，為抗痙攣藥物。

服用塔莫西芬的女性中，約30%的人會經歷嚴重的婦科不適，症狀從陰道分泌物增加到嚴重的陰道乾澀等等。

有部分證據顯示，塔莫西芬會增加血栓靜脈炎，這是發作於腿部的靜脈炎，靜脈受到刺激並形成血塊[20]。這種情況很少見，發生率約為1%，但卻非常危險，因為血塊可能會移動到肺部，造成肺栓塞，甚至可能致命。如果你的腿開始腫脹、疼痛，一定要立即告知醫師。

塔莫西芬最嚴重的副作用是子宮內膜癌。在美國國家乳癌與大腸癌輔助性治療計畫預防研究中，研究者發現，發病風險在五年後增加至兩倍之多（雖然絕對風險仍然非常低）[21]，且幾乎全部出現在超過五十歲的女性身上。這個發現令人安心許多，因為停經後女性現在已有更安全的治療方案（即芳香環轉化酶抑制劑，見下文），而更年期前女性則可以安心服用，不必擔心因此罹患子宮內膜癌。

更年期前女性出現良性婦科症狀的風險增加，如子宮內膜息肉、子宮肌瘤、子宮內膜異位、卵巢囊腫等[22]。若你處於更年期前，並正服用塔莫西芬，那麼若最近有出現新的婦科症狀，可能是與塔莫西芬有關。

與化療相同，與異性之間有性行為的患者，在服藥期間應使用某種類型的機械性避孕法。塔莫西芬會傷害胎兒，所以服用期間一定要避孕。

有些女性血液內的肝酵素會升高，這在停止服用塔莫西芬後即會恢復正常。許多服用塔莫西芬的患者也會遇到眼部症狀，例如視線模糊，還有較為罕見的白內障。

無論如何，塔莫西芬能帶來好幾種效益：它可以增加體內的高密度脂蛋白、減少低密度脂蛋白，降低罹患心臟疾病的風險[23]；對於停經後女性，塔莫西芬也通常能改善（或至少穩定）骨骼疏鬆狀況，效用很類似鈣穩㉞這種藥品[24]。

塔莫西芬最重要的地方在於不但能治療癌症，還能將另一側乳房的罹癌風險降低50％，意即發病風險會從15至20％，降到7.5至10％。所以在考量所有優缺點以後，塔莫西芬是很值得選用的藥物，除非你過去曾有血栓病史。

根據目前的資料，患者最好持續服用塔莫西芬至少五年以上。出乎我們意料之外的是，塔莫西芬降低復發風險及第二癌症發病風險之效益，即使在停止服藥以後，依然能夠持續發揮效用。由此判斷，塔莫西芬可能是直接消滅癌細胞，或者迫使它們進入長期休眠狀態。

停藥後需經過六週，塔莫西芬才會完全從體內代謝出去。因此若你某天忘記吃藥，並不會有什麼災難性的後果。記得隔天繼續服藥就可以了。

塔莫西芬是最普遍使用的藥物，但治療轉移性疾病之弗瑞斯錠㉟也已經過食品藥物管理局（Food and Drug Administration, FDA）核准上市，有時也會作為塔莫西芬之替代品，尤其是不具耐受性的患者。鈣穩是另一種偶爾會使用的藥物，它是一種選擇性雌激素受體調節劑（Selective Estrogen-Receptor Modulator, SERM），用於骨密度較低之停經後女性，可治療乳癌，不過主要還是用在乳癌發病風險較高的女性身上。有份研究中讓十四位罹患轉移性乳癌的女性患者服用鈣穩，結果完全沒有任何效用[25]；第二份相關研究則在轉移性患者中，發現18％的反應率[26]。因此，目前它絕對無法代替塔莫西芬在乳癌輔助性治療的地位。

法洛德注射劑㊱是一種新型的類固醇類雌激素受體拮抗劑，與塔莫西芬和鈣穩不同，它不具

㉞〔藥師註〕商品名，Evista。學名Raloxifene，為選擇性雌激素受體調節劑。
㉟〔藥師註〕商品名，Fareston。學名Toremifene，為抗腫瘤藥物。
㊱〔藥師註〕商品名，Faslodex。學名Fulvestrant，為賀爾蒙製劑。

雌激素效應，在治療轉移性乳癌患者時，效果可媲美安美達錠[37]，且引起的關節症狀更少。法洛德是採取每月一次肌肉注射的方式給藥，而非口服。未來它能否在輔助性治療中佔據一席之地，目前還是未知數。

芳香環轉化酶抑制劑

現在，在治療停經後女性時，我們使用芳香環轉化酶抑制劑（Aromatase Inhibitors, AIs）來取代塔莫西芬（見第11章「芳香環轉化酶抑制劑」部分）；它和塔莫西芬一樣，都是採取口服藥錠的形式。目前最普遍使用的三種藥分別為安美達錠、復乳納膜衣錠[38]、諾曼癌素[39]。停經後的卵巢和腎上腺會製造出雌激素前驅物，在特定器官中由芳香環酶轉化為雌激素。這些藥物會阻斷其轉化，減少大部分器官中的雌激素。它們抑制雌激素生成，且本身又不具雌激素的活性與效應，不意外地有部分副作用與塔莫西芬類似，但其他副作用則不盡相同。

芳香環轉化酶抑制劑的主要副作用應屬關節疼痛，對某些女性來說，這樣的症狀會到影響行動能力的程度。此外，缺乏雌激素將導致骨質流失，進而造成骨折；還有膽固醇升高，增加心臟疾病發病率。相對地，塔莫西芬可降低膽固醇，因此比較適合體脂高的患者。整體而言，芳香環

㊲〔藥師註〕商品名，Arimidex。學名Anastrozole，為抗腫瘤藥物。
㊳〔藥師註〕商品名，Femara。學名Letrozole，為抗腫瘤藥物。
㊴〔藥師註〕商品名，Aromasin。學名Exemestane，為抗腫瘤藥物。

轉化酶抑制劑與塔莫西芬相比，較少引發中風、血栓、熱潮紅及陰道出血。

本書上一版出版的時候，我們才剛開始將這些藥物付諸實用，現在已有數項研究投入探討其最佳使用方法。芳香環轉化酶抑制劑可採取不同的治療計畫安排：直接服用五年；在塔莫西芬療程進行兩、三年後服用；或者做為五年塔莫西芬療程之後的延伸治療。要決定最適合的治療方法，需視患者年齡、進入更年期多長時間、復發風險、骨骼健康程度、血栓病史、更年期相關症狀、性生活等來判斷。若不確定自己是否進入更年期、過去一年內有月經來潮，或是因化療誘發更年期者，最好先服用塔莫西芬，同時監控血液中的賀爾蒙濃度。如果兩年以上沒有月經，且出現典型更年期賀爾蒙特徵，那麼就可以改為服用芳香環轉化酶抑制劑類型藥物。

有份研究顯示，先服用塔莫西芬的更年期前女性，當後續邁入更年期時，再額外服用五年的芳香環轉化酶抑制劑藥物，對她們是有所助益的；就算進入更年期後並未立即開始，而是六年後才服用，也依然有幫助。而且這裡所談到的助益，對於結束五年塔莫西芬療程最多長達六年的女性，也有類似效果[27]。那麼為何不一開始就服用芳香環轉化酶抑制劑藥物？這是因為對於體內仍在製造賀爾蒙的更年期前女性而言，這種藥是無效的，畢竟她們的卵巢即可生成雌激素，不需要透過芳香環酶將睪固酮轉化為雌激素。

若詢問女性患者或腫瘤科護理師，芳香環轉化酶抑制劑藥物最主要的副作用為何，得到的答案會聚焦在骨骼疼痛與骨骼肌肉僵硬，不過這些症狀應不具持續性。根據上述 ATAC 試驗〔安美達錠與塔莫西芬單用或聯用試驗（Arimidex, Tamoxifen, Alone or in Combination, ATAC trial）〕的進一步後續追蹤結果，通常在持續治療的六個月內，約三分之一女性的關節症狀獲得改善[28]。

雖然這三種芳香環轉化酶抑制劑藥物都會造成副作用，但研究顯示，三種交替服用往往能減輕相關症狀[29]。通常症狀會在約三個月後消失，但要度過這段期間，需要付出耐心與忍功。另外，雖然似乎與我們的既有認知相反，但證據顯示體能運動其實可以改善關節僵硬；還有一位護理師友人告訴我，生物類黃酮能改善部分女性的骨骼疼痛及熱潮紅症狀；非類固醇消炎止痛藥對部分女性有效；此外泡熱水澡、針灸、按摩也都有所幫助。由於許多患者中斷了原有的賀爾蒙補充療法，所以有時很難判斷哪些副作用是因中斷引起、哪些是新藥造成的。另有部分女性在性交時出現陰道乾澀及疼痛，同樣也是由於缺乏雌激素引起的副作用，可使用陰道潤滑劑或保濕劑來解決（見第18章「性慾及陰道乾澀」部分）。

諾雷德

諾雷德是一種性腺激素釋放素（Gonadotropin-Releasing Hormone，GNRH）促進劑，可抑制腦下垂體生成會刺激卵巢的賀爾蒙，其效果將使患者進入可逆的更年期。諾雷德是透過每月一次的腹部皮下注射來給藥。你應該不意外，它會引發許多正常更年期的副作用：首先是經期停止，但這不是避孕藥，因此若患者有異性間的性行為，仍應採取其他避孕手段；另外熱潮紅、性慾減低、關節疼痛、體重增加等均屬常見副作用。通常療程結束後月經就會恢復正常，但部分原先就接近更年期的患者，則無法恢復。在隨機控制試驗中，將諾雷德與塔莫西芬及某種芳香環轉化酶抑制劑藥物搭配使用；加入後者時，效果有小幅度的改善。這聽來雖是好消息，但一定要記得，這種微幅改善是伴隨有副作用的；接受卵巢抑制及諾曼癌素治療的女性中，88.7％的人出現肌肉骨骼相關症狀[30]。因此，我們顯然需要仔細分辨哪些患者確實能從中受益，哪些則否。

賀爾蒙治療的副作用

骨質流失及雙磷酸鹽

罹患乳癌的女性，因體內有大量雌激素，故骨密度往往也比較高。問題是，化療（讓患者進入早發性更年期）及部分現行的賀爾蒙治療，會加快因年齡導致的正常骨質流失速度。其他某些療法則對預防骨質流失有所助益，最普遍的如塔莫西芬以及弗瑞斯錠（後者效果較弱），其效果約等同於鈣穩，可為骨質密度帶來2至3%的改善幅度，並預防脊椎骨折。

對於使用芳香環轉化酶抑制劑的患者，情況則更複雜。罹患乳癌的女性至少應遵循美國國家骨質疏鬆症基金會（National Osteoporosis Foundation）提出的一般性建議：六十五歲時應進行初次骨密度檢測，或最晚在治療結束時進行。治療引起的骨密度降低是否會一直持續，目前仍沒有明確解答。兩年前一份針對芳香環轉化酶抑制劑諾曼癌素糖衣錠的研究顯示，在停藥以後，腰椎的骨密度有所改善，髖骨部位維持不變，代表這些藥物的作用並非永久性[31]。整體來看，治療組呈現的治療後骨密度高於安慰劑組，這提醒我們所有女性本來就有某種程度的骨質流失。骨骼變化並不會迅速呈現，試驗的精準度也不足，因此目前只建議患者接受兩次骨密度測試的間隔，至少相隔兩年以上。

為了預防骨質流失及伴隨的骨折，臨床上逐漸習慣讓服用芳香環轉化酶抑制劑的女性，使用可維繫骨質健康的藥物，這類型藥物通常以卓骨祂㊵為主。有趣的是，除了維持骨密度以外[32]，一份近期研究還發現連存活率也有所改善；不過，近期另一份整合分析研究，則未顯示骨折有任何減少跡象[33]。

多數時候癌症患者會以靜脈注射使用雙磷酸鹽，這樣一來可避免口服藥（例如福善美㊶）常引起的腸胃不適，但可能會出現類似流感的症狀，如骨骼疼痛、暫時性關節及肌肉疼痛、噁心、發燒等等。這些症狀通常在第一次或第二次注射時發生，持續約四十八小時，使用阿斯匹靈或非類固醇消炎止痛藥可有效緩解症狀。有時也會因服用藥物出現低鈣的現象，因此我們鼓勵患者補充維生素D及鈣質，並監測她們的血鈣量。此外，這些藥物還可能引起腎毒性，尤其是本身就有腎功能減退的女性。另一種副作用是顎骨壞死（組織死亡），這可能演變為非常嚴重的問題，包括某部位暴露出不癒合的骨頭，後續得進行牙科手術。因此，任何考慮使用這些藥物的患者，都應先進行牙科檢查。

早發性更年期

賀爾蒙治療最普遍的長期副作用為早發性更年期，及其導致的不孕問題。見第12章及第18章的相關描述。

㊵〔藥師註〕商品名，Zometa。學名Zoledronic acid。

㊶〔藥師註〕商品名，Fosamax。學名Alendronate。

標靶治療

HER-2/neu 標靶治療

賀癌平被廣泛地用來治療 HER-2/neu 過度表現癌症的女性。它單獨使用時非常安全，但我們發現，若患者同時（或過去曾經）服用小紅莓，則會增加心臟衰竭風險。通常我們會監測這種潛在可能性，尤其是對於將賀癌平用於輔助性治療而非轉移性疾病治療的女性。監測通常使用多頻道心室功能攝影（Multigated Acquisition, MUGA）掃描或者心臟超音波檢測，以評估心臟在治療前的收縮、舒張力度。在賀癌平療程期間，每三個月就要檢測一次；一年以後改為每六個月檢測一次，至少持續兩年。若你的心臟輸送血液能力減弱，就得暫時停用賀癌平至少四週，看情況是否有所改善；如果八週內未獲改善，就只能永久停藥了。

賀癌平係以每週一次或每三週一次的頻率，以注射方式給藥。副作用最常見於初次治療，約40％的女性會出現發燒及（或）發冷，只要簡單地使用乙醯胺酚或阿斯匹靈來處理即可。其他較罕見的潛在副作用包括噁心、嘔吐、腹瀉、頭痛、呼吸困難及紅疹。賀癌平通常在化療期間施打（至少在最初的週期），因此也會同時出現常見的化療副作用。

另一種可作用於 HER-2/neu 陽性癌症的藥物為泰嘉錠，這是一種酪胺酸激酶抑制劑，經證實可幫助對賀癌平有抗藥性的女性。它常用於治療轉移性疾病，但目前尚未被當作輔助性治療來應用。

最後，我們的醫療方案出現另一種新藥——賀疾妥，用以治療 HER-2/neu 陽性癌症。賀疾妥也可以阻斷 HER-2，只是阻斷部位與賀癌平不同，不過同樣會影響心臟。

週期蛋白依賴性激酶抑制劑

在這個版本即將成書的時候，恰有一種激動人心的新藥問世，用來治療具有雌激素陽性腫瘤轉移性癌的女性。該類型藥物係抑制與細胞分裂及塔莫西芬抗藥性有關的週期蛋白，且可對抗賀爾蒙陽性、HER-2陰性腫瘤。在我撰寫這段內容當下，最先出現週期蛋白依賴性激酶（Cyclin-Dependent Kinase, CDK）的抑制劑之一——愛乳適㊷，經證實與復乳納結合使用，對於雌激素陽性、HER-2陰性的轉移性乳癌患者治療效果，比單單只使用復乳納更佳[34]。

免疫治療

現在有許多針對免疫治療的測試，希望能達到預防復發的成效，因此很可能有相關臨床試驗，供罹患轉移性疾病的女性參與。我們最初以為，這些藥物具有免疫抑制性，後來發現它們其實是解除了腫瘤對免疫系統的控制與阻礙，進而增強自然免疫反應。整體來看，這些藥物的特性與我們熟悉的截然不同。舉例而言，PD-1/PD-L1抑制劑可能會引起短暫的強烈反應，或疾病的暫時性惡化，例如，先讓乳癌腫瘤浸潤淋巴細胞（Tumor Infiltrating Lymphocytes, TILs）惡化，之後腫瘤才穩定下來或逐漸消退[35]。患者可能會對治療產生不止一次的反應，因此若有需要可重複治療。大部分的副

㊷〔藥師註〕商品名，Ibrance。學名Palbociclib，為抗腫瘤藥物。

作用都和免疫系統相關，且類似自體免疫疾病，如甲狀腺炎、自體免疫性肝炎、結腸炎、肺炎。患者對治療產生的反應，有時需要一段時間才會變得明顯。目前這些藥物只能在臨床試驗中取得，但若你罹患轉移性疾病，可以多加注意、更深入瞭解。另外，它在三陰性乳癌的應用方面格外受到關注。

疫苗也被用於預防復發。賓州一位外科醫師查尼耶斯基（Bruce Czerniecki）以 HER-2 做為基礎，致力於研究乳管原位癌的疫苗，並取得了非常發人深省的初步結果[36]。安德森癌症中心的米特朵夫（Elizabeth Mittendorf）則在研究針對 HER-2 陽性腫瘤女性的 HER-2 疫苗，試圖預防復發[37]。它很快就會進入臨床試驗，你可以詢問你的醫師。當這種方法用於治療，前景非常看好，甚至有機會在未來十年內搖身一變，進展成為「預防」方法，而不僅只是治療。

乳癌病友照護計畫

局部治療與全身性治療都結束以後，你應該會拿到一份簡明扼要的總結報告，列明各種技術性細節內容（診斷、癌症分期、使用藥物與劑量、放射治療與劑量、賀爾蒙治療、後續追蹤建議如乳房 X 光攝影等等，以及檢測）。上面應記載負責追蹤你病情的人員，還有追蹤進行的地點及時間。你得和醫師、專科護理師或護理師一起仔細審閱這份報告，確保你完全理解自己經歷過哪些治療內容。此外，記得請對方寄送一份複本給你的基層醫療醫師，在那裡留存紀錄，以便醫師配合為你提供照護，確知你未來五至十年間需要進行哪些篩檢；當然，希望到時你早已忘記這些疾病的枝微末節了。

第16章

全身性治療：改變生活型態及輔助治療

患者常常問我，該怎麼做才能強化治療效果、降低復發的可能性。她們在談到這些問題時，心中想的往往是輔助療法，比如針灸、冥想、某種特定飲食或草藥。就整體復原來說，它們確實佔有一席之地，但還有其他輔助工具同等重要，且經過廣泛研究，那就是改變生活型態。

先前章節談到的治療方法，大部分都以消滅乳癌細胞為目標，但其實還有其他工具能夠對抗這種疾病，例如改變身體的大環境——我們可以改變身體的環境，或癌細胞存在的社區環境。我們已開始瞭解毒性較高的環境呈現出的樣貌，以及改變它的方式；這些相關知識也逐漸成為科學性的依據，支持過去某些不受重視的改變生活型態和輔助療法。

大部分的生活型態改變和輔助療法，副作用都很少，甚至沒有副作用；此外，往往還能改善生活品質，預防其他疾病發生。我很鼓勵每位乳癌患者考慮這些技巧，並想辦法嘗試將它們融入新生活。通常，改變生活型態和輔助療法可與原本的藥物治療共同進行，並在未來維持下去。輔助（complementary）治療常與另類/替代（alternative）療法混為一談，其實這兩者是截然不同的。癌症輔助及另類療法辦公室（Office of Cancer Complementary and Alternative Medicine, OCCAM）將輔助治療定義為：「任何非標準醫療系統、實施方法或產品，但與標準醫療共同使用者。」替代醫療則是：「用以替代標準治療之醫療系統、實施方法或產品。」

我認為面對乳癌時，應考慮的是改變生活型態和輔助治療（而非替代療法）。雖然西方醫療有其侷限性，但要成功治癒癌症或大幅減輕病情，它仍扮演了極重要的角色。同時，隨著我們發現改變生活形態能夠進一步改善治療效果，也逐漸獲得越來越多支持。

改變生活型態

關於改變生活型態會對乳癌復發造成什麼影響，可說是眾說紛紜。過去大部分的研究都聚焦在賀爾蒙，因為脂肪含有芳香環酶，且會製造雌激素，可供應大量腫瘤所需[1]。從這個概念來說，減重可能真的有助於減少過量雌激素，但是肥胖與缺乏體能活動也會傷害非賀爾蒙癌症（如三陰性乳癌），代表其中應該還有其他影響機制。

為了尋找另一種解釋，多倫多的古德溫（Pamela Goodwin）投入研究胰島素抗性和乳癌之間的關係。我們使用「胰島素抗性症候群」一詞，指人體為了克服肌肉及脂肪對胰島素敏感度降低，因而製造出更高濃度的胰島素。這種症候群與肥胖、高血壓及二型糖尿病有關；在這個普遍過重的社會，這種現象約佔總人口數的20至30％，在肥胖人口中則高達60％。對於關心乳癌議題者來說，古德溫的研究非常發人深省——因體內具有高濃度胰島素的非糖尿病患者（亦即反映了胰島素抗性症候群的人），其乳癌復發風險是低濃度胰島素者的兩倍，致死風險更高達三倍[2]。這可能是肥胖與乳癌之間的其中一項關連因子。古德溫目前致力於探討藉由降胰島素藥物改善這種狀況的可能性，如顧糖維膜衣錠①；當然，也可以透過減重獲得改善。

第三個引起矚目的影響機制是慢性炎症，它逐漸被視作許多癌症發展過程中的一個組成要素。請注意，這裡說的是「炎症」，而非「感染」。感染係由外來病原體引發，炎症則是身體面對有害刺激產生的反應，反映出免疫系統時時刻刻都處於高度警覺，也可被視作破壞性周遭環境的另一項影響因子，助長突變癌細胞的活動。透過實驗室培養皿所做的研究，已證實慢性炎症會促進乳癌細胞生長。此外我們發現，診斷當下炎症的血液標記，與乳癌患者存活率降低有關[3]；我們正在研究是否能在患者罹癌以前，就從乳管分泌液中檢測出慢性炎症的跡象。

究竟這些資訊對一名乳癌患者有什麼意義？你能利用這些資訊做什麼？首先，有許多觀察數據顯示，肥胖、體能活動不足、還有西式飲食，都可能使乳癌的預後惡化[4]。

體重

對大部分女性來說，體重是有點令人難堪的話題——尤其對我這種大半輩子都掙扎著想維持體重的人來說，它真的格外敏感。不過我還是得告訴你，越來越多數據顯示，體重過重會增加停經後賀爾蒙陽性乳癌，及更年期前三陰性乳癌的發病風險。此外，整體來說，確診乳癌時處於肥胖的女性，與其他罹患類似癌症且接受類似治療的女性相比，前者的致死率比後者高出三分之一，

①〔藥師註〕商品名，Glucophage。學名Metformin，為降血糖藥物。

尤其是停經前女性[5]。這不是指她們的致死率就是30%，而是若某組患者的致死率為15%，則肥胖者的致死率就會比別人高5%，亦即20%。

一項隨機化控制試驗，研究接受化療的陽性淋巴結癌症患者，就顯示了這個結果：肥胖女性的存活率比整體存活率低5%。這對更年期前和停經後的女性都適用[6]。雖然似乎有點不可思議，但其實這種差異與許多化學治療試驗（比較不同藥物，或藥物與安慰劑之間的差異）很類似，而且減重的副作用遠較化療輕微。至於這是否與賀爾蒙濃度（脂肪可在更年期後製造雌激素）、胰島素抗性或是慢性炎症有關，目前還無法確知。

你對此大概會不置可否地說：「天哪，還真謝了！」因為你已經罹患了乳癌，除非能發明時光倒流的機器，否則你也不可能回到過去，趕在確診前先減掉體重。

所以問題來了，罹癌後的體重增加或減輕，到底還有沒有影響？有份研究顯示，在早期乳癌治療期間，體重增加約七十磅的患者，其乳癌復發率，致死率、及所有會導致早期死亡的肇因，都高於體重未增加者[7]。另外幾份規模較小的研究也發現，體能活動增量與輕微的熱量控制，可協助患者避免在乳癌治療期間及之後出現體重增加。

你可能還是會毫無興致地低聲嘀咕：「喔，好極了。」因為和許多女性一樣，你在治療期間已經增重了！但沒關係，別讓這種情況繼續就好。目前進行中的減重研究，包括LISA、ENERGY、SUCCESS-C、DIANA-5、CHOICE，其研究結果都有助於判斷減重是否真的有助於預防復發、提升存活率。於此同時，還是值得為這個可能性努力看看。

至於要使用什麼方法減重，其實都無所謂；你可以嘗試商業減重療程，或者單純減少攝取高熱量食物，並增加運動量。不過一開始最好循序漸進，找個共同努力的夥伴，你的目標應該是恢復正常、健康的體重水準。

體能活動

體能活動除了有助於減重，也證實可降低乳癌發病風險、減少治療的副作用、降低復發率。數項研究顯示，在乳癌確診前後持續進行較強的體能活動，與乳癌致死率降低是有關連的[9]；還有一份研究發現，每週以一般速度步行三至五小時，可使患者的復發率降低6%，更進一步支持了這種方式。又一研究中[10]，每週額外加入一小時五「代謝當量」（Metabolic Equivalents, MET），可使乳癌致死率降低15%（以每小時六點四公里的速度步行一小時，可得到五代謝當量）。大部分對於體能活動的干預試驗，持續時間相對來說都比較短；試驗研究的終點會以生活品質、體力增強、減掉更多體重等變化為基準，而非視存活率是否提升。不過相關試驗仍然反映出，體能活動在乳癌治療期間及治療後，都是確實有益的，且與改善生活品質有關，包括減輕疲勞感[11]。

目前，該領域的研究專注於釐清為何運動鍛鍊具有如此正面的效益。根據越來越多有趣的數據顯示，即使是未達到減重效果，運動仍有減輕炎症及胰島素抗性的能力。這是另一個極有可能在未來數年，發展出新知識與資訊的領域[12]。

有很多種活動可以增進體能，其中不少活動甚至很好玩。你可以從找朋友成立一個「散步小組」開始，或選擇跳舞、游泳、溜冰。如果有某種運動是你一直想要嘗試看看的，這就是一個非常好的時機。關鍵是找到你能夠持續進行且樂在其中的活動（或至少還算能忍受），才能朝向更長壽、健康、幸福的生活邁進。

你甚至可以結合體能鍛鍊與行動訴求，參與步行及其他為了宣導乳癌防治意識的活動。你可以加入龍舟隊伍接受訓練，與其他病友一起划船，這些在加拿大是非常熱門的活動，在美國也逐漸開始風行。在波士頓有場年度游泳活動，是專為對抗乳癌舉辦。此外最重要的是，已證實體能活動可以減輕更年期相關症狀，提升大腦功能[13]。

飲食

改變飲食習慣帶來的效應是比較難證實的，但確實有部分證據顯示它有所助益。兩項近期提出結果報告的隨機化臨床試驗，都在探討乳癌確診後特定飲食之效應。女性營養飲食介入研究（Women's Intervention Nutrition Study, WINS）[14]及女性健康飲食及生活研究（Women's Healthy Eating and Living, WHEL）[15]，觀察不同人口族群，調查其不同的飲食模式，且兩者都關注了減脂可能扮演的角色。二〇一四年底，WINS在聖安東尼奧更新了研究結果，顯示賀爾蒙受體陰性乳癌患者，在遵循減少脂肪攝取的飲食計畫以後，乳癌致死的下降比率高達54％，這也昭示了生活型態變化對於三陰性乳癌患者的意義。在經過平均五年的後續追蹤，研究者觀察到的結果為脂肪熱量下降9.2％、體重減輕六磅。改變飲食習慣的組別，其復發率比控制組低24％（分別為9.8％與12.4％）。很難判斷究竟是減重（如前文所述）還是飲食造成的影響，但無論如何，這都是個好消息。WHEL研究則專注於飲食中的蔬菜與水果（每天五至八份），以及減少脂肪攝取。每天食用八份蔬果的組別，雌激素濃度較低，這應是增加的纖維素所致。這份研究顯示高蔬果飲食搭配規律運動帶來的正面效益，但也證實八份蔬果的效果並沒有優於五份蔬果[16]。

目前，我們對地中海飲食得到最多相關數據，這種飲食法鼓勵攝取大量植物、中量的乳酪及優格、每週攝取少量至中量的魚類與家禽類、限制糖和紅肉的攝取量，以及少量至中量的葡萄酒。它不僅能幫助你減重或維持體重，更證實可以降低許多疾病的致死率，乳癌只不過是其中一種而已。

無論你是否接受地中海飲食法，請尋找嚴謹、正式的飲食規劃，而非現在市面上那些貌似很潮的飲食方式。高脂肪或高糖分飲食，是最典型的反派壞傢伙，不管嚐起來有多美味，絕不可能是「對你最有益」的選擇。你不需要捨棄所有愛吃的食物，但確實要在新的飲食計畫中，限縮它們的攝取量[17]。

若決定在康復過程加入營養療法，你應與營養師和醫師密切合作，共同擬定專屬你的飲食規劃，確保它能配合你接受的其他治療。且在藥物治療期間，也可能需要避免攝取或增加攝取某些特定食物。

整體而言，我認為這是最容易做出決策的一種乳癌治療。唯有這兩種方式，能讓你靠自己的力量，帶來不容忽視的影響。所以有意改善生活品質、減少因年齡老化帶來慢性疾病的人，自然也適用於同樣的建議。

最近，我越來越常在公開論壇演說，談論增加體能活動的重要性。有位年長的女性（她成功對抗乳癌已經四十年了）站起身來向大家證實：自從確診乳癌以後，她決定不再癱在沙發上，並且開始步行，至今都沒有中斷過！

輔助治療

整合腫瘤指南工作小組（Integrative Oncology Guidelines Working Group）在二〇一四年出版的《以整合治療做為乳癌患者之支持性照護手段之臨床實施指南》（暫譯，*Clinical Practice Guidelines on the Use of Integrative Therapies as Supportive Care in Patients Treated for Breast Cancer*）[18]中提到：冥想、瑜珈、意象放鬆都可加入焦慮症或情緒疾患的治療計畫；壓力管理、瑜珈、按摩、音樂療法、能量保留、冥想則適用於減輕壓力、焦慮、憂鬱、疲勞、改善生活品質等等。雖然其他的介入手段是否具有效益，其研究證據通常很薄弱（甚至缺乏證據），但只有其中一種，是真正可能帶來傷害的，就是服用預防紫杉醇引發周邊神經病變的乙醯左旋肉鹼（acetyl L carnitine）。這一系列指南在整合醫療領域可說是重要的里程碑，鼓勵未來更多相關研究的開展。

安慰劑效應

許多看似有效的方式，其實都是安慰劑效應的功勞，那是你的大腦告訴身體，它正接受某種有治癒效果的物質，然後你的身體信以為真，並做出真的受到治療的反應。如卡森斯（Norman Cousins）多年前在《笑退病魔》（*Anatomy of an Illness*）一書中所言，這種效應在歷史上屢見不鮮，像是醫師曾經透過某種「療法」取得成功，可能是放血，或是「獨角獸角」磨成的粉；他稱安慰劑為「住在我們體內的醫師」，有能力將「求生意志轉化為現實」[19]。

這個概念在癌症治療方面的應用，最近受到了檢視，契維佐夫（Gisele Chvetzoff）和塔諾克（Ian Tannock）仔細查閱了所有含有安慰劑組的腫瘤相關研究[20]，發現安慰劑有時能協助控制症狀，比如疼痛及食慾，但很少使腫瘤出現正面反應。

儘管下述大部分治療，不是缺乏相關研究，就是證實對乳癌患者的存活率毫無影響，但其中有許多確實能夠改善生活品質的實例。舉例來說，一九八九年史丹佛大學的史畢格（David Spiegel），為八十六位剛診斷出轉移性乳癌的女性成立支持小組，小組成員於一年內，每週參與一次九十分鐘的聚會課程，專注於強化社會性支持，鼓勵患者勇於表達與疾病相關的情緒[21]。結果令我們大吃一驚，研究顯示小組的存活率提升了；不過這是個很小型的試驗，亦即其結果也可能純粹是機率造成的。在那之後，又有一項大型的多中心隨機化研究完成，結果並未對存活率呈現任何效益，倒是許多女性的痛苦、抑鬱情緒確實得到緩解[22]。這份研究顯示，即使是研究中的安慰劑組，仍然有些患者的症狀得到控制，例如藥物治療引起的疼痛及食慾問題，但腫瘤本身並未受影響。

這個結果對於信奉「身心療法」的人來說，或許頗為失望，然而即使不把延長生命當作目標，安慰劑對於改善生活品質的能力，仍是不容置疑的。俄亥俄州立大學的學者投入一項前景光明的研究，探討減壓訓練是否會影響罹患乳癌後的存活率。研究者將兩百廿七位乳癌病友隨機分配至減壓計畫療程組（每個月三小時課程，共持續十二個月），以及一般照護組。經過十一年的後續追蹤，他們發現接受減壓訓練的組別，其乳癌相關死亡人數比一般照護組低59％[23]。這是一項小型研究，但結果仍令人興奮又好奇，無論它的結果能否在大型的隨機化試驗成功複製，學習相關技巧、練習改變生活型態，以減輕自己的壓力，都是百利而無一害的。

禱告

數百年來，所有宗教信仰的信眾，都深信禱告的力量，而且對其中一部分的人而言，它似乎是真的有效。波士頓地區的治療師迪許（Estelle Disch）在工作上見過許多癌症患者，她說：「若你為了健康而禱告，那某種程度上等於你心裡有一個健康的自己，我認為這是具有影響力的。」當你深信某種力量能讓你好起來，無論力量來源是上帝、外科醫師還是你的意志力，這種信念就有助於康復。我時常為我的患者禱告，希望盡量運用所有可能的力量，幫助她們達到最好的結果。

與史畢格的小組試驗狀況類似，這方面的小型研究[24]顯示禱告對各種不同疾患的患者，皆可帶來效益；但當展開較大型的研究，觀察六間醫院中接受冠狀動脈繞道手術的患者後發現，代禱對於患者能否達到無併發症的康復，是完全沒有影響的[25]。這是否代表相信禱告力量的人，都應該就此棄之不用？當然不是。在罹患乳癌這樣的危機時刻，只要是熟悉的、可能有幫助的方法，我們全都不會放過。若禱告（或請他人替你禱告）能為你帶來安慰與支持，千萬不要因為研究結果而放棄；相對地，如果你覺得這種方法本來就對你沒什麼效用，那麼既然研究結果如此，你就更不必勉強嘗試了。

冥想、想像療法與正念療法

在乳癌病友面對並處理壓力、疼痛及焦慮的時候，冥想、想像療法與正念療法是非常有效的工具，但同樣也沒有證據顯示它們對存活率有任何幫助。冥想幾乎在歷史上所有宗教都扮演重要角色，冥想有許多種形式，最常與治療、恢復結合運用的，是非常單純、基礎的類型：找一個舒服的坐姿，閉上眼睛，全神專注於吸氣、吐氣，吟誦某段禱文、頌歌、一個單詞或一個字。東方的梵咒「嗡」是一種選擇，但也可以使用其他語言，比如「和平」或「健康」，或禱詞中某段短短的詞語。

班森（Herbert Benson）醫師廣泛地研究過各種非醫學治癒手段，他將這種形式的冥想描述為：「一種放鬆反應」，這也是他做為波士頓身心醫學研究院（Mind/Body Medical Institute）負責人之研究工作的基礎。他和同僚為罹患不同疾病的患者，設置了幾個不同的組別，再透過這種方法，創造出可減輕壓力的生理反應。

大部分加入冥想的療程計畫，都會結合想像療法或意象療法。這同樣也是一種古老的技巧，以如下信念為基礎：如果能夠依據自己的期望，建立出強大的「心像」，同時說服自己有能力、也一定可以達成這個期望，那就沒有什麼是你辦不到的。

將想像療法應用在疾病治療的先驅是卡爾・西蒙頓（Carl Simonton）與史蒂芬妮・西蒙頓（Stephanie Simonton）（分別為腫瘤科醫師及心理學家）。他們在著作《重獲健康》（暫譯，*Getting Well Again*）中，詳細描述了自己遇到的「特例」癌症患者，也就是在預後不利的情況下，仍然康復的患者，並宣稱他們的想像療法技巧大幅延長了患者壽命[26]。不過，沒有任何對照研究結果支持這項聲明。研究顯示，結合運用想像療法及冥想，可幫助減輕疼痛及癌症治療帶來的不適副作用，因此還是值得一試[27]。

肯定療法（affirmation）與想像療法類似，也常與它搭配使用。肯定療法是一種肯定自我價值與目標的「宣言」，可以的話最好大聲朗誦出來（不方便的話，可以在心裡唸一遍）。我有位患者準備了一份她最喜歡的宣言清單，包括「我要重振身體復原的能力」、「我現在要讓來自天上的光用愛來治癒我」；其他患者則偏好將宣言以「選擇」來表達，比如「我選擇健康」。採取肯定療法時，一定要使用正面詞彙，例如不能說「我不會一直病下去」，而要說「我一天天變得更健康」。你可以頻繁地、規律地重複肯定宣言，例如在洗澡的時候唸、走去開車的時候唸、採購生活用品時也可以唸。我在波士頓的外科手術同事特羅揚（Susan Troyan），就會要求患者帶著正向宣言到醫院，這些宣言將在手術過程中誦讀出來；她說無論這是否真的有助於治癒，至少能為患者帶來她們迫切需要的自我掌控感。

我在波士頓的朋友南格（Ellen Langer）則在她的經典著作《用心法則：改變你一生的關鍵》（*Mindfulness*）中，推崇正念療法的效果；這本書剛推出了出版廿五週年紀念版本。幾份近期研究發現，對於至少持續十二個月的治療療程帶來的副作用，正念療法確實有減輕壓力的效果[28]。

另一份研究則將「感到痛苦、苦惱」的一至三期乳癌病友，隨機分派至「以正念療法為基礎之癌症康復計畫」或者「支持表達治療（亦即將困擾說出來）」兩組之中。不出所料，那些恰好分派到自己比較偏好的組別的女性，表現優於分派到較不認同療法的女性；且多數（55%）偏好正念療法癌症康復計畫，而比較不喜歡傳統的支持小組方式[29]。

笑

就連簡單的笑，也可以成為治癒工具。當《笑退病魔》的作者卡森斯努力治療自己的神經系統疾病時，他發現「切切實實地捧腹大笑十分鐘，能發揮麻醉劑的效果，讓我得到至少兩小時的無痛睡眠」[30]。這其實是有醫學根據的：笑能刺激腦內啡，這是大腦中具有類似麻醉劑的化學物質。

我有一位罹患發炎性乳癌的患者說過：「我告訴身邊的人，我想要被逗笑。朋友就寄給我好笑的書籍、剪下漫畫卡通、打電話告訴我好笑的事。」雖然她最後仍因乳癌過世，但她從各種層面努力對抗病魔的方式，給了她力量，讓她充實地走完最後的人生旅途；這中間還包括了協助推動乳癌相關的政治運動。

在我因急性骨髓性白血病入院接受化療那段時間，我喜歡和兄弟姊妹一起看一齣很老的電視劇：《我愛露西》，這齣劇真的非常有趣！

當你不把心思放在乳癌的時候，可以給自己一點時間，沉浸在滑稽荒唐的幽默之中，這能為你的心理狀態和情緒帶來療癒效果。記得要挑選能讓你開懷大笑的事物，不管是一本伍德豪斯（P.G. Wodehouse）的小說、喜劇演員馬克斯兄弟（Marx Brothers）的演出，或是影集《六人行》的重播都可以。

維生素與草藥

雖然這些產品的應用越來越普及，但基本上都未經食品藥物管理局控管監督，因此它們的安全性以及與化學治療的交互作用，逐漸引起疑慮[31]。美國國家癌症研究院（National Cancer Institute, NCI）在一份二〇〇四年的報告中，列出化療期間應避開的特定草藥藥方[32]，與乳癌患者相關性最高的包括大蒜、銀杏、紫花馬蘭菊、黃豆、人參、聖約翰草、纈草、卡瓦胡椒以及葡萄籽。你還是可以食用大蒜、黃豆和葡萄，但在化療期間，需避開含這些成分的營養補充品。

有相關資料顯示，某些營養補充品能夠減輕化療的副作用。舉例來說，英國一份報告指出輔酶 Q10 可協助服用蒽環類藥物（如小紅莓）的患者，對抗心臟或肝臟毒性的影響，然而其結果並非定論[33]。一份臨床前研究顯示，輔酶 Q10 對代謝小紅莓並未產生影響。

二〇一五年的另一份報告[34]，針對罹患乳癌女性癌症症狀的輔助及替代醫療（Complementary and Alternative Medicines, CAM），找到了十份符合其標準的研究。他們發現使用瓜拿納（具有高含量咖啡因）和靈芝來改善疲勞、麩醯胺酸（一種氨基酸）來改善口腔潰瘍，能達到某種程度的效果。若你想嘗試 CAM，一定要找可靠的治療師指導，並與腫瘤科醫師確認，哪些特定的草藥或維生素列於美國國家癌症研究院的清單上。

針灸及中醫草藥

有些輔助治療，例如傳統中醫的針灸技術，透過針刺來疏通「經絡」（即遍布人體全身的能量流通通道），以達到療效。針灸治療師也會為乳癌患者進行療程，通常是配合西方醫學治療，雙管齊下。許多隨機化試驗都發現，對於服用抗雌激素藥物的乳癌病友，針灸有助於減輕熱潮紅、肌肉及（或）關節疼痛，以及疲倦、化療引起的噁心嘔吐、術後疼痛；此外還能增進心理層面的生活品質（例如降低壓力、焦慮及憂鬱程度）；並有機會改善淋巴水腫及化療誘發之神經病變。若你決定嘗試針灸，一定要詢問針灸治療師，是否有癌症患者及病友的治療經驗。在他們將針插入你身體之前，有些預防措施是不容忽視的；經驗豐富且接受過腫瘤科訓練的針灸師，應該很清楚這個重要議題。

根據幾份優秀的研究，使用中醫草藥治療乳癌患者化療後的副作用，是有效益的。考科藍合作組織（Cochrane，是一個志願團體，審閱許多常見療法及手術之相關證據；網址：www.cochrane.org/reviews）針對這項議題，找到七份隨機對照試驗，這些研究使用六種草藥藥方來治療化療副作用，共有五百四十二名乳癌患者參與。研究比較「使用中醫草藥搭配化療」以及「僅使用化療」的差異，結果顯示中醫草藥可改善血球計數值、免疫系統功能及整體生活品質[35]。

正如使用其他任何補充品一樣，你得找一位不僅熟悉這些物質運用的治療師，同時也有治療腫瘤患者、病友的豐富經驗。在決定尋求對方治療前，先問清楚他的教育程度及經驗。

順勢療法

順勢療法是替代醫療的熱門領域，它靠著極小劑量的藥物，製造出類似疾病症狀，進而刺激身體自癒。

考科藍合作組織審閱了八份對照試驗（其中有七份安慰劑控制試驗、一份與有效療法比較之試驗），共六百六十四名受試者參與，共三份試驗針對化學治療的副作用、三份探討放射治療的副作用、兩份研究與乳癌治療相關的更年期症狀。根據其中設計完善的兩份研究顯示，順勢療法在應對放射治療或化療副作用時，效果優於標準治療。有項研究包括兩百五十四名受試者，發現金盞花藥膏對預防放射治療誘發的皮膚炎（皮膚紅腫疼痛）有所助益[36]；另一項研究包括卅二名受試者，發現 Traumeel S（一種複方順勢藥物）做為化療引發的口腔潰瘍（口炎）專用漱口水，其效果優於安慰劑[37]。其他研究則未顯示順勢療法有任何效益。一項試驗使用 Hyland's 公司出產的更年期順勢療法藥物（Hyland's Menopause）或安慰劑，發現這兩者對於治療熱潮紅症狀的效果，並沒有什麼差異[38]。蘇格蘭一份熱潮紅相關研究則顯示，個人化順勢藥方與安慰劑的效果也沒有差異，不過兩個組別都展現出某種程度的症狀緩解[39]。

在文獻中看見這些關於順勢療法的隨機化試驗，是非常鼓舞人心的事。唯有透過這樣的科學研究，比較傳統與輔助治療，我們才有機會釐清到底哪些方式有效、哪些無效，甚至哪些會傷害患者。

槲寄生

幾個世紀以來，以歐洲槲寄生為原料的製劑，是某些歐洲國家最常見的癌症患者處方藥成分之一[40]。支持者宣稱槲寄生萃取物可刺激免疫系統、增加存活率、提升生活品質、減輕乳癌患者接受化療與放射治療產生的不良反應。考科藍合作組織審閱則認為，關於槲寄生在上述任何方面的效果，都缺乏足夠證據，無法達到肯定結論。不過根據兩份嚴謹研究之證據顯示，槲寄生萃取物可能有助於改善乳癌化療期間的生活品質。

另類及替代療法

有些療法宣稱可取代藥物治療，其中有幾種近期在暢銷書中贏得了更多惡名。這些療法大部分都沒有經過嚴謹的科學研究，其風險和併發症幾乎全屬未知領域。我在這裡提起，是為了顧及介紹的完整性，但我並不支持這種方法。

其中最知名的是苦杏仁苷（laetrile）。它的效益缺乏任何隨機化對照試驗相關證據[41]，但卻有許多非科學性的支持聲浪。苦杏仁苷在美國屬違禁品，不過目前墨西哥的診所仍在使用。它包含氫化物，曾有患者因服用苦杏仁苷導致氫化物中毒而亡[42]。

波贊斯基（Stanislaw Burzynski）提出抗瘤酮療法（antineoplaston therapy），在他位於德州休士頓的診所提供治療。有傳聞性的研究報告指稱其對於癌症具療效，但缺乏科學依據[43]。

有段時間很流行使用鯊魚軟骨素（Shark cartilage）做為癌症療法，因為這種物質具有抗血管新生的特性，但研究顯示它並無實質效益[44]。

一九三六年，薛里頓（James Sheridan）發明了CanCell療法，包括常見的化學物質，看來是不具毒性的，但它未經臨床試驗[45]。「護士茶」（Essiac）是另一種頗受歡迎的草藥癌症替代療法，成分包含牛蒡、土耳其大黃、酸模、滑榆樹。加拿大一份回溯性研究顯示，服用這種草藥療法的女性，並未改善任何生活品質或情緒，此外也缺乏支持其抗癌效果的數據[46]。護士茶在加拿大屬違禁品，但在美國健康食品店可以購買。一份二〇〇四年的研究將福樂護士茶（Flor-Essence，亦即原始護士茶的變化形式）用於老鼠實驗，結果顯示它會促進乳腺腫瘤生長[47]。

研究調查

在為本章準備資料、進行調查時，我發現：居然有那麼多關於輔助療法及替代療法的優秀研究。隨著美國國家衛生研究院之美國國家輔助及另類醫學（National Center for Complementary and Alternative Medicine）開始啟動，除了讓大家更有興趣探討這些療法以外，也取得資金支持。許多久經時間考驗的草藥，和以飲食為基礎的療法，都受到深入研究，探討其引發或延長緩解的能力。不過營養補充劑目前仍不受政府控管，這代表各種未經證實的療方，或者成分業經檢驗但劑量不足的療方，都充斥在藥房、日用品店的貨架上。

無論是傳統醫療，還是輔助及替代療法，許多人都會選擇上網搜尋相關資料。網路可以是很好的工具，但你得知道如何利用它。記得確認幾件事：提供資料的組織是否知名？你看得出網站贊助商的身分嗎？他們有什麼專業資格認證？是營利還是非營利？提供的資料是否標明了日期及引用來源？有安全性與效度數據嗎？還是純屬傳聞性證據？

要記得，任何人都能架設網站。政府的官方網站（http://nccam.nih.gov）很適合做為一開始找資料的起點。此外，我們在 www.dslrf.org 上列出各種可靠網站的連結，也將進行許多草藥的臨床試驗。你可以詢問美國癌症協會地區分部，或到網站 quackwatch.com、www.integrativeoncology-essentials.com 查詢確認。他們有關於這些治療的相關描述，詳細說明每種療法的內容、流程，同時也會討論已知風險、副作用、專業醫療機構的意見，以及是否曾有任何醫療訴訟糾紛。一定要確保自己取得充分的資料、知識。

雖然我對於採取任何缺乏醫學成分的療法心存疑慮，但這是非常私人的選擇。無論是為了什麼原因、決定冒什麼樣的風險，主要都是取決於我們本身的特質及價值觀。

當特定癌症或癌症分期的預後不樂觀時，拒絕傳統醫療的風險就不算太高。若化療已無法延長你的壽命，那麼就不值得為了那微乎其微的治癒可能性，去忍受療程的痛苦與不適，這時替代療法可以提供你活下去的希望，並讓你人生剩餘的日子過得輕鬆、舒適一些。

若能有一件自己充滿熱情、希望能夠完成的事，是許多人藉以活得更長、更生氣勃勃的動力。我有一位四十六歲的女性患者，她的癌症轉移至骨髓，但出色地撐了好一段時間。她是虔誠的天主教徒，將修女的建議奉為圭臬：「以謀事在人的心情努力，以成事在天的信念禱告。」她動了手術、接受塔莫西芬治療、開始大自然長壽飲食法（macrobiotic diet）；她到貝斯以色列（Beth Israel）醫學中心接受身心課程、持續規律地冥想和想像療法；只要教會舉辦治癒儀式，她從不缺席；她戴著一串治癒石串成的念珠、造訪朝聖地露德②。雖然她最後仍因癌症過世，但那段時間她的健康狀況確實改善了。當癌症蔓延到了骨骼，她依舊去爬山、越野滑雪，甚至跳舞呢！

②〔編註〕Lourdes，法國最大的天主教朝聖地。

第六部

完成治療之後

After Treatment

第17章

後續追蹤

你罹患乳癌，且完成了所有相關治療，現在是時候回到正軌，繼續生活下去了。可是你的人生已經改變，你得調整許多方面，才能適應新的狀況。有位患者告訴我：「這就像是你的人生分崩離析，裂成千百萬個碎片，雖然你努力把它們拼起來，卻再也無法恢復如初。」

新的感受，新的恐懼

恢復正常活動以後，你看來沒什麼問題，也認為一切都會很好。身邊所有人都鬆了口氣，慶幸一切終於能回到原本的樣子——唯獨除了你之外。你以前根本不會放在心上的小小生理症狀，如今看來都是不祥預兆；兩年前的你，遇到輕微頭痛只會當成壓力過大，現在卻讓你惶然不安，揣想著：癌症轉移到大腦了嗎？手臂上的瘀痕是不是血癌造成的？這時你處於一種「無法信賴自己身體」的階段，畢竟它背叛過你一次，現在憑什麼要信任它？而且你很清楚它還可能再背叛一次。所以每次到醫院做例行檢查、每次接受抽血檢驗，仍舊令你膽顫心驚。

我在本書先前版本曾提過，這樣的「階段」會持續二至三年；不過，根據我自身經驗、許多臉書貼文分享，還有我與人談話的內容，如今我認為這個說法不夠準確。雖然癌症可能並非隨時隨地都佔據在你腦海最醒目的位置，但每當有新的疼痛不適出現，這個念頭始終都會浮現出來，這是很正常的。現在我相信的是，癌症如同人生中每段重大經歷一樣，它會成為你的一部分，但不再具有力量定義你。

然而，若對復發的恐懼侵蝕了你的生活，也不要害怕尋求專業協助。有許多治療醫師的專業領域，就是針對癌症病友，可以請你的醫師或醫療團隊，替你推薦或安排轉診。有時甚至必須等到好幾年後，才能去處理整段經歷，所以你的反應無關對錯，它是專屬於你的，且往往會隨時間改變。當面對、處理整段罹癌的經驗過程時，與任何創傷經驗一樣，往往是走走停停、時斷時續的，不妨對自己寬容一點。只要記得最重要的一點：癌症只是發生在你身上的一件事，不能代表你的一切。

大部分女性在療程結束時都歡欣鼓舞，畢竟你已經面對癌症長達六個月甚至更久；雖然接下來漫長的時光裡，你還是得服用藥片（注射賀癌平①或服用賀爾蒙阻斷劑），但至少最主要的治療部分已經完成了。事實上許多治療中心會鼓勵患者，在化療結束時敲響鐘聲，作為這個特殊時刻的紀念與象徵。擺脫療程當然令人興奮，但這個階段的終結，往往會帶來新的（有時甚至非常出人意表）恐懼。罹癌時，支援你的親友、團體會陪在身邊、給予幫助，但當治療結束後，他們同樣也有自己的人生要繼續，無法像先前那樣，將你的需求當作生活中最優先的考量。而你仍有新

①〔藥師註〕商品名，Herceptin。學名Trastuzumab，為抗腫瘤藥物。

的憂慮如潮水般湧現：脫離治療以後，癌症會不會復發（注射賀癌平、服用塔莫西芬②或芳香環轉化酶抑制劑藥物，可以讓你放心一些，這代表你這段時間仍處於某種形式的療程）？要是發生什麼事，我該打電話向誰求助？我該留意哪些徵象？誰會負責追蹤、照顧我的健康狀況？但最後，你會慢慢習慣這些新的感受，你的生活也會一點一滴恢復過去的樣貌。

而當你才剛安頓下來、開始遺忘癌症的時候，突然有個消息在臉書、報紙或電視新聞裡跳出來，提到某種風險因子或新型療法，頓時一切都退回原點。你又開始懷疑，是不是你從前喝過的酒、吃過的避孕藥，或任何當天出現在「黑名單」上的內容，才害自己得了癌症？或者你會後悔過去某些決定，心想：「要是當初早知道這些，我可能就不會這麼做了。」

這時你得提醒自己，往事已矣，你不可能依據現在發現的新知識，回到過去改變生活方式。你要相信你接受的所有治療，是你確診癌症當下，可供選擇的治療方法中最好的方案，你的決策以當時來看是正確的。如果現在有某種更好的療法，那當然是件好事，但你不能浪費精力陷在「本來有可能」的死胡同裡。若對此訊息有興趣，可以把報紙讀過一遍，留意新的進展，可是別把這樣的「早知當初」拿來自我折磨，慢慢地就能重拾客觀了。

生活永遠不可能完全恢復如初，但大部分女性最終都能繼續過自己的日子，不被癌症主宰、掌控。雖然偶爾還是會閃現恐懼與回憶，或許是在例行檢查的時候、確診週年的時候、某位友人復發的時候，然而它們都僅是你生活的一部分，而不是你人生的核心。

二〇〇九年，我正埋首於本書上一版本的撰寫工作，當時在臉書發布了一個問題，請大家分享確診乳癌以後，生活中會發生哪些事。我以為她們會回答某些特定症狀，但大部分女性提到的

②〔藥師註〕學名，Tamoxifen。為選擇性雌激素受體調節劑。

卻是情緒上的壓力，還提出非常棒的建議，像是：「準備好會碰到難以準備的事！」這位讀者繼續寫道，「我遇過的每位病友，經驗都截然不同，所以很難確切預測別人會發生什麼事。但對我而言，經歷的情緒波動可是大到非常意外……所以在這段過程中，你要預期會揭開自己的另一面，無論生理或心理都是。還要把疲倦也納入預期中，像我現在已經邁入第四年了，仍然覺得很疲憊。」

另一位則揶揄道：「就我來看，應該是要準備面對那些自稱善意，實際上卻認為罹癌是病友自己該負責的人，儘管與她們大吵一架（或至少在心裡狠狠反駁回去）吧！例如她們會說：『你要樂觀一點』、『要有信心』，對於未曾罹癌的人來說，這些話或許像是在給予支持；但對於病友而言，這種話卻是在暗示：『要是我不夠樂觀，或信心不夠堅定，我就會讓自己和愛的人失望。』甚至還有人會說：『你是做了什麼啊？』好像罹癌是我們自己的錯一樣。」

長期追蹤

確診乳癌的其中一種意義，是患者餘生都必須接受醫療追蹤。因此完成療程後，你需要做的第一件事，是請腫瘤科醫師針對你的癌症及治療，提供一份摘要總結報告，做為紀錄留存；若有需要，美國臨床腫瘤學會（American Society of Clinical Oncology, ASCO）有範本可供使用。雖然現在一切印象還很鮮明，但當你逐漸習慣確診乳癌後的生活，很快就會淡忘。請將醫療照護摘要以及病理報告複本、放射治療概要（若有需求）、化學治療藥物及劑量、你接受的手術紀錄等資料，都用文件夾裝起來，存放到保險箱或是你收藏重要文件的地方。乳癌病友需瞭解自己接受過哪些治療，才能提醒、告知家庭醫師或新的醫師相關資訊，並向對方展示醫療報告。此外，這些資料也會大大影響你心理的安寧與平靜。如果未來你聽說新發現某治療會引起某種新的長期併發症，或者新的研究可預測特定結果，就不用模糊地回想自己有使用那種藥嗎？自己的腫瘤對雌激素敏感嗎？而是可以從留存的資料迅速確認答案。若真的有可能出現問題，就找醫師求助；若沒什麼不妥，你也可以立即安下心來，不做無謂的擔憂。

向腫瘤科醫師索取醫療照護摘要報告時，也可要求一份後續追蹤指南（美國臨床腫瘤學會也提供相關範本），以便瞭解未來計畫進行的篩檢掃描及檢測。有個很棒的網站：www.journeyforward.org，有助於病友請醫師提供醫療照護計畫。網站上有電子範本（依據美國臨床腫瘤學會內容），使人能夠輕鬆地完成治療概要報告，及醫療照護摘要。

美國臨床腫瘤學會現行建議[1]為：

1. 定期評估——體檢（由對於監控受過乳癌治療之男女患者，擁有豐富經驗之專業人士負責）；加上每年一度的乳房X光攝影檢驗。最初的三年中，每三至六個月應進行一次體檢；第四、五年期間，每六至十二個月進行一次體檢；在這之後則為每年一次。
2. 家族性乳癌症候群風險較高的女性，應進行基因諮詢轉診。
3. 接受乳房保留手術的患者、上次乳房X光攝影已超過一年者，以及放射治療完成後至少六個月者，應進行治療後乳房X光攝影。
4. 女性及服用塔莫西芬患者，應接受定期婦科檢查，確認是否有任何陰道出血跡象。
5. 在第一年過後，早期乳癌女性患者（腫瘤小於五公分、陽性淋巴結少於四個）的後續追蹤，可轉至基層醫療醫師進行，有需求時再與腫瘤科醫療團隊合作。

6. 針對接受過乳癌治療的患者，由對該領域經驗豐富的醫師進行定期監控；因為在初始治療後，復發風險仍會持續十五年以上。

最重要的是，美國臨床腫瘤學會建議：對於未出現症狀，或體檢並未發現異常之女性及男性，不要進行血液檢測、骨骼掃描、胸部X光檢查、肝臟超音波、骨盆腔超音波、電腦斷層掃描、正子掃描、核磁共振，及（或）腫瘤標記（CEA、CA 15-3、CA 27.29）；也就是不要意圖透過檢測尋找復發跡象，以求症狀出現前先發現它的存在，因為這對治療結果沒有任何影響。此時的早期發現不會改變治療，也不會影響疾病對治療的敏感度；更何況，最佳生活品質的前提，是「你相信」自己很好，因此除非出現症狀，否則最好拒絕醫師任何檢查、掃描的提議。

雖然我贊同這些建議，但它們只針對發現癌症復發以及新生成的癌症。我認為接受過乳癌治療的患者，也應諮詢治療帶來的間接傷害，因為這是同等重要的（見第18章）。這個部分相對比較困難，因為它既不屬於基層醫療醫師，也不屬於腫瘤科醫師的職責範圍。隨著乳癌患者存活率增加，要腫瘤科醫師、外科醫師及放射腫瘤科醫師澈底追蹤所有患者，就變成很難達成且非常不實際的事。當然，或許你的基層醫療醫師確實有能力可以做得很好，但你應該先行詢問對方，他是否有意願扮演這樣的角色。

有些癌症中心設有追蹤計畫：治療後第二至三年期間，患者每三至六個月可回診追蹤一次；在此之後則是每年一次。這個計畫不僅包括體檢及乳房X光攝影檢測，還包括物理治療、營養諮詢、心理支持、研究參與等。通常負責你初始治療的腫瘤科醫師及（或）外科醫師，會以固定時間間隔追蹤你的狀況，並持續一段時間。不過，你或許得要求轉診到其他專注於症狀管理（symptom management）的癌症緩和療護中心，以尋求間接傷害方面的協助。

計畫應包括處理你因接受治療引發的慢性影響（如疲憊、性功能障礙、化療腦、疼痛症候群等等），以及監控潛在的延遲性治療效應，比如心臟疾病、淋巴水腫及非乳癌之癌病變。治療帶來的間接傷害不一定會被注意到，且負責治療的醫師往往也不是最適合處理這些傷害的人選。舉例來說，外科醫師及放射科醫師主要是在乳房、切除術後之疤痕，以及對側乳房中尋找硬塊的存在；他們會檢查你的頸部和鎖骨上方區域，確認是否有硬塊（代表淋巴結可能受到疾病侵襲）；也會在手臂下方進行觸診。腫瘤科醫師則在身體其他部位尋找復發跡象。他們會問你有什麼感覺，例如腿部或背部是否有持續且異常的疼痛感、是否乾咳不止，或者任何在第19章詳細描述的症狀。然而，若要管理治療帶來的慢性副作用，這些專業人士通常不會有太豐富的經驗。

你自己也需保持警覺，若遇到某種新症狀，持續一兩週仍未消失，要馬上告知醫師，不過通常大部分的患者本來就會這麼做。有一份研究顯示，三分之一的復發是因症狀而顯露出來、三分之一透過體檢發現、六分之一則是透過乳房X光攝影篩檢發現（若你是對數學特別敏銳的讀者會發現還有六分之一，那是屬於其他狀況）[2]。

如果醫師在追蹤檢查時什麼都沒發現，患者往往會很吃驚，因為她們心底一直認定癌症會死灰復燃，故相關檢查總令她們非常焦慮。有些女性會在回診日前好幾天就開始緊張，因為追蹤回診常引起她們對癌症復發的恐懼，這是很正常的現象，社群媒體及支持團體常將它稱為「掃描焦慮症」（scanxiety）。但如果這種擔憂在檢查前好幾週就浮現，或許你應進一步評估因應方法，像求診諮商師、服用抗焦慮藥物，都是可考慮的方案。此外，不妨考慮將自己的感受分享給支持團體中處境相同的夥伴，透過網路聊聊，甚至是隨意地和有過類似經歷的朋友提起也可以。

有時女性患者以為，負責癌症的醫師也會追蹤她們的膽固醇與高血壓病情，而事實通常並非如此。在我們分工明確的醫療體系中，腫瘤科醫師通常只會專注於癌症，所以別忽略你其他的健康狀況。定期找基層醫療醫師檢查，若出現任何與癌症無關的健康問題，也能夠及時治療。

腫瘤科醫師甘茲（Patricia Ganz）是我的同事，她進行了一項以大批乳癌病友為受試者的研究，結果發現：追蹤當下的患者年齡，以及是否接受過前導性化療（而非其他治療），會加重其對復發的憂慮程度[3]。年輕女性認為自己擁有的比較多，因此失去時付出的代價也更為慘痛；此外，大部分患者將化療視為較猛烈疾病的一種標記。耐人尋味的是，手術類型並未影響擔憂程度，接受乳房切除術的女性，其擔憂程度與接受腫瘤切除術和放射治療者並無差異，這一點很令人詫異，因為明明有很多女性表示，既然切除了乳房，所以她們一點都不擔心！

可惜，這種術後擔憂很少消失。儘管有些女性逐漸將治療拋諸腦後，擔憂也隨之減輕，但大部分的人依舊時時感到憂慮。有位女性就說：「擔心是必然的。」但除非它影響到你的日常生活與計畫，否則這種復發焦慮不需要尋求心理治療，也不需服用抗焦慮藥物。

並不是未來出現的所有症狀，都代表癌症擴散，因為得過癌症的女性，隨著年齡逐漸增長，罹患其他疾病的機率與其他人是一樣的，例如得過癌症不會使你對關節炎或糖尿病免疫。除了前述正常、無關的問題以外，患者也可能經歷癌症治療引起的疾患，如心臟疾病、血癌、骨質疏鬆症等等（詳見第18章）。治療也會直接影響身體，使它經歷某些生理變化，例如接受過放射線照射的乳房，就會帶來很多改變：疤痕底下出現凹凸不平的區域，或許還有部分皮膚硬化及（或）皺摺。透過定期追蹤這些狀況，醫師可以確認你經歷的這些變化是否與治療有關，而非疾病所致；若真的出現看來不太妙的、不尋常的變化，醫師也能將它與其他變化區分開來。

同樣地，你的外科醫師或許會希望你每六個月做一次乳房X光攝影檢查，持續一至兩年，之後每年檢查一次。除了監控罹癌側乳房以外，醫師每年還會檢查對側乳房，確認是否有新的腫瘤生成；這是因為一側乳房得過癌症的女性，另一側出現癌症的風險也比較高。若你是BRCA 1或BRCA

2突變基因攜帶者，這一點就格外重要，最好也進行核磁共振篩檢；非突變基因攜帶者的對側乳房罹癌機率稍低，風險約為每年1%，或終生平均15%[4]。若為後者，通常不會進行核磁共振檢查。某些類型的乳癌，後續生成第二乳癌的傾向較高，許多乳小葉原位癌就被歸為這種類型[5]；不過即使是這種情況，對側乳房發展出癌症的風險也僅為每年2%，或終生累積風險30%。另外，別忘了服用塔莫西芬或芳香環轉化酶抑制劑藥物的患者，其對側乳癌風險可降低50%。顯然若患者越年輕則壽命越長，生成第二癌症的機會也就越高。

除了外科醫師，你的整個醫療團隊都可以追蹤你的狀況，放射腫瘤科醫師及（或）腫瘤科醫師可能還會希望你定期回診檢查；不過有些患者覺得這令人難以承受，不想把所有時間花在奔波於各個醫師的診間。故較常見的做法是由醫療團隊中的一人進行後續追蹤，或者若你居住地的家庭醫師有乳癌相關經驗，甚至可以由他來負責。一份一九九六年的研究，將患者隨機分派由基層醫療醫師或專業醫師來追蹤，結果由專家負責的組別，並未較早診斷出復發，也未顯示出更好的生活品質，甚至連焦慮程度也沒有比較低[6]。

你的健康維護組織（Health Maintenance Organization，HMO）或保險公司可承保支付的範圍，可能各有不同，但基本上選擇權還是在你，別擔心這麼做會讓你的醫師傷心，因為這時你的感受才是最重要的，儘管選擇你最親近或者最信任的醫師。如果對原本的腫瘤科醫師不太滿意，你甚至可以在治療結束後，找一位新的醫師負責追蹤。最初診斷出乳癌時，你可能必須匆匆開始治療，但現在你選擇的對象將陪伴你很長一段時間，因此最好多方比較、考慮。

復發

當然，後續追蹤的主要目標是關注癌症復發，這個部分將在第19章詳述。如果你在意的是統計數字上的可能性，那麼請務必記得：只要是已經發生在你身上的事，就是100％的機率。所以若你讀到資料上寫道：「與你狀況相同的女性中，有80％會在五年內死亡。」而你到了第六年依然健在，那麼無論如何，你就是活著的。雖然話是這麼說，但自從我診斷出急性骨髓性白血病以後，我還是動不動就會悄悄瞄一眼相關統計數據，看看自己的風險落在哪個位置。隨著我們辨識出更多分子亞型、發展出更多新療法、不斷改善治療轉移性疾病的能力，乳癌的統計數據也跟著不斷變動。

乳癌與某些其他癌症不同，若五年內未出現復發，也無法就此確認它不會再復發了。不過近期研究顯示，三陰性乳癌患者的復發率高峰期為第三年，雌激素陽性腫瘤患者則在第四年；這代表若你平安來到第五年，那麼未來的復發風險就只有每年約2至3％。雌激素受體陽性乳癌通常生長緩慢，所以有些患者會在初始診斷後十年甚至二十年，才出現復發。這種延遲性復發，很可能與患者停止服用賀爾蒙阻斷劑、改變飲食習慣，或其他影響休眠癌細胞之局部環境（社區環境）因子，而使其甦醒有關。就某些層面而言，這有點類似慢性病，你很難確定它是否會復發、何時會復發。時間會影響復發的可能性，只要未出現復發狀況的時間越長，復發的機率就越低。因此，若你的癌症經過十年都沒有復發，那麼即使不敢百分之百肯定安全，至少也能抱持樂觀心態了。

近期一份加拿大英屬哥倫比亞論文[7]，也展示了同樣結果。該研究比較兩段期間內，第一期至第三期女性乳癌患者的復發率——一九八六年至一九九二年，以及二〇〇四年至二〇〇八年（見圖17.1）。請注意，加拿大實施由政府營運、單一保險人的醫療健康保險制度，因此得以輕易地獲

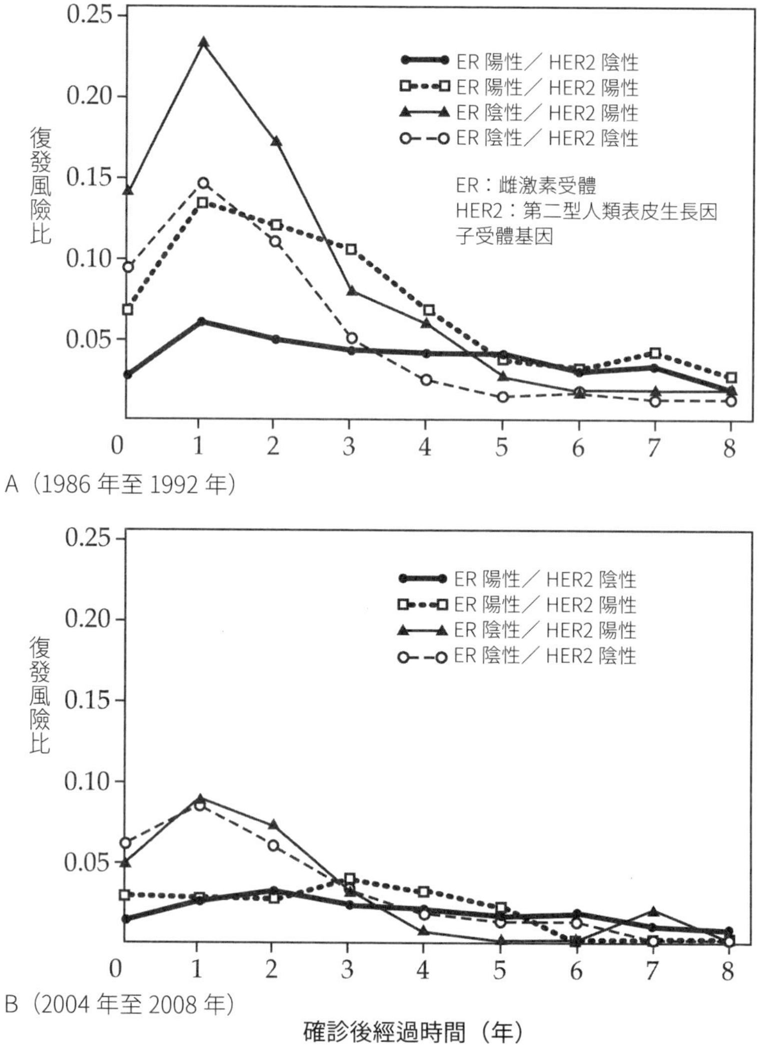

Rachel J. D. Cossetti et al., "Comparison of Breast Cancer Recurrence and Outcome Patterns Between Patients Treated from 1986 to 1992 and from 2004 to 2008," *The Journal of Clinical Oncology* 1, no. 33-1 (2015): 65–73. Reprinted with permission © 2015. American Society of Clinical Oncology. All Rights Reserved.

圖 17.1

得相關數據。這就像是將本書第一個版本出版當下（一九九〇年）的數據，與本書上一版推出時（二〇一〇年）的數據做比較。該研究測量「無復發存活」，亦即依然存活，且在當下該時間點沒有任何乳癌復發跡象的女性人數。與我們所知相同，年代較早的 HER-2/neu 乳癌患者表現最差，無論是雌激素陽性或陰性皆然；但這裡需注意一個重點：那時賀癌平還沒有問世。對於 HER-2 陽性及三陰性乳癌患者來說，在第一或第二年的復發率都是最高的；雖然前兩年內的復發風險仍然較高，但整體來看，年代較晚的組別，復發率遠低於年代較早組。此外，賀爾蒙陽性患者的表現也比先前更好。這當然稱不上完美，但已經有所進步了。

第18章 乳癌治療後：與間接傷害共處

理智上，我一直都很清楚癌症治療是有副作用的，但一直到我親身經歷了疾病（急性骨髓性白血病），才真正明白什麼叫做間接傷害。當你走過手術、放射治療、化療、賀爾蒙治療及標靶治療……在生理層面上，不可能不付出一點代價。然而當以醫師的身分行動時，我時常低估了間接傷害的影響程度。我意外地發現，為你提供治療的醫師，往往會將你和因病過世的患者相比，然後自我感覺良好，畢竟你還活著！可是，患者卻是將現在的自己與過去相比，因而強烈地意識到，自己在心理和生理層面付出的代價。

研究者和臨床醫師已逐漸察覺到「生還者」的議題，我刻意用引號標示這個詞彙，因為我對這個稱呼並沒有偏好，就像我也沒特別喜歡將確診癌症的人稱為「抗癌戰士」，或類似的戰爭意象。這些詞彙似乎在暗示，我們對於癌症具有超乎現實的控制力。沒錯，我們確實可以盡力做出最佳決策、找到最棒的醫療團隊，但我們沒辦法靠「意志」來治癒疾病，而那些因病過世的人，她們的價值並不比活下來的人低微。抗癌不是一場戰爭，它更像是面對天災（例如地震）時的求生挑戰——災難不是你造成的，但你的房子倒塌了，或許有一部分是你的責任（例如建造時應該更遵守建築規範），雖然你接下來會盡力修復它，但它已不可能完全恢復如初。我不太確定這樣的比喻夠不夠好，但對我而言，這種說法比戰爭更加精確。醫學界應將治療帶來的間接傷害，納入自身職責範圍，才有機會減輕這些傷害。

治療結束後，我回到工作崗位上，決定應該從患者的角度出發，記錄間接傷害。目前，越來越多針對「患者自述結果」（patient-reported outcome）的研究。這些研究大部分都是根據患者回應醫師和研究者共同擬定的問卷，來提出報告結果。因此，問卷上的問題圍繞在研究者預期患者可能出現的副作用和間接傷害。這個做法並非沒有好處，但卻有可能漏掉某些治療帶來的影響，是患者確實經歷、但醫師未能注意到的。在蘇珊・樂芙研究基金會，我們決定直接接觸做過治療的男女患者，號召他們到一個特定網頁，分享治療對他們帶來哪些間接傷害。我們在短短四十八小時內，就被超過三千則回覆淹沒。不出我們所料，回覆中有些困擾和疑惑是已知治療會引發的後果，有些則是全新的問題。

這類型的研究非常重要，釐清為何某些患者在治療後會遇到某些狀況（如化療腦），其他患者則沒有，這是關鍵的第一步。例如會不會是罹患不寧腿症候群（restless leg syndrome）的人，將出現較多周邊神經病變症狀？唯有將目光放在患者的整體健康，而非只關注癌症，我們才有機會解答這些問題。

在撰寫本章內容時，我希望介紹部分治療產生的後果，你可能經歷過，也可能沒經歷過，並說明最佳的應對與處理方式。我也期許未來能有更多這個領域的相關研究，也邀請你保持關注。

生理適應

手術及放射治療的長期副作用

我們在前面的章節探討過某些手術可能帶來的副作用，包括結疤、蜂窩性組織炎、疼痛等等，本章將進一步介紹更多慢性副作用。淋巴結部位最嚴重的長期副作用是淋巴水腫，幸好現在因為醫師傾向於盡量少動腋淋巴結手術，這種狀況已經越來越少見了，但也並非絕不會出現。此外，淋巴水腫也可能在原始手術後多年才發作。

可惜有時身體再也沒辦法回到罹癌前的感覺了，像是放射照射可能會造成延遲性的問題。有一種特定副作用可能在治療完成後三至六個月發作：乳房上方及後方的肌肉，亦即胸大肌（見圖 18.1）會極度痠痛，用手指抓握時，痛感更加劇烈。這是因為放射線導致肌肉發炎，當它開始再生，就會感到疼痛、僵硬，像經過劇烈運動一樣。很多女性以為這是癌症擴散，尤其放射治療都經

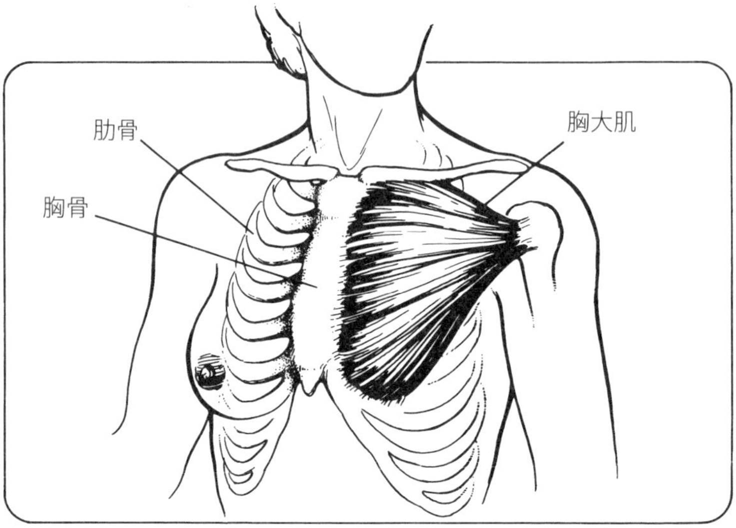

圖 18.1

過好幾個月了，她們根本沒預期還會出現新的副作用。

手術還可能造成其他長期症狀。雖然大部分的女性都是在術後連續數週，經歷某種程度的疼痛（特別是乳房切除手術），但有許多人的疼痛會持續數年之久，有些甚至在手術後好幾年才突然發作。動過乳癌手術的患者中，有49％表示她們經歷某種持續性的疼痛或感覺變化，10％則說這種情況已干擾到日常生活[1]。最主要的困擾是「疼痛」，也有其他描述，包括刺痛、劇烈抽痛、尖銳疼痛、疲勞及抽痛等等；位置在切除手術疤痕處，手臂，甚至乳房底下的肌肉部分，都會感到疼痛。我遇過不少這樣的患者，生活受疼痛影響。動過乳房切除手術及乳房保留手術的女性中，約有半數會經歷術後疼痛症候群[2]，幸好這種類型的疼痛並不普遍，且可以透過按摩使筋膜放鬆[3]；而根據我的患者分享，針灸也能幫上很大的忙。

淋巴水腫

如前所述，手術對淋巴結帶來最嚴重的長期副作用是淋巴水腫。隨著現在對淋巴結動的手術越來越少，淋巴水腫也較少出現，但這種症狀仍然存在，有時會在初始手術後好幾年才發作。淋巴水腫的症狀為手臂腫脹（有時甚至包括乳房區域），這是切除淋巴結引起的，而腫脹程度差異頗大，輕則只有當戒指好像變緊的時候，才會意識到它的存在；重則整條手臂都膨脹起來，甚至變得粗壯沉重（見圖18.2）。淋巴水腫可以是暫時性或永久性的，也可以是術後立即發生或多年後才發作，那麼究竟是什麼原因引起的呢？基本上，淋巴水腫（有時又稱為牛奶臂（milk arm））算是「管道

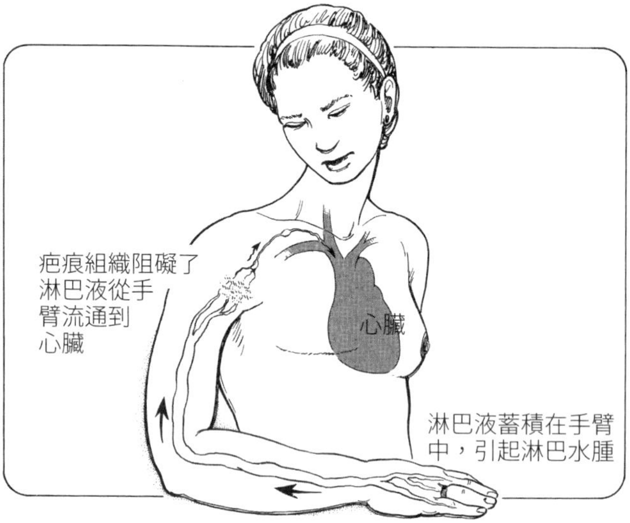

圖 18.2

系統」出問題的症狀。通常淋巴液係由淋巴管載運，通過淋巴結以後，在靠近心臟的地方回歸到血液系統之中。淋巴結的功能如同濾網，可去除外來的異物及細菌，此外也容納特殊化的免疫細胞，若濾出的廢棄物中具任何有害物質，免疫細胞就會做出反應。

所以如果你在淋巴結區域動了手術並結疤，有些開孔被堵塞，淋巴液無法如先前那樣流通，就會造成蓄積、腫脹。當蛋白質洩漏進入組織，又形成結疤，發展成為慢性症狀。

如前所述，醫學界逐漸轉而使用前哨淋巴結手術，因此減少了淋巴水腫發生率。過去這種症狀更普遍，約30%的患者會出現，因為當初的手術範圍較廣。從前最佳的治療方案，是更具侵犯性的腋淋巴結廓清，但研究顯示，這種方式引起淋巴水腫的機率較高，範圍較窄的前哨淋巴結手術機率則較低，促使我們手術時改採後者（動較少手術）。除了手術量的差異外，還有其他研究發現：年齡與肥胖是造成淋巴水腫的兩項重要因子[4]。

大部分女性在手術後，都很注意手部及手臂照護，希望能預防淋巴水腫。不過這些建議都是假設性的，發想基礎在於避免生成過量淋巴液、阻斷管道流通。已過世的佩崔克（Jane Petrek）完成了一份為期二十年的研究[5]，發現除了治療以外，唯有下述因子與淋巴水腫有關連性：術後體重增加，及手臂、手部感染或受傷，這是患者應避免體重增加的另一個原因。最好多加注意患側手臂部位是否感染，一旦出現感染，就要儘速治療。

有份研究顯示，讓女性患者在監督之下進行重量訓練，不僅不會增加淋巴水腫狀況，反而能減輕腫脹、減緩相關症狀，並強化力量[6]。另有一項普遍的建議，即所有動過腋下淋巴結手術的女性，在飛機上都應穿著緊身壓力服；然而另一份研究結果則與這項建議背道而馳，該研究中的兩百八十七名無淋巴水腫之乳癌病友，有一百四十五人在飛行途中未穿著壓力服，結果發現無論是慢性或暫時性的淋巴水腫發作率，都不受是否穿著壓力服影響[7]。一份近期報告[8]檢視了三十種被視為冒險的行為，結果發現其中只有洗桑拿蒸氣浴是真正有風險的，其他行為則沒有大礙，特別是有氧運動。

若你發現自己似乎有腫脹症狀，不妨求助淋巴水腫治療中心、物理治療師或受過淋巴水腫專業治療訓練的醫師「可以運用美國國家淋巴水腫資訊網（National Lymphedema Network，網址：www.lymphnet.org）來協助尋找附近的相關單位」。物理治療和運動鍛鍊[9]對早期症狀有幫助；至於長期治療，整合性退腫治療（complex decongestive therapy）依舊是最標準的照護方式，其治療效果各有差異[10]。支撐型長手套（類似用於靜脈曲張的長襪）雖然不甚美觀，但可減輕腫脹程度，可指定第二級「三十至四十毫米汞柱（mmHg）」或第三級「四十至五十毫米汞柱（mmHg）」的壓力等級。可間歇性施加壓力的壓力泵（compression pump），也取得了部分成功案例[11]。

在撰寫本章內容時，有一種廣受矚目的全新手術方法，可透過顯微手術[12]避免堵塞，也就是低能量雷射治療（low-level laser therapy）。要判斷這類方式未來是否真的具有價值，目前為時尚早，但從本書第一版本至今，腋下淋巴結手術的手術範圍日漸減少，這無疑比任何治療方法都更能降低淋巴水腫發生機率。

冷凍肩

大部分的女性在乳房手術後一個月左右，會出現肩膀僵硬或冷凍肩。這種手臂、肩膀問題，基本上不是手術引起的，而是手臂在術後總是保持固定姿勢所致；因為當腋下部位感到疼痛，為了保護它，患者自然會下意識地維持手臂不動。但若一直不使用手臂，肩部肌肉就會弱化，肌腱與韌帶也隨之緊繃起來，此時伸出手臂的動作可能會變得很困難，把手舉到頭頂時也會疼痛。若長時間不使用手臂，就會導致冷凍肩，即關節處卡住難以動彈。冷凍肩比肩膀僵硬更難治療，有時甚至需要動手術，不過別忘了，這些肩、臂症狀並非無法避免的手術副作用，它是可預防或可逆的。可以從輕度的溫和運動開始，例如手指沿著牆壁向上爬做伸展，以及一旦能夠辦得到，就開始用手臂做畫圈運動（詳見第422頁之圖13.14）。YWCA有一份非常棒的運動計畫課程「Encore」，專門協助乳癌女性復健。游泳也是很棒的運動，因為它不會對手臂施加任何重量造成壓力。隨著時間過去，你最終可以重新參與任何過去喜歡的運動。

若自行運動的成效不彰，物理治療師可負責評估你目前能做些什麼、哪裡需要幫助，接著為你設計一套復健計畫，增強你的力量與柔韌度。治療師會訓練你正確的鍛鍊方法，讓你在運動時不至於受傷。乳房手術後的物理治療，通常會包括在承保範圍之內，要記得問清楚這一點。

按摩的效果與運動類似，可幫助放鬆緊繃的肌腱，恢復肩膀功能。針灸是另一種可嘗試的方案，雖然在西方醫學應用中，它僅有寥寥幾種用途經過測試檢驗，但沒有任何證據顯示它會造成傷害或引發淋巴水腫；反而有部分證據表明，針灸能夠幫助緩解下背部疼痛，因此也許對於肩膀僵硬有所助益，不過，沒有科學性數據的證實。

疤痕

乳房手術與其他任何手術相同，結疤都是無可避免的結果。最初，許多女性的求生慾望太過迫切，根本沒想過治療後的身體會變成什麼樣子。當然，疤痕外觀不僅取決於手術程度不同，也會隨患者皮膚、體型、乳房大小以及手術類型而變。為了避免自己被手術後的身體模樣嚇一跳，可以先請醫師向你展示動過類似手術的女性照片，或者閱讀相關主題書籍。讓疤痕變得比較得以接受有許多方法，包括與外科醫師合作、做好術後心理準備，以及接受整型手術。

在乳房切除術後，切口處有時需要一年以上才會完全癒合。若出現任何問題，也很難判斷是暫時性還是長期狀況。無論如何，只要有看來比較重大或不太尋常的問題，一定要與外科醫師討論。還有另外一點也很重要，就是若有狀況需要額外動手術修正、調整，不必等到一年以後才能進行。

疤痕可能會呈現凸起狀，像是裡面多出一層皮膚。這是一種瘢瘤性疤痕（keloid scar），表示人體免疫系統在傷口恢復過程「用力過猛」，明明傷口早已癒合，但身體仍不斷以膠原蛋白填充疤痕所致。容易形成瘢瘤性疤痕的原因可能是與生俱來，無從預防，而整型外科醫師可以改善疤痕外觀。在意自己的外型沒什麼不對，畢竟你度過一段非常不愉快、改變人生的經歷，你有權盡可能讓結果變得更加舒適自在。不妨與整型外科醫師討論所有可行選項，再決定哪個方案最適合你。

乳房切除手術會留下很大的傷口。當外科醫師把皮膚及底下的組織拉在一起、準備縫合時，胸口表面會因此繃緊；相對地，周遭的腋下組織可能看來鬆鬆垮垮，還會溢出胸罩外。若腋下多餘組織中以脂肪佔主要成分，那麼可以抽脂改善；也可切除多餘皮膚，這不會形成更多疤痕。

即使是腫瘤切除手術，也會改變乳房外型。乳房在你眼中將變得陌生並感到困擾，或許會有凹洞、看起來萎縮了，或像是被扯得歪向一邊。

若手術之後過了數月甚至數年，乳房外觀依然令你苦惱，隨時可以進行乳房重建手術。整型外科醫師會與你討論各種技術，包括調整乳頭位置、為乳房重新塑型、使兩側乳房變得更加對稱等等（見第13章）。

疼痛

放射治療與手術會造成胸部及手臂疼痛。西北大學一份近期研究顯示，37%的女性患者，在乳房或腋下會出現慢性疼痛。術後疼痛的預測因子包括：年齡較輕者、動過腋淋巴結廓清但未接受放射治療者[13]。手術還可能造成其他長期症狀。雖然大部分女性都是在術後數週期間，經歷某種程度的疼痛（特別是乳房切除手術），但其中還有許多人的疼痛會持續多年之久，有些甚至在術後好幾年才突然發作。

赫爾辛基有份研究指出，乳癌手術後一年，有50%的患者經歷輕微疼痛、16%則為中等至劇烈疼痛。在第十二個月時的疼痛關鍵預測因子，為慢性術前疼痛、手術部位的術前疼痛、術前憂鬱、淋巴結廓清、化療及放射線治療[14]。

疼痛也可能在術後出現於手臂區域。這種現象有幾種成因。其中之一稱為「腋網」，亦即腋下皮膚出現摸得到的繃緊的繩索組織（cord），像一根根線，形成肉眼可見的網狀結構，延伸至手肘內側，甚至到手腕處。它通常在腋下手術後三個月內出現，通常與淋巴管或靜脈發炎有關[15]。疼痛還可能與神經損傷相關。此外，疼痛的第三種成因可歸因於肩膀的肌肉弱化，這最好請物理治療師（復健科醫師）處理，尤其能尋求具有乳癌患者治療經驗者。

從這些研究可以看出，慢性疼痛是很常見的。這包括感覺喪失或改變、已切除之乳房或乳頭幻覺、異樣感覺，甚至不存在的乳房疼痛。你的腋下可能會疼痛及麻木，這是因為肋間臂神經（intercostalbrachial nerve）在腋淋巴結廓清手術受傷所致，比較罕見的情況也可能是發生於前哨淋巴結切片手術（見第13章「前哨淋巴結切片」部分）；當神經被切斷或損傷時，患者會出現神經瘤疼痛，這種疼痛通常可藉由注射長效局部麻醉劑來治療。

這類型的疼痛並不普遍，可透過按摩使筋膜放鬆[16]；另外我的患者也提過針灸的助益。另一份研究則顯示，若疼痛是受損的神經引起，可用抗憂鬱劑來緩解症狀；這與患者的心理狀態無關，而是利用這類藥物對神經產生的特定作用[17]。多數大型醫院都有疼痛科專業醫師，可供長期受治療之相關疼痛所苦的患者諮詢。

蜂窩性組織炎

蜂窩性組織炎是一種皮膚感染疾患，發作於免疫系統效力遭到削弱的地方，比如腫脹部位，或者經放射線照射過的區域。它可能從任何小型的感染開始，迅速擴散開來，常在手臂上形成紅色條紋狀，或使手臂及（或）乳房紅腫，有時還會伴隨有淋巴水腫，通常也會引起發燒。這類型的感染有時可用口服抗生素治療，但通常需要住院，以靜脈注射注入藥物。有些較容易遇到蜂窩性組織炎復發的女性，會請醫師開立長期抗生素處方，以便在感染剛出現萌芽跡象時就立即服用。

其他長期副作用

放射治療在很罕見的情況下，可能會引發第二癌症生成；這通常會是不同類型的癌症（某種肉瘤），且至少在放射治療後五年以上才會發生。目前準確性最高的估計是：接受過廣泛切除及放射治療的五年病友，每千人約有兩人，在未來十年會出現放射誘導繼發性肉瘤。乳癌患者接受放射治療後生成肺癌的情況，也是極罕見的長期副作用，且與療程施予的劑量和患者是否抽菸有關[18]。

放射治療另一種不常見的副作用是心臟疾病。過去，放射治療精細程度較差的時候，可能會造成這種後果，特別是腫瘤在左側的乳癌患者。一份長期追蹤研究顯示，無論患者是否具有心臟病風險，放射劑量越高，出現冠狀動脈相關疾病的可能性也就越高[19]。不過，接受乳房保留手術以及現代放射治療的女性，十年後心臟病發作或罹患冠狀動脈疾病的風險，增加幅度並不如預期中那麼大（2.7％）[20]。較新的技術或許會讓患者以俯臥姿勢進行放射治療，利用地心引力使乳房向下垂，盡量遠離心臟部位[21]。

一份大規模分析報告，以手術及腋淋巴結廓清（包括配合及不配合放射治療）之隨機化試驗為分析對象，結果發現接受放射治療的組別，死亡率呈小幅度增加。多數研究年代都比較久遠，包括接受術後放射治療的女性，照射範圍涵蓋胸骨下淋巴結。這種現象大多出現在治療後存活超過五至十年的女性，尤其是治療時沒有留意保護心臟部位的案例。我並不覺得意外，我的親戚在一九六〇年代因左側乳癌（及四個陽性淋巴結）接受治療，她做的是那個時代的標準治療：乳房切除術以及鈷放射治療，結果她飽受嚴重的呑嚥困難所苦，後來我才明白，那是因為對胸骨下淋巴結進行放射治療所致；多年後她罹患重大心臟疾病，不得不進行繞道手術，最後左側的肺也生成癌症，並在一九九〇年代初期因此過世。她有吸菸的習慣，我知道這肯定有影響，不過我也同樣確定，這些疾患、症狀追根究底，有部分是放射治療造成的。真正的問題在於：要是當初不做放射治療，我們能多留她在世上三十年嗎？但我們永遠不會知道正確答案了。

化療的長期副作用

過去，化療僅用於治療轉移性疾病。那個時期的腫瘤科醫師並沒有將長期副作用納入考量，他們一心只希望治療能讓患者多活幾年；要是患者真的能活到出現長期副作用的困擾，她們和醫師就心滿意足了。如今對於出現難以偵測的顯微侵犯風險較高的女性患者，我們會採用前導性化療，也因此逐漸注意到毒性治療對於身體健康帶來的傷害。現在，接受過化療的女性就算不是壽終正寢，也可能還會存活許多年，所以患者的長期身心健康議題就變得更加重要。自從我因罹患急性骨髓性白血病而親身經歷過化療以後，就深深意識到我們為了康復付出的代價。

化療腦

無論在任何乳癌病友團體中，都免不了會有人提到「化療腦」，然後聽眾就會露出心領神會的微笑。無數女性都分享過這種感受，在經歷癌症和接續的治療後，她們的大腦運作已無法恢復如初。透過認知測試和功能性核磁共振（functional MRI，亦即在受試者進行特定心理測驗或行為時，同時進行核磁共振造影），我們記錄到了記憶、專注力、多工作業等層面的變化，理解這種「瘋狂」的間接傷害並非憑空想像，化療腦終於獲得研究者的關注。

然而此時，我們的疑問似乎比答案更多。有份近期研究針對動了手術，但尚未展開化療或賀爾蒙治療的女性，結果發現有一個子群體的受試者，在與健康的對照組及罹患非侵襲性乳癌的女性相比時，其表現低於預期。此外，研究也測試了受試者的憂鬱、焦慮、疲倦程度，發現這些感受在癌症患者中較為普遍，多於健康的對照組[22]。這更引發了一些假設，探討低度發炎及DNA修復障礙之間的潛在關連性，兩者都與癌症生成和手術後神經認知疾患（neurocognitive disorder）有關。然而，我在加州大學洛杉磯分校的同事甘茲（Patricia Ganz）醫師則進行了另一項研究[23]，發現某些女性的促炎性標記（pro-inflammatory marker）增加，且這種現象與記憶問題和大腦代謝變化存在相關性。接受化療後一年間，細胞激素（cytokine）濃度逐漸降低，同時也開始出現記憶障礙，代表發炎反應引發了一些大腦相關症狀。問題在於孰先孰後——是發炎環境刺激了癌症生成，且大腦功能異常會隨著治療而有所改善；還是化療造成了發炎環境，導致化療腦？這些生物學問題，除了幫助我們理解相關症狀、疾患以外，更對研究出預防或治療方法有所助益。

雖然我們無法判斷出化療腦的確切肇因，卻不代表它不是真實存在的疾患。有份針對這個議題的整合分析發現[24]，接受前導性化療的女性往往會出現認知障礙，但程度大多比較輕微。這些障礙通常發生在注意力、專注力、語文及視覺記憶，和認知處理。不過，針對相關研究的分析檢視則發現，不同試驗設計會得到不同程度的認知障礙，影響其差異的因子如：是否比較術前、術後的測試結果；受試者是否可藉由練習或重複作業，於該測試方法獲得進步；是否包括接受賀爾蒙治療的女性等等。

舉例來說，某份研究將所有病友視為同一組別，與健康的對照組進行比較。雖然看起來是個好方法，但這麼做可能會忽略掉許多細微的差異性，例如：這究竟是化療帶來的效果，還是化療在年輕女性身上引起早發性更年期，進而導致的結果？塔莫西芬①或芳香環轉化酶抑制劑對這些變化有何影響？這些症狀到底是罹患乳癌引發憂鬱造成的，還是伴隨早發性更年期出現的熱潮紅與夜間盜汗，影響了睡眠的關係？這個領域無疑還需要更深入的專研。

至少從本書上個版本到現在，化療腦已被認可為真實存在的症狀，並吸引許多研究投入尋找答案。紀念斯隆-凱特琳癌症中心的艾爾斯（Timothy Ahles）提出[25]，它的表現模式可能是因人而異的：對某些人來說，在幾年內會迅速老化，接著便穩定下來；另一些人的加速衰老現象並不會趨

①〔藥師註〕學名，Tamoxifen。為選擇性雌激素受體調節劑。

於穩定；還有某些人不會立即出現老化跡象，反而是多年後才發現衰退。

透過造影研究發現大腦產生的變化，包括白質與灰質減少[26]。最重要的是，兩份研究分別在化學治療前、後進行功能性核磁共振，展現出治療後的變化[27]。

來自荷蘭的團隊證實，化療腦與治療劑量有關。比較化療後平均經過十一年的女性，在功能性核磁共振與神經認知測試的表現，其中某些人接受高劑量的化學治療（當初那個時代認定較佳的做法），其他女性則為標準劑量。研究團隊發現，高劑量化療組中有10％出現持續性認知功能衰退，標準劑量組則為8.3％，僅接受放射治療組則為6.7％[28]。

許多醫師會說，化療腦的症狀將隨時間改善，我並不認同。基本上我認為患者最後只是漸漸習慣這種變化，不再因此抱怨而已，艾爾斯則認為這可能因人而異。德國一份長期追蹤研究，檢視二十年前接受CMF療法（環磷醯胺➘滅殺除癌錠②➘好復注射液③）的女性，亦即最早用來治療乳癌的化療。結果確實發現，與隨機對照組相比，她們在神經認知測試的表現，與剛結束治療的患者有相同缺陷[29]。

該團隊更以這些女性為主題，發表了一份附加報告，指出在二十年前接受過化療的女性，大腦內白質的顯微結構完整性，隨著治療後經過的時間越長，劣化程度就越嚴重[30]。這甚至還沒有把因化療或後續賀爾蒙治療，而提早進入更年期的後果納入考量。

那麼只接受賀爾蒙治療的女性呢？我們目前也已得到相關數據：中國一份研究顯示，服用塔莫西芬的更年期前女性，在決策功能、語文記憶測驗以及執行功能皆出現障礙[31]。

②〔藥師註〕商品名，Methotrexate。學名Methotrexate，為抗腫瘤藥物。
③〔藥師註〕商品名，5-FU。學名Fluorouracil，為抗腫瘤藥物。

美國另一份研究在受試者展開賀爾蒙治療後（服用塔莫西芬或芳香環轉化酶抑制劑藥物，詳見第15章）六個月時，對她們進行研究。從她們回答某些問題的狀況，可以看出賀爾蒙治療會影響語言溝通能力，例如「你忘記某件物品名稱的情況有多頻繁」、「你找不到想表達的詞彙的情況有多頻繁」。在那些確診癌症前已接受過賀爾蒙補充療法的女性身上，這種情況尤其明顯[32]。

任何經歷過更年期或大幅度賀爾蒙變化的女性，對此應該都不意外。有誰的大腦在青春期或產後是運作如常的嗎？更別提更年期了，至少我的大腦就不太靈光！突發的更年期會帶來熱潮紅、夜間盜汗、入睡困難等症狀，這些都會影響你的大腦。

有了這麼多相關資料，說明為何接受化療的患者會遇到化療腦（或說是癌症相關的認知障礙），可知這種症狀的真實性已毋庸置疑。雖然大部分關於化療腦及（或）賀爾蒙治療腦之研究，主要都是以「描述症狀」為目的，但也有幾份研究著重探討應對方式。我們在其中一份研究透過女性之友協會（our Army of Women）招募受試者，結果發現電腦化認知訓練計畫（computerized cognitive training program）可改善認知功能，就連對長期病友都有效果[33]。而幫忙提示記憶的工具當然有所助益，就像是用電子設備提醒你某個約會及重要日期、避免你忘東忘西、讓你能列出清單一樣。

其他研究也指出，認知行為治療和冥想、瑜珈、運動一樣，都能幫助你緩解這些症狀[34]。在我撰寫本章期間，加州大學洛杉磯分校的甘茲醫師研究發現[35]，立即性認知復健計畫可改善患者自述的認知困擾，及持續至少兩個月的主觀記憶測驗表現。這個領域的認知復健仍處於初生萌芽階段，但至少它已獲得研究者關注，並開始投入專研這個深深困擾乳癌治療後患者的議題。

另外，也有說法認為注意力缺陷疾患（Attention Deficit Disorder, ADD）藥物〔派醋甲酯（Methylphenidate）或專思達（Concerta）、利他能（Ritalin）〕、阿茲海默藥物〔多奈哌齊（Donepezil）或愛憶欣（Aricept）〕、睡眠障礙藥物〔莫待芬寧（Modafinil）或普衛醒（Provigil）〕[36]都有所幫助，

但我沒有找到任何直接的科學性試驗，確實展現出其效益。

所幸，這個領域的相關研究日益增加，相信在不久的將來，就能取得更多資訊。

心臟疾病

幾乎所有乳癌治療都有傷害心臟的風險，以放射進行局部治療（尤其是左側），可能增加心臟病的發病率。化療、標靶治療（如賀癌平④）與藥物誘發更年期，同樣也有機會造成心臟病。不過，塔莫西芬可降低膽固醇，或許可幫助減少心臟病發生。

有證據顯示，化療使用的蒽環類藥物如小紅莓⑤及泛艾黴素⑥，會增加心臟衰竭與心肌病變之發生率。發病時間早則可能在治療後一年就發作，也可能遠比一年更久。雖然這種狀況與使用劑量的相關性最高，但其他風險因子也很重要，如年齡、心臟病風險因子、先前的放射治療劑量、同期接受的藥物治療等等[37]。

HER-2/neu 陽性癌症患者使用的賀癌平，同樣與心臟疾病有關，特別是與蒽環類藥物（如小紅莓）共同使用的時候。以下結果看來可能有點不妙：一份大型研究中，所有受試女性都使用蒽環類藥物並接續使用紫杉醇，經過隨機分派，將受試者分為使用賀癌平與不使用賀癌平兩組，結果其

④〔藥師註〕商品名，Herceptin。學名Trastuzumab，為抗腫瘤藥物。
⑤〔藥師註〕因藥品溶劑色紅，而得此俗稱。學名Doxorubicin，商品名艾黴素(Adriamycin)，為抗腫瘤藥物。
⑥〔藥師註〕商品名，Pharmorubicin。學名Epirubicin，為抗腫瘤藥物。

中賀癌平組有4%的女性遇到心臟問題，沒有使用的組別則為1.3%[38]。較新的抗HER-2藥物如泰嘉錠⑦，沒有表現出心臟毒性；賀疾妥⑧則仍在研究當中[39]。

第二癌症

化學治療如小紅莓或環磷醯胺（cyclophosphamide），經證實會提高罹患血癌的風險；不過發病率很低，從0.21%增加至1.01%[40]。

我們曾擔憂在化療期間使用顆粒白血球刺激因子（Granulocyte Colony-Stimulating Factor, GCSF），來促進白血球計數值，會增加血癌風險；但目前從相關數據來看，這種憂慮是缺乏科學依據的[41]。

總而言之，基本上六十五歲以下、接受過放射治療，以及接受過放射治療和化療的乳癌患者，罹患骨髓增生不良症候群（Myelodysplastic Syndrome, MDS；又稱早期白血病或骨髓增生不良疾病）與急性骨髓性白血病（Acute Myeloid Leukemia, AML）之風險，會高於一般普羅大眾，但發生率很低[42]。

最後，賀爾蒙治療亦可能引發第二癌症，這主要指塔莫西芬，它至少會增加子宮內膜癌發病風險長達五年[43]。

⑦〔藥師註〕商品名，Tykerb。學名Lapatinib，為抗腫瘤藥物。
⑧〔藥師註〕商品名，Perjeta。學名Pertuzumab，為抗腫瘤藥物。

疲勞

許多癌症病友都認為疲勞是癌症最常見，也最令人困擾的症狀[44]。少數乳癌病友會在治療結束後多年，才出現中等至嚴重的症狀[45]。舉例來說，大型的前瞻性研究發現，30至41%的乳癌病友在確診後一至五年，自述出現疲勞的症狀[46]。

這種疲憊感與放射治療和化療皆有關連。前述的癌症與癌症治療和發炎反應相關性之研究顯示，這些反應可能是部分間接傷害的肇因，其中就包括疲勞。這些研究發現低度發炎之血液標記增加，可能與疲憊感有關[47]。該類型另一份研究則在具慢性疲勞症狀之乳癌病友身上，發現削弱的賀爾蒙壓力反應[48]，以及發炎標記之不同表現形式[49]。這終於為許多有此經歷的病友找出生物學層面的解釋，令人欣喜萬分。

有了這麼多發炎反應相關數據，不難想像好幾項研究都發現有氧運動能夠減輕疲勞[50]。一份大型前瞻性研究指出，每週運動四小時以上的女性，其疲憊感會減輕50%。但說得容易，做起來難，畢竟當你感到疲憊不堪的時候，最不想做的事大概就是運動了，但這個情況下推自己一把，是非常值得的；其他經證實有效的介入手段[51]還包括社會心理支持、正念[52]、身心療法（如針灸[53]、冥想、瑜珈[54]）。這些都能帶來抗炎症的效益，且證實可減少所有發炎標記、降低復發風險。至於只能用來掩蓋症狀的藥物，經過證實是治標不治本的[55]。

神經病變與其他疼痛

我在撰寫這一版本的時候，震驚地發現，我竟然沒有在過去的版本提到，神經病變或其他疼痛也是治療的副作用！化療已知會造成周邊神經病變，引起疼痛感，大部分是手部或腳部的對稱性疼痛，以刺痛、灼痛和麻木疼痛出現；不過也可能造成虛弱與平衡障礙，影響步行姿勢。證據顯示，紫杉醇類藥物、含鉑類藥物如佳鉑帝⑨、克莫抗癌注射劑⑩、歐力普注射劑⑪及賀樂維⑫，都會造成暫時性，有時甚至是永久性的影響[56]。

有很多方法可以治療這些症狀[57]，關鍵在於找到對你有效，且副作用最少的方式。這些治療方法包括：抗痙攣劑，如鎮頑癲⑬、普瑞巴林（pregabalin）；抗憂鬱劑，如阿米替林（amitriptyline）、去甲替林（nortriptyline）、度洛西汀（duloxetine）；局部藥物，如利多卡因貼片或藥膏；以及麻醉劑等。若你受持續性的神經病變所苦，需要進行治療，可求診神經科醫師或安寧療護科醫師。如今，後者已不再只為生命走到盡頭的患者服務，而進展為專精控管疼痛和其他痛苦、不適症狀，以改善重症患者的生活品質。安寧療護應配合其他藥物治療進行，使長期困擾於治療之間接傷害的患者，能夠緩解症狀[58]。

⑨〔藥師註〕商品名，Paraplatin。學名Carboplatin，為抗腫瘤藥物。
⑩〔藥師註〕商品名，Kemoplat。學名Cisplatin，為抗腫瘤藥物。
⑪〔藥師註〕商品名，Oxalip。學名Oxaliplatin，為抗腫瘤藥物。
⑫〔藥師註〕商品名，Halaven。學名Eribulin，為抗腫瘤藥物。
⑬〔藥師註〕商品名，Neurontin。學名Gabapentin，為抗痙攣藥物。

關節痛

關節痛是長期使用芳香環轉化酶抑制劑的副作用。主要症狀為關節僵硬與手部（包括手指及手腕）、手臂、腳踝、髖部、背部疼痛。一份研究針對使用芳香環轉化酶抑制劑藥物至少三個月的女性，發現其中47％自述出現關節疼痛，44％則有關節僵硬症狀[59]。許多女性因為這種疼痛而停止服藥，不過你停藥前得先仔細思考；若你感到很痛苦，我的首要建議是諮詢醫師，這種藥究竟能為你帶來多大的效益，這與復發風險有直接的關連性。若你的復發風險很低，代表效益也比較低，則忍受這樣的副作用或許就不值得；若你的復發風險頗高，那麼可以詢問醫師，更換另一種藥物是否可行。芳香環轉化酶抑制劑有好幾種，如安美達錠⑭、復乳納⑮、諾曼癌素⑯，有時換藥有助於改善副作用。此外，你隨時可以改服塔莫西芬，雖然證據顯示芳香環轉化酶抑制劑效果稍佳，但差異不大，且塔莫西芬的作用機制與前者完全不同，因此副作用也大相徑庭。

應對關節痛的最佳方式是運動，感覺好像不合常理，但其實運動具有抗發炎效果，能改善疼痛與僵硬[60]。找一種你真正樂在其中、願意進行的活動，有很多可行選項，像是水中有氧、游泳、瑜珈、單車，都能讓你有足夠運動量，又不至於給關節太大壓力。關鍵在於找到你能持續下去的運動；另外地區性的YMCA通常有不錯的課程。治療方面，非類固醇消炎藥與針灸都對部分女性有效。

⑭〔藥師註〕商品名，Arimidex。學名Anastrozole，為抗腫瘤藥物。
⑮〔藥師註〕商品名，Femara。學名Letrozole，為抗腫瘤藥物。
⑯〔藥師註〕商品名，Aromasin。學名Exemestane，為抗腫瘤藥物。

體重增加

雖然現代乳癌治療導致的體重增加，已經不像一九七八年初次提起時那麼嚴重，但仍然是個問題[61]。接受化療或卵巢抑制並因此邁入更年期的患者，比較容易遇到這種狀況。多數女性會增加五至十磅，但有些人的增重幅度甚至高達五十磅！若是更年期前女性進行化療並因此進入更年期，其體重增加的情況會比較嚴重。

體重之所以增加，顯然有部分原因是代謝產生變化，不過還有另一個因素也是罪魁禍首，就是運動量減少[62]。數據顯示，體重過重女性的死亡率高於纖瘦者，這是督促自己運動的又一個好理由。根據日漸增多的數據，我們先前討論過體重與缺乏體能活動會造成什麼影響（見第16章「體重」及「體能活動」部分），包含使糖尿病及胰島素抗性增加，或者造成特別容易引起低度發炎的狀態。這些都讓我強烈建議，確診乳癌後一定要將體重維持在健康標準，這或許是你力所能及的範圍內，最重要的一件事了！

骨質流失

乳癌患者的骨質流失速度通常比較快，問題在於隨著年齡增長的正常骨質流失，在經過化療及部分現有的賀爾蒙治療（使某些患者進入早發性更年期）以後，會加快流失速度。相對地，其他賀爾蒙治療法（特別是塔莫西芬）則可預防骨質流失，協助維持骨密度。罹患乳癌的女性至少應遵循美國國家骨質疏鬆症基金會提出之一般性建議：六十五歲時或治療結束時，應進行初次骨密度檢測，且兩年後再做一次檢測，以判斷是否為永久性的骨密度減少。由於骨骼變化不會迅速呈現，檢測的精準度也不足，因此目前建議患者至少間隔兩年以上，才能重複接受第二次骨密度檢測。

骨折大多發生在年紀較大的時候，且沒有證據顯示治療骨質缺乏症（骨密度較低，但未達骨質疏鬆症標準）能降低骨折風險。因此目前是等到患者六十五歲時，就能判斷骨密度是否已趨於穩定，若確實有骨質疏鬆症，再開始進行治療。雖然接受乳癌治療可能會加速骨質流失、並在較年輕時就發生骨折，但尚未有確切證據證實。

在這種做法及缺乏相關數據的前提下，我不清楚為什麼這麼多腫瘤科醫師會開立雙膦酸鹽藥物，給接受輔助性賀爾蒙治療或邁入早發性更年期的女性。雖然這類藥物可預防骨質流失，但對於原先並未罹患骨質疏鬆症的女性，沒有證據顯示它們能夠避免骨折[63]。若你決定要做骨密度檢測，請注意不要誤以為只要有骨質缺乏症的人，都得使用雙膦酸鹽藥物，別把骨密度與骨折混為一談，這些藥物是用來治療骨折，而非改善骨密度。

目前的傾向是不開立任何藥物來預防骨質流失，而是把藥留給未來五至十年內，具有高骨折風險的患者（約5至10％）。所有女性都應攝取鈣質和維生素D，且充分進行重量訓練與運動。根據隨機化臨床試驗結果，支持年紀較大的停經後女性及骨質密度較低者，使用維生素D營養補給品（四百至八百U/d）以及鈣，可降低骨折風險[64]。透過某些數據推測，對於已經歷更年期或正處於卵巢抑制階段的女性，雙膦酸鹽或許能降低癌症骨轉移的風險。根據臨床試驗「ZO-Fast」的研究結果，支持讓正服用復乳納（一種芳香環轉化酶抑制劑）的女性施打諾雷德⑰，不但可維持骨密度，更可增加無病存活率[65]。

而雙膦酸鹽藥物的風險之一，有項很罕見的副作用：顎骨壞死[66]，這發生在用藥期間動了牙科手術（治療）的女性。目前我們還不清楚，這種藥物對卵巢受到抑制的女性是否利多於弊。癌骨瓦⑱是一種採用不同運作機制，但仍具顎骨治療潛力的藥物，它對較年輕女性的效益仍在研究當中。

更年期症狀

接受乳房切除術，但未進行化療，也沒有服用塔莫西芬的患者，可能會以原本的步調自然進入更年期；或者因為出血或其他與癌症無關的緣故，動了子宮切除術（包含卵巢切除）而提前進入更年期的女性，其出現的症狀與未罹患乳癌者相同（亦即症狀範圍可能從完全無感到很嚴重）。唯一的差異在於，對這些女性而言，雌激素問題的重要性，會比沒有乳癌發病或復發風險的女性來得更高。

當女性接受化療或卵巢抑制療法，可能會提前進入更年期；或者她也可能採用賀爾蒙補充療法，卻突然中斷療程。要解決這些情況下出現的症狀，難度會升高許多，因為化療、塔莫西芬及

⑰〔藥師註〕商品名，Zoladex。學名Goserelin，為抗腫瘤藥物。
⑱〔藥師註〕商品名，Xgeva。學名Denosumab。

芳香環轉化酶抑制劑，都會額外帶來它們各自的副作用。又或者醫師也可能開立諾雷德，使患者進入可逆性的更年期狀態。

在自然進入更年期後，卵巢會持續製造賀爾蒙，只是生成量遠比之前少。至於以切除卵巢達到外科更年期後，當然就沒有卵巢製造賀爾蒙了，不過腎上腺可生成極少量的雌激素，同時也會生成睪固酮及雄固烯二酮，經由脂肪、肌肉與乳房組織之芳香酶轉化為雌激素。

然而對於化學性更年期的女性，我們卻不清楚會發生什麼事，是否化學治療會破壞卵巢，使它們再也無法生成雌激素？或者它只是讓女性進入正常的更年期，也就是她仍具有一般停經後的賀爾蒙生成量？我們知道當三十歲左右的女性接受化療時，往往會進入暫時性的更年期，隨後生理期是會恢復的。這或許代表化學物質不會完全破壞卵巢製造賀爾蒙的功能。然而對於中年女性來說，化學物質只是加快她朝原本方向行進的腳步而已。因此，看似被推入永久性更年期的女性，應該仍能保留部分的卵巢賀爾蒙生成能力；又或者其中有些人保留下來，有些人則否，這是我們仍須深入鑽研的領域。

關於更年期，你需要考慮兩個面向：首先，症狀可能會伴隨著突然或不規律的賀爾蒙變化出現，這些症狀一般都是暫時性的，平均持續約二至三年。當症狀出現時，你需要進行針對性的治療，有很多種方案可供選擇。

其次，媒體與藥廠往往會將更年期包裝成晚年許多疾病的肇因，比如失智症及骨質疏鬆症。有好幾種綜合方法可應對這些問題，此外也有特定療法，能夠治療特定症狀或預防特定疾病。不過在投入分析各方案優缺點之前，我想先指出很重要的一點：「什麼都不做」也是可行選項之一。除非出現的症狀令你感到不適、困擾，否則不必非得要「治療」、「處理」更年期，這是每個女人都會經歷的自然階段。

賀爾蒙補充療法之風險

由於已有強力的證據顯示，賀爾蒙補充療法會增加乳癌風險[67]。單是這一點，就足以促使已罹患乳癌的女性，將這種療法排除在外。進一步的研究數據更支持這個結論：罹患乳癌的女性絕不能接受賀爾蒙補充療法。一九九七年展開的HABITS試驗，招募志願者協助調查：對於曾接受過乳癌治療的女性來說，運用兩年賀爾蒙補充療法來治療更年期症狀，是否為安全的方式[68]。原位癌至Ⅱ期乳癌患者，若出現更年期症狀，且認為這些症狀需要治療，那麼無論是否服用塔莫西芬（服用者佔21％）都符合試驗資格。試驗中共四百卅四名女性接受隨機分派，其中三百四十五人至少進行了一次的後續追蹤。

在平均二點一年的後續追蹤中，賀爾蒙補充療法組別有廿六人、非賀爾蒙補充療法組別有七人發展出新的乳癌。因為這個結果，研究者終止了試驗，宣布賀爾蒙補充療法對乳癌患者帶來的風險，是不可接受的程度。而且非賀爾蒙補充療法組得到新乳癌的女性之中，有兩人是擅自進行了賀爾蒙補充療法（這是非常不正確的行為，若你在研究試驗中被分派到某個組別，卻不願意繼續遵守相關規定，那麼你應該主動告知並離開研究）。

生物同質性賀爾蒙療法（bioidentical hormones）是一種較近期的更年期症狀治療方法，採用的賀爾蒙與人體進入更年期前製造的相同。相關研究尚未獲得確定性的結論，但目前沒有任何根據，認定生物同質性賀爾蒙優於人工合成賀爾蒙。已知賀爾蒙（雌激素與睪固酮）濃度高的女性，罹患乳癌的風險較高，來自西北大學的團隊提出一份近期摘要，間接指向人體生成的黃體素[69]。研究者測量六個月之中，唾液黃體素濃度與乳房組織密度（強力的乳癌風險因子），結果只有服用塔莫西芬且黃體素濃度增加的女性，出現乳房組織密度增加現象。但另有研究發現，接受天然黃體素的女性，同樣也呈現乳房密度增加的結果[70]。沒錯，單是「較晚經歷更年期的女性，乳癌發病率較高」這一點，就足以看出即使是人體本身的賀爾蒙，未來也不必然對你有益。

因此，儘管目前缺乏數據證實生物同質性賀爾蒙療法的危險性，並不代表它一定是安全的。義大利第里雅斯特（Triest）有研究檢視雌三醇及雌激素之生物同質產品，證實雌三醇和賀爾蒙補充療法一樣會刺激子宮內膜，也會促進乳癌生長（廿四名女性中有六人）[71]。針對生物同質性賀爾蒙療法檢視報告則指出，專為某位女性合成的賀爾蒙或許能減輕症狀，但沒有證據顯示其安全性[72]。真正讓你回到更年期前狀態的原因，可能與服用的賀爾蒙類型無關，而在於「補充」賀爾蒙。目前，生物同質性賀爾蒙療法比較像是炒作出來的熱潮，而缺乏足夠科學性，包括不需要處方即可購買的天然黃體素乳霜[73]。

二〇一二年，美國預防醫學工作小組再次檢視，更年期賀爾蒙補充療法預防慢性病的相關證據，結果並未發現存在任何效益[74]。

最後，還有利飛亞⑲這種藥，是一種非雌激素藥物，只能在美國境外取得。相關研究仍在探討這種藥對乳癌患者的效果，不過百萬女性研究（Million Women Study）檢視接受各種賀爾蒙補充療法的英國女性，發現利飛亞同樣會增加乳癌及子宮內膜癌的發病風險[75]。一份包括兩千零四名乳癌患者之大規模隨機試驗發現，儘管這種藥能減緩骨質流失與熱潮紅，卻提高了乳癌復發率[76]。

⑲〔藥師註〕商品名，Livial。學名Tibolone，為賀爾蒙製劑。

症狀治療

若排除賀爾蒙補充療法，面對癌症治療帶來的早發更年期症狀，你還能做些什麼？與正常的更年期相似，大部分的不適症狀，都是身體在經歷賀爾蒙變化的過渡期所致，因此很可能不需要進行長期治療。

熱潮紅

對某些女性來說，有種行為方法是有幫助的。首先，可以嘗試避開觸發物：觸發物為何是因人而異的，只要每天寫下熱潮紅日記，很快就能發現觸發症狀的原因。常見的觸發物包括辛辣食物、咖啡因、壓力情境、熱飲等等，一旦確認，就能盡量避開它們。另外，可以在涼爽的房間睡覺、穿著吸濕排汗材質的睡衣、使用吸濕排汗材質的床單，使你不至於因為夜間盜汗弄濕床單而睡不安穩；穿著棉質、多層次的衣物；做定速呼吸（paced-respiration）訓練（緩慢、深度的腹式呼吸法）；嘗試針灸；或者每天散步、游泳、跳舞、騎單車至少三十分鐘。若這些都沒有幫助，試試看補充維生素E（八百毫克）[77]或黑升麻（black cohosh）草藥（利婦福民錠⑳）。要是症狀始終無法改善，你也可以加入或創立一個支持團體，協助你面對、度過這段經歷（請同時參閱本章「療癒心靈」

⑳〔藥師註〕商品名，Remifemin。為升麻屬萃取物（Cimicifuga extract）。

部分）。

梅約診所之美國中北部癌症治療組織（North Central Cancer Treatment Group, NCCTG）是乳癌患者更年期症狀緩解研究的先驅[78]。該組織以超過六百五十名罹患乳癌的女性為研究對象，並提出數項結果。首先，研究者發現僅靠安慰劑的作用，就可以在四週達到20至25％之症狀緩解效果。這個發現或許代表熱潮紅有部分心理性因素，也或許是反映出熱潮紅本身的特質，即自行出現又自行消失。我自己經歷的是很普遍的狀況，恰能看出熱潮紅變化無常的特性：我有十週半都沒有月經來潮，且深受嚴重的熱潮紅所苦，我心想：「完蛋了，這樣的症狀會持續好幾年，我的月經會停止，然後（如果我沒先被關進精神病院的話），熱潮紅最終也會消失的。」某個週日我正在亞特蘭大出席一場醫療會議，突然之間熱潮紅就停止了，我不禁好奇這究竟是怎麼回事。

我敢肯定，要是當時我恰好開始接受某種新療法或參與某項研究，且被分派到安慰劑組，我一定會開心地想：「原來我不是安慰劑組的！這種療法真的有效！」但因為情況並非如此，我只悄聲地向我的守護天使禱告，表達我最深切的感激。四週以後，我的月經也恢復了，顯然這才是熱潮紅停止的原因。

有研究檢視所有針對熱潮紅的非賀爾蒙療法，結果發現相關數據支持使用抗憂鬱劑「選擇性血清素回收抑制劑（Selective Serotonin Reuptake Inhibitors, SSRIs）、正腎上腺素與血清素回收抑制劑（Serotonin-Norepinephrine Reuptake Inhibitors, SNRIs）」、降保適㉑、鎮頑癲，對於降低熱潮紅發作的頻率及嚴重程度之效益[79]。在各種抗憂鬱劑中，速悅㉒的效果是最令人期待的，克憂果㉓及百憂

㉑〔藥師註〕商品名，Catapres。學名clonidine，為降血壓藥。
㉒〔藥師註〕商品名，Effexor。學名Venlafaxine，為血清素正腎上腺素回收抑制劑。
㉓〔藥師註〕商品名，Seroxat。學名Paroxetine，為抗憂鬱劑。

解㉔則會對塔莫西芬產生干擾。這些藥物都有副作用的風險，但它們通常也對周邊神經病變疼痛有所幫助，因此或許值得一試。你可能需要嘗試好幾次，才能找到最適合的治療藥物。若你的熱潮紅症狀嚴重，最好和醫師討論，讓醫師協助你釐清所有可行方案，找出真正有效的治療。

性慾及陰道乾澀

對接受過乳癌相關治療的患者而言，性方面的問題是非常普遍的。在一份研究詢問的女性患者中，96％自述至少出現一種性功能障礙，研究受試者自述的症狀包括：性慾降低（64％）、性交疼痛（38％）、無高潮（44％）、潤滑不足（42％）[80]，且大部分的女性都沒有和醫師討論過這些問題。當然，接受不同治療類型也會有不同影響；做過化療的女性，與未做過化療者相比，出現陰道乾澀症狀的可能性高五點七倍、性交疼痛的可能性高五點五倍、性慾降低的可能性高三倍、高潮的困難程度則高七點一倍。雖然年輕女性最初比較容易出現問題，但在未來十年往往能改善。

若服用塔莫西芬進行賀爾蒙治療，不會造成那麼多性方面的困擾；但服用芳香環轉化酶抑制劑會使陰道乾澀、性交疼痛、性慾降低的症狀惡化。

性方面主要引發困擾的問題，大概是陰道乾澀了，它會進一步導致性交疼痛和高潮減少。有些陰道潤滑劑不需處方即可購買，如Astroglide；此外，陰道保濕劑（如KY凝膠及Replens）也有所

㉔〔藥師註〕商品名，Prozac。學名Fluoxetine，為選擇性血清素回收抑制劑。

幫助。陰道雌激素效果更佳，不過需要處方才可取得，且有些許風險，因為乳霜吸收後會進入人體血液循環，尤其是陰道組織發炎的時候。最安全的方式應該是使用緩慢釋放低劑量藥物的類型，如藥效釋放長達十二週的陰道環（Estring），或者陰道雌二醇片劑（tablet Vagifem）。若已經過一段時間沒有性交行為，那麼除了乾澀以外，你可能還會感覺陰道變得比較緊繃，這是因為它失去彈性的關係，可以使用擴張器再度伸展，改善這種情形。睪固酮唯有與雌激素結合使用時，才有增進性慾的效果，因此這種方案並不可行。

乳癌治療後，若遇到性功能困擾，求助的第一步是「開口詢問」！有些乳房醫學中心有性領域問題的專家可諮詢，其他機構則設有專屬門診來處理這些狀況。

失眠與情緒波動

雖然失眠往往與夜間盜汗有關，但賀爾蒙異常的時候，確實也會影響睡眠。有些簡單的方法能改善失眠：保持臥室涼爽、運動（但要在一天當中較早的時間進行，睡前才運動會使人難以入睡）、避開咖啡因和酒精、泡熱水澡或沖澡，以及睡前食用穀物麥片、牛奶製品。

要對抗賀爾蒙變化帶來的情緒波動和焦慮，可以嘗試運用放鬆反應（見第16章「冥想、想像療法與正念療法」部分）、運動（包括瑜珈）、採取素多於葷的飲食習慣，以及下列某些安定情緒的技巧。

療癒心靈

因為罹患可能致命的疾病而接受治療，這種經歷為每個人帶來的感受都不一樣。我在親身體驗過後，已能夠理解「康復」是一段將伴隨你餘生的歷程。用在某人身上有效的方式，對其他人而言不一定是最佳選擇，以下將提供一些建議，但終究時間才是最有效的治癒方法。

這個時期就像經歷任何強烈情緒壓力時一樣，心理治療都可成為極強大的工具。罹患乳癌的經驗也可能成為一種催化劑，激勵你去正視、處理那些曾經逃避、不願面對的事。有時短暫的一對一諮商能帶來很大的幫助，尤其是當疾病帶來的後果令你陷入泥淖、難以脫身的時候。大約三分之二的女性患者有必要評估治療後的症狀，無論是持續性的悲傷、自尊感喪失、對罹癌前能帶來快樂的事物缺乏興趣，都不是正常現象，應接受追蹤評估。

這或許是嘗試加入支持團體的好時機，尤其是治療期間心力交瘁，覺得自己沒有精力參與的人。或者也可以加入線上聊天群組、網路論壇或訂閱郵件。可到以下網站查詢相關資訊：www.breastcancer.org、Living Beyond Breast Cancer（網址：www.lbbc.org），或 Young Survival Coalition（網址：www.youngsurvival.org）。

許多女性會將自身經驗寫成日記，以供未來參考，並協助自己應對情緒和感受。有些人在康復以後推己及人，向其他與自己有相同經歷的女性伸出援手，作家如洛德（Audre Lorde）、艾勒比（Linda Ellerbee）、凱瑟琳・羅素・里奇（Katherine Russell Rich）、路登（Joan Lunden），以及表演者如歌手瑪麗莎・伊瑟莉姬（Melissa Etheridge）及滑冰選手佛萊明（Peggy Fleming），都公開談論或撰寫自己的相關經驗。確實，在對抗乳癌汙名的征途中，大部分的勝利應歸功於早期的倡導先驅，如秀蘭・鄧波兒（Shirley Temple Black）、瑪格麗特・洛克斐勒（Happy Rockefeller）、庫胥那（Rose

Kushner）等人，公然挺身而出，為這種疾病爭取更多認識及關注。

因為想要有所回饋，以及尋找這段經歷中積極正面的意義，往往能引導成為幫助其他罹患乳癌女性的力量，這有時可以在你的工作上實踐。我有兩位患者本身就是心理治療師，現在則專精於乳癌治療領域；還有一位患者則在她的公司設立乳癌工作坊。或者若你是名銷售員，可以選擇到販售乳房假體的店面工作，畢竟你現在對該領域有特別深的認識，能夠幫助顧客。

若你的專業領域與乳癌相關工作毫無關聯，或者你不希望工作的時候也得面對這種疾病，那也沒有關係，還是有別的方式可以幫助其他女性（進而也是幫助你自己），例如成為志工。舉個例子，你可以考慮加入國際康復組織或類似的乳癌病友幫助團體。你很清楚剛確診乳癌的感覺有多害怕，而對於剛確診乳癌的女性來說，有一位成功克服乳癌的病友陪在身邊，能為她帶來巨大安慰。

你也能參與政治運動，比如美國國家乳癌聯合組織（National Breast Cancer Coalition, NBCC，網址：www.breastcancerdeadline2020.org）就是不錯的選擇。你可以根據自己的精力、時間限制、投入的熱誠，來決定要參與到什麼程度，無論是從寫封正式信件給國會議員，到組織遊行及募款活動都包含在內。美國國家乳癌聯合組織的前副會長柯爾伯恩（Jane Reese-Coulbourne）從自身經驗中發現，「若想疏導因罹癌產生的憤怒，政治運動是一種極佳管道，對我來說，它是加入支持團體後的下一個步驟。與其他女性談論乳癌固然重要，但除此之外，我還希望能有實際行動。」

你或許會想嘗試參與以「為乳癌研究與支持募款」為舉辦宗旨的體育活動，例如步行或跑步。雖然我認為「粉紅十月」稍嫌誇張，但它確實成功為乳癌引起大量關注與廣泛認識。

你還能到蘇珊・樂芙研究基金會（www.drsusanloveresearch.org）加入研究，協助記錄乳癌治療的間接傷害，找出疾病肇因。女性之友協會（Army Of Women, AOW）已達到卅七萬五千名成員，包括乳癌患者與非乳癌患者、男性與女性，即任何願意參與研究的人。當科學家帶著研究前來，我們會一一檢視，確認這些研究是否值得大家關注；接著我們會寄出電子郵件給所有女性之友協會成員，詳細說明研究內容，鼓勵大家盡量轉發、傳播出去。我們已成功募集許多相關研究，激勵、加速了這個領域的進展。女性健康研究（網址：www.healthofwomenstudy.org）是我們的線上合作夥伴，他們會請參與者填寫週期性問卷，意圖釐清乳癌成因，同時記錄乳癌療法帶來的間接傷害。而針對受忽視的領域，我們也自行展開研究，如：細菌或病毒是否會影響乳癌生長，或標記、定位乳管的生理結構。若你有意願參與研究，協助終結這種疾病，那麼我們需要你！

最後，絕對不要因自己經歷過的事感到羞恥。在我們文化的某些部分裡，癌症依然背負汙名，而乳癌的情況有時特別令人難以想像。無論是對自己還是他人，你都得消除它的神祕感，不必沉湎於其中，但也不要刻意壓抑。你需要一群朋友，能讓你自在地談論疾病和感受；你還要確信自己能在日常交談中提起自己的疾病，無須刻意避開說出類似這樣的話：「沒錯，就是在我入院動乳房切除手術那一陣子。」

病友相關研究的其中一個新領域，稱為「發現價值」（benefit finding）。一如既往，醫師與研究學者花了一段時間，才終於意識到的這點，患者卻早就知道了，亦即這段經歷其實能帶來許多正面收穫。我常聽患者提起，雖然不希望任何人罹癌，但說實話，她們罹癌後的人生過得更加充實，不再因小事庸人自擾，也學會珍惜自己的家庭，更真正重視每一天。

感情關係與性

正如前面關於性慾的部分所述，乳癌後生活最少被提及的議題正是「性」。若你沒有提起，外科醫師也不會主動談到這一點；事實上，只要你沒有表達困擾，大部分的外科醫師都會直接認定一切沒問題。然而對多數女性而言，性是難以啟齒的話題，特別是涉及內心感受，在失去與性愛連結得極其深刻的身體部位後，感覺也同時喪失了性吸引力以及性慾；或許對此她們自己都還懵懵懂懂、半知半解。醫師需要學會委婉而細膩地開啟這個話題，不讓患者感覺受到冒犯，給她們足夠的安全感，能夠談論性方面的煩惱。

我記得有位外科醫師在退休前將患者轉介給我，他說這位患者接受乳房切除術後，大家都對她能迅速康復嘖嘖稱奇，不住地稱讚她「適應得太棒了」。當我接手這個病例，第一次見面時就發現，無論她表面上看起來適應得有多好，當時距離手術已經五年了，但她的目光始終避開自己的疤痕；她也一直沒有恢復與丈夫之間的性行為，甚至會躲起來換衣服，以免被他看見。

許多女性確診乳癌以後，都會遇到性與親密關係的問題。除了感覺被自己的身體背叛，療程也可能使患者有隱私遭冒犯、入侵的感受；想想連續好幾週都被那麼多陌生人對你的身體東戳西刺，幾乎像是受到侵犯，讓你忘了身體其實也能為你帶來歡愉感。你需要一段時間恢復情緒，重新找回自己身體的掌控感；也要與伴侶溝通這種感受，讓他在你的康復之路助你一臂之力。

有些女性會發現動手術之後（無論是乳房切除術還是腫瘤切除術），若想重拾自己的價值感與完整感，性愛關係扮演的角色與幫助其實更甚以往，不過也可能產生變化。我有位動了雙側乳房切除手術的患者說，過去乳房部位曾有的情慾，感覺都「南向移動」了，高潮的快感變成從前的兩倍。也有女性太過懷念失去的那側乳房的刺激，因此在性行為時，不願讓伴侶觸碰另一側乳房。

甘茲醫師曾治療與研究乳癌患者，指出接受腫瘤切除術及結合放射治療的女性，可能遇到的問題：「特別是多年前做過放射治療的女性，常會發現乳房不如放射治療前那麼柔軟、美觀。」保留下來的乳房產生的變化，可能將伴隨她們經歷未來的性愛關係。

而某些變化可能不是心理層面，而是更屬於實際層面。例如手術側的手臂或肩膀或許不如從前強壯，很難達到特定性交姿勢，像是跪在伴侶身前；若向手術側的側躺姿勢，也可能連續好幾個月都會不太舒服。與伴侶溝通是非常重要的，這樣你們才能共同探索、開發出兩人都樂在其中的性愛方式。

甘茲醫師也補充，面對性慾喪失時，很難完全區分生理與心理層面。甘茲醫師說：「性至少有部分與大腦相關，體內循環的賀爾蒙會影響大腦，進而產生性興奮，而心理困擾則會影響賀爾蒙。根據我們的經驗與研究，心理困擾嚴重的女性，出現性功能障礙的機會也越高。」梅約診所一份近期研究證實了這一點，該研究讓受性慾低落所苦之乳癌病友，使用經表皮吸收的睪固酮或安慰劑[81]，結果兩組受試者（無論是否使用睪固酮）在所有測量數值上，都呈現相同的改善幅度。這代表其中存在強大的安慰劑效應，且女性的性慾是非常複雜的，涉及多種影響因子[82]。

無論從哪一個面向來看，性親密關係都不會致癌或增加復發風險；同樣地，也不會因為有人吸吮了乳頭，就「感染」癌症。曾在波士頓的福克納乳癌中心與我共同領導支持團體的卡林諾斯基（Barbara Kalinowski）發現：「有時，接受腫瘤切除術及放射治療的女性會產生一種錯覺，誤以為癌症仍存在於乳房內，排斥受到愛撫、害怕會擾亂現狀，讓癌細胞擴散到身體其他部位。」即使理性很清楚這種恐懼毫無依據，但或許感性仍難以克制，而這會影響伴侶雙方的性愉悅。

季辛格（Sheila Kitzinger）在著作《女人的性愛體驗》（暫譯，*Woman's Experience of Sex*）中提到，對某些女性而言，一場短暫的風流韻事，是療癒過程中很重要的一部分[83]；她們認為若結褵卅五年的丈夫依然愛著沒有乳房的自己，當然是很棒的事，可是她們需要確認自己仍有性吸引力，才能再次感覺完整無缺。這對你或許有效，但也可能使婚姻面臨嚴峻考驗。無論如何，你至少可以確認自己在性方面的所有感受，再決定哪些可付諸實行，哪些只留在幻想層面就好。

這又開啟了另一個問題。若你單身但有約會對象，你該告訴對方嗎？這同樣也是個人選擇。有些女性會預先告知可能成為伴侶的對象，偏好在激情時刻來臨前先開誠布公地坦白；有些人則會等到最後一刻，沒有退路的時候，才揭開自己的祕密（這真的不是個好主意）。對於那些腫瘤切除手術範圍較小，或是切除乳房後成功重建自然外型的女性，把自己的情況告訴還沒正式交往的對象，就不是非做不可的選擇了。然而在長期感情關係裡，坦承是至關重要的。若手術後留下明顯的外觀變化，約會可能也會成為令你困擾的事，但這不代表你從此就得過著單身的日子。

卡林諾斯基就注意到，她負責的支持團體有幾名成員，在手術後不久就發展了新的戀情。她還記得有位女性一直未婚，在五十幾歲時動了乳房切除與重建手術：「幾年前我接到她的電話，她咯咯傻笑，高興得像個少女，她說：『你猜發生什麼事？我要結婚了！』他們計畫要去巴黎度蜜月，她欣喜若狂。」卡林諾斯基的小組中另一位女性，她的丈夫在治療期間對她無微不至，婚姻美滿，但兩年後丈夫因心臟病發過世；不久後她遇見一位鰥夫，兩人陷入愛河。卡林諾斯基說：「他們決定不蹉跎時光，因為他們都清楚生命有多麼無常。她告訴我：『我們都學到了教訓，不願再因任何理由拖延。』」

許多女性都擔心，伴侶會因她們的狀況及新的身體而喪失「性趣」。確實，有很多恐怖的例子是丈夫或另一半排斥性行為，甚至選擇離開。有時癌症的衝擊對患者與其伴侶是同樣巨大的，你的另一半可能會感到憤怒、羞愧，自己也變得脆弱易病；他們的生活與夢想也起了變化，但得到的支持鼓勵卻往往比較少——畢竟接受治療的不是他們，開口抱怨很容易令他們感到內疚不安。

有些人不知道該如何應對這麼嚴重的疾病，有些人則將它當作理由，藉此脫離原本就已出了問題的感情關係。然而最重要的是兩人感情關係的本質，以及溝通程度。加州大學洛杉磯分校的韋勒士（David Wellisch）提出研究顯示，丈夫在決策過程中的參與度、到醫院探視、看見疤痕初期的樣貌、早日恢復性行為等，都能使夫妻關係維繫得更加理想[84]。在此過程裡，開誠布公的對話交流是最關鍵的，無論是未婚伴侶、女同性戀伴侶還是夫妻都一樣。

另一項研究發現，患者與另一半的適應程度是緊密相連的；當伴侶中一人適應不良時，另一人往往也會遇到困難[85]。溝通與性方面出現問題的時候，一定要儘速處理。甘茲醫師注意到，大部分的性愛問題會在一年內獲得解決；若屆時還沒有進展，很可能就永遠無解了[86]。她設計一項隨機對照試驗，將自述在身體形象、性功能或伴侶溝通方面，有中等嚴重問題的女性，分為接受六週心理教育或閱讀書面資料，並進行比較。結果發現隨機分派到心理教育組的女性，與僅得到書面資料者相比，在感情關係調適改善幅度較大、性愛滿足度也提高了[87]。

諮商或團體等讓你能在受保護的環境中，談論自己感受的場合，對於避免產生嚴重問題至關重要。若只是期望狀況自行改善，通常收效甚微，且往往會發展成慢性、長期問題。面對性慾降低、陰道乾澀種種問題，你應該要尋求協助，甚至可以考慮求診性治療醫師。

懷孕

仍有月經的女性患者，幾乎一定會問：得過乳癌以後，是否該冒險懷孕？你需要考慮兩個層面：道德倫理，以及健康相關問題。

過去，醫師（通常是男性）往往會將自身價值判斷強加於患者身上，告訴患者確診乳癌後至少五年內不能懷孕。這些醫師的主張是：若能活到五年後，代表你很可能已經戰勝了乳癌，否則他們不希望你將孩子帶到世界上，卻無法養育他長大。

但這是患者必須做的倫理抉擇，而非醫師。這個議題可以從兩種同樣正當的角度去看：有些女性認為，若無法在合理範圍內，確定自己能活到足以將孩子養育成人，就不願意生育；有些女性則覺得，即使自己會在數年後過世，但在寶寶剛出生的那段日子裡，她們仍能給孩子足夠的愛和照顧，也希望在離開人世以前，把自己的基因傳承下去。那麼丈夫或伴侶是否有能力養育孩子、家人和朋友是否能給予支持，都是應納入考量的條件。

生兒育女本就不是件能輕率決定的事，當罹患可能致命的疾病，又使它變得更加複雜；除了仔細、審慎地考慮，也可以向你尊重的人徵詢意見，然後做出你的選擇。

另一個問題是醫學上的：懷孕是否會降低你的乳癌存活率？其實我也希望自己知道答案。儘管缺少隨機化試驗，但有癌症中心提出相關報告顯示，女性罹患乳癌後懷孕與否的存活率，並未呈現任何差異[88]。

我們知道懷孕不會造成癌症擴散，無論它在你懷孕前已擴散或未擴散。但若腫瘤遺留了顯微癌細胞在你體內，那麼懷孕後伴隨而來的賀爾蒙變化，或許會刺激癌細胞發展，使其生長得比未懷孕時更快。這可能縮短你剩餘的壽命，例如原本你會在四年後因乳癌而死亡，現在縮減到剩下三年。

所以問題在於你願意冒這個風險嗎？若你的腫瘤有很多陽性淋巴結，侵略性很高；或存在其他影響因子，會提高癌症微轉移的機率，你必須將這些都納入考量。對你和孩子的另一位家長來說，這種風險或許值得，也或許不值得，但這同樣都是非常私人的決定。

若你的腫瘤是賀爾蒙敏感型，則應考慮暫停服用雌激素阻斷藥物，才能準備懷孕，不過我們沒有數據證實這麼做的安全性。再次強調，這是你得與醫師和另一半共同討論的問題。

那麼，懷孕以後的乳房會有什麼反應？若動過切除術，切除的乳房位置自然沒有反應，但另一側乳房則會經歷所有正常孕期變化。若接受的是腫瘤切除手術及放射治療，那麼未照射側乳房或許也會經歷正常的孕期變化；放射線會破壞乳房中某些負責製造乳汁的部分，因此經歷放射治療的乳房，雖然後續多少還是會變大一些，卻跟不上另一側乳房的速度，也無法分泌乳汁（或僅極少量）。

若想親餵母奶，可以使用單側乳房哺乳，但這會加重兩側不對稱的情況，不僅哺乳側的乳房會變得更大，即使哺乳期結束後，仍可能維持較大的尺寸。若你有需求，之後可以透過整型外科手術，縮小較大一側的乳房。我有位患者在放射治療完成後不久就懷孕生產，並成功以母乳哺育寶寶，但她一側的乳房尺寸，最後變成另一側的兩倍大；由於考慮到還有生第二胎的計畫，她決定等到第二次生產後，再動縮胸手術。

治療結束以後，若能等待一兩年再準備懷孕，或許是比較好的做法。懷孕是一段壓力極大的過程，你總不想在化療帶來的噁心感之外，又額外加入孕吐吧？

不過我有一位患者，剛結束化療就不小心懷孕了。在與她的丈夫和照護者討論以後，她決定生下小孩，而就我上次聽說的消息得知，她們母女均安。

當然，這裡討論的是罹患乳癌以後，患者仍具生育能力的懷孕狀況。較新的研究有卵巢組織移植，以及服用塔莫西芬和復乳納以進行體外人工受精（In Vitro Fertilization, IVF）的方式。然而即便我們有能力辦到，不代表這種做法就是安全無虞的。隨著年輕的乳癌病友越來越多，我們需要進行更多研究，來解答這些問題（欲搜尋最新相關資訊，以下兩個網站是很好的選擇：www.livestrong.

org、www.youngsurvival.org）。

記得，選擇權在你手中。若應對癌症及其不確定性的壓力已太過沉重，你可能不會想生小孩。然而若你有生育的意願，且覺得自己準備好了，那麼或許創造一個新生命，反而能幫助你面對這種致命疾病可能帶來的死亡；新生命就像是一種提醒，讓你意識到死亡並不是終點。

保險內容與求職

遺憾的是，你要面對的不僅是醫學與心理問題而已。一份問卷[89]蒐集了一千五百九十二名癌症病友，結果顯示其中三分之一都遇到經濟和工作難題。癌症患者常經歷類似歧視的待遇，你得做好某些預防措施。

首先，注意不要讓保單失效。你的公司不能因為你生病就取消保單，這一點你可以放心，但許多保險公司不會接受罹患致命疾病的新客戶，或者有些雖願意接受，卻會將你的疾病排除在承保範圍之外。若你換了工作，從原公司的保險換到另一間，大概不會有問題（在接受新工作前，請先確認這一點）；但如果你離職了一段時間，記得要自行將保險持續下去，這確實所費不貲，但遠遠低於真正復發時所需的花費。可惜單有保險可能還不夠，由於共同負擔費用（cost sharing）日漸增加，導致投保的患者必須自付的癌症照護費用，也越來越高[90]。然而進行治療決策時，不會將這些支出納入考量，最後往往造成患者跳過部分藥物療程，甚至完全放棄服藥。若你遇到「財務毒性」（financial toxicity）的困境，一定要告知醫療照護團隊，讓他們協助你選擇合適方案。此外，也可以尋找非營利組織提供的輔助資源，例如「粉紅基金」（Pink Fund，網址：www.pinkfund.org）。

乳癌患者也比較難投保壽險與失能保險，不過越來越多癌症病友正積極爭取，以圖改變這種情況；未來應該會逐漸好轉，但現在還是要保持警覺。

患者是否該把罹癌的事告訴雇主和同事，是最艱難的問題之一；說與不說，都各有利弊。領取聯邦補助金或獲得聯邦財務資助之聯邦雇主及雇員，都受聯邦法律規範，禁止歧視失能者，或任何被誤認為失能的人。一九九二年通過、一九九四年修訂的《美國身心障礙法案》（Americans with Disabilities Act, ADA），將這個概念擴展到私人企業。任何具有十五名以上員工的雇主，都不得因任何身心障礙情況，歧視符合受雇條件的求職者，且法案將癌症及其他疾病都納入身心障礙的範疇之內。此外，雇主必須為失能者提供合理的空間與環境，像是若你因為乳房切除術帶來疼痛，拿不到高架上的物品，雇主就有責任將物品放置在較低的架子，甚至在可行的前提下，為你打造一個較低的架子。然而，二〇〇四年一份追蹤研究顯示，乳癌病友在確診後四年的失業情況，仍舊多半是非自願性的，且做過化療者的失業情形尤其嚴重。

許多女性都很擔心，若罹癌一事洩漏出去，雇主會以不易察覺的方式歧視她們。一位與我同樣活躍於乳癌倡議運動的友人，說過一個很棒的故事：她接受乳房切除術後就丟了工作，在那個《美國身心障礙法案》尚未通過的時刻，她是如何面對這個困境呢？怒火中燒的她憤然走進老闆的辦公室，把手伸進洋裝，扯下乳房假體並狠狠摔在老闆桌子上；老闆目瞪口呆，驚恐地望著她，而她惱火地說：「先生，你是不是弄錯了什麼？我動的是乳房切除術，不是腦葉切除術！」接著她平靜地轉身離開。最後她的老闆不得不按鈴叫祕書進來，把那個乳房假體拿走。

但也有另一種可能性，就是在你坦承相告以後，老闆和同事會給你更多支持與鼓勵。癌症病友在職場受到的關注日漸增加，職涯諮商中心或許也能提供你不錯的建議。

如果你打算找份新工作，需要面對的難題可能就更多了。有些公司不太願意雇用癌症患者，雖然按照《美國身心障礙法案》規定，這同樣也違法，但患者仍擔心雇主會找其他藉口拒絕雇用你；不過還是坦白罹癌一事比較好，因為你可不想為那種態度的老闆工作。當然，或許你實在太需要那份工作，冒不起被拒絕的風險；但若你不主動告知，之後又因為治療或病痛不斷請假，可能會陷入若坦承就可避免的麻煩。這是很棘手的兩難情境，沒有簡單的解決辦法，不妨上美國國家癌症病友聯盟（National Coalition for Cancer Survivors，網址：www.canceradvocacy.org）網站，查詢相關資訊。讓我再引用一位臉書好友的話：「我只能說這就像開了一扇新的門，並關上舊的門——你將迎來對人生與生活的全新思維。」

第七部

乳癌復發

Recurrence of Breast Cancer

第19章

當癌症再次襲來

在準備動手撰寫本章內容時，我到關於轉移性乳癌的不公開臉書頁面上發布貼文，詢問成員：「什麼事是你們希望當初自己能夠早點知道的？你們想在這一章看見哪些資訊？」結果回覆熱烈得令我難以置信。首先，有些女性認為應該讓大眾明白，即使透過篩檢及早發現了侵襲性癌，也不保證不會出現轉移。歡慶讚頌「抗癌病友」的粉紅熱潮，其實是否定了那些不幸出現轉移性疾病，且因乳癌而死的人——她們明明同樣努力「對抗」癌症、同樣值得尊敬，且得到的醫療照護，幾乎從頭到尾與活下來的人並無差別。我診斷出急性骨髓性白血病時意識到，人生中就是有厄運存在的可能性。我們都得注意一種常見的心態，就是用各種理由說服自己，疾病一定會痊癒，例如：還好疾病在早期就診斷出來、因為我有運動習慣、因為我有好醫師，或任何其他自以為可能帶來奇蹟的想法……但事實上，有時無論你怎麼做都無法改變結局，很可能你就是沒那麼幸運，得到了一種特別糟糕的乳癌。

儘管如此，還是有好消息！我們不僅能夠治好某些局部復發，而且雖然仍不確定該如何治癒轉移性乳癌，但與本書二十幾年前第一版出版時相比，存活率已遠遠提高許多。新的標靶治療、賀爾蒙藥物、免疫療法等等，將許多癌症復發患者的壽命從數月延長至數年。一份瑞典研究比較一九七九年至二〇〇四年間的存活率趨勢，發現存活率顯著改善，特別是六十歲以下的女性[1]。這項數據甚至還早於過去十一年間問世的各種新療法。所以無論是為了自己，或為了與其他罹患轉移性疾病的戰友彼此扶持，都請繼續讀下去，更深入瞭解如今我們所知的一切。

復發帶來的打擊

只要發現乳癌細胞重新出現，不論是在乳房周遭區域（局部或區域性復發）、在切除術疤痕處，還是身體其他部位，絕對都是令人震驚的打擊。怎麼會重新出現呢？你真的以為它已經消失了。通常這些顯微腫瘤細胞是在你確診之前就脫離、隱藏起來，因此某種程度上沒有被你進行的全身性治療破壞；等過了一段時間，體內環境產生變化，這些細胞從冬眠中甦醒，又開始複製、生長。另一種可能性是塔莫西芬①治療或化學性更年期，使存活的細胞休眠，之後隨機產生突變，使細胞甦醒或發展出抗藥性（見圖 19.1）（如果我們能釐清使癌細胞休眠及重新甦醒的原因，就更有機會澈底消滅乳癌或長期控制它，說不定能長達一般人的正常餘命）；或者可能是局部環境控制癌細胞一段時間，但後來出現新的變化，又刺激它們生長；也可能是你身體整體環境起了變化，例如因為不同疾病、手術或壓力，增加了炎性細胞，導致癌細胞甦醒。若真能找出這個問題的答案，絕對是關鍵的大事，但目前我們只能依據觀察和推測做出假設。

診斷出癌症復發，是令人難以承受的壞消息，而整段社會心理的適應過程，又要重新來過一

①〔藥師註〕學名，Tamoxifen。為選擇性雌激素受體調節劑。

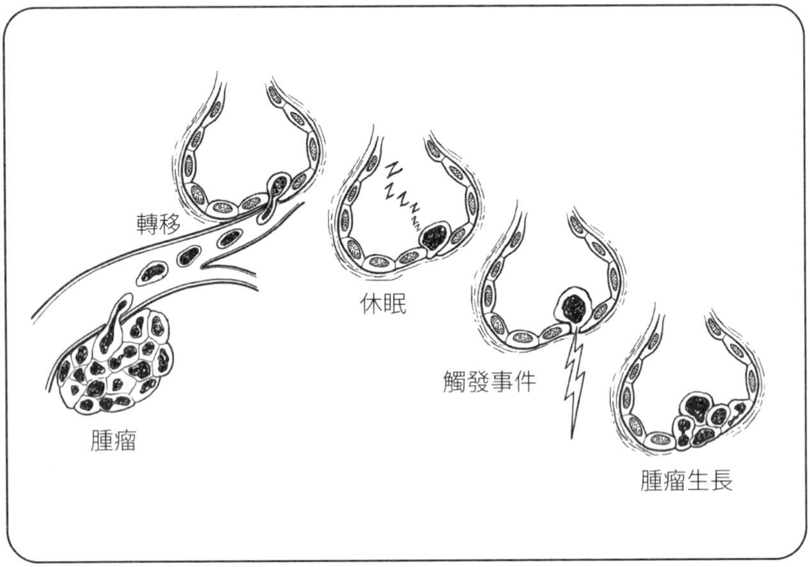

圖 19.1

遍。而且在二度遭遇背叛之後，需要更長的時間學會信任自己的身體，所有你第一次體會到的感受，如今變得更加強烈；因為你不僅失去對自己身體的信賴，更開始質疑你的醫師，乃至於接受過的一切治療，揣想著自己當初是不是該去別的地方治療？是不是因為壓力太大了？是不是該動乳房切除手術、做化療、更常運動，或是喝下親戚推薦給我的特殊茶飲？

這些都是很常見的感受，可是一定要記得，通常復發不是醫師的錯，更不是你的錯，而是我們尚不瞭解，也無法控制的因素所致。無論你對先前的治療產生多大疑慮，過去的事都無法改變了，但若你一直陷在這些情緒之中難以自拔，應向照護者提起。另外，你也需要透過朋友、家人、諮商師、治療師、支持團體，甚至社群媒體等途徑，尋求支持和協助。

我剛開始寫這本書的時候，唯一的支持途徑僅限於面對面的形式，且取決於你所在的地理位置，支持的狀況差異很大。如今透過網路，可以找到專門為罹患轉移性乳癌女性成立的支持團體，也有許多針對轉移性乳癌的網站及倡議團體，如：METAvivor、BCMets.org，及轉移性乳癌聯盟（Metastatic Breast Cancer Alliance）；其中也有某些特定次團體，如青年乳癌病友聯盟（Young Survival Coalition）、拉丁裔抗癌組織（Latina's Contra Cancer）、姊妹網絡（Sisters Network）等等。如果你並不喜歡遇到的第一個團體，那麼請繼續找下去。目前存在這麼多專門針對轉移性乳癌的支持團體，單憑這點就能看出，一切已在進步當中；現在已有足夠的乳癌病友（無論男女），投入參與這些倡議及支持活動。

為了更好地應對復發，你需要進一步瞭解乳癌復發的本質。本章接下來會檢視復發的類型、症狀及治療方法。我在說明這些情況時，也會舉出統計數字，使你大致瞭解復發的頻率有多高。與乳癌的其他統計相關數據相同，我得再次強調：別忘了，當某個狀況發生在你身上，那麼它的機率就是100％，不管原先的機率是高是低都一樣。統計數據只能讓你對未來可能發生的狀況有基本概念，但無法確切地告訴你，存在你身體裡的特定癌症接受特定治療後，會有什麼結果。儘管如此，弄清楚自身病情的嚴重程度，仍是一件很重要的事。有些類型的乳癌，其復發後存活（survival post-recurrence）時間很長，有些則否。而你是個成年人，在面臨壽命可能縮減的情形時，你有權為自己的餘生做決定。當我妻子的親戚接受篩檢時，發現原先的肺癌出現無症狀轉移，當時我鼓勵她踏上阿拉斯加郵輪之旅，圓了長久以來的夢想；後來趁著身體狀況尚可，她又搭乘郵輪前往加勒比海。雖然她最終仍因病過世，卻從未後悔經歷那幾趟旅程。

你或許也會希望把法律相關事務處理、準備好。當我診斷出急性骨髓性白血病時，相關數字並不樂觀，於是我找時間和兄弟姊妹、家人談一談，讓他們知道他們對我有多重要，同時立下遺囑；不過顯然我現在還活著。我並不後悔花時間表達自己的感受，過去我的一言一行若曾傷害過我愛的人，也在那時請求他們的原諒；而我也原諒他們曾傷害我的一切，並讓他們知道我的愛。

這些永遠都是良性對話，即使疾病最終沒有令你喪命也一樣。

局部及區域性復發

局部復發代表癌症重新出現在殘餘的乳房組織（若動過乳房切除術，則在疤痕處）；區域性復發則代表癌症在腋下淋巴結或鎖骨周遭復發。

出現局部與區域性復發對患者帶來的打擊，往往不遜於得到遠端轉移疾病；但取決於不同條件，病症狀況或許也會有差異，可以具有稍微樂觀一點的預後。首先，判別復發的乳癌類型是非常重要的一步：若復發的是非侵襲癌或乳管原位癌（見第12章），那麼它很可能是原發癌症殘餘的部分，只需要動手術清理乾淨即可；若復發的是侵襲性癌，則它或許有二次擴散的可能性。

如前所述，復發的癌症不一定與原發腫瘤的亞型相符。藉由新的乳癌分子亞型標示技術，我們發現腫瘤往往是異質性的，包含數種不同的細胞亞型，這時若消滅其中一種類型，可能會使其他類型都進入休眠。例如你最初得到的可能是賀爾蒙陽性腫瘤，一直認真地服用賀爾蒙阻斷劑藥物，但隨後在乳房切除術疤痕出現的復發癌症，卻不再是賀爾蒙陽性。無論如何，對局部復發癌症切片都是必要之舉，以便判定類型；生成侵襲性局部復發的女性，通常原發疾病也較具侵犯性。此外，初始治療也是我們做出決策的依據之一，因為乳房在放射治療後出現的局部復發，其意義不同於乳房切除術疤痕出現的局部復發。

醫師往往不夠重視局部及區域性復發，因為它的致命性不比轉移性疾病，但無論如何，對患者而言它依然是令人震驚、恐慌的打擊。遇到局部復發的時候，若想把負面念頭例如「這是命中注定的詛咒」逐出腦海，會比初次罹癌時還要困難；畢竟已經竭盡全力嘗試過一次，卻失敗了，又如何再對任何治療付出信任呢？我們多年前在麻薩諸塞州的福克納乳癌中心，首度創立了轉移性乳癌女性支持團體，讓我開始意識到這份絕望。當時我打算把局部復發患者排除在外，因為我認為她們的病情，並沒有嚴重到需要參與這個團體，結果同事和患者說服我事實並非如此；後來證明她們是對的，因為患者經歷的絕望、迫切都是一樣的。

當時一位腫瘤科護理師卡林諾斯基（Barbara Kalinowski），述說了乳癌復發患者遇到的難題，即使身處其他乳癌患者之中也難以避免：「她們發現自己在混合團體中，表現得格外『禮貌』——有位女士提起自己剛做完第六次化療，當時坐在她隔壁的人回應說：『真好，你的療程就快結束了！』而這位女士不忍心說出口，這其實是自己第二次進行治療了。」任何女人經歷了一輪艱辛的手術、放射治療、化學治療，以為終於能擺脫噩夢，結果發現自己必須重新來過時，肯定都會受到沉重打擊。我會在本章後文討論應對方式。

乳房保留手術後的局部復發

雖然乳房保留手術後的局部復發並不常見，但真正發生的時候，多半出現在原發腫瘤區域，平均約在初始治療後三至四年發病[2]。局部復發最初的跡象，可能是乳房外型或感覺產生變化，若放射治療完成超過一至兩年後，體檢發現任何變化，一定要立即透過乳房X光攝影與核磁共振做進一步檢查。回溯性研究顯示，76至86%的局部復發是患者自行發現的，就像注意到原發腫瘤時一樣[3]，偶爾才會是在乳房X光攝影篩檢時發現異常。雖然可使用核磁共振來嘗試區分局部復發和疤痕組織，但唯有切片才能得到肯定的結果。通常粗針穿刺切片就足以達到目標，不過有時進一步動手術仍是必要之舉。

一旦診斷出局部復發，就會進行各種檢驗，以確認身體其他部位是否也有癌細胞出現。這些檢驗包括：胸部X光、電腦斷層掃描、核磁共振或正子電腦斷層造影掃描、血液檢驗等（後面幾種檢驗目的在於尋找腫瘤標記，詳見第10章）。若檢驗結果正常（出現局部復發的女性，僅5至10%在身體其他部位有癌症存在跡象），我們就得針對乳房內的腫瘤，找出最佳治療方法。通常面對這種病例時，既然先前較保守的手術及放射治療無法解決問題，我們會選擇乳房切除手術；但若病灶較小、患者乳房又比較豐滿，那麼額外做了侷限性手術後，通常仍可保住乳房[4]。但是目前還不知道這種做法的效果，是否與乳房切除手術相同。

整體而言，年齡較大、腫瘤較小、初始治療與復發之間相隔較久的患者，預後較佳。出現局部復發後若進行乳房切除術，其預後也頗為樂觀，後續五年的無病存活率為55至73%[5]。一份近期研究顯示，在初始治療後超過五年才出現的局部復發，預後可能更佳。乳房出現局部復發後，進行全身性治療的效果不明，但高風險的女性患者通常會考慮這種做法。若你的腫瘤仍具雌激素敏感性，且你曾服用塔莫西芬，那麼最好改服芳香環轉化酶抑制劑藥物，反之亦然。至於化療扮演的角色，我們還不清楚，尤其對於曾接受過化療療程的患者又該如何，都尚在研究中。

還有一種狀況也稱為「局部復發」，但其實根本就不是真正的局部復發，而是在乳房部位生成全新的癌症（一般叫做「新原發癌」）。它通常在原發癌治療完後許多年才出現，且生成於乳房中完全不同的位置，其病理特性往往也與原發癌不同，例如可能是乳小葉癌而非原本的乳管癌。

有幾份大型研究在女性初次確診乳癌後，對她們進行後續追蹤，發現發展出第二癌症的比率落在15至23%[6]；而且只要乳房還在，就有可能發生這種狀況。雖然在統計上常被歸類為乳房保留手術後的復發，但在治療方面，應將它視為全新的癌症來處理，基本上和對側乳房生成的新癌症相同（見第12章「另一側乳房的癌症」部分）。我們大多採取乳房切除手術作為局部治療方法，因為人體每個部位只能接受一次放射療程，不過較新的部分乳房照射（見第14章「部分乳房照射法」部分），或許能改變這個限制。至於是否採用化療及（或）塔莫西芬療程，需視腫瘤大小及生物標記而定（見第10章「生物標記」部分）。

乳房切除手術後的局部復發

乳房切除手術後的局部復發，通常是一個或多個豌豆大小的癌節（nodules），出現在疤痕附近的皮上或皮下，也有可能在疤痕處生成[7]；若動過重建手術，則可能在皮瓣縫合處或植體前方。當在皮膚上出現復發，通常會呈現紅腫。它往往非常不明顯，外科醫師一開始常會認為那只是手術遺留的縫線，但接下來它越長越大，到了需要切片檢查的程度。這可在局部麻醉下進行，因為該區域的感覺原本就是麻木的。重建後的乳房極少會掩蓋復發的癌症，若是以植體重建，復發通常出現在植體前方；若採用皮瓣，復發也不是出現在皮瓣上（取自腹部的組織），而是沿著原先的乳房皮膚邊緣生成[8]。

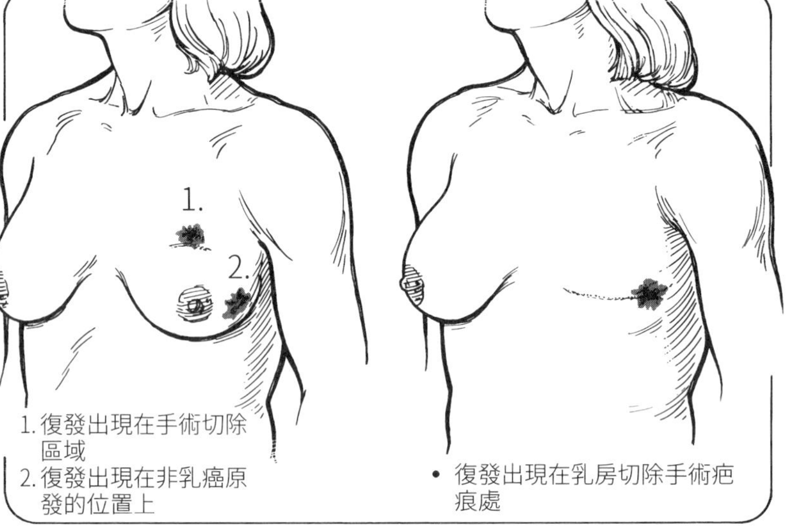
1.
2.
1. 復發出現在手術切除區域
2. 復發出現在非乳癌原發的位置上
• 復發出現在乳房切除手術疤痕處

圖 19.2

有些女性被告知局部復發出現在胸壁上，但這個説法代表復發發生在肌肉或骨頭上，是不夠精確的；因為這種復發通常都是在乳癌原位置的皮膚或脂肪生成，只有極少數情況才會涵蓋到肌肉（見圖19.2）。乳房切除術後未配合放射治療，發生率約為8.5%[9]。90%的復發都出現在乳房剛切除後的五年內。乳房切除術後出現局部復發的女性患者中，約20至30%已診斷出轉移性疾病，另有20至30%的人在局部復發確診後幾個月內，也會生成轉移性癌。因此，與乳房保留手術後的局部復發一樣，也需檢驗乳房切除手術後的局部復發，確認是否有遠端疾病的跡象。

局部復發採用的也是局部治療。最常見的方式是手術切除病灶，接著在胸壁進行放射治療（前提是患者未接受過放射治療）。偶爾手術的切除面積會較大，包括部分肋骨及胸骨，雖然證據顯示這樣做並未提高存活率，卻可預防出現難以控制的局部擴散，進而改善生活品質。

接受乳房切除術後又出現獨立局部復發的女性，即使接受了較激進的局部治療，其中仍有80

至85%最終發展出遠端轉移。這並非局部復發的病灶擴散所致，而是局部復發代表身體開始產生變化，那麼其他器官內的休眠細胞可能也甦醒了。隨機化與非隨機化試驗都顯示，若能切除復發病灶、進行放射治療，那麼隨後接受全身性治療（如塔莫西芬或化療）可使36至52%的女性病情，獲得五年的緩解[10]。目前建議的處理方式，與前述乳房內復發疾病相同。整體存活率最主要的預測因子是初始治療及復發相隔的時間長短，換言之就是無病間隔；復發出現的時間越晚，情況就越樂觀。若你願意加入研究局部復發治療的臨床試驗，就能助我們一臂之力，找出關於化療疑問的解答。

在極罕見的情況下，有些女性在乳房切除術後會出現廣泛性局部復發，皮膚上生成許多癌節，它們連成一片，布滿胸口，幾乎像是一層盔甲，甚至延伸到背部及另一側乳房。到了這個地步，我們稱之為鎧甲狀癌（en cuirasse，這是法文的「在殼罩內」的意思）。這種現象是因為腫瘤（其範圍侷限性可能頗高）阻斷了該區域的淋巴管，進而造成結疤反應；有些女性的胸壁上甚至具有大型腫瘤腫塊，會流膿、滲血。這些狀況都很少見，但對患者來說非常痛苦，因為你得眼睜睜看著癌症在體外生長的樣子。我們認為這種類型的局部復發，其基因突變與遠端轉移不一樣，因為這些女性通常不會在其他部位出現長期的廣泛性疾病。遺憾的是，目前缺乏有效的治療方法應對，手術無法完全切除組織至足以清除病灶，放射治療也有範圍性的限制。有些醫師嘗試熱治療（hyperthermia，以高溫進行治療），試圖以加熱來消滅腫瘤，但效果依然有限。有時化療能為病情帶來某種程度的緩解，但也並非絕對有效。部分報告顯示，熱治療及化療雙管齊下的效果不錯，特別是使用Doxil②（一種艾黴素藥物，特別容易聚集在皮膚）。當遇到這種狀況，對於醫師或患者，都是非常沮喪、

②〔藥師註〕商品名，台灣未上市，故無商品中文名。學名Doxorubicin，為抗腫瘤藥物。

難過的事，而我們還在繼續尋找正確的治療方法。

區域性復發

區域性復發是出現在手臂下方或鎖骨上方的淋巴結。現行的手術切除較少的腋下淋巴結，因此可能有癌性淋巴結遺留在體內；不過這很罕見，在所有乳癌病例中僅佔2％。只要對復發區域進一步治療（無論是手術或放射治療），通常就能解決問題，有時也會兼用全身性治療。我的親戚在一九八五年動了乳房切除術，一九八八年出現局部復發，然後一九九四年手臂底下又出現另一個復發病灶；她已在服用塔莫西芬，也動了腫瘤切除手術，得到乾淨邊界，並接續進行三週的放射治療，從此一直維持無病狀態。乳癌是充滿意外的，所以永遠不要失去希望。

若其他部位淋巴結出現的區域性復發（如脖頸或鎖骨上方），代表腫瘤經由血液循環擴散的可能性較高。這與乳房切除術後的局部復發相似，通常需要採取較激進的治療手段[11]。

遠端復發（轉移性疾病）

當癌症擴散到不同器官時，稱為遠端復發或轉移性疾病。如果在初始診斷就發現轉移情況，患者會被歸為第四期癌症（見第10章「癌症分期」部分）。我們才剛開始認識轉移性疾病的生物性原理，癌細胞可能在早期就透過淋巴結進入血液循環系統，或直接脫離乳房腫瘤的範圍。這些細胞有時會留在其他器官內，而全身性治療如化療、賀爾蒙治療、標靶治療（HER-2/neu 阻斷劑藥物），正是用來對付這些細胞的。萬一癌症真的捲土重來，脫離了乳房部位的癌細胞就是罪魁禍首。當然，若癌症在診斷後十年才復發，我們會假設這些細胞這段時間是進入休眠[12]，躲開了針對細胞分裂的治療[13]。在我撰寫這段內容時，已研發出試驗方法，以在血液循環中辨識出這些出了問題的癌細胞〔亦即循環腫瘤細胞（Circulating Tumor Cell, CTC）[14]〕，甚至可標記出它們的基因突變（循環腫瘤 DNA）[15]。令人詫異的是，這些細胞比我們預期中更普遍存在，相較之下轉移性疾病顯得如此少見，是很神奇的現象。

這些新技術都使我們對復發有更深的瞭解，並開始著手改善治療方式。舉例來說，我們一直認為復發是源自於原發腫瘤，因此也會符合它的標記，但新的研究顯示，腫瘤並非僅由單一類型細胞構成，故轉移癌的類型也不一定與原發腫瘤相同[16]。雖然我們仍在嘗試釐清該如何運用這個新知識，但我預計於本書成書期間，它的重要性會更加明確。現在能確定的是面臨每一個決策時，都應繼續進行切片與相關測試，弄清楚確切狀況；我一直覺得這個過程就像在對抗恐怖分子，例如你好不容易精進了偵測「鞋內藏炸彈」的技術，又會出現「內衣藏炸彈」的新招數。如果你因為出現復發才來閱讀這一章，那麼你應詢問進行切片的可能性，以確實釐清自己出現哪一種類型的乳癌。

面對局部復發已經是非常艱難的事，若是遭遇轉移性疾病，帶來的痛苦可能更加深重。癌症復發帶來的任何感受，轉移癌患者也會經歷，除此之外還要加上治癒希望渺茫的打擊。你得面對你不可能長生不死的事實，在有限時光裡為自己活出最好的生活品質，但同時又要在有限中懷抱希望。與普遍的觀念相反，轉移性乳癌其實很少會立即奪走患者生命，且如今只要治療得當，轉移性癌患者往往能有好幾年壽命，並維持可接受的生活品質。轉移性疾病的預後取決於腫瘤或復發癌之分子亞型種類。賀爾蒙受體陽性乳癌患者出現復發的時間點，往往比賀爾蒙受體陰性患者晚很多，部分原因可能是這些患者的賀爾蒙治療療程長達五至十年，控制病情的時間較久，同時也因為這類型癌症通常較為溫和，且往往對於轉移性癌治療的反應也較佳。過去認為HER-2/neu陽性腫瘤是侵犯性最強的類型，但如今若在確診當下就開始接受賀癌平③治療，且復發時服用新的抗HER-2藥物，治療成效就會有顯著改善。即使是預後最差的三陰性轉移性癌患者，也可採用一系列新舊藥物結合治療，干擾腫瘤發展達數年之久。

最後，儘管不該抱持過度樂觀的心態，但新型藥物（如免疫治療）確實正在改變現狀（詳見第15章）。套用紐約一位紀念斯隆—凱特琳癌症中心腫瘤科醫師賽德曼（Andrew Seidman）的一句話：「一定要記得轉移性乳癌的發展往往遵循生物性……幸好它像是一本有許多章的小說，而非匆匆一篇短文。」[17]

我們都知道，特定類型的乳癌（賀爾蒙型）常會擴散至骨骼及皮膚，賀爾蒙受體陰性乳癌則比較可能擴散到肺部、肝臟及大腦。本書多次強調乳癌並非一種單一性的疾病，發展成轉移性癌後也是如此。管狀A型乳癌（一般屬於雌激素陽性、黃體素陽性、HER-2陰性）是擴散至骨骼、皮膚可能性最高的類型；三陰性乳癌常進入肺部，HER-2陽性乳癌則傾向於肝及大腦[18]。就像我們有些人喜歡住在都市、有些人喜歡住在小鎮一樣，腫瘤細胞也對某些特定環境具有較高的適應性。這樣的分析結果，代表我們可能需要改變對於如何預防、治療轉移性疾病的思維，轉而著重於個人化的監測，甚至採取特定手段，降低這些目標器官環境對腫瘤細胞的吸引力。或許，是時候開

③〔藥師註〕商品名，Herceptin。學名Trastuzumab，為抗腫瘤藥物。

始改變局部癌細胞周遭環境，而非只針對細胞本身！

研究者正探討這個問題，或許有朝一日，能提供更深入的瞭解。癌細胞可能是對某種「擴散至特定器官」的傾向產生了反應，又或者是某特定器官的環境更適於該類型癌細胞生長。在乳癌細胞擴散的特定器官之中，骨骼常見的程度遠遠超出其他部位，甚至有數據顯示，轉移細胞生存繁殖的理想位置可能就在骨髓內[19]。

乳癌出現在肺、肝或骨骼時，它仍屬於「乳癌」，而非肺癌、肝癌或骨癌。與局部復發相仿，轉移性癌細胞往往（但非必然）與原發腫瘤具備相同的分子類型。我們可以採取與原發腫瘤相同的方式進行切片檢測，不過這種做法或許難度頗大，需視轉移性癌出現在哪個器官而定。有些乳癌的亞型（賀爾蒙型）擴散至骨骼、皮膚，賀爾蒙受體陰性乳癌則較容易擴散至肺部、肝臟及大腦；雖然雌激素受體陰性乳癌也可能有「擴散至骨骼，但先出現在其他器官」的狀況，但我們暫不採信，先將焦點放在肝、肺、大腦等致命性更高的轉移性疾病上。針對轉移性癌的基礎生物學研究日益蓬勃，現已有新的老鼠實驗數據顯示，腫瘤的局部周遭環境，可決定轉移細胞是否能夠生存，及其可生存的位置。

在撰寫本書期間，我們所有知識尚不足以提供治癒轉移性乳癌的「解藥」，然而隨著人類不斷發展出新的治療方法，還是可以懷抱希望：正如愛滋病一樣，有朝一日，我們將得以讓轉移性乳癌變成慢性疾病。近期研究顯示，復發在特定情境下會受到控制，患者透過多科醫護治療，可達到無病狀態；3至30%罹患轉移性乳癌的女性，可獲得超過二十年的病情緩解[20]。那麼這算是「解藥」嗎？我猜對這些女性來說，要用什麼名詞稱呼它都無所謂，只有當她們能夠好好地活下去，才是真正重要的事。

偶爾，也會出現存活壽命很長的狀況，因為癌症生長的速度就是那麼緩慢，與治療的關連性很低，甚至完全無關。有些人或許認為這是奇蹟降臨，不過除非我們找到反證，否則這種看法與其他解釋都存在相同的可能性。

許多因子都有助於預測哪些人會活得更久，但結果並非絕對。如前所述，其中一項預測因子是初始診斷與轉移性疾病發之間相隔的時間長度：若轉移性疾病在診斷後六個月出現，代表它的侵犯性遠高於六年後才出現的轉移。不過，在初始診斷當下出現轉移的患者，後續往往恢復得不錯，或許是因為她們的癌症已在檯面下慢慢生長一段時間，而非短期內突然迅速增長。

另一項預測因子是看腫瘤是否為賀爾蒙敏感型。我們也會關注有多少部位出現轉移，例如轉移只出現在一個地方，還是牽扯了多重器官；復發位置也是考量因子之一。而骨轉移或皮膚轉移的嚴重程度，低於肺部或肝臟。

然而這些不過是統計數據，如前所述，發生在每個獨立個體身上的狀況，不一定與常態相符。我遇過幾名罹患轉移性疾病的患者，最後的壽命遠遠超出最樂觀的預後。有位患者在接受輔助性化學治療時，發展出肺部轉移，因此她幾乎沒有任何無病間隔期，且癌症還似乎對化療毫無反應。就統計數據上來看，她應該會在一兩年內過世，不過她接受的賀爾蒙治療，使病灶消失了兩年；後來癌症復發，我們選用了另一種賀爾蒙，再次療程又使它消失了兩年；當她因乳癌過世時，距離初次診斷已有十年。確診當下她的兒子才八歲，她成功地撐到將他扶養近成年為止。總而言之，我們無法精確地預測任何單一個體的發展方向；不僅原發疾病如此，轉移性疾病更是難以預料。

研究顯示，所有癌症患者都想知道自己的預後、可行治療方案、痊癒希望，以及可能的存活壽命。大部分患者在初始診斷後就想弄清楚這些問題，但對於要知道多少、什麼時候知道、由誰告知等等細節，不同人之間可能存在些許差異[21]。我自己也經歷過癌症確診，而最令我火冒三丈的，是那種專斷姿態、說患者無法承受並面對這些資訊的醫師，我認為這種醫師才是無能面對的人。

成年人都有權獲得所需資訊，才能做出攸關自己性命的決策、知道還有多久時間可活，以及該如何度過餘生等等。

我注意到剛完成乳癌治療的女性，通常不太願意思考癌症擴散的可能性。但根據我自身的經驗，有時你會想事先弄清楚最糟的情況是什麼，即使只為了安慰自己「至少這種情況還沒發生」也好。此時是患者需負責引導照護者，讓對方知道你想獲得哪些資訊、在什麼時候獲得。當你憂慮時，逞強並不等於勇敢。當然每位女性的步調都不一樣，這或許是請家人、朋友陪同門診的好時機，讓他們代你開口詢問、提出要求；還要把網路上查到嚇得你魂飛魄散的資料印出來，帶到門診去，這樣就可以確認內容是否真的符合你個人情況。

儘管如此，研究卻發現醫師對於提起轉移性疾病症狀，是心存抗拒的。根據我們在醫學院受到的教育，如果正接受癌症治療的患者很擔心復發，我們就不應該告訴她們應注意的跡象，因為這會讓她們疑神疑鬼，覺得所有症狀都出現了。然而我一直不贊同這種觀點，因為這麼做完全無法安撫患者，只會讓她們對發生的「每件事」都草木皆兵，而非只針對幾種症狀而已。罹患癌症以後，患者對自己身體變得極度敏感；對於擔心復發的人來說，任何新出現（或之前沒發現）的症狀，都可能帶來強烈恐慌，難免會無端地使某些無害症狀變成情緒殺手。

但若你知道乳癌轉移的症狀，通常包括骨骼疼痛、呼吸短促、食慾降低、體重減輕，以及神經症狀如疼痛、虛弱、頭痛，那麼至少能將你的恐懼侷限在一個範圍內。每當有任何與上述相似的症狀出現時，你或許還是會害怕，即使最後發現那不過是緊張性頭痛或輕微感冒，但起碼你不會因腳趾出現一個痛點或意外增加一點體重，就驚慌失措。知道該注意哪些症狀，能夠減輕而非增加患者恐懼。

密西根大學乳癌腫瘤計畫（Breast Cancer Oncology Program）的臨床主任赫斯（Daniel Hayes）是我

的老朋友，他是這麼解釋的：「我告訴患者判斷方法其實是常識，例如若你踢到腳趾，疼痛程度與確診乳癌之前相同，那就代表正常。如果出現特別異常、嚴重的新症狀，持續時間比預期更久，那麼就該求助照護人員。記得提醒對方你得過乳癌，就算是十年、二十年前罹病也一樣。我常遇到醫師忘記患者多年前得過乳癌，因而忽略至發展成晚期轉移性疾病。」

如前所述，大部分的復發都是患者自己注意到相關症狀才診斷出來的。雖然我們過去使用掃描技術，來檢查是否有早期轉移性疾病，但證據顯示這種方式其實對結果沒什麼影響。早期透過掃描或驗血診斷出轉移性癌，並不會使治療變得更簡單或更有效，這代表你不用責怪自己「為什麼沒有早一點提出來」。若出現任何看似異常的症狀，當然要檢查清楚，但不必把它當成一件十萬火急的事。

轉移擴散的症狀

身體各區域的症狀也會有所不同，以下將討論幾種最常見的轉移部位。

骨骼——

前文提過，骨骼是乳癌患者最常見的轉移部位，部分是因為骨骼轉移比其他位置更明顯，部分是它的症狀非常明確。即使轉移先出現在其他地方，隨著疾病持續發展，也終會在某個階段抵達骨骼。

通常要到患者感覺疼痛時，才會診斷出骨轉移。有時很難判斷引發疼痛的究竟是下背痛還是其他疾患（例如關節炎）。乳癌引發的骨疼痛程度通常頗為一致，且不會隨時間改善，但可能會有起起伏伏及位置移動。關節炎會使患者在早晨起床時感到僵硬，但隨著身體活動開來，後半天的疼痛感就會有所緩解。另外疼痛的位置也很重要，足部、腳踝、手部疼痛多半因關節炎而起，甚至可能是治療引發的，例如塔莫西芬，尤其芳香環轉化酶抑制劑可能導致肌肉和關節疼痛；若是某些肌肉問題引起的骨疼痛，那麼疼痛會隨著活動增加變得更劇烈；但癌症引發的疼痛則是穩定的，且就算到了靜止休息的晚間，也會持續整夜。

但有時也會出現不規律的情況。腫瘤科醫師亨德森（Craig Henderson）告訴我：「癌症疼痛可能在沒有任何治療的前提下大幅減緩，甚至完全消失，也可能數週或數月之後又突然復發，這令我印象深刻。我覺得有時之所以會忽視骨疼痛為骨轉移的症狀，就是因為疼痛不夠穩定。」這種疼痛或許是因為癌症生長佔據了骨骼內的空間，產生壓迫所致，也可能在不同位置、不同條件下加劇。若你的疼痛持續超過一兩週，沒有減緩的跡象，而且這種疼痛很陌生，不像過去熟悉的任何類型，那麼就需要檢查清楚。

檢查骨疼痛時，通常會進行X光檢測，然後做骨掃描、正子電腦斷層造影甚至電腦斷層掃描（視情況而定）。X光檢測可能會發現下述其中一種病灶：溶解病灶（lytic lesion，亦即骨骼中被癌細胞侵蝕出的洞）或增生病灶（blastic lesion，癌症的生長因子導致骨密度增加）。電腦斷層掃描及核磁共振，可用於確立特定骨骼中的癌症診斷[22]。此外，正子電腦斷層掃描（二合一）的應用也日漸增加，但其準確度尚有待商榷。不過，在骨掃描首度發現癌症跡象，以及X光檢測甚至電腦斷層掃描找到轉移性癌之間，可能存在一段時間差。

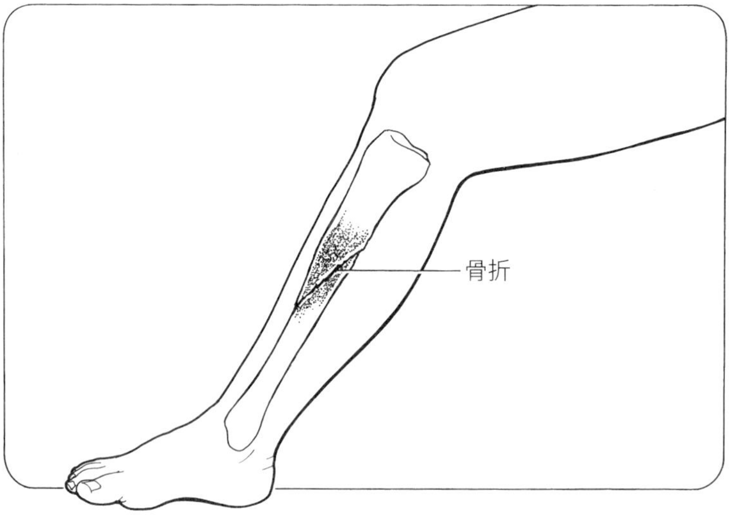

圖 19.3

我認識的一位女性，向我述說了她發現骨轉移的經歷。她在肋骨及腹股溝出現廣泛性的疼痛感，便試圖聯絡她的內科醫師，不過對方恰好人在外地，因此由專科護理師接手。專科護理師判斷症狀是肌腱炎造成的，就開立了消炎藥處方，也確實緩解了疼痛。後來她見到外科醫師時，對方提出了骨轉移的可能性，並建議她接受正子電腦斷層造影（先前應可進行骨掃描）。不過當時她覺得好多了，就沒有遵從醫囑，直到四週後她於登山健行途中被劇烈疼痛襲擊，才因此檢查出骨轉移，開始接受賀爾蒙治療及雙膦酸鹽靜脈注射。從那之後，她的狀況很不錯，但還是感到懊惱，認為當初應該早點聽從建議接受掃描檢測，雖然不影響最終結果，至少能早日從疼痛中解脫。

當患者骨骼出現癌症，就有骨折的危險。若癌細胞侵蝕掉太多骨骼量，它的強度就會減弱到難以支撐患者體重的程度，接著患者就可能出現「病理性骨折」，意即是骨骼出了問題才導致骨折，而非外界衝擊所致（見圖19.3）。這種狀況與骨質疏鬆症類似，因為強度被削弱，所以很容易造成骨折；即使是平時連瘀青都不會產生的輕微壓力，也可能導致骨折（不過它與骨質疏鬆症還是有差異，前者的影響範圍不會擴及全身骨骼）。

美國臨床腫瘤學會針對提升骨代謝的藥物，提出使用指南，指稱這類藥物可用於骨骼出現轉移性乳癌的患者，減緩骨骼受到的損害。其列舉的藥物並非以任何偏好或有效程度排序，清單中的藥物包括：每四週進行保骼麗④皮下注射、雙膦酸鹽藥物、每三至四週進行雷狄亞⑤靜脈注射，或每三至四週進行靜脈注射卓骨祂⑥。這些藥物的應用，大幅降低骨折風險[23]，然而它們同時也伴隨著其他併發症的風險，如顎骨壞死，因此任何人在展開相關治療前，都應先接受牙科檢查及常規的預防性牙科手術。

我們盡量確保最主要的骨骼不會遭遇這種風險，尤其是用以支撐人體的骨骼，亦即腿骨、髖骨以及脊椎；上臂也有骨折的危險，但可能性較低，因為它不會承受那麼高的持續性壓力。若X光檢測發現，某一塊關鍵位置的骨頭出現轉移性疾病，可能有骨折風險，我們就可以預先進行手術或放射治療，固定髖部或穩定骨骼；這麼做也是為了盡可能保住患者身體的穩定性及功能性，在可行範圍內達到最高的生活品質，並盡量維持越久越好。患者多半會接受放射治療及全身性治療（化療或賀爾蒙治療），這些治療會消滅骨骼中的腫瘤，卻不一定能緩解疼痛，讓人以為治療根本沒有效果；這種情況可能是因為殘留的骨折尚未痊癒，也無法單單透過放射治療或全身性治療來處理。有時或許需要某些類型的支架護具，或以手術置入鋼針或骨釘，才能減緩疼痛、固定骨折處，確保該部位不會重複骨折。

④〔藥師註〕商品名，Prolia。學名Denosumab。
⑤〔藥師註〕商品名，Aredia。學名Pamidronate，為骨吸收抑制劑。
⑥〔藥師註〕商品名，Zometa。學名Zoledronic acid。

肺部——

轉移性乳癌也常出現在肺部（見圖19.4），症狀通常包括呼吸短促及（或）慢性咳嗽。因乳癌而逝的患者中，有60至70％都擴散到肺部，且其中有21％只在肺部出現明顯轉移。轉移有數種方式形成，其中之一是形成癌節（通常是好幾個），可以透過胸部X光攝影呈現；若影像中只發現單一癌節，無法區分到底是肺癌還是擴散的乳癌，會進一步做抽吸細胞學檢查或腫瘤切除切片檢查，以協助判斷（肺癌通常由某一點開始發展，但經由血液系統或淋巴管擴散至肺部的其他癌症，往往會侵襲肺臟上多個點）。

若你的乳癌已擴散到肺部，可能會經歷低於尋常強度的呼吸短促。症狀可能很輕微且發展緩慢，因為要等到癌症侵襲了很大一部分的肺臟以後，才會開始破壞呼吸功能。

第二種形式的肺部轉移，稱為「肺淋巴擴散」（lymphangitic spread），這時癌症沿著淋巴管擴散，不會形成癌節，而是細微地散布在整個肺

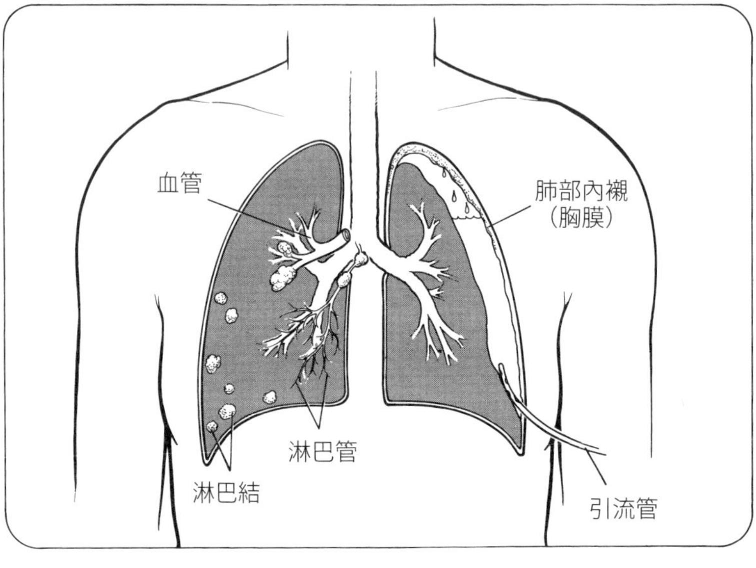

圖 19.4

臟；不過不全是癌症病灶，因為和前述發生在皮膚的鎧甲狀癌一樣，肺部出現的某些變化是缺乏淋巴液引流和淋巴管纖維化所致，所以就更不易察覺，更難透過胸部X光攝影偵測出來。它最終會佔據肺部空間、形成疤痕組織，削弱肺臟擴張、收縮的能力，更難將氧氣攜入血液循環，因而造成呼吸短促。

第三種形式是透過肋膜（肺部內襯）內的液體（肋膜是周圍具有平滑內襯之囊體，肺臟置於其中，使它得以自由動作，而不會黏連到胸壁上），這通常表示癌擴散存於肋膜，而非肺臟本身。癌症在肺臟周圍形成液體（亦即導致積液），液體造成肺臟局部塌陷（見圖19.4），患者同樣也會有呼吸短促的症狀。通常擴散至肺部的乳癌不會帶來疼痛感。

若醫師認為癌症已轉移到肺部，但胸部X光攝影沒有呈現出癌節、液體或任何跡象，還可以嘗試電腦斷層掃描檢測。

面對肺部轉移通常採全身性治療，即化療。不過，處理肋膜積液時可用針插入胸壁內，抽取出液體；這種方式可立即見效，但往往只能維持很短時間，液體又會立刻重新聚積起來。為了避免重新積液，我們會把肋膜與肺部固定在一起。當我還在唸醫學院時，常見的做法是把胸壁打開，取一塊紗布摩擦肺臟以刺激病灶點，它會因此紅腫、黏連在一起形成疤痕，因而不再有液體聚積的空間。較溫和的方式則是以引流管導引出液體，接著置入會使肋膜內襯結疤的物質；或用滑石粉刺激肋膜表面，使其結疤黏連，液體便無法聚積在其間。不過通常只要是有效的賀爾蒙治療或化療，就足以在一段時間內預防肺部積液。許多出現肋膜積液復發的女性，都會採取結疤手術（滑石粉及胸部導管引流）；偶爾會將導管留在積液復發的患者體內，以便在需要時進行引流。但結合局部引流、肋膜結疤（使用上述任一方法）加上全身性治療，就足以一勞永逸地解決許多肋膜積液症狀。

肝臟

肝臟是第三常見的轉移位置，跡象同樣也不太明顯；等到症狀出現時，癌症已經侵蝕掉很大一部分的肝臟，且存在好一段時間了。因乳癌而逝的女性中，約三分之二的人都擴散到肝臟，約四分之一的人最初肝臟中就存在乳癌細胞。轉移後的症狀都很普遍：體重減輕、厭食（食慾喪失）、噁心、腸胃疾患、右側肋骨下疼痛或不適等等。肝臟右上角可能會有些許疼痛感，這是肝臟的包覆組織遭到拉伸所致。

要診斷出肝臟轉移，通常是先因為驗血結果產生懷疑，接著透過電腦斷層掃描、核磁共振或正子電腦斷層造影（偶爾是使用超音波）檢測來確認。廣泛性肝臟疾病的主要治療方法是化療，對於肝功能血液檢測數值升高的患者尤其如此。賀爾蒙治療對賀爾蒙受體陽性、生長緩慢的肝轉移效果不錯；然而是否採取這種療法，通常需視肝臟受到多大程度的破壞而定。對於某些類型的癌症（如結腸癌），肝轉移可能只存在單一或少少幾處病灶，因此偶爾可以直接切除；但對乳癌來說，病灶通常不止一處，因此無法以手術處理。若遇到少見的特例，病灶只存在一個點的位置，就能用手術切除部分肝臟來解決，或使用放射線治療；但這是最後的手段，唯有在患者肝臟體積夠大、疼痛感極劇烈，且化學治療無效的狀況下才施行。

此外還有新的技術，針對少數肝轉移，將高熱（hyperthermia）或冷凍（cryosurgery）探針置入腫瘤，使它燒灼或冷凍。這對明顯的病灶點有效，但需配合後續全身性治療，以控制剩餘的肝臟微轉移疾病。

有時遇到患者疼痛難當的情形時，我們會以放射治療來縮減病灶體積，但這種方式只用於症狀嚴重，且全身性治療無效的患者，或者少數只在肝臟發現病灶的女性。如果採取較溫和、舒適的化療方式後，並無獲得良好效果，有時會直接對肝臟進行化療，透過通往該器官的動脈導管來施藥，針對轉移性疾病達到更直接的治療效果。這種情況下選擇肝臟移植是無效的，因為病灶範圍通常更為廣泛，並非僅限於肝臟。

大腦與脊髓

神經性轉移較不普遍，然而一旦轉移就非常嚴重。乳癌有可能擴散到大腦及脊髓，但仍較少見，有此遭遇的乳癌患者比例低於5至15%。然而，三陰性[24]及HER-2陽性[25]乳癌患者的腦部轉移風險較高，約為33至45%。與身體其他部位相比，輔助性化療對腦部的治療效果較差，因此隨著全身性輔助治療在消滅腦部以外病灶的效果越來越好，腦部轉移的病例反而有日漸增加的趨勢。最普遍的症狀包括頭痛、視力變化及（或）持續性噁心感。其實我很不想提起這一點，因為大部分的人難免都遇到多次頭痛的情況，我擔心罹患乳癌的讀者在遭遇壓力性頭痛或感冒時，會自己嚇自己；但若頭痛症狀過了一段時間仍未消褪，就可以去檢查看看。部分患者的頭痛類型是隨腦瘤引起的，例如一大早還沒起床時就開始頭痛，後半天漸漸好轉，但情況又隨時間越來越嚴重。

有時行為或心理變化也是腫瘤引起的，不過較為罕見。你可能出現虛弱、走路不穩或癲癇發作等等，症狀有點類似中風，像是突然無法說話、身體某部分突然變得虛弱無力，或某隻眼睛看不見了。癌症生長有可能導致某部分的大腦受阻，進而發生上述情況，最佳診斷方式是核磁共振或電腦斷層掃描。約半數患者只有一個病灶，另外半數則出現多病灶。另一種可能的腦部轉移癌，屬於腦膜炎的一種，稱為癌性腦膜炎（carcinomatosis meningitis），這會影響大腦的內襯薄膜，而非大腦本身，造成眼部及口部肌肉無力、頭痛、脖頸僵硬，有時還會出現意識混亂，症狀與任一種腦

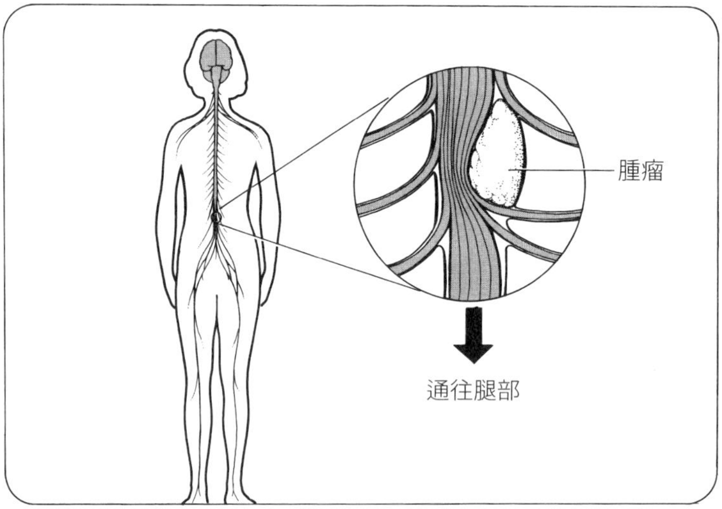

圖 19.5

膜炎相似。若只有單一或少少幾處病灶，可使用手術或立體定位放射治療來處理，有時後續需再配合全腦放射治療。有一份隨機化控制試驗證據顯示，立體定位放射治療可有效改善存活率[26]，可惜這種方式僅適用單一或少數病灶。

你可能還會立即展開類固醇藥物（例如迪皮質醇）療程，以降低大腦腫脹情形；因為大腦所在的顱骨是堅硬的一層骨質外殼，沒有太多容納空間，過度腫脹會損傷重要結構。不過，當腦轉移是透過核磁共振篩檢（越來越常對癌症轉移高風險患者，採用這種檢查方式）偵測出來，病灶很小，沒有腫脹或其他症狀時，或許就不需要類固醇治療。若癲癇發作則需服用抗癲癇藥物。遺憾的是，賀爾蒙治療及化療可能對於腦轉移有些許反應，但效果都不佳。

發生在脊髓的轉移癌亦非常嚴重，這也是唯一一個「早期發現」具有重大意義的轉移部位，因為腫瘤可能會壓迫脊髓，造成癱瘓。這有時是因為骨轉移恰巧發生在脊椎骨，並隨著病灶逐漸生長，自脊椎骨蔓延到脊髓，產生壓迫（見圖19.5）；有時則是腫瘤直接長在脊髓內。不過在真正導致癱瘓前，會出現早期症狀：疼痛、虛弱無力、感覺喪失、腸道不適或膀胱不適。疼痛是最常見的症狀，約85到90%的脊髓轉移癌患者，都會經歷疼痛，這可能在長達好幾個月的期間都是唯一症狀。問題在於，若你只在骨骼及背部有癌症，同樣會造成疼痛感，所以我們必須找到區分的辦法，或至少保持高度警惕，以確認背部出現骨轉移的患者，是否處於腫瘤脊髓壓迫的臨界點。

大部分的疼痛感是劇烈且持續的。發病過程採漸進式，隨時間越來越嚴重，等壓迫到脊髓時疼痛會變得更加強烈。此外，疼痛有明顯的局部侷限性，你的痛點即為腫瘤所在位置。還有另一種疼痛會逐漸向下蔓延，像是坐骨神經痛一樣，椎間盤壓迫神經再沿著腿部下行，打噴嚏或咳嗽都會使疼痛加劇；肩膀或背部也可能因脊髓壓迫而疼痛。癌症轉移到脊髓的患者中，有75%會因腫瘤壓迫神經而出現肌肉無力，還有5%出現點狀的麻木區域。任何轉移性乳癌患者若在單點部位出現持續性疼痛，並有任何神經性症狀，都應加以重視。如果沒有其他轉移跡象，那麼或許不是脊髓壓迫，因為這通常不是轉移性疾病最先出現的跡象（但還是有可能）。

我們會用電腦斷層掃描或核磁共振進行診斷，若有任何神經受損、肌肉無力或大型腫瘤壓迫脊髓的證據，一般會採取緊急手術來治療。若是單點的病灶，或許有機會切除腫瘤，解決脊髓壓迫問題。要是進行了手術，後續會接著做放射治療；或者也可能只進行緊急放射治療，這是少數會採取放射治療做為緊急療法的狀況。放射線可縮小腫瘤體積，並以類固醇藥物來預防脊髓腫脹。

乳癌也可能轉移到眼部，不過同樣不普遍。初始症狀是雙重影像或視力模糊。眼部轉移是透過電腦斷層掃描或核磁共振來診斷，同樣也以放射治療來處理，通常能避免導致視力喪失。

還有一個轉移區域是骨髓，主要症狀為貧血，這是因紅血球減少所致；此外，白血球和血小板也可能減少。雖然這聽來不太樂觀，但骨髓處的癌轉移對於賀爾蒙治療或化療，反應通常都很不錯，可使病情減緩長達數年之久。

乳癌存在各種表現形式，是難以預測的疾病。書中只是一般性的描述，在撰寫本章內容時，我腦中浮現許多並未遵循上述種種規則的女性患者。這些資訊是用來幫助你瞭解自身病情、知道該問什麼問題，而非能「預知未來」的精確藍圖。因為無論發生了什麼，你的情況都是獨一無二的。

第 20 章

與復發共存

如前所述，隨著各種新的治療方法問世，越來越多女性在出現乳癌轉移後，仍活了許多年。一旦診斷出轉移性疾病，患者主要壓力其實來自於對未來的茫然無措，不知道自己能活多久？疼痛和其他症狀會帶來多大的折磨？對此有兩項重要的建議：一是透過心理諮商、支持團體、宗教信仰……任何對你最有效的方式，來處理自己的情緒；二是盡可能從你的醫師那邊獲得最多相關資訊，瞭解疾病可能的進程及後果。有時為了減輕患者恐懼，醫師會以最快的速度、最大的可用劑量，嘗試所有治療方法，企圖阻止難以避免的結局，患者也往往認同這種做法；然而這種極端做法，與極端地徹底逃避、不進行任何治療，是同樣危險的。

一份二〇一一年的論文[1]，試圖透過分析不同轉移性疾病療法的臨床試驗結果，來回答患者的提問：「我還能活多久？」統計分析發現，總體存活時間的中數為廿一點七個月，不過這和大部分的平均狀況一樣，也有一個範圍存在：最糟情況是六點三個月，一般落在十一點九至卅六點二個月之間，最佳案例則為五十五點八個月，或將近五十年。我剛確診急性骨髓性白血病的時候，花了許多時間查找，想在文獻中找出一份能告訴我未來會發生什麼事的論文或試驗，但是我並沒有找到答案，而且兩年的數字並不樂觀。儘管如此，我現在依然活得好好的在撰寫本書第六版內容，而且除了標準的醫療照護以外，沒有額外的嘗試，我想我很幸運。

在我寫作期間，美國公共電視台播放了一個癌症特別節目《萬病之王》（Emperor of All Maladies）。節目很精彩，但最令我印象深刻的是那些嘗試了新療法（包括第一批接受賀癌平①治療的女性），又受好運眷顧，因而從鬼門關搶回一條命的人。

本章將介紹轉移性疾病的療程，並合理推斷其帶來的效果。正如我的好友兼導師亨德森（Craig Henderson）所說：「大部分的轉移性癌患者，都會接受多種形式的治療，包括結合實施與依序實施都有。然而在每個做決策的時間點，都應使某療法緩解症狀、恢復器官功能、延長存活壽命的潛在可能性，與治療的毒性，和患者兩相取捨後的生活品質達到平衡。通常毒性較強的治療往往帶來較高的治療反應，但不必然代表更好的生存效益或生活品質。」關鍵在於釐清出現的症狀是否為局部性，若是，則手術或放射治療的效果可能會優於化療或標靶治療，因此至少應將之納入考量。

安寧療護及治療

我在本書前面章節提過，安寧療護不應留到生命最後幾週才進行。這個日漸發展茁壯的專業領域，專注於症狀管理及控制。診斷出轉移性疾病時，要求與安寧療護專家或團隊面談，是很重要的一步，這可以確保你獲得最新的症狀控制效益，因為無論剩下多少時光，你都會希望讓生活

①〔藥師註〕商品名，Herceptin。學名Trastuzumab，為抗腫瘤藥物。

品質達到最佳狀態。

這個階段的首要治療目標，是好好控制住癌症，藉以延長壽命。賀爾蒙治療、放射治療、化療、標靶治療、免疫治療都可緩解病情，平均約持續一年，但也可能長達十年之久。有證據顯示，某些較新的轉移性乳癌療法，對於延緩癌症開始發展的時間，效果比傳統化療及賀爾蒙治療更好。但要記得，延緩其發展時間，不必然代表能提升存活率，這只代表在癌症復發前，你能擁有更多不被相關症狀所苦的時光；這時患者能以較舒適的方式生活比較久，縮短真正受病痛折磨的時間。

也有證據顯示，賀癌平及紫杉醇類藥物、剋癌易②、亞伯杉注射劑③，同樣可協助部分患者延長壽命，效果優於傳統化療療程[2]。

在我撰寫本書期間，針對三陰性轉移性疾病的一種新型免疫治療（抗 PDL-1 或吉舒達④）[3]公布了相關研究數據，還通過了一種新的賀爾蒙乳癌療法（愛乳適⑤）[4]。這不但開啟了兩種新療法的大門，更提供了結合治療的潛在性，局面可能很快又會產生新的變化。

沒人知道罹患轉移性乳癌的患者能活多久，因此我們的第二目標（同時也是主要的可行目標）是努力讓患者擁有時間最長的良好狀態。通常認為這代表「臨終」治療，但其實安寧療護的意義在於想辦法應對疾病帶來的症狀，以及治療引發的間接傷害。安寧療護是藉由選擇生效機會最大、副作用最少的療法來達成目標。治療「生效」的定義視情況而定，若轉移牽涉到主要器官如肺部或肝臟，且嚴重干擾其功能（重大器官功能障礙），那麼就需要能夠縮小腫瘤體積以穩定病情的

②〔藥師註〕商品名，Taxotere。學名歐洲紫杉醇（Docetaxel），為抗腫瘤藥物。
③〔藥師註〕商品名，Abraxane。學名奈米顆粒白蛋白太平洋紫杉醇（Nab-paclitaxel），為抗腫瘤藥物。
④〔藥師註〕商品名，Keytruda。學名Pembrolizumab。
⑤〔藥師註〕商品名，Ibrance。學名Palbociclib，為抗腫瘤藥物。

療法；若疾病本身還算穩定，則預防腫瘤進一步擴散，才是可行的治療最佳結果。儘管有時我們認為化療生效的速度比賀爾蒙治療快，但這並非絕對；另外，免疫治療的速度可能更慢。

赫斯（Daniel Hayes）醫師是密西根大學乳癌腫瘤計畫臨床主任，他告訴患者：「有好消息，也有壞消息。壞消息是你得了轉移性乳癌，也就是無論哪種治療，或採取多激進的手段，大概都沒辦法讓你完全痊癒了。」他強調，醫師和患者雙方都需要理解這一點，否則患者很可能會經歷幻想破滅、失去信任的狀況。罹患重病的患者，很容易會選擇性地只接受自己想聽的內容；而負責照護的醫師，則往往不自覺地容許患者這麼做。赫斯醫師繼續說：「可是，好消息也是你得了轉移性乳癌。」他解釋，有許多治療方案都可達到安寧療護的效果，且每年還在持續發展、進步當中。這些方案包括局部治療，如手術、放射治療、低溫治療、射頻刀（radiofrequency knife）、化學栓塞治療（chemoembolization）、光照治療（phototherapy）；全身性治療則包括至少十八種化療藥物（靜脈注射及口服藥物）和不下十二種賀爾蒙治療，現在更有四種生物性或標靶治療（最新療法列表詳見 www.cancer.gov）。這裡需瞭解一個很重要的概念：罹患轉移性乳癌的女性接受的治療，基本上會持續到逝世為止；即使會有短暫間隔，但並非完成一段療程後就從此結束了。治療目標是搶先癌症發展的腳步，因為癌症可能會逐漸發展出對某種療法的抗藥性，但往往對另一種療法仍有所反應。

除此之外，還有新的支持性治療方法，如雙膦酸鹽（治療骨轉移）、紅血球生成素（erythropoietin，治療貧血症）、抗嘔吐藥物、白血球細胞生長因子（預防感染），以及更好的止痛藥。赫斯醫師表示：「真正的挑戰在於，是否能正確判斷這些治療方法的實施順序，盡可能讓患者擁有最長的舒適生活。」

轉移性乳癌的賀爾蒙治療

女性罹患的乳癌，往往屬於內分泌疾病的一種（內分泌腺即負責製造賀爾蒙的腺體），這是我們長久以來都知道的事。我們可以在最初切除腫瘤時檢測癌症，以第10章所述之雌激素受體測驗，來確認它是否為賀爾蒙敏感型。

對於罹患轉移性疾病，且腫瘤屬於賀爾蒙敏感型的患者，先使用賀爾蒙治療比化療更合理，至少一開始這種療法對腫瘤還有效果。當患者對某一賀爾蒙治療出現反應，我們就可以判斷，她對第二種或第三種賀爾蒙療法也有效（偶爾還可能更多），因此會依序實施。

最先出現的賀爾蒙治療包括卵巢切除術，亦即手術切除更年期前女性的卵巢。現在除了手術，也可以選擇藥物（卵巢剝除）達到相同效果。仍有月經，且屬雌激素受體陽性乳癌的女性，對卵巢切除術療法出現反應的比例為35%，這代表明顯的病症會暫時消失；另有25%的人症狀獲得改善，且疾病穩定的時間延長了。

切除卵巢將使患者立即進入更年期，包括情緒起伏與熱潮紅（見第18章「更年期症狀」部分），但也幾乎馬上就減輕轉移性乳癌帶來的症狀，通常出院時就生效了。事實上，因癌症骨轉移而受苦的患者中，有些人從卵巢切除手術的麻醉中甦醒後，疼痛就消失了，且骨鈣量也獲得控制。

在化療問世後，這種方法就逐漸退出舞台，但隨著好幾種用來抑制卵巢製造雌激素的新藥出現，它又在轉移性疾病治療上佔據重要地位。對出現骨轉移，且屬雌激素受體陽性乳癌的女性來說，這是非常合適的治療方法，無論是將卵巢切除或以藥物阻斷其功能，治療都能生效。要引發可逆式更年期，可使用性腺激素釋放素促進劑，如諾雷德⑥或柳菩林⑦，阻斷濾泡刺激素及黃體生長素，停止經期。

另一種治療乳癌的方法，是使用藥物改變局部賀爾蒙環境，這就是抗雌激素藥物如塔莫西芬⑧及弗瑞斯錠⑨的作用原理；適用於雌激素敏感型腫瘤的女性患者，無論更年期前後皆可。若你過去曾接受塔莫西芬治療（現已停藥），可以嘗試重新開始服藥，以治療轉移癌。不過，若轉移癌是在服用塔莫西芬期間出現，你的腫瘤或許已有抗藥性，因此最好嘗試其他藥物。請注意，弗瑞斯錠及鈣穩⑩與塔莫西芬的作用方式相同，因此若你在服用任一者期間出現癌症復發、轉移，那麼這幾種藥物彼此互換是沒有意義的。

停經後的女性（無論是自然發生還是化療引發），雌激素主要由芳香酶這種酵素來製造，將睪固酮及雄固烯二酮轉化成雌激素。這種酶存在於腎上腺、脂肪、肌肉和乳房組織中，因此過去認為只要阻斷這個轉化過程，可使腫瘤無法獲得雌激素供應。最先使用的芳香環轉化酶抑制劑藥物為歐利停⑪，但效果普通，且它還會阻斷腎上腺製造別的賀爾蒙，因而造成其他症狀。最新的芳香環轉化酶抑制劑藥物（安美達錠⑫、復乳納膜衣錠⑬、諾曼癌素⑭）效果則較強，而且是專門針對芳香環轉化酶的抑制劑，所以毒性遠低於歐利停，病情的緩解率也極佳。目前，當腫瘤對塔莫西芬產生抗藥性，或甚至患者根本沒服用過塔莫西芬（或多年前就已停藥），就會選擇使用

⑥〔藥師註〕商品名，Zoladex。學名Goserelin，為抗腫瘤藥物。 ⑦〔藥師註〕商品名，Luplin Depot。學名Leuprolide，為賀爾蒙製劑。 ⑧〔藥師註〕學名，Tamoxifen。為選擇性雌激素受體調節劑。 ⑨〔藥師註〕商品名，Fareston。學名Toremifene，為抗腫瘤藥物。 ⑩〔藥師註〕商品名，Evista。學名Raloxifene，為選擇性雌激素受體調節劑。 ⑪〔藥師註〕商品名，Orimetene。學名Aminoglutethimide，為賀爾蒙製劑。 ⑫〔藥師註〕商品名，Arimidex。學名Anastrozole，為抗腫瘤藥物。 ⑬〔藥師註〕商品名，Femara。學名Letrozole。

⑭〔藥師註〕商品名，Aromasin。學名Exemestane，為抗腫瘤藥物。

芳香環轉化酶抑制劑藥物。

有證據顯示，芳香環轉化酶抑制劑藥物可改善女性的總體存活率，其效果優於塔莫西芬或下文所述之滅惡速⑮。常見副作用與塔莫西芬相同，包括熱潮紅（30％）及體重增加（20％）；另外還有肌肉骨骼疼痛（40％）和腸胃不適（5％）。但芳香環轉化酶抑制劑只對停經後女性有效，對於更年期前的女性不但無效，還可能具有危險性。

法洛德注射劑⑯是較新的雌激素受體阻斷劑，不具備塔莫西芬的雌激素活性效應。這種藥物接續在芳香環轉化酶抑制劑藥物後使用，可使20至30％的女性患者受益，其效果等同於塔莫西芬及安美達錠[5]；對於若體內腫瘤對塔莫西芬及其他形式的賀爾蒙治療，已產生抗藥性的患者，通常效果不錯，一般是每月以肌肉注射的方式給藥一次。

對芳香環轉化酶抑制劑藥物產生抗藥性的患者，還有另一種出人意表的選擇，就是使用雌激素[6]。有種看法是假設芳香環轉化酶抑制劑的雌激素剝奪效果，影響了癌細胞，變得更加敏感，因此低劑量雌激素治療即可抑制其生長。照此現象看來，我們需要不斷變動，讓癌細胞無所適從。

你或許會以為這些賀爾蒙是各自獨立作用的，結合使用不會帶來更好的效果。如我在第11章所述，ATAC研究的輔助治療中，塔莫西芬與安美達錠之間並未呈現出協同效應（synergistic effect）。有幾項研究比較賀爾蒙綜合治療與單一藥物，結果發現前者的治療效果確實有所提升，但總體存活率並沒有增加；不過更年期前的女性可能是例外，卵巢剝離與塔莫西芬的治療結合，或許能為她們帶來效益。現有一項試驗，探討安美達錠治療，以及安美達錠加上法洛德注射劑治療的效果。

⑮〔藥師註〕商品名，Megace。學名Megestrol，為賀爾蒙製劑。
⑯〔藥師註〕商品名，Faslodex。學名Fulvestrant。

但接續性用藥是一種手段，意即若患者對第一種療法有所反應，那麼在第一種療法失敗後，對第二種療法也有所反應的機會比較高。

結合賀爾蒙治療與化療，同樣也沒有呈現出優於任一單獨療法的長期效益。對於腫瘤屬雌激素受體陽性乳癌，但對賀爾蒙的敏感度只勉強達到最低限度的患者，綜合治療生效的機會比較大；但若是只對賀爾蒙治療有所反應的患者，加入化療也無法使治療效果延續更久，存活率也不會有所提升。此外，當結合賀爾蒙治療與化療，帶來的毒性會遠高於只接受賀爾蒙治療者。若患者腫瘤屬雌激素受體陽性，醫師最好先暫緩化療，等到確認賀爾蒙治療無法生效，或者出現一項或多項反應後又失效，再讓患者進行化療，這時很可能只需要化療就能使患者受益。

在使用賀爾蒙治療（有時化療也會引發）來應對轉移性乳癌時，有些女性會遇到一種現象，稱為「病發反應」（flare），即病情在療程第一個月出現加劇、惡化的反應。其實這種現象代表預後頗為樂觀，通常會發生在出現骨轉移、開始服用塔莫西芬的患者身上；患者的疼痛突然之間惡化，變得比以往更加劇烈，但不久就恢復正常。我們認為之所以出現這種現象，是因為塔莫西芬在某些女性身上的作用，最初其實類似微弱的雌激素，會刺激癌症病灶，隨後才開始發揮抑制雌激素的功能。你得注意這一點，因為出現病發反應時可能是很嚇人的。

另外是瞭解腫瘤標記也包括病發反應，這點非常重要，因為若你的醫師看見腫瘤標記增加，可能會誤以為治療無效，而非正確判斷出病發反應正是治療生效的象徵。即使你沒有病發反應，腫瘤標記如 **CEA** 或 **CA15-3** 也可能升高一陣子，然後才慢慢回落，且某些症狀也可能持續存在，如骨骼疼痛（見第 19 章「轉移擴散的症狀」部分之骨骼內容）。所以無論嘗試了任何療法（賀爾蒙治療或化療皆然），決定更換成另一種治療前，記得要給它生效的時間和機會。通常除非有明確證據顯示，癌症在治療期間仍迅速生長、惡化，否則任一種治療都應持續至少三個月。

所有賀爾蒙治療的整體生效度約40％。這代表有略低於半數的案例，其病情獲得緩解，且持續一段可觀的時間。但並非所有女性對賀爾蒙治療效果都一樣，若你的腫瘤屬於高度雌激素及黃體素受體陽性，那麼治療的生效機會為60％。體內雌激素受體與黃體素受體濃度較低的女性，對賀爾蒙治療的反應率也較低，但仍在顯著範圍之內。透過現代腫瘤染色技術，確定屬於雌激素受體及黃體素受體陰性的乳癌患者，能夠從賀爾蒙治療受益的比例僅5％。不過，對於沒有症狀且病灶生長緩慢的患者，仍可嘗試賀爾蒙治療，以防其確實屬於那個少數群體。

就大部分女性的情況而言，賀爾蒙治療的效果可持續約十二至十八個月；但多數人都能維持在緩解狀態（亦即疾病獲得控制）長達二至五年，有些人甚至能達到無病十年。前文提到的那位活了廿四年的病友，就是只接受賀爾蒙治療。腫瘤科醫師普遍認定，化療逆轉症狀的效果快於賀爾蒙治療，這種觀念的由來之一，或許是化療往往能較快縮小腫瘤體積，這個現象可透過X光攝影呈現；另一個可能原因是患者若對賀爾蒙治療有所反應，通常疾病就屬於生長較慢的類型，而癌症生長速度與消失速度或許存在關連性。當腫瘤復發時（特別是服用塔莫西芬的患者），有時只需要停藥，就能帶來二次生效；我們認為這是因為在長時間治療下，塔莫西芬有時會轉變為具備雌激素活性，進而刺激腫瘤生長，所以停用能再度遏止腫瘤細胞生長。然而這種「戒斷」治療，對於芳香環轉化酶抑制劑藥物或法洛德注射劑，都沒有呈現任何效果；且現在也已極少應用這種療法，因為在塔莫西芬停藥後，還有其他更有效、毒性又低的藥物可供選擇。

總而言之，針對更年期前的女性，我們會先嘗試以手術或化學手段進行卵巢剝離，若這種辦法有效，就繼續維持直到症狀重新出現，接著再採用其他初次治療未使用過的賀爾蒙藥物（要使用塔莫西芬或芳香環轉化酶抑制劑藥物，取決於患者是否還有經期）。之後，若患者卵巢已被切除，可以嘗試法洛德注射劑，並可能結合或不結合芳香環轉化酶抑制劑藥物（例如復乳納膜衣錠搭配愛乳適，或者癌伏妥錠⑰搭配諾曼癌素），又或者在其他賀爾蒙療法中選一種。

至於停經後女性，我們會先嘗試某一種芳香環轉化酶抑制劑藥物（因為卵巢剝除對停經後的女性影響不大）。通常當一種芳香環轉化酶抑制劑藥物失敗後（無論是類固醇類還是非類固醇類），更換為另一種時，約25至30％可引發進一步的生效反應。

當腫瘤看似對芳香環轉化酶抑制劑藥物出現抗藥性時，可先使用雌二醇（雌激素的一種型態），若無效再嘗試其他選擇，包括法洛德注射劑（一種雌激素受體阻斷劑）、塔莫西芬或「正和」富美特龍⑱。若患者在罹患轉移性癌期間正服用塔莫西芬進行輔助性治療，那麼針對停經後女性，我們會先嘗試開立安美達錠；更年期前女性則使用諾雷德或卵巢切除術。在轉移性乳癌的情況下，除非賀爾蒙治療對患者不再有效，否則不會轉而使用化療。一定要記得，這裡採取的措施不一定與延長壽命有關，而比較貼近盡可能讓患者在最長的時間裡維持最好的生活品質。有時腫瘤科醫師可能會先採取一系列綜合化療，嘗試進行幾個週期以圖獲得快速的療效反應，特別是當腫瘤轉移到肝臟或肺部時；嘗試過後才會放棄，回歸到以「維持」為目標的賀爾蒙治療。賀爾蒙治療的可行方案正迅速蓬勃發展，建議你參考美國國家癌症資訊網的治療實施指南，查閱最新資訊（www.nccn.org）。

罹患轉移性乳癌，且腫瘤屬於賀爾蒙敏感型的患者，相對來說較為幸運；與不受賀爾蒙影響的腫瘤相比，前者可使用的低毒性治療方案更多。但是如前所述，即使是賀爾蒙受體陰性乳癌，偶爾也會對賀爾蒙治療產生反應；這或許是因為早期測量雌激素受體及黃體素受體的方法不太精

⑰〔藥師註〕商品名，Afinitor。學名Everolimus，為抗腫瘤藥物。
⑱〔藥師註〕商品名，Fluoxymesterone。學名Fluoxymesterone，為賀爾蒙製劑。

確，導致測量結果為「陰性」的乳癌患者，實際上屬於低度陽性。大部分腫瘤科醫師都認為，只要患者呈現出任何程度的雌激素受體或黃體素受體陽性傾向，無論多麼微弱，都應在治療轉移性乳癌的過程中，嘗試賀爾蒙治療。

所有罹患轉移性乳癌的女性都該向腫瘤科醫師問清楚，是否有實施賀爾蒙治療的可能性。若不主動提起，他們不見得會在一開始（或治療全程）就考慮到賀爾蒙治療的選項。患者獲得的最佳生活品質，與低毒性但效果卓著的賀爾蒙治療息息相關，所以總是值得為此進行討論；不過，對於中等至嚴重程度的症狀，或可能致命的重大器官功能障礙，化療或許是更好的選擇。

轉移性乳癌的化療

關於乳癌還是有一個好消息，就是它對許多種類的化療藥物都有反應。若患者的腫瘤對賀爾蒙治療無反應，或腫瘤屬雌激素受體陽性，但對賀爾蒙治療出現抗藥性，化療都是最佳選擇。此外，若腫瘤同時還屬於 HER-2 陽性，也應將標靶治療（詳見下文說明）納入考慮。化療只在少數情況下能緩解病情，但它確實能減輕轉移性癌帶來的相關症狀，效果甚至優於麻醉藥物。若你過去沒有因轉移性癌做過化療，或者上次化療至少相隔一年以上，那麼第一線化療生效的可能性為35至55％。一份研究將所有數據集中分析，發現存活時間的中數為廿一個月；存活率最低的10％平均活了六點三個月，存活率最高的10％則平均活了將近五年！

這些藥物通常用於雌激素受體及黃體素受體陰性乳癌患者；或轉移病灶已造成器官功能障礙，需要治療立即生效的患者。生效時間的中數約落在二至三個月，這代表所有對治療出現反應的患者中，只有半數會在二至三個月內出現生效的證據；這一點非常重要，因為醫師及患者都很容易失去耐性，沒有給治療足夠的時間發揮效用。此外，掃描檢查與腫瘤標記其實沒那麼精確，有時病灶尺寸增加幅度達25%（在檢測的誤差邊際之內），就會改變治療方向。亨德森（Craig Henderson）指出：「在最初的賀癌平試驗中，最早接受評估的患者，也是等到治療開始後十一週才進行（整段療程需時十二週），我認為這是能成功發現那11.3%的反應者的原因之一；若試驗由其他人來負責，很可能這種藥就被捨棄了。[7]」

症狀通常會在幾週內改善，服用藥物的持續生效時間平均為五至十三個月，但個別患者的反應可能會持續更久。目前所知的最長時間超過一百八十個月（即超過十五年），因此已可算得上「治癒」（可惜存活時間這麼長的案例非常罕見）。對治療有所反應的患者中，平均存活壽命為十五至四十二個月。若患者的癌症對化療產生抗性，這個時間通常還會更短。因此，化療和賀爾蒙治療相同，可以幫助患者改善症狀長達一至四年；偶爾甚至可讓患者在高生活品質的前提下，再活十年以上。

經過檢驗的細胞毒性劑藥物（亦即用來消滅細胞的藥物）超過八十種，其中十三種常用於乳癌治療，而乳癌的腫瘤類型恰好能夠對非常多種藥物產生反應；其他癌症多半都無法對這麼多化學物質出現反應（這也是赫斯醫師用「好消息」來形容乳癌的原因）。標準藥物與第15章所述的輔助治療相同：環磷醯胺（C）、滅殺除癌錠⑲（M）、好復注射液⑳（F）、小紅莓㉑（A）、

⑲〔藥師註〕商品名，Methotrexate。學名Methotrexate，為抗腫瘤藥物。 ⑳〔藥師註〕商品名，5-FU。學名Fluorouracil，為抗腫瘤藥物。

㉑〔藥師註〕因藥品溶劑色紅，而得此俗稱。學名Doxorubicin。商品名艾黴素(Adriamycin)，為抗腫瘤藥物。

泛艾黴素[22]（E），及太平洋紫杉醇（paclitaxel, T）、歐洲紫杉醇（docetaxel, D）、賀樂維[23]、佳鉑帝[24]。在所有接受研究分析的患者中，這些藥物抑制腫瘤活動的效果最佳。此外，它們的交叉抗藥性相對較低，也就是若癌症對其中一種出現抗藥性，對另一種也產生抗藥性的機會不高。

選擇使用哪一種藥物，取決患者確診時正進行哪種藥物療程而定。若你原本就在服用CMF，那麼或許可嘗試剋癌易[25]，或微脂體小紅莓[26]、小紅莓。如果診斷時已在服用小紅莓，那麼可採用太平洋紫杉醇、歐洲紫杉醇或奈米顆粒白蛋白太平洋紫杉醇做為下一個方案。而且還有其他藥物可供選擇，包括截瘤達[27]、能滅瘤[28]、溫諾平[29]、健擇注射劑[30]，以及較少見的抗癌妥[31]、克莫抗癌注射劑[32]或佳鉑帝（特別是對於三陰性乳癌或BRCA陽性患者），以及「協和」排多癌[33]，以上都經數據證實能夠抑制乳癌細胞活動。通常這些藥物都是單獨給藥，而非輔助性治療常採用的綜合實施（見第15章「輔助性化療」部分）；這是因為單一治療能夠簡化治療計畫、毒性較低，且不會影響存活時間。

不斷有新藥經臨床試驗檢驗，因此記得上網站www.clinicaltrials.gov或www.breastcancertrials.org，確認是否有適合你參與的研究項目。所有現行的有效治療，最初都是從臨床試驗藥物開始的。

㉒〔藥師註〕商品名，Pharmorubicin。學名Epirubicin，為抗腫瘤藥物。㉓〔藥師註〕商品名，Halaven。學名Eribulin，為抗腫瘤藥物。㉔〔藥師註〕商品名，Paraplatin。學名Carboplatin，為抗腫瘤藥物。㉕〔藥師註〕商品名，Taxotere。學名歐洲紫杉醇(Docetaxel)，為抗腫瘤藥物。㉖〔藥師註〕俗稱。正式商品名，力得微脂體注射劑(Lipo-Dox)。學名liposome-doxorubicin hydrochloride，為抗腫瘤藥物。㉗〔藥師註〕商品名，Xeloda。學名Capecitabine，為抗腫瘤藥物。㉘〔藥師註〕商品名，Novantrone。學名Mitoxantrone，為抗腫瘤藥物。㉙〔藥師註〕商品名，Navelbine。學名Vinorelbine，為抗腫瘤藥物。㉚〔藥師註〕商品名，Gemzar。學名Gemcitabine，為抗腫瘤藥物。㉛〔藥師註〕商品名，Campto。學名Irinotecan，為抗腫瘤藥物。㉜〔藥師註〕商品名，Kemoplat。學名Cisplatin，為抗腫瘤藥物。㉝〔藥師註〕商品名，MITOMYCIN-C KYOWA。學名mitomycin-C，為抗惡性腫瘍劑。

每種藥物都有其侷限性。例如小紅莓的使用需在特定劑量以下，否則就會對心臟產生毒性；因此一旦達到劑量限制，患者就終生不得再使用這種藥物了。而某些藥物的服用則是無期限。

許多化療藥物會引起標準的副作用（嘔吐、骨髓抑制等），但如我在第15章「噁心與嘔吐」部分所述，現在有效果極佳的止吐藥，幾乎可完全解決這個問題。當藥物結合使用時，症狀通常會更嚴重，因此一次只用一種化療藥物，可大幅降低副作用。在沒有器官功能障礙，且症狀屬輕度至中度的前提下，較合理的做法是依序使用一系列單一化療藥物；綜合治療則留給出現器官功能障礙，或嚴重症狀的患者。

大多數化療藥物都會降低白血球細胞計數、造成某種程度的落髮，其中某些藥物還有極低機率會導致血癌；但因為你面對的是轉移性乳癌，這些風險並不足以構成將藥物排除在外的理由。有研究嘗試讓腫瘤細胞在試管中，接受一系列不同藥物的測試，以預測正確的藥物或藥物組合；儘管這聽來是個好主意，但效果卻不如我們冀望的那麼好。

雖然癌細胞可能對特定藥物發展出抗藥性，卻並非絕對如此。有時我們用某藥物來治療轉移性癌並得到了反應，當後續疾病復發時，依然使用相同藥物治療也生效了。我們常發現，某些對大部分的人都無效的藥物，卻恰好是某個患者需要的療方，這總是令我驚呼不已。我遇過一位患者，胸口長滿可怕的腫塊，我們幾乎試遍所有可用的治療藥物，包括還在試驗期的藥，卻全都徒勞無功；後來我們決定回歸到最直接的好復注射液（這種藥對於乳癌的效果通常很普通），結果病徵全都消失了。所以有時我們無法預測某特定患者究竟適合哪種藥，若你罹患轉移性癌，一定要將這點牢記於心。當某藥物在你身上無效，特別是標準的乳癌藥物，你或多或少都會感到沮喪；但世事難料，或許我們隨時都會發現能夠減緩你的症狀的藥。

一旦找到有效藥物，我們通常會讓患者長期服用下去。但確切應該持續服藥多長時間，醫師間的意見不盡相同。基本上有兩種看法：其一是我們應在大約六個月內，盡可能獲取最多的生效反應，因此化療應持續六個月就停止；第二種看法則認為應持續進行，直到患者對它出現抗藥性，再換成其他治療，而這兩種做法都各有爭議。大部分研究顯示，持續性治療可獲得較佳的生活品質與症狀控制，但這個結論同樣不一定適用所有女性；你應與醫師好好討論、弄清楚相關資訊，才能展開治療。

赫斯醫師告訴患者，轉移性疾病的治療可能有四種狀況：

1. 嚴重的毒性：這是錯誤用藥，應立即停藥，更換成其他治療。
2. 疾病出現明顯惡化：這是錯誤用藥，或癌症已出現抗藥性，此時應停藥並更換成其他治療。
3. 病情穩定：無法確定藥物是否控制住疾病，因此應繼續用藥，同時監控疾病與副作用。
4. 病情改善且毒性低：這是正確藥物，應繼續用藥。

要判斷自己屬於哪種情況並不難，因為你很清楚自己的感覺，還有體檢結果、X光攝影與腫瘤標記等數據。其實女性患者遇到的症狀，往往不見得與疾病有關，但因為引起一樣的恐慌感，反而誤以為疾病真的惡化了；腫瘤科醫師同樣也常有把一切都歸因於癌症的傾向。醫病雙方都應確認腫瘤是真的有惡化現象，才能更換使用的藥物。因此，許多腫瘤科醫師會在患者每經過三至四個週期的化療，就以該患者最初接受過的那種檢測（這是為了確保比較基準相同），來監控病情。此外，每三個月還會進行常規驗血，檢查肝功能與腫瘤標記（Ca15-3、CEA、27、29）。更近期的研究顯示，我們可以測量罹患轉移性癌的女性，血液中一種特定腫瘤細胞——循環腫瘤細胞（Circulating Tumor Cell, CTC）[8]；若循環腫瘤細胞數量增加，患者使用的可能是錯誤的藥，應該更換。

現有一份進行中的新研究，將檢視這種策略是否真能改善存活率。

乍看之下，大家或許會認為結合化療與賀爾蒙治療的效果，會比單使用其中任一種更好，但事實並非如此。對於賀爾蒙敏感型腫瘤的患者，在賀爾蒙治療以外再加入化療，並不會提高無病率或總體存活率，還會帶來不適的副作用。若在賀爾蒙治療結束後（它本就應先進行），接續再做化療的效果，不會比一開始就做的效果差。

任何罹患轉移性疾病的女性，都應調查是否有合適的臨床試驗。新藥及（或）新的藥物組合及生物製劑，都不斷在接受檢驗，或許有朝一日能成為某位轉移性癌患者的最佳方案。重要的是與醫師溝通討論，取得清晰、明確的資訊，瞭解哪些藥物最適合你、療程應持續多長時間、用藥順序為何，及各自帶來的副作用等等。

我們曾認為化療劑量越高越好，方法是抽出患者部分骨髓並貯存起來，接著使用能消滅剩餘部分的藥物劑量，再將保留下來的細胞移植回去（稱為自體移植）。儘管我們已證實有能力安全地使用這些高劑量藥物，但有六份隨機化控制試驗，檢視其應用在治療罹患轉移性癌女性的結果，發現其效益並未優於標準劑量化療[9]。儘管我們常傾向於選擇看似最激進的治療方法，但在此情況下，它帶來的效益對大部分女性來說，遠遠無法抵銷因而增加的副作用。

轉移性乳癌的標靶治療

我們一直期望能找到癌細胞的獨特之處，並依據這點發展出針對性的治療方法；接著提供抗體，消滅或控制所有癌細胞，確保身體其他部位不受傷害（或傷害極小）。近期發展出幾種新藥，以可能對癌細胞具有特定性或過度表現的分子為目標對象，其中最成功的是以HER-2為標靶的特定抗體（賀癌平）[10]。大約20%的乳癌患者，體內都有過多的HER-2/neu致癌基因，這種致癌基因會鼓動細胞生長，變得更堅固、強壯、持久；賀癌平是針對該致癌基因的抗體，會阻斷其發展。自本書上一版本至今，這類標靶藥物已出現好幾種新藥：賀癌寧㉞、賀疾妥㉟、泰嘉錠㊱，它們都已結合化療（或做為化療的外加輔助）應用。

現有幾項試驗都顯示，賀癌平與賀疾妥和化療結合使用，對治療HER-2/neu過度表現的轉移性乳癌效果卓著。在一份名字非常有趣的大型隨機對照試驗中——埃及艷后（Clinical Evaluation of Pertuzumab and Trastuzumab, Cleopatra），接受化療加上賀癌平、賀疾妥的女性，其「無惡化存活」（progression-free survival）及整體存活率都有所改善，也沒有引發更多心臟疾病[11]。因此，所有罹患HER-2/neu過度表現型轉移性乳癌的女性，都應使用賀癌平，無論是單獨使用或結合化療皆可，除非這些患者有心臟衰竭的病史。若乳癌在賀癌平療程期間惡化，就很難判斷是否應繼續使用這種抗體。一份德國的小型試驗曾探討這一點，發現在疾病惡化、生長時繼續使用賀癌平，帶來的效益仍然值得[12]。另一種可行方案是利用賀癌平與泰嘉錠（是否結合化療使用皆可），兩者雙重抑制HER-2。這個領域仍在迅速發展、變動，我鼓勵患者只要有機會，就查詢相關臨床試驗[13]。

賀癌寧是一種新型藥物，結合HER-2/neu標靶抗體以及曲妥珠單抗（emtansine）化療藥物[14]。其概念為化療效果只會傳遞到目標細胞上（亦即具有HER-2/neu過度表現的細胞），這使得毒性極高的化療藥物，能以低很多的劑量給藥，使患者更容易承受。

㉞〔藥師註〕商品名，Kadcyla。學名T-DM1，為抗腫瘤藥物。
㉟〔藥師註〕商品名，Perjeta。學名Pertuzumab，為抗腫瘤藥物。
㊱〔藥師註〕商品名，Tykerb。學名Lapatinib，為抗腫瘤藥物。

而週期蛋白依賴性激酶抑制劑經證實，可有效治療賀爾蒙陽性、HER-2陰性的轉移性腫瘤。愛乳適是該類型藥物中，第一個通過核准許可的[15]。

PD-1 / PDL-1抑制劑可使免疫系統不再受腫瘤阻礙，同樣也用於治療罹患轉移性癌的女性[16]。

有許多其他的新型標靶藥物正在研究當中，以對抗PI3K、mTOR、CDK、IGF-1、HDAC、FGF、HSP、PARP等。有朝一日，這一大串縮寫名稱中，會出現與HER-2同樣廣為人知的目標，然後我們將針對它發展出新的療法。記得詢問醫師是否有新的治療方案、隨時追蹤可參與的臨床試驗，依然是很重要的事。

受到測試的還有疫苗。儘管普遍認為疫苗是用於預防（例如小兒痲痺症疫苗或痲疹疫苗），但其實它也可做為治療之用。疫苗可訓練免疫細胞瞄準乳癌細胞上某一特定標靶[17]，這聽起來很棒，但目前尚存在太多問題，使它無法有效地應用。首先，不是每個癌細胞都一樣，這代表針對某一目標（比如HER-2）的疫苗，只會殺死表現出該目標的細胞，將其他細胞都留下來。有許多臨床試驗正在檢驗治療轉移性乳癌的疫苗，在不久的將來或許能發揮效用。

雙膦酸鹽

我們考慮使用的治療方法，大部分都涉及消滅或控制癌細胞，另一種手段是改變癌症病灶試圖生長的組織。雙膦酸鹽類藥物可阻止骨質再吸收，亦即骨質之分解溶蝕（breakdown）。新藥癌骨瓦[37]則可避免蝕骨細胞（osteoclast）形成及活躍。當參與正常骨骼重塑的細胞產生過度活動時，就會導致隨年齡增長而出現的骨質疏鬆症。

雙膦酸鹽可減輕60%患者的骨轉移疼痛症狀，且這類藥物大幅降低骨折頻率及其他骨骼症狀，證據顯示其治療骨轉移疾病的效果極佳。當骨骼內出現癌症，就會出現骨蝕現象，這是骨骼變得脆弱、容易骨折的原因之一。幾項研究顯示，每四週接受一次雷狄亞㊳或卓骨祂㊴注射的女性，不僅能緩解骨蝕症狀，新生成的骨轉移數量也會降低，骨折及骨疼痛也較少出現[18]。癌骨瓦[19]係以皮下注射於每四週給藥一次，其副作用較雙膦酸鹽類藥物更少。然而這些藥物（除了癌骨瓦）可能會造成下顎的併發症，因此在開始用藥之前，一定要先做牙科檢查。一旦診斷出骨轉移，就應開始雙膦酸鹽或癌骨瓦治療，並無限期持續使用。

轉移性乳癌的局部治療

目前討論的都是全身性治療，但有時候還需要採用局部治療。由於特定類型的轉移性疾病屬於局部性疾患，因此對局部治療的反應最佳。

舉例來說，當癌症擴散到眼部時，放射治療的效果最好。脊髓壓迫以及即將因此產生的骨折（骨骼太過脆弱，隨時可能斷裂）症狀，同樣對放射治療反應良好，因為它也屬於局部問題，只需治療單一部位即可，不過可能還需要手術治療，以便在放射治療前先穩定骨骼。

㊲〔藥師註〕商品名，Xgeva。學名Denosumab。
㊳〔藥師註〕商品名，Aredia。學名Pamidronate，為骨吸收抑制劑。
㊴〔藥師註〕商品名，Zometa。學名Zoledronic acid。

轉移性癌的放射治療與初始乳癌相同，但目標卻有所差異：前者是為了減輕疼痛、緩解其他症狀，疼痛通常需要幾週才會明顯減輕。無論任何器官接受了任何治療（特別是骨骼），一定要先修復癌症造成的傷害，器官功能才會回歸正常。骨折後要恢復正常的抗拉強度，需要好幾個月；同樣地，接受放射治療以後，也得經過數月的恢復期，才會回到正常的骨骼強度，在此期間很容易發生骨折。有時患者永遠沒辦法完全恢復骨強度，因為治療（特別是放射治療）可能會破壞骨骼完全痊癒的能力。

治療時機也有所不同。通常會在兩週半至四週的治療期間，進行約十至十五種治療，且使用低劑量放射治療。乳房接受的初始放射治療，可能會在六週半療程期間使用六千厘葛雷的劑量（亦即每次一百八十厘葛雷）；但對於其他患者，比如髖部出現骨轉移疾病的患者，可能在十次治療中使用三千厘葛雷的劑量（亦即每次三百厘葛雷）。

如前所述，若患者初始診斷與轉移性疾病發作的時間點，間隔相對較長，且在單一點位置例如肺部或大腦發作，則手術可能有效。但若癌症在好幾個部位復發，全身性治療仍是最佳選擇。

疼痛控制

對安寧療護（消除相關症狀，讓患者感覺好一些）來說，癌症治療並非唯一選擇。我們在疼痛控制領域已有長足進展，例如你因骨轉移感到疼痛難忍，那麼如前所述，放射治療會有極佳效果；此外，現有幾種方式能將導管置入脊髓旁空間，持續滴入低劑量嗎啡，以消除所有疼痛感。這種方式與全身性給藥不同，不會影響心智、思維。雖然這沒辦法將患者「治好」，但當全身性治療失去作用，那麼在生命最後三、四個月裡，它能讓你有時間享受其他對你而言更重要的事物，並減輕痛苦。

如今，疼痛管理已成為一門專業、完整的領域，包括精神科醫師、麻醉科醫師、內科醫師。藥物、神經性阻斷甚至神經刺激，都可能發揮效用。由於關於這方面的完整探討，已超出本書範疇，所以這裡點到即止：而對於慢性疼痛與其處理方式，我們已有充分瞭解。任何因轉移性癌引起慢性疼痛困擾，且至今仍未緩解的患者，都應要求轉診到專門的疼痛科尋求協助。

有時候，腫瘤科醫師及癌症治療相關人員，都太專注於治療、消滅疾病，往往忽略了疾病的附加效應，對患者生活帶來巨大影響。因此，請主動要求找疼痛專家看診，即使需要長途跋涉到地區性醫學院也別猶豫，這或許能為你帶來非常重大的改變。

實驗性治療

這是非常適合患者參與的第三期臨床試驗，亦即前景可期的藥物或療法，已通過早期階段試驗，對患者沒有呈現任何傷害。轉移性癌還可以考慮另一個較棘手的領域：第一期或第二期試驗，這些屬於較早階段的藥物試驗，將先判斷某種潛在可用藥物的毒性，再確認它是否有效。

初始診斷時極有幫助的傳統治療，到了這時的治癒機會已很渺茫，所以或許可考慮實驗性治療。通常先嘗試創新型療法，延遲其他標準治療，對轉移性乳癌而言並沒有什麼傷害。請上網站 www.breastcancertrials.org 查詢你可能符合參與資格的臨床試驗，並告知你的醫師；因為醫師不一定對當下所有試驗都一清二楚，所以你得為自己發聲。在我寫作期間，伯恩斯（Ken Burns）的 PBS 特別節目《萬病之王》開播，敘述了癌症研究多年來的歷史及臨床進展。其中有位女性的故事：她在一九九〇年代罹患轉移性乳癌，拒絕接受化療並轉而尋求其他方案，發現加州大學洛杉磯分校的醫師史萊門（Dennis Slamon）正在嘗試新療法——一種標靶藥物。這位女性接受了腫瘤檢測，確認自己屬於HER-2過度表現型腫瘤，並參與早期賀癌平藥物試驗，直到廿五年後的今天依然活著，沒有出現任何疾病復發跡象。當然並非所有人都能遇到這樣的奇蹟，但若完全不考慮參與臨床試驗，又怎麼有機會成為那個幸運兒呢？

那麼，加入實驗性試驗的最佳時機為何呢？通常患者只有在無路可走、一切治療都沒有效果的情況下，才會採取這種方案。然而當你拖到別無選擇的時候，你對新治療產生反應的可能性也已降到最低，因為你沒有資源可用了；因此，最佳時機應是患者已診斷出轉移性癌，但症狀還不算太嚴重的時候。若透過胸部X光攝影或骨骼掃描，發現了病灶但症狀都還很輕微，這個階段還不必急著接受化療或賀爾蒙治療；前面提過，即使早一點展開化療，也沒有證據顯示存活率會高於症狀出現後再開始化療。若在這時候嘗試實驗性療法，就有機會觀察它是否生效；若沒有效果且症狀又惡化了，你還可以恢復一般的化療。

除了參與特定實驗的醫師以外，很少有其他醫師會習慣提議進行這種治療。查詢相關資訊最好的辦法，是到你居住地區的癌症中心，詢問他們參與哪些實驗；也可以上www.clinicaltrials.gov網站查詢。你會獲得一份清單，內容包括所有你符合資格的臨床試驗，你可以只列出在你居住地區內的選擇，若願意遠行，也可列出全美境內的選擇。另外，還可以到www.breastcancertrials.org網站登記，那麼日後每當有可能符合資格的臨床試驗，你就會接到通知。

我認為這麼做非常值得，當然這是一種賭注，但有時下注是可以得到回報的。舉例來說，在最初參與剋癌易藥物試驗的女性中，部分受試者出現非常明顯的生效反應，效果持續十八至廿四個月之久。另一個很好的例子，是一位參與了首批賀癌平藥物試驗的女性，她是我在波士頓的患者，當初接受小紅莓治療後不久，就在胸壁處出現復發；從她的 HER-2 狀態及復發速度，可以看出預後不太樂觀。她飛到洛杉磯，登記參與前述的首次臨床試驗，結果她胸部的復發病灶徹底消失；根據我上一次聽說的消息，她在參與研究後超過十年，仍未出現腫瘤復發。在第一期、第二期試驗中，像這樣變化劇烈且長期維持的患者，以及前述紀錄片中的案例，都非常罕見；可是偶爾確實會有這些例外發生，因此患者考慮加入研究，是很值得嘗試的一步。

這些試驗或許對你有幫助，但同時也會帶來某些副作用，不過只有你自己能決定，願意承受多高的治療毒性風險。有些女性願嘗試一切新的可能，有些人則不願意。記得別讓醫師或家人給你壓力，隨自己真正的心意做選擇，決定哪種方式最適合你。

在轉移性疾病治療期間及治療後，會透過不同評估檢測（骨掃描、胸部 X 光攝影、驗血等），以及其他幾種檢查（如電腦斷層掃描、正子電腦斷層造影或核磁共振）來進行追蹤。

照顧自己的心理健康

罹患轉移性疾病的女性常有孤立感，因為對其他病友來說，她們的遭遇太過嚇人，很可能不太願意聽她們訴說；至於家人和朋友，又不見得有能力處理這麼嚴峻的狀況。幸好只要你點一下滑鼠，就有許多遇到乳癌復發及轉移性乳癌的女性，願意向你伸出援手。倡議者梅耶（Musa Mayer）加入了一個專為轉移性乳癌女性患者成立的組織（http://bcmets.org），也負責維護網站 www.brainmetsbc.org。這些網站具備非常豐富的資訊，包括最新的治療，以及許多病友自述的經歷。比如網站首頁有辛蒂（Cindi）的故事：她接受轉移性乳癌治療長達九年，同時還繼續動物園管理員的工作！我強烈推薦大家造訪網站。

現在，轉移性乳癌患者的壽命延長狀況，已達到該成立倡議團體的程度，以推動更好的治療、更多相關研究之發展。我建議讀者造訪網站metavivor.org、轉移性乳癌網絡（網址：www.mbcn.org）、轉移性乳癌聯盟（網址：www.mbcalliance.org），當然還有蘇珊・樂芙研究基金會（網址：www.drsusanloveresearch.org）以及美國國家乳癌聯合組織（網址：www.stopbreastcancer.org）。

史畢格（David Spiegel）[20]敘述了一個故事：有位一直想成為詩人的女性，在診斷出轉移性疾病以後，終於開始寫詩，最後在死前出版了屬於自己的詩集。許多年前我有位患者沙畢羅（Susan Shapiro），因缺乏女性主義政治角度為出發點的乳癌分析，而感到憂慮、痛苦，之後她在地區性女權報紙上寫了篇文章，並召集相關會議，而一切以此為起點，她在逝世前幾個月，於波士頓創立了女性社群癌症計畫（Women's Community Cancer Project）。我敢說，若她知道自己的努力最終觸發了全國性運動，並持續至今，肯定也會非常高興。

當診斷出復發或轉移，總提醒著我們「對自己的身體沒有控制能力」；但對於自己的心智、情緒、精神，我們絕對有掌控力。這是重新回顧輔助治療的好時機，比如想像療法、自我催眠、意象訓練等（詳見第16章）。找一位能和你好好討論、仔細傾聽的醫師；若有需要，儘管多方比較。若你居住在小鎮及（或）保單限制比較嚴格，記得與腫瘤科醫師約個時間，討論你的需求，以及醫師對你有什麼要求。你得盡可能最精確地瞭解自己的病情、未來可能面對的狀況和可用的治療，才能做出計畫。你可以主動詢問需要的任何資料，但若有些事情你寧可不要知道，也應告知醫師。這和任何一種人際關係相同，坦誠地針對自己的需求進行溝通，滿足的機會才會更高。

診斷出乳癌復發後，患者往往會害怕經歷日漸加劇的疼痛，但正如本章前文所述，疼痛並非無法避免。疼痛控制在美國終於進入主流的世界，如今有許多疼痛醫療中心，也發展出許多疼痛應對方式，不會使人終日昏昏沉沉神智不清，或毀掉你的生活。安寧療護的領域（或者說副作用治療，而我偏好稱為「間接傷害」治療）也正蓬勃發展。問題是，腫瘤科醫師往往全心全意放在「治療疾病」，不太會注意這些可能毀掉患者生活的副作用。你可以要求找一位安寧療護人員尋求協助，安寧療護並不僅僅為了生命走到終點的患者所設，他們可能有許多好主意，能幫助你應對症狀。所以我說真的，你應該堅持這麼做！

並非所有罹患復發或轉移性乳癌的女性，都會因此致命，但確實有這種可能。在勇敢面對絕症的時候，葛文德（Atul Gawande）的著作《凝視死亡：一位外科醫師對衰老與死亡的思索》、史畢格（David Spiegel）的著作《超越極限》（暫譯，*Living Beyond Limits*），都具有極珍貴的價值，幫助患者應對心靈層面的需求[21]。你或許無法逃避死亡，但可以控制自己的應對方式。我有位患者具有非常強烈的否認心態，從確診的那一刻起，她就拒絕讓癌症對生活造成任何干擾；當她出現轉移性癌的時候，這種情況依然沒有改變。她仍堅持過自己的生活——駕船出航、旅行、享受人生。看到她無法面對現實的狀況，我的第一反應是起了點批判心態，我後來才意識到，其實她早已面對了。她非常清楚自己在做什麼，決意所剩的時間無論長短，都要把掌控權握在自己手裡。她在和朋友一起駕船出航時昏迷，以自己選擇的方式、在自己選擇的地點死去，直到最後一刻，一切都在她的掌控之中。

我還有多久時間？

自從在二〇一二年診斷出急性骨髓性白血病以後，我對這個問題的感受就起了變化。過去當患者問我：「我還可以活多久？」我常會避而不答，但並非不願意將這些訊息透露給患者，只是我真的無法確定每位患者各自會發生什麼事。有些患者從統計上來看，會在四個月內死亡，但最後卻活了四年；有些在理論上明明還有四年可活，卻在四個月後就過世了。其間的差異、變化之大，一直讓我感到驚訝。我有位患者的癌症病灶很小，淋巴結也呈陰性，照理說預後應該頗為樂觀；但當她放射治療結束以後，我們發現癌症已經轉移到肺部，她在三個月後就過世了。另一位患者是位不會說英語的中國女性，她的癌症侵犯性極高，我判斷她應該沒剩多少時間了；我得透過她的幾個兒子與她溝通，而他們不斷要求我告知她還可以活多久。我很慶幸我拒絕了，因為她七年後依舊活在世上；有時我甚至會想，她之所以能活這麼久，就是因為她不知道自己原本是快要死了。

你的醫師必須對你坦誠以待，這是非常重要的。我認為在面對希望得到坦白回答的患者時，可以這麼說：「這確實是需要認真看待的問題，但在確認治療對你是否有效以前，我們沒辦法判斷你究竟還能活多久。或許你最終還是會因乳癌而死，而且大概也沒辦法再活個四十年。所以在規劃未來的時候，最好記住這一點。」若你堅持想得到更精確的壽命預測，醫師可以告訴你統計數據，不過請牢記在心，這些數據是有例外的。即便與你罹患相同疾病的一百名患者之中，有九十九人都在一年內死亡，只有一人活下來，也沒有任何理由認為那個幸運兒不會是你。

你要知道的是，這對醫師來說是很困難的任務；他們非常希望能為你做出「正確」的應對，醫師不想剝奪你繼續活下去、在這段期間完成想做的事的機會，但同樣也不願意讓你承受無謂的治療，使最後的日子痛苦不堪。醫師這方面只能在經驗中學習，這是醫學院沒有教的內容；而經歷過許多次相同情境的醫師，可能會處理得比較好。

在我自己的罹癌經歷中，當然也面對過這種狀況。我有取得醫學文獻的管道以及瞭解其內容的能力，這是我的優勢（或劣勢？），所以我知道預後並不樂觀。我在許多夜裡閱讀一篇又一篇文章，想找出一份內容能完全符合「蘇珊・樂芙罹患的血癌」，弄清楚究竟會發生什麼事；不出所料，我一直都沒有找到。後來我終於意識到，文獻上怎麼說並不是重點，而是我的經驗就專屬於我，我要抱持這種心態走下去！

不過，我當然不排斥把握機會與身邊重要的人敞開心扉深談，以免有話來不及說出口。我也在展開治療之前，事先上傳法律文件、遺願等等。我非常慶幸自己有機會完成這些準備動作，即使最後沒有用到亦然。我現在認為，瞭解自己的狀況非常重要，這樣才能有所依據，知道該怎麼過接下來的日子。你或許還有一段時間，得以維持一定的生活品質，能夠踏上夢想的旅行，或與兒女、孫輩一起做些值得紀念的事。

所以，若你想知道就儘管開口詢問，但要記得，統計上的機率只能告訴你，普遍來說會有什麼結果，而真正重要的，是確實發生在你身上的事！

何時該停止治療？

這一直是個艱難又私密的問題，有許多聲音反對在臨終時期的「英勇醫學」（heroic care），可是要患者或醫師精確地判斷出，究竟什麼狀態才算是進入這個階段，實在是件很困難的事。一定要與醫師持續溝通、討論這個議題。我妻子的親戚診斷出肺癌，最初在腎上腺發現一處病灶，並以化療治療。其實這表示現代醫藥沒辦法治好她的病，但是醫師沒有告訴她。我和她談了談，真誠地檢視狀況：她尚未出現症狀，但醫師希望她接受化療以治療病灶。

我問醫師：「你沒辦法治癒她，對不對？」醫師承認了。我接著問：「你打算進行的治療，只是有機會減緩她的症狀，對不對？」醫師也認同了，並隨後認同患者此刻尚無症狀。我接著把話說完：「所以為什麼要讓她進行化療呢？何不放她到山林間度過夏天，讓她的心靈沐浴其中、更加茁壯，等到真的出現症狀了，再與你聯絡？」她的醫師想了一會兒，說：「這樣也有道理。」結果醫師真的讓她上山，度過美好的夏日時光，症狀出現後她才回去接受化療。幾個月以後，她過世了。這位醫師並不壞，但有時醫師會認定患者一定想接受治療，即使無法挽救生命也一樣。你得思考一下自己對這項議題的看法，並確保你與醫師達成共識。

臨終計畫：宣告遺願

無論如何，最困難的部分還是會到來。我們已嘗試所有可行的治療，很清楚你已時日無多。即使到了這一步，我們仍無法確認，剩下的日子究竟是幾天還是幾週，而且奇蹟出現的可能性依然存在。但病情發展到某一階段，顯然已瀕臨死亡的時候，你有權知道自己的狀態。過去我們普遍認為，最好不要告訴患者生命已走到盡頭，但這會造成一種否認的不健康氛圍。患者很可能感覺得出來，但因為沒人願意談論，只好假裝自己沒事，以免讓身邊的人痛苦；同時身邊的人也假裝你沒事，以免讓你難受。這樣逃避會讓你無法處理完該做的事，包括把關係理清楚、道別、對所愛的人說出再也沒機會說的話，同時讓他們也有機會把想說的話告訴你。葛文德在二〇一四年出版的著作《凝視死亡：一位外科醫師對衰老與死亡的思索》[22]中，就清楚提到這一點。我認為，醫師否認「死亡」是犯了很嚴重的錯誤，這種一廂情願將死亡視作自己「失敗」的妄想，代價卻是患者在付。

在病情還算穩定的時候，就應與醫師、親朋好友討論清楚，你希望以什麼樣的方式離開。你想無所不用其極地活下來嗎？你在最後一刻想留在家裡還是在醫院？還有，我很不願意提起但依然得補充，就是確認自己的保險內容，看保單會支付哪些項目。

大部分的人最後會在醫院或安養院過世，許多人認為這是難以改變的事，但其實不然。一定要考慮清楚，若在家或是所愛之人的家中離世，對你來說是否更具意義；這對很多人來說也是最佳選項，尤其在所愛之人能全程陪伴的情況下。選擇在家中死亡，能讓你對周遭環境有更多控制權，身邊有所愛之人陪伴的機會也比較高。如果你對這種方式有興趣，有許多臨終照護計畫能幫得上忙，他們對於照顧患者及家屬都經驗豐富，能起到至關重要的影響。當我一位表親因膽管癌邁向死亡的時候，我親身經歷過這種服務，知道他們的優秀已是難以言喻。

然而有些女性及其家人無法實現這一點。如果對你來說，在醫院離開是比較可行的選項，你和所愛之人還是有很多方式，盡量讓環境變得舒適。許多醫院都會提供安寧病房給瀕死患者居住，即使不是安寧病房，也能將普通病房布置得更有家的感覺。你應與照護者談談你的願望，確保對方願意，也準備好遵循。

除此之外，你還有其他議題需要關注，甚至可以在決定停止對抗疾病之前，就開始注意。當那一刻來臨（無論是數月還是數年之後），你希望接受高劑量的用藥，還是盡量保持清醒？這沒有舉世皆準的正確答案，只有比較適合你的選擇。若你的意願很明確（特別是記錄在生前遺囑上的狀況），或許就可以避免醫師和家屬爭執不下的悲劇情境，因為他們無法決定是否使用人工維生系統，來維持你的生命。

生前遺囑只是預立醫囑的一部分，後者是一系列書面指示，包括醫療代理人。若那一刻來臨時，你已無法用語言表達自己的選擇，生前遺囑會詳細說明你想要及不想要的醫療行為。醫療代理人則是你指定的特定委託對象，在你已經無法做決策的時候，代替你行使這個權力。

每一州的生前遺囑都各有不同，有時你或許得在自己的生前遺囑加一點內容。托賓醫師（Daniel Tobin）在《安寧的死亡》（暫譯，*Peaceful Dying*）中寫道：一般的生前遺囑，用語或許不夠精確[23]。如果文件上只說「在遭遇無法治癒或不可逆的疾患時，你不想要使用人工維生系統」，那麼醫師對這種疾患的定義，可能與你的想法不同。所以或許你會想在生前遺囑上明確註記「拒絕心肺復甦術」，還有其他關於人工營養與水分補充的指示。你需要花一點時間思考，在那一刻來臨時，你想要的究竟是什麼。你希望接受鼻胃管灌食嗎？你想要注射抗體對抗感染嗎？或者你寧可因感染而死，也不願再撐一段短短的時間，再因癌症而死？這些不是什麼令人開心的念頭，但至關重要。

若你居住在允許安樂死的州（本書成書時，這份清單包括華盛頓州、奧勒岡州、佛蒙特州），你或許會想確認自己的狀況是否符合資格，能申請這類型的協助。若想瞭解更多相關資訊，可上網站 www.compassionandchoices.org 或 www.deathwithdignity.org 查詢。

卡本特（Betsy Carpenter）是一位關注預立醫囑議題的演講者兼活動家，她強調在真正步入無法為自己發聲的階段以前，先做好相關決策，是非常重要的事。到了某一階段，你或許想要或不想要接受延長壽命的治療，而你有權決定。卡本特與托賓醫師有志一同，強調事先與家人朋友溝通的重要性，討論各種可行選項及你對這些方案的看法，並尊重、傾聽所愛之人的感受。你的疾病和最終將到來的死亡，會對深愛你的人造成莫大影響；讓他們共同參與決策過程，也是很重要的。若能讓他們瞭解你的感受，同時將他們的感受與你分享，那麼當那一刻來臨時，他們違背你意願的可能性就會低很多。

你在決定想要什麼、不想要什麼的時候，記得要特別將自身恐懼納入考慮。大部分的人都害怕疼痛、失去控制力、以不恰當的方式延長生命，還有成為所愛之人的負擔；當然，也有對死亡的恐懼。你得從可能發生的情況、自身情緒的角度出發，澈底地思考、探究每種恐懼。

卡本特表示，要審慎選擇醫療代理人，此外還應明確指出你「不希望」哪些人參與你的醫療護理決策。卡本特解釋：「這不一定是充滿敵意的，你可以寫：『雖然我深愛我的兒子吉姆，但我不希望他參與我的任何醫療護理決策』。」你選擇的委託對象應是自己深愛且完全信任的人，能尊重你的意願、非常瞭解你，在遇到你沒有明確指示過的事項時，能為你做出符合心意的決定。卡本特說：「例如我指定的醫療代理人是我的先生，他知道我不希望以人工方式延長生命。但假設我住在倫敦的女兒當下不在身邊，我又陷入了昏迷，這時他或許會決定以人工維生的手段，延長我大約廿四小時的生命，等女兒趕回家。他很清楚因為我也愛女兒，所以會希望為女兒辦到這一點。」她也補充道，因為有需要緊急應變的情況，所以雖然生前遺囑應明確、具體，但不能限制太細，否則在意外情境下，會使你的代理人無法為你做出決策與判斷。你或許可以考慮寫一份「優先權聲明」：「若我所列清單與代理人的決定有所衝突，我聲明，代理人的優先權高於我所寫的書面內容。」

卡本特也表示，若你臨終時不希望某些人前來探視，也應事先載明於探視優先權聲明中。即使是對於並未瀕死的人來說，這類文件依舊非常重要；因為健康的人有時也會因意外受傷，失去表達自己意願的能力。

要記得，這是沒有正確答案的。例如若陷入不可逆的昏迷狀態，你或許希望自己能平靜地離世，但你也可能認為，沒人能完全確定昏迷究竟是否可逆，因此即使可能性很低，也不希望放棄任何活下去的機會。我認識的一位女性說，有次她和友人走在一起，經過一間老年安養院，一位年紀很大，看來非常虛弱的老人坐在輪椅上，雙眼盯著前方，似乎完全沒注意周遭事物。她的朋友顫抖了一下，說：「如果變成這樣，我寧可不要活下去。」但我朋友搖頭：「他也有可能是在看那些樹，感受臉頰上拂過的微風，或許這樣活下去就已經值得了。」而她們的看法並無對錯。

對我們每一個人來說，這些情境都是值得深思熟慮的，畢竟沒有人是長生不老的，死亡隨時都可能降臨在任何一個人身上。當然，你可能還會活十年、二十年，但討論這些議題並沒有損失，或許還能為你帶來心靈上的平靜。

我們面對人生都需要抱持著「時間有限」的認知。那些無論什麼原因，而不得不直視死亡可能性的人，從某種奇特的角度來看，其實也算幸運。我們因這樣的經歷而成長，並學會生命的寶貴。

後記

根除乳癌：政治運動與研究

乳癌政治運動

自本書第一版發行後，乳癌已然走過廿五年的漫漫長路。事實上，這本書甚至有助於展開相關政治運動。

這本書第一版並沒有提到這個疾病的政治面，因為當時還沒有相關運動，要到第二版才記錄了它的誕生。我相信很快就能迎來不再需要政治運動，就能高枕無憂的日子了，但直到那天來臨前，繼續記錄這段近代史是很重要的。對於已經是其中一分子的你們來說，要驕傲地閱讀這段過程；對於剛加入的人來說，要知道在你之前，已有許多堅強女性曾為此挺直腰桿。

乳癌政治運動先驅的誕生，已超過半個世紀。一九五二年，美國癌症學會開啟了「達成復元計畫」（Reach to Recovery program），成員是一群乳癌病友，嘗試幫助剛確診乳癌的女性。達成復元計畫的成員全都做過乳房切除術，她們會在醫院拜訪患者，向對方保證經歷乳房切除術之後仍有美好人生。她們始終是乳癌病友重要的支援。

這所有行動突顯一項事實，就是在醫療專業之中幾乎沒有精神層面的支援，患者必須到其他地方求助。而且由於乳癌議題一直被社會忽視，所以總顯得這種疾病有點羞恥、不光彩。

接下來的一大步發生於一九七〇年代，當時的名媛像是童星出身的秀蘭・鄧波兒、第一夫人貝蒂・福特和當時的紐約市長夫人瑪格莉特・洛克斐勒，告訴全世界她們得了乳癌。這份坦誠開創了一股風氣，讓乳癌成為必須由公共機構教育大眾的危險疾病，而不是一個私人的可恥祕密。一時間，美國婦女接受乳房X光攝影篩檢，和確診乳癌的人數劇烈增加。

當時還是個「一步到底」的時代，例如你會在全身麻醉的情況下接受切片檢查，如果腫塊為陽性，就會立刻切除你的乳房。一九七七年，同為乳癌病友的作家羅思・庫胥那（Rose Kushner），寫了一本開創性的書《為什麼是我？》（暫譯，Why me?），催生了兩步驟程序。庫胥那認為，女性在連自己都不清楚是否罹患乳癌之前，就必須決定要不要做乳房切除術，是毫無道理的。她積極主張女性做切片檢查後，能先被告知是否罹患乳癌是很重要的，假如確診乳癌，女性還要能自己決定希望怎麼做。當時醫師仍堅持「時間至上」的錯誤假設——如果不在發現癌症時立即切除，癌症就會擴散並致死。而庫胥那所做的研究，足以使她理解事實並非如此，在確診和治療之間相隔幾週，並不會造成任何醫療傷害，但對於安撫情緒卻大有幫助。她不斷促成兩步驟程序的誕生，她的書也影響了廣大的女性，向醫師提出相同要求。

到了一九八〇年代，則浮現「第二波」女性主義，要求革除所有對女性的不平等。她們採用舊馬克斯主義的措辭「個人的即政治的」，於是許多社會事件開始被放在一個較大的範疇中去解釋：強暴、受虐的妻子、兒童照護需求等等。這項運動很大一部分都在提倡女性健康，力勸女性主控自己的健康議題，並且盡可能學習瞭解自己的身體。醫師不再被視為無所不知的威權家長，而是變成和患者共同努力的醫學專家，幫助她們決定什麼才是最有利的安排。

新的機構開始為了提升意識、研究和照護而籌錢，包括蘇珊・柯曼乳癌基金會（Susan G.

Komen Breast Cancer Foundation）。到了一九八〇年代晚期，全國各地幾乎在同一時間崛起許多女性癌症的政治運動團體，其中一個是由我的一位患者在波士頓區發起，也就是女性主義作家蘇珊・夏比洛（Susan Shapiro）。她和其他人共同成立了「女性團體癌症計畫」（Women's Community Cancer Project），她們關注的範圍相當廣泛，包括女性會罹患的所有癌症，以及照顧罹癌兒童、配偶和父母的女性，然而大部分的焦點無可避免仍放在乳癌上。夏比洛於一九九〇年一月過世，但是該計畫仍持續綻放光芒。

大約在「女性團體癌症計畫」開始的時候，加州奧克蘭的「女性癌症資源中心」（Women's Cancer Resource Center）、舊金山灣區的「乳癌行動」（Breast Cancer Action）和華盛頓哥倫比亞特區關注女同性戀癌症患者的「瑪莉海倫穆特納計畫」（Mary-Helen Mautner Projects）也啟動了。所有團體都很清楚AIDS運動一路以來所做的努力，它讓我們第一次見到感染致命疾病的患者，激烈地要求更多研究經費、改變保險偏見和爭取職場保護的心路歷程，當時的女性乳癌患者對此過程銘記在心，尤其是曾身為女性運動一員的人，她們就跟患有AIDS的同性戀運動者一樣，已經準備好向世人解釋何謂壓迫，也準備好遭遇政治衝突。

當這些團體崛起的時候，我才完成本書的第一版。直到我進行新書宣傳、與女性朋友談話時，才開始瞭解女性的憤怒有多深刻，且她們早就準備好有所做為了。對我而言，關鍵時刻在一九九〇年六月某個平日午後的鹽湖城，當時我為六百名女性進行一場演講，聽眾大多是上了年紀的女性。那是一場很長的演講，我在結束時說：「我們還不知道答案，也不知道我們怎麼做才能讓布希總統覺醒，開始為乳癌做些什麼，可能我們應該袒胸遊行到白宮吧。」這只是一段俏皮話，希望在結尾為沉悶的演說增添一絲幽默感。

結果我得到很大的迴響，女性紛紛問我遊行什麼時候舉辦、她們要怎麼報名、需不需要協助籌辦等等。我才意識到這項議題已經觸及全國各地的女性，她們受夠了這個流行疾病頻遭忽視的情況。我不只在舊金山、波士頓、華盛頓哥倫比亞特區等大型地區看到這些情形，畢竟這些地方興起政治運動並不令人意外，而是運動已經無所不在，每個地方的女性都準備好為了使乳癌獲得關注而奮鬥。

我認為需要有某種國家機構，給予這些女性籌備組織時所需的協助。我找了穆特納計畫的蘇珊．海斯特（Susan Hester）、乳癌組織國家聯盟（National Coalition of Breast Cancer Organizations）的艾美．朗格（Amy Langer）和柯曼基金會（Komen Foundation）的南茜．布林克爾（Nancy Brinker）商談此事。我們全都十分熱切，結論是要來計畫一場會議。最初的團體包括Y-ME國家乳癌組織（Y-ME National Breast Cancer Organization）、女性團體癌症計畫，以及紐約的乳癌行動、癌症照護和癌症運動。我們宣布要在華盛頓召集公開會議，並且寫信給每一個我們知道的婦女團體。

我們不知道最終有誰會出席，直到會議當天，看見整間會議室被擠得水泄不通。現場有來自各團體的代表，連美國癌症學會和美國猶太裔代表大會（American Jewish Congress）的人也到場了，還有男女同性戀者的大型組織「人權戰線」（Human Rights Campaign Fund）；另外有來自全國各地的乳癌支持團體，例如巴爾的摩的「臂挽臂」（Arm in Arm）、費城的「琳達信念組織」（Linda Creed group）和紐約的「分享」（Share）。與會人員大約有一百名，共代表七十五個組織。我們幾乎被人潮淹沒，當場就成立了國家乳癌組織聯盟。在那次會議之後，更舉辦了第一屆聯盟委員會。

國家乳癌組織聯盟的艾美．朗格主持初期會議，直到完成內部章程和選出幹事。一年後，來自費城、四十歲不到便罹患乳癌的律師法蘭．維斯柯（Fran Visco），當選第一任主席迄今。我們的第一項行動在一九九一年秋天發起，稱之為「Do the Write Thing」計畫，預計收集十七萬五千封信並遞送到華盛頓，這些信代表該年將確診乳癌的十七萬五千名女性。結果我們獲得無比熱烈的響應，到了十月總共收集到六十萬封信。當我們把那些信送到白宮時，警衛只是杵在那兒，沒有人來幫我們抬箱子，所以這些做過乳房切除術的女性，只好靠自己把一箱一箱的信抬到輸送帶上。

我們都認為那些信最後被扔進了碎紙機，第一項行動雖以失敗做結，但在幾個層面來說仍是成功的，像是收集信件的過程，間接使我們在每一州都有了在地團隊，形成聯盟深厚的潛力；或者是雖然白宮忽視我們，但國會代表並未如此，當我們開始為了增加經費而進行遊說時，他們提供的捐款超過四千三百萬美元，一九九三年的撥款更提高到一億三千兩百萬美元。那是一次小小的勝利。

我們也舉辦公聽會，由凱・迪克辛（Kay Dickersin）博士主持，來決定實際上需要多少研究經費，那次是對乳癌有興趣的科學家和社會運動者首次會晤，形成了一個有趣的組合。公聽會的結果是，我們決定需要四億三千三百萬美元來做乳癌研究。當時的總預算是九千三百萬美元，所以我們為了再募得三億美元而開始進行遊說，並根據科學家證詞寫成報告當作利器。

剛開始不斷得到負面反應。我們在參議院和眾議院提出證據，我們遊說、發送傳真訊息、打電話。儘管得到許多國會議員支持，仍苦於無從募得足夠經費。但接著參議員湯姆・哈金（Tom Harkin）注意到國防部本來就有一些用於乳癌方面的經費，例如為軍隊購置乳房X光攝影機的兩千五百萬美元；在我們的極力要求下，他決定試著把那項經費增加到兩億一千萬美元，再加上美國國家癌症研究所的資金，總額就達到了三億美元。那時國防部很擔心破壞國內預算和國防預算之間的界線，便同意發起一項屬於國防部的乳癌研究計畫！

我們就此有了兩億一千萬美元的國防部預算，和另外一億美元的國家癌症研究所預算，總額比預計的三億美元還多了一千萬美元，至此總算克服萬難、達成目標。小部分原因是天時地利，但大部分原因是聯盟成員和全國各地的女性，付出了無可計數的努力。

我們開始進行遊說，而且下一個大計畫就是要在一九九三年十月，將兩百六十萬份署名遞送到白宮，這些署名代表當時有兩百六十萬名與乳癌為伍的女性——其中一百六十萬人已確診，另外一百萬人有待診斷。我們發動全國連署，然後在十月十八日送交柯林頓總統。跟一九九一年十月相比，我們已有很大的進展，不僅在東廂得到接待，法蘭．維斯柯和我一起與希拉蕊和柯林頓站在台上，還有衛生與公共服務部長多娜．莎拉拉（Donna Shalala）；我們聯盟出席了兩百名成員，擠滿了大廳，那真是一個令人情緒激昂的時刻。

柯林頓總統的母親在一九九四年死於乳癌併發症，我們在十二月為了確立國家策略而召開會議，那是一場包含社會運動者、政客、科學家、醫師、一般大眾和商業人士的會議，我們最後擬定出「國家行動計畫」（National Action Plan）。藉由與科學家開會、討論和研究，讓社會運動者瞭解答案並非總是那麼簡單，因為研究人員必須投入好幾個月甚至好幾年，才能得到一個有用的發現。另一方面，科學家也看到了社會運動者不是只會喊叫、不學無術的麻煩製造者，而是具有才智、滿腹關懷的人，正奮力挽救自己和其他人的性命。

國防部計畫在這幾年蓬勃發展，雖然我們每年仍須在國會中為錢奮鬥。國家乳癌組織聯盟也繼續做著挑戰現狀和爭取實際改變的艱難工作。《乳癌與子宮頸癌治療法案》（Breast and Cervical Cancer Treatment Act）的制訂則是一大勝利，經過四年來自民間的密集和積極遊說活動之後，這個法規終於正式訂立。其中擔保了低收入、沒保險的女性，若透過「疾病管制與預防中心之國家乳癌與子宮頸癌早期檢測計畫」篩檢，診斷出乳癌和子宮頸癌，能夠接續得到治療。

我經過這一切之後學到，你真的可以影響政府作為；一小群堅定的人，便足以成就大事。我們沒有錢，但我們有組織，畢竟若太少人願意說出自己的感覺，做事的人和振臂疾呼的人就得不到足夠力量。

國家乳癌組織聯盟的目標，是希望在二〇二〇年以前終結乳癌！現在的焦點鎖定能否研發出乳癌預防疫苗，以及預防或治療（腫瘤或癌症的）轉移。國家乳癌組織聯盟與科學家和倡議者，透過阿蒂蜜斯計畫（Artemis Project）每年舉行一次會議，研究根除乳癌的新方法。柯曼基金會也持續資助研究，並支持醫療照護和大眾宣導。

乳癌政治運動已經不只是粉紅絲帶宣導和乳房自我檢查衛教傳單了，而是來到了成熟階段！

挑戰極限：蘇珊．樂芙研究基金會

在記錄乳癌診斷與治療改變的同時，本書也陸續發行至第五版，間接記錄了我二十年的職業生涯。從臨床實踐到倡議的萌芽，以及各學科研究出關於乳癌治療的各種知識，一直到我自己的基金會開始研究乳癌成因。

我在書中會不斷告訴你那些研究證明了什麼，以及什麼還沒被研究到。我在寫本書的新版時，很驚訝我們對這種疾病生物學的理解有多深，才能每過五年就有新的標靶治療和更好的結果；但同時也有越來越深的挫折感，因為對於乳癌成因的研究並無相等進展。另一方面，我也持續思考子宮頸癌的問題。當我在一九七〇年代晚期接受外科醫師訓練時，一個異常的子宮頸抹片代表要做全副子宮切除術，因為我們對此束手無策，只能讓許多年輕女性失去生育能力。然而隨著時間推展，我們研究出效果跟子宮切除術一樣好的局部療法，而且較不具侵入性。假如這個概念在你聽來很熟悉，那是因為我們後來把它應用到乳癌治療。在大部分的乳癌治療案例中，當乳房腫瘤切除術結合放射治療時，效果跟乳房切除術一樣好，而且還能保留乳房。

然而，子宮頸癌與乳癌的相似處就僅此而已了。子宮頸癌研究發現它是由人類乳突病毒引起，並經由性交傳染，現在也有了子宮頸癌疫苗。我的一位表親在多年前因為子宮頸抹片異常，而做了子宮切除術，最近也有姊妹因為人類乳突病毒而做了子宮切除術，但到了我的女兒就不需要擔心這個問題了，因為她已經打了疫苗。上述種種都發生在過去三十年內——花費的成本更少，不用發起粉紅絲帶、遊行或藝術展覽。為什麼我們能這樣因應子宮頸癌，卻不能同等看待乳癌呢？為什麼我們還不知道乳癌成因或預防方法呢？諷刺的是，其中一個原因也許是子宮頸癌獲得的經費較少，而乳癌獲得的龐大經費，讓我們有機會進一步研究有趣的分子生物學，而不是全心聚焦對付人類疾病，於是最終成了自己成功之下的受害者？此外，子宮頸癌直到最近才有能用於研究的動物對象，代表過去必須直接從女性做研究；而乳癌研究雖然從大鼠和小鼠試驗上學到很多，也不見得每次都能找到有效的臨床方法，以轉移到人類身上。

我問了一些認識的科學家，為什麼不用女性來做乳癌研究，結果答案令我大為震驚：「因為女人太麻煩了！我能夠控制大鼠和小鼠的基因到每一項活動，這樣才能達成完美、理想的科學！」他還感慨地說：「而且我也不知道要到哪裡去找女人。」這個嘛，倒是我可以解決的問題。

在雅芳基金會慷慨允諾協助解決女性問題之後，蘇珊．樂芙研究基金會在二〇〇八年十月成立了婦女之友協會，目標是召募到志願參與試驗的一百萬名女性和一些優質男性（女性優質與否皆可）。這會得出一份電子郵件清單，列出願意考慮參與試驗，以發現乳癌成因與預防方法的女性，你也可以上網登錄（www.armyofwomen.org）。第一年裡有超過卅二萬名女性參加，成員來自美國各州，年齡從十八歲到一百歲都有；其中80％不是已經確診乳癌，就是具有高風險。而來自美國各地甚至世界各地的研究人員，也會提交試驗計畫讓我們審查，假如通過審查，我們就分批發送說明試驗內容的電子郵件，給協會所有成員；符合試驗要求或感興趣的成員就會回覆信件，我們從中再篩選一次，假如她們仍然符合條件，就把這份名冊交給科學家。我們在第一年發起了十五項試驗，共一萬三千名女性參與。許多試驗在廿四到四十八小時之內就召募到需要的女性，讓研究人員省下多年時間和一大筆錢；由於協會志願者的參與，研究人員能夠更快地將實驗發現導入真實世界。

女性並非協會遭遇的最大問題，因為那根本很快就搞定了！問題在於幾乎沒有找出乳癌成因的原始研究，科學家就要花更多時間嘗試新方法，這也加深了我的挫折感。於是我們展開首次大型的線上世代研究（cohort study）：女性健康研究（Health Of Women Study, HOW），參與的女性和男性，同意定期回答關於各種主題的短篇線上問卷。

自從我被診斷出急性骨髓性白血病之後，就瞭解如果想完成任何事，就必須同心協力。我們推廣乳癌政治運動已廿五年，雖然女性壽命較長，但仍不斷確診乳癌。我們與柯曼基金會和青年病友聯盟（Young Survival Coalition）發起「間接傷害計畫」（Collateral Damage Project），然後知會所有認識的倡導組織，利用女性健康研究的志願者來記錄治療代價。我的目的是證明當治療伴隨如此多的間接傷害後，仍造成許多失敗時，「治療」就不是一個夠好的目標；我們需要找出病因，然後一勞永逸地終結它！如果我們能夠找到對抗子宮頸癌的疫苗，當然也能找到對抗乳癌的東西。

蘇珊．樂芙研究基金會的任務，是安排公共團體和科學團體參與創新試驗，找出乳癌成因和預防方法，藉此打造一個沒有乳癌的未來。做法包括：執行和促進革新性及合作性研究；將科學解釋給一般大眾，讓他們成為具知識的合作夥伴；鼓勵創新試驗。書中也會提到一些我們做過的有趣試驗，包括研究某種細菌是否與乳癌成因或預防方法有關；為了瞭解疾病從哪裡開始，而取出乳管；研究如何畫出乳管原位癌在乳管的分布範圍，才能進行低侵入性的治療，以阻止其發展。

我們也正致力於「自讀超音波」（self-reading ultrasound）的發展，它可以判斷哪些可觸知的乳房腫塊需要進一步評估，而哪些顯然是良性的。這對於資源有限的中低收入國家來說，尤其重要。基金會將繼續挑戰極限，針對無人致力的環節提出問題並進行研究，努力找出終結乳癌一勞永逸的辦法。

當我在國內各地演講的時候，經常用女兒凱蒂的一段趣事做結尾。雖然女兒不再是四歲的小女孩，而且她的未來志向也改變了，但對於許多女性來說，這個老掉牙的故事已經成為與這項運動有關的象徵。

一九九三年，藝術家梅蘭妮・溫特爾（Melanie Winter）在洛杉磯乳癌聯盟設置的作品「War Mammorial」，是將一千三百塊白色的女性軀體石膏模，鋪排在山丘上，遠看像座墳墓，近看才會認出各種女性軀體模型：大胸部、小胸部、做過乳房切除術、做過整型等等。凱蒂當時對著這些作品東看西看，想找出她長大後心儀的胸部。然後她嚴肅地轉過身來。

「這些是得了乳癌的女生的墳墓嗎？」她問。

「不，這些女生都還活著，」我告訴她，「但有些女生確實死於乳癌。」

「你正試著阻止這件事吧？對嗎？媽咪。」

「是的，我想在你長大之前終結乳癌。」

她思考了一下，開口道：「要是你還沒終結乳癌就先死掉了呢？」

我說：「我想在死掉之前終結乳癌。」

她又想了一會兒，然後說：「如果你死之前還沒終結乳癌，那就很麻煩了。因為我不想接手當乳房外科醫師，我想當芭蕾舞者。」

凱蒂現在廿七歲了，既不是乳房外科醫師，也不是芭蕾舞者。但我仍然懷著很大的期盼，希望她未來的孩子或任何人，都不用像我們一樣擔憂乳癌發生。只要我們持續奮鬥，醫學發現加上乳癌政治運動者的支持，將讓科學家和政府知道，我們在終結乳癌之前都不會鬆懈。也許凱蒂的女兒甚至不用再問出凱蒂當年的問題了，而這項願景就是我勇往直前的動力。

附錄

相關資源平台

我在每個版本都會列出可能有助益的資源、參考和書籍，因為網路能乘載的資訊，遠多於本書能收錄的內容。我優先列出最可能提供幫助的網站，若有讀者不便透過網路閱知資訊，我相信您當地的圖書館也會很樂意提供幫助。

網站

drsusanloveresearch.org (Dr. Susan Love Foundation)。我認為這個網站是最佳資源，不斷更新最新研究資訊。

www.cancer.gov (National Cancer Institute)。這是對醫病雙方而言，資訊都十分全面的網站，提供的內容精確且中立。

www.cancer.org (American Cancer Society)。這是對一般大眾而言也十分受用的網站。

www.nccn.org (National Comprehensive Cancer Network)。該網站包含本書提及的許多實用建議。

www.breastcancer.org (breastcancer.org)。由放射腫瘤科醫師 Marisa Weiss 創立的豐富資訊網站。其中亦列出用以治療乳癌、降低風險的藥物，並說明副作用：www.breastcancer.org/treatment/druglist。

www.youngsurvival.org (Young Survival Coalition)。該網站聚焦確診乳癌的年輕女性。

www.breastcancerdeadline2020.org (National Breast Cancer Coalition)。聚焦政治活動與政策議題的最佳國際組織。

www.facingourrisk.org (FORCE)。該網站提供資訊及支持予高風險女性。

nccih.nih.gov (National Center for Complementary and Integrative Health)。取得輔助療法及替代醫療之科學資訊的理想網站。

www.ibcsupport.org (IBC Support)。提供發炎性乳癌病友精確實用的資訊。

www.fertilehope.org (LIVE STRONG)。聚焦乳癌病友的生育議題。

www.lymphnet.org (National Lymphedema Network)。為各種淋巴水腫症狀提供支持，包含因乳癌而致的淋巴水腫。

http://bcmets.org。聚焦罹患轉移性乳癌的女性。

www.brainmetsbc.org (Brain MetsBC.org)。瞭解癌症轉移至腦部的可行療法，及發展中的研究。

www.armyofwomen.org (Army of Women)。這是我得以致力尋找乳癌成因的基礎。

cancercenters.cancer.gov (National Cancer Institute)。該網站列出美國境內由美國國家癌症研究所指定的癌症中心，並提供地圖。

台灣乳癌、癌症及藥品相關資源平台

http://www.nicebreast.com.tw/。台灣乳房重建中心

https://www.canceraway.org.tw/。台灣癌症基金會

https://www.breastcf.org.tw/。乳癌防治基金會

http://nihta.cde.org.tw/。國家醫療科技評估中心（NIHTA）

https://www.tci-mandarin.com/。華人癌症資訊網

https://www.ecancer.org.tw/index.aspx。癌症希望基金會

http://www.cde.org.tw/。醫藥品查驗中心

參考資料

第1章　乳房

1. Susan M. Love and Sanford H. Barsky, “Anatomy of the Nipple and Breast Ducts Revisited,” *Cancer* 101, no. 9 (2004): 1947–1957.

2. Astley Cooper, *On the Anatomy of the Breast* (London: Longman, Orme, Green, Brown, and Longmans, 1840).

3. Michel Teboul and Michael Halliwell, *Atlas of Ultrasound and Ductal Echography of the Breast* (Oxford: Blackwell Science, 1995); D. T. Ramsay, J.C. Kent, R. A. Hartmann, and P. E. Hartmann, “Anatomy of the Lactating Human Breast Refined with Ultrasound Imaging,” *Journal of Anatomy* 206, no. 6 (2005): 545–534.

4. James J. Going and David F. Moffat, “Escaping from Flatland: Clinical and Biological Aspects of Human Mammary Duct Anatomy in Three Dimensions,” *Journal of Pathology* 203, no. 1 (2004): 538–544; Jennifer E. Rusby, Elena F. Brachtel, Alphonse Taghian, James S. Michaelson, Frederick C. Koemer, and Barbara L. Smith, “Microscopic Anatomy Within the Nipple: Implications for Nipple-Sparing Mastectomy,” *American Journal of Surgery* 194, no. 4 (2007): 433–437.

5. A. V. Sluijmer, M. J. Heineman, F. H. DeJong, and J. L. Evers, “Endocrine Activity of the Postmenopausal

Ovary: The Effects of Pituitary Down-Regulation and Oophorectomy," *Journal of Clinical Endocrinology and Metabolism* 80, no. 7 (1995): 2163–2167; Takahisa Ushiroyama and Osamu Sugimoto, "Endocrine Function of the Peri- and Postmenopausal Ovary," *Hormone Research* 44, no. 2 (1995): 64–68.

6. M. M. Hreshchyshyn, A. Hopkins, S. Zylstra, and M. Anbar, "Effects of Natural Menopause, Hysterectomy, and Oophorectomy on Lumbar Spine and Femoral Neck Bone Densities," *Obstetrics and Gynecology* 72, no. 4 (1988): 631–638.

7. W. H. Parker, M. S. Broder, E. Chang et al., "Ovarian Conservation at the Time of Hysterectomy and Long-Term Health Outcomes in the Nurse's Health Study," *Obstetrics and Gynecology* 113, no. 5 (2009): 1027–1037.

8. Jeffrey A. Tice, Steven R. Cummings, Rebecca Smith-Bindman, Laura Ichikawa, William E. Barlow, and Karla Kerlikowske, "Using Clinical Factors and Mammographic Breast Density to Estimate Breast Cancer Risk: Development and Validation of a New Predictive Model," *Annals of Internal Medicine* 148, no. 5 (2008): 337–347.

第2章　常見的乳房問題

1. Julian B. Herrmann, "Mammary Cancer Subsequent to Aspiration of Cysts in the Breast," *Annals of Surgery* 173, no. 1 (1971): 40.

2. Ron Greenberg, Yehuda Skornick, and Ofer Kaplan, "Management of Breast Fibroadenomas," *Journal of General Internal Medicine* 13, no. 9 (September 1998): 640–645.

3. Cary S. Kaufman, Peter J. Littrup, Laurie A. Freeman-Gibb et al., "Office-Based Cryoablation of Breast Fibroadenomas with Long-Term Follow-Up," *Breast Journal* 11, no. 5 (2005): 344–350.

4. D. N. Ader, C. D. Shriver, and M. W. Browne. "Cyclical Mastalgia: Premenstrual Syndrome or Recurrent Pain

Disorder?" *Journal of Psychosomatic Obstetrics and Gynecology* 20, no. 4 (1999): 198–202.

5. P. E. Preece, L. E. Hughes, R. E. Mansel et al., "Clinical Syndromes of Mastalgia," *Lancet* 2, no. 7987 (1976): 670–673.

6. R. E. Mansel, "Breast Pain," *British Medical Journal* 309 (1994): 866–868.

7. Alfredo Carlos Barros, Juvenal Mottola, Carlos Alberto Ruiz, Marcus N. Borges, and José Aaristodemo Pinotti, "Reassurance in the Treatment of Mastalgia," *Breast Journal* 5, no. 3 (1999): 162–165.

8. K. Kataria, A. Dhar, A. Srivastava, S. Kumar, and A. Goyal, "A Systematic Review of Current Understanding and Management of Mastalgia," *Indian Journal of Surgery* 76, no. 3 (June 2014): 217–222; V. Rosolowich, Society of Obstetricians and Gynecologists of Canada, E. Saettler et al., "Mastalgia," *Journal of Obstetrics and Gynaecology of Canada* 28, no. 1 (January 2006): 49–71.

9. I. S. Fentiman, M. Caleffi, K. Brame, M. A. Chaudary, and J. L. Haward, "Double-Blind Controlled Trial of Tamoxifen Therapy for Mastalgia," *Lancet* 1, no. 8476 (1986): 287–288.

10. Barbara Schmidt Steinbrunn, Richard T. Zera, and Jorge L. Rodriguez, "Mastalgia: Tailoring Treatment to Type of Breast Pain," *Postgraduate Medicine* 102, no. 5 (1997): 183–198.

11. M. M. LeBan, J. R. Meerscharet, and R.S. Taylor, "Breast Pain: A Symptom of Cervical Radiculopathy," *Archives of Physical Medicine and Re- habilitation* 60, no. 7 (1979): 315–317.

12. J. K. Pye, R. E. Mansel, and L. E. Hughes, "Clinical Experience of Drug Treatments for Mastalgia," *Lancet* 2, no. 8451 (1985): 373–377.

13. P. R. Maddox, B. J. Harrison, R. E. Mansel, and L. E. Hughes, "Non-Cyclical Mastalgia: An Improved Classification and Treatment," *British Journal of Surgery* 76, no. 9 (1989): 901–904.

14. A. C. Thomsen, M. D. Espersen, and S. Maigaard, "Course and Treatment of Milk Stasis, Noninfectious

Inflammation of the Breast and Infectious Mastitis in Nursing Women," *American Journal of Obstetrics and Gynecology* 149, no. 5 (1984): 492–495.

15. Michael M. Meguid, Albert Oler, Patricia J. Numann, and Seema Khan, "Pathogenesis-Based Treatment of Recurring Subareolar Breast Abscesses," *Surgery* 118, no. 4 (1995): 775–782.

16. Willis P. Maier, Alan Berger, Bruce M. Derrick, "Periareolar Abscess in the Nonlactating Breast," *American Journal of Surgery* 144, no. 3 (1982): 359–361; Otto Sartorius, personal communication.

17. S Watt-Boolsen, R Ryegaard, and M Blichert-Toft, "Primary Periareolar Abscess in the Nonlactating Breast: Risk of Recurrence," *American Journal of Surgery* 153, no. 6 (1987): 571–573.

18. Verity Livingstone and L. Stringer, "The Treatment of Staphylococcus Aureus Infected Sore Nipples: A Randomized Comparative Study (Letter)," *Journal of Human Lactation* 17 (2001): 116–117.

19. Susan M. Love, Stuart J. Schnitt, James L. Connolly, and Robert L. Shirley, "Benign Breast Diseases," in *Breast Diseases*, ed. Jay R. Harris, Samuel Hellman, I. Craig Henderson, and David W. Kinne, 15–53 (Philadelphia: Lippincott, 1987), 22.

20. M. H. Seltzer, L. J. Perloff, R. I. Kelley, and W. T. Fitts, "Significance of Age in Patients with Nipple Discharge," *Surgical Gynecology and Obstetetrics* 131, no. 3 (1970): 519.

21. Bobbi Pritt, Yijun Pang, Marybeth Kellogg, Timothy St. John, and Abdelmonem Elhosseiny, "Diagnostic Value of Nipple Cytology: Study of 466 Cases," *Cancer Cytopathology* 102, no. 4 (2004): 233–238.

22. Neslihan Cabioglu, Kelly K. Hunt, S. Eva Singletary et al., "Surgical Decision Making and Factors Determining a Diagnosis of Breast Carcinoma in Women Presenting with Nipple Discharge," *Journal of the American College of Surgeons* 196, no. 3 (2003): 354–364.

23. Bernadette Pereira and Kefah Mokbel, "Mammary Ductoscopy: Past, Present, and Future," *International Journal of Clinical Oncology* 10, no. 2 (2005): 112–116.

第 3 章　癌症生物學

1. D. Hanahan and R. A. Weinberg, "The Hallmarks of Cancer," *Cell* 100, no. 1 (2000): 57–70.

2. Celeste M. Nelson and Mina J. Bissell, "Of Extracellular Matrix, Scaffolds, and Signaling: Tissue Architecture Regulates Development, Homeostasis, and Cancer," *Annual Review of Cell and Developmental Biology* 22 (2006): 287–309.

3. Rodrigo Goncalves, Wayne A. Warner, Jingqin Luo, and Matthew J. Ellis, "New Concepts in Breast Cancer Genomics and Genetics," *Breast Cancer Research* 16 (2014): 460.

4. I. A. Rodriguez-Brenes, N. L. Komarova, and D. Wodarz, "Cancer- Associated Mutations in Healthy Individuals: Assessing the Risk of Carcinogenesis," *Cancer Research* 74, no. 6 (2014): 1661–1669.

5. P. J. O'Donovan and D. M. Livingston, "BRCA1 and BRCA2: Breast/ Ovarian Cancer Susceptibility Gene Products and Participants in DNA Double-Strand Break Repair," *Carcinogensis* 31, no. 6 (June 2010): 961–967.

6. Mahlon Hoagland, Bert Dodson, and Judith Hauck, *The Way Life Works: The Science of Biology* (New York: Times Books, 1998).

7. C. L. Scott, E. M. Swisher, and S. H. Kaufmann, "Poly(ADP-Ribose) Polymerase Inhibitors: Recent Advances and Future Development," *Journal of Clinical Oncology* 33, no. 12 (April 2015): 1397– 1406.

8. Kornelia Polyak, "Heterogeneity in Breast Cancer," *Journal of Clinical Investigation* 121, no. 10 (2011): 3786–3788.

9. M. Jamal-Hanjani, S. A. Quezada, J. Larkin, and C. Swanton, "Translation Implications of Tumor Heterogeneity," *Clinical Cancer Research* 21, no. 6 (2015): 1258–1266.

10. C. R. Holst, G. J. Nuovo, M. Esteller, K. Chew, S. B. Baylin, J. G. Herman, and T. D. Tlsty, "Methylation of p16(INK4a) Promoters Occurs In Vivo in Histologically Normal Human Mammary Epithelia," *Cancer Research* 63,

no. 7 (April 2003): 1596–1601.

11. V. M. Weaver, O. W. Peterson, F. Wang, C. A. Larabell, P. Briand, C. Damsky, and M. J. Bissell, "Reversion of the Malignant Phenotype of Human Breast Cells in Three-Dimensional Culture and In Vivo by Integrin Blocking Antibodies," *Journal of Cell Biology* 137, no. 1 (1997): 231–245.

12. J. Bickels, Y. Kollender, O. Merinsky, and I. Meller, "Coley's Toxin: Historical Perspective," *Israel Medical Association Journal* 4, no. 6 (2002): 471–472.

第 4 章　遺傳性乳癌

1. The Collaborative Group on Hormonal Factors in Breast Cancer, "Familial Breast Cancer: Collaborative Reanalysis of Individual Data from 52 Epidemiological Studies Including 58,209 Women with Breast Cancer and 101,986 Women Without the Disease," *Lancet* 358, no. 9291 (2001): 1389–1399.

2. D. F. Easton, D. T. Bishop, D. Ford, G. P. Crockford, BCL Consortium, "Genetic Linkage Analysis in Familial Breast and Ovarian Cancer: Results from 214 Families," *American Journal of Human Genetics* 52, no. 4 (1993): 678.

3. D. Shattuck-Eidens, A. Oliphant, M. McClure et al., "BRCA1 Sequence Analysis in Women at High Risk for Susceptibility Mutations: Risk Factor Analysis and Implications for Genetic Testing," *Journal of the American Medical Association* 278 (1997): 1242.

4. A. Liede, B. Y. Karlan, and S. A. Narod, "Cancer Risks for Male Carriers of Germline Mutations in BRCA1 or BRCA2: A Review of the Literature," *Journal of Clinical Oncology* 22, no. 4 (2004): 735–742.

5. S. A. Narod, "Modifiers of Risk of Hereditary Breast Cancer," *Oncogene* 25 (2006): 5832–5836.

6. Steven A. Narod and William D. Foulkes. "BRCA1 and BRCA2: 1994 and Beyond," *Nature Reviews Cancer* 4, no. 9 (2004): 665–676.

7. Olufunmilayo I. Olopade and Grazia Artioli, "Efficacy of Risk-Reducing Salpingo-Oophorectomy in Women with BRCA1/2 Mutations," *Breast Journal* 10, supp. 1 (2004): S5–S9.

8. M. S. Brose, T. R. Rebbeck, K. A. Calzone, J. E. Stopfer, K. L. Nathanson, and B. L. Weber, "Cancer Risk Estimates for BRCA1 Mutation Carriers Identified in a Risk Evaluation Program," *Journal of the National Cancer Institute* 94, no. 18 (September 2002): 1365–1372.

9. J. T. Bergthorsson, J. Johannsdottir, A. Jonasdottir et al., "Chromosome Imbalance at the 3pl4 Region in Human Breast Tumors: High Frequency in Patients with Inherited Predisposition Due to BRCA 2," *European Journal of Cancer* 34, no. 1 (1998): 1544.

10. A. Dørum, P. Møller, E. J. Kamsteeg et al., "A BRCA1 Founder Mutation, Identified with Haplotype Analysis, Allowing Genotype/Phenotype Determination and Predictive Testing," *European Journal of Cancer* 33, no. 14 (1997): 2390–2392.

11. J. N. Weitzel, V. Lagos, K. R. Blazer et al., "Prevalence of BRCA Mutations and Founder Effect in High-Risk Hispanic Families," *Cancer Epidemiology Biomarkers and Prevention* 14, no. 7 (July 2005): 1666–1671.

12. J. N. Weitzel, J. Clague, A. Martir-Negron et al., "Prevalence and Type of BRCA Mutations in Hispanics Undergoing Genetic Cancer Risk Assessment in the Southwestern United States: A Report from the Clinical Cancer Genetics Community Research Network," *Journal of Clinical Oncology* 31, no. 2 (2013): 210–216.

13. E. Mocci, R. L. Milne, E. Yuste Mendez-Villamil et al., "Risk of Pancreatic Cancer in Breast Cancer Families from the Breast Cancer Family Registry," *Cancer Epidemiology Biomarkers and Prevention* 22, no. 5 (2013): 803–811; J. Iqbal, A. Ragone, J. Lubinski et al., "The Incidence of Pancreatic Cancer in BRCA1 and BRCA2 Mutation Carriers," *British Journal of Cancer* 107, no. 12 (2012): 2005–2009.

14. M. Weischer, B. G. Nordestgaard, P. Pharoah et al., "CHEK2*1100delC Heterozygosity in Women with Breast

Cancer Associated with Early Death, Breast Cancer-Specific Death and Increased Risk of a Second Breast Cancer," *Journal of Clinical Oncology* 30, no. 35 (December 2012): 4308–4316.

15. A. C. Antoniou, S. Casadei, T. Heikkinem et al., "Breast-Cancer Risk in Families with Mutations in PALB2," *New England Journal of Medicine* 371, no. 6 (2014): 497–506.

16. J. D. Iglehart, A. Miron, B. K. Rimer, E. P. Winer, D. Berry, and M. J. Shildkraut, "Overestimation of Hereditary Breast Cancer Risk," *Annals of Surgery* 228, no. 3 (1998): 375–384.

17. B. Newman, H. Mu, L. M. Butler, R. C. Millikan, P. G. Moorman, and M. C. King, "Frequency of Breast Cancer Attributable to BRCA1 in a Population-Based Series of American Women," *Journal of the American Medical Association* 279 (1998): 915–921.

18. E. Gabai-Kapara, A. Lahad, B. Kaufman et al., "Population-Based Screening for Breast and Ovarian Cancer Risk Due to *BRCA1* and *BRCA2*," *Proceedings of the National Academy of the Sciences USA*. 111, no. 39 (2014): 14205–14210.

19. C. A. Bellcross, K. Kolor, K. A. Goddard, R. J. Coates, M. Reyes, and M. J. Khoury, "Awareness and Utilization of *BRCA1/2* Testing Among U.S. Primary Care Physicians," *American Journal of Preventive Medicine* 40, no. 1 (2011): 61–66.

20. J. Peto, N. Collins, R. Barfoot et al., "Prevalence of BRCA1 and BRCA2 Gene Mutations in Patients with Early-Onset Breast Cancer," *Journal of the National Cancer Institute* 91, no. 11 (1999): 943–949.

21. K. A. Metcalfe, A. Finch, A. Poll, D. Horsman, C. Dim-Sing, J. Scott, R. Royer, P. Sun, S. A. Narod, "Breast Cancer Risks in Women with a Family History of Breast or Ovarian Cancer Who Have Tested Negative for a BRCA1 or BRCA2 Mutation," *British Journal of Cancer* 100, no. 2 (2009): 421–425.

22. T. S. Frank, A. M. Ceffenbaugh, J. E. Reid et al., "Clinical Characteristics of Individuals with Germline

Mutations in BRCA1 and BRCA2: Analysis of 10,000 Individuals," *Journal of Clinical Oncology* 20 (2002): 1480–1490.

23. R. Nanda, L. P. Schumm, S. Cummings et al., "Genetic Testing in an Ethnically Diverse Cohort of High-Risk Women: A Comparative Analysis of BRCA1 and BRCA2 Mutations in American Families of European and African Ancestry," *Journal of the American Medical Association* 294 (2005): 1925–1933.

24. S. Domchek and B. L. Weber, "Genetic Variants of Uncertain Significance: Flies in the Ointment," *Journal of Clinical Oncology* 26, no. 1 (2008): 16–17.

25. T. Judkins, E. Rosenthal, C. Arnell et al., "Clinical Significance of Large Rearrangements in BRCA1 and BRCA2," *Cancer* 118 (2012): 5210–5216; J. N. Weitzel, V. Lagos, K. R. Blazer et al., "Prevalence of BRCA Mutations and Founder Effect in High-Risk Hispanic Families," *Cancer Epidemiology Biomarkers and Prevention* 14 (2005): 1666–1671.

26. Susan M. Domchek, Beth N. Peshkin, Marc D. Schwartz, and Claudine Isaacs, "Genetic Testing and Management of Patients with Hereditary Breast Cancer," in *Diseases of the Breast*, 5th ed., ed. Jay R. Harris, Marc E. Lippman, Monica Morrow, and C. Kent Osborne, 187–210 (Philadelphia: Lippincott, Williams & Wilkins, 2014), 193.

27. T. S. Frank, S. A. Manley, O. I. Olopade et al., "Sequence Analysis of BRCA1/2: Correlation of Mutations with Family History and Ovarian Cancer Risk," *Journal of Clinical Oncology* 16 (1998): 2417.

28. C. T. M. Brekelmans, C. Seynaeve, CCMM Bartels et al., "Effectiveness of Breast Cancer Surveillance in BRCA1/2 Gene Mutation Carriers and Women with High Familial Risk," *Journal of Clinical Oncology* 19 (2001): 924–930.

29. H. Meijers-Heijboer, B. van Greel, W. L. van Putten et al., "Breast Cancer After Prophylactic Mastectomy in Women with a BRCA1 or BRCA 2 Mutation," *New England Journal of Medicine* 345 (2001): 159–164.

30. M. Kriege, C. T. M. Brekelmans, C. Boetes et al., "Efficacy of MRI and Mammography for Breast Cancer Screening in Women with a Familial or Genetic Predisposition," *New England Journal of Medicine* 351 (2004): 427–437; S. K. Plevritis, A. W. Kurian, B. M. Sigal et al., "Cost-Effectiveness of Screening BRCA1/2 Mutation Carriers with Breast Magnetic Resonance Imaging," *JAMA* 295 (2006): 2374–2384.

第 5 章　瞭解罹癌風險

1. Guy R. Newell and Victor G. Vogel, "Personal Risk Factors: What Do They Mean?" *Cancer* 62, no. S1 (October 1988): 1695–1701.

2. A. B. Miller, "Epidemiology and Prevention," in *Breast Diseases*, ed. Jay R. Harris, Samuel Hellman, I. Craig Henderson, and David W. Kinne (Philadelphia: Lippincott, 1987).

3. M. Terris, M. C. Oalmann, "Carcinoma of the Cervix: An Epidemiological Study," *Journal of the American Medical Association* 174, no. 14 (1960): 1847–1851.

4. Herbert Seidman, Steven D. Stellman, and Margaret H. Mushinski, "A Different Perspective on Breast Cancer Risk Factors: Some Implications of the Nonattributable Risk," *CA: A Cancer Journal for Clinicians* 32 (1982): 301.

5. W. C. Willett, M. J. Stampfer, G. A. Colditz, B. A. Rosner, C. J. Hennekens, and F. E. Speizer, "Moderate Alcohol Consumption and the Risk of Breast Cancer," *New England Journal of Medicine* 316, no. 19 (1980): 1174–1180.

6. W. Yue, R. J. Santen, J. P. Wang et al., "Genotoxic Metablites of Estrodiol in Breast: Potential Mechanism of Estrodiol-Induced Carcinogenesis," *Journal of Steroid Biochemistry and Molecular Biology* 86, nos. 3–5 (2003): 477–486.

7. W. F. Anderson, P. S. Rosenberg, A. Prat, C. M. Perou, and M. E. Sherman, "How Many Etiological Subtypes of Breast Cancer—Two, Three, Four, or More?" *Journal of the National Cancer Institute* 106, no. 8 (2014): dju165.

8. M. D. Althuis, J. M. Dozier, W. F. Anderson, S. S. Devesa, and L. A. Brinton, "Global Trends in Breast Cancer Incidence and Mortality, 1973– 1997," *International Journal of Epidemiology* 34, no. 2 (2005): 405–412.

9. Tessa J. Murray, Maricel V. Maffini, Angelo A. Ucci, Carlos Sonnenschein, and Ana M. Soto, "Induction of Mammary Gland Ductal Hyperplasias and Carcinoma In Situ Following Fetal Bisphenol A Exposure," *Reproductive Toxicology* 23, no. 3 (2007): 383–390.

10. Julie R. Palmer, Elizabeth E. Hatch, Carol Rosenberg et al., "Risk of Breast Cancer in Women Exposed to Diethylstilbestrol In Utero: Preliminary Results (United States)," *Cancer Causes Control* 13, no. 8 (2002): 753–758.

11. K. B. Michels, D. Trichopoulos, J. M. Robins et al., "Birthweight as a Risk Factor for Breast Cancer," *Lancet* 348, no. 9041 (1996): 1542–1546.

12. Nancy Potischman and Rebecca Troisi, "In Utero and Early Life Exposures in Relation to Risk of Breast Cancer," *Cancer Causes Control* 10, no. 6 (1999): 561–573; Mona Okasha, Peter McCarron, David Gunnell, and George Davey Smith, "Exposures in Childhood, Adolescence, and Early Adulthood and Breast Cancer Risk: A Systematic Review of the Literature," *Breast Cancer Research and Treatment* 78, no. 2 (2003): 223–276.

13. D. Trichopoulos, "Hypothesis: Does Breast Cancer Originate In Utero?" *Lancet* 335, no. 8695 (1990): 939–940.

14. B. MacMahon, P. Cole, J. Brown, "Etiology of Human Breast Cancer: A Review," *Journal of the National Cancer Institute* 50, no. 1 (1973): 21–42.

15. W. H. Parker, M. S. Broder, E. Chang et al., "Ovarian Conservation at the Time of Hysterectomy and Long-Term Health Outcomes in the Nurses' Health Study," *Obstetrics and Gynecology* 113, no. 5 (May 2009): 1027–1037.

16. M. C. Pike, M D. Krailo, B. E. Henderson, J. T. Casagrande, and D. G. Hoel, "'Hormonal' Risk Factors, 'Breast Tissue Age' and the Age-Incidence of Breast Cancer," *Nature* 303, no. 5920 (1983): 767–770; B. Rosner, G. A. Colditz, and W. C. Willett, "Reproductive Risk Factors in a Prospective Study of Breast Cancer: The Nurses' Health Study," *American Journal of Epidemiology* 139, no. 8 (1994): 819–835.

17. Traci R. Lyons, Pepper J. Schedin, and Virginia F. Borges, "Pregnancy and Breast Cancer: When They Collide," *Journal of Mammary Gland Biology and Neoplasia* 14, no. 2 (June 2009): 87–98.

18. M. Melbye, "Induced Abortion and the Risk of Breast Cancer," *New England Journal of Medicine* 336, no. 2 (1997): 81–85; Z. Ye, D.L. Gao, Q. Qin, R.M. Ray, and D.B. Thomas, "Breast Cancer in Relation to Induced Abortions in a Cohort of Chinese Women," *British Journal of Cancer* 87, no. 9 (2002): 977–981; N. Hamajima, Katarina Košmelj, Maja Primic-Žakelj et al., "Breast Cancer and Abortion: Collaborative Reanalysis of Data of 53 Epidemiological Studies, Including 83,000 Women with Breast Cancer from 16 Countries," *Lancet* 363 (2004): 1007–1016.

19. Collaborative Group on Hormonal Factors in Breast Cancer, "Breast Cancer and Breastfeeding: Collaborative Reanalysis of Individual Data from 47 Epidemiological Studies in 30 Countries, Including 50,302 Women with Breast Cancer and 96,973 Women Without the Disease," *Lancet* 360, no. 9328 (2002): 187–195.

20. T. J. Key, P. N. Appleby, G. K. Reeves et al., "Circulating Sex Hormones and Breast Cancer Risk Factors in Postmenopausal Women: Reanalysis of 13 Studies," *British Journal of Cancer* 105, no. 5 (2011): 709–722.

21. E. Folkerd and M. Dowsett, "Sex Hormones and Breast Cancer Risk and Prognosis," *The Breast* 22 (2013): S38–S43.

22. Hironobu Sasano, Yasuhiro Miki, Shuji Nagasaki, and Takashi Suzuki, "In Situ Estrogen Production and Its Regulation in Human Breast Carcinoma: From Endocrinology to Intracrinology," *Pathology International* 59, no. 11 (November 2009): 777–789.

23. W. R. Miller, P. Mullen, P. Sourdaine, and C. Watson, "Regulation of Aromatase Activity Within the Breast," *Journal of Steroid Biochemical and Molecular Biology* 61, nos. 3–6 (1997): 193–202.

24. S. S. Tworoger and S. E. Hankinson, "Prolactin and Breast Cancer Etiology: An Epidemiologic Perspective," *Journal of Mammary Gland Biology and Neoplasia* 13, no. 1 (March 2008): 41–53.

25. Endogenous Hormones and Breast Cancer Collaborative Group, "Sex Hormones and Breast Cancer Risk in Premenopausal Women: Collaborative Reanalysis of Seven Prospective Studies," *Lancet Oncology* 14, no. 10 (2013): 1009–1019; E. Folkerd and M. Dowsett, "Sex Hormones and Breast Cancer Risk and Prognosis," *The Breast* 22 (2013): 538–543.

26. V. A. McCormack and Silva I. dos Santos, "Breast Density and Parenchymal Patterns as Markers of Breast Cancer Risk: A Meta-Analysis," *Cancer Epidemiology Biomarkers and Prevention* 15, no. 6 (2006): 1159–1169.

27. K. Kerlikowshe, W. Zhu, A. N. Tosteson, B. L. Sprague, J. A. Tice, C.D. Lehman, D. L. Miglioretti, for the Breast Cancer Surveillance Consortium, "Identifying Women with Dense Breasts at High Risk for Interval Cancer: A Cohort Study," *Annals of Internal Medicine* 162, no. 10 (2015): 673–681.

28. K. Kerlikowske, L. Ichikawa, D. L. Miglioretti et al., "National Institutes of Health Breast Cancer Surveillance Consortium: Longitudinal Measurement of Clinical Mammographic Breast Density to Improve Estimation of Breast Cancer Risk," *Journal of the National Cancer Institute* 99 (2007): 386–395; M. E. Work, L. L. Reimers, A. S. Quante, K. D. Crew, A. Whiffen, and M. B. Terry, "Changes in Mammographic Density over Time in Breast Cancer Cases and Women at High Risk for Breast Cancer," *International Journal of Cancer* 135 (2014): 1740–1744.

29. L. C. Hartmann, T. A. Sellers, M. H. Frost et al., "Benign Breast Disease and the Risk of Breast Cancer," *New England Journal of Medicine* 353, no. 3 (2005): 229–237.

30. A. Gayet, J. Esteve, B. Seradour, L. Piana, and J. Jacquemier, "Does Hormone Replacement Therapy Increase

the Frequency of Breast Atypical Hyperplasia in Postmenopausal Women? Results from the Bouches du Rhone District Screening Campaign," *European Journal of Cancer* 39, no. 12 (2003): 1738–1745.

31. W. D. Dupont and D. L. Page, "Risk Factors for Breast Cancer in Women with Proliferative Breast Disease," *New England Journal of Medicine* 312, no. 3 (1985): 146–151.

32. A. C. Degnim, D. W. Visscher, T. L. Hoskin et al., "Histologic Findings in Normal Breast Tissues: Comparison to Reduction Mammoplasty and Benign Breast Disease Tissues," *Breast Cancer Research and Treatment* 133, no. 1 (May 2012): 169–177.

33. E. Rubin, D. W. Visscher, R. W. Alexander et al., "Proliferative Disease and Atypia in Biopsies Performed for Nonpalpable Lesions Detected Mammographically," *Cancer* 61 (1988): 2077–2082.

34. B. Fisher, J. P. Costantino, D. L. Wickerham et al., "Tamoxifen for Prevention of Breast Cancer: Report of the National Surgical Adjuvant Breast and Bowel Project P–1 study," *Journal of the National Cancer Institute* 90, no. 18 (1998): 1371–1388.

35. D. C. Radisky and L. C. Hartmann, "Mammary Involution and Breast Cancer Risk: Transgenic Models and Clinical Studies," *Journal of Mammary Gland Biology and Neoplasia* 14, no. 2 (June 2009): 181–191.

36. J. D. Figueroa, R. M. Pfeiffer, D. A. Patel et al., "Terminal Duct Lobular Unit Involution of the Normal Breast: Implications for Breast Cancer Etiology," *Journal of the National Cancer Institute* 106, no. 10 (October 2014).

37. R. Leborgne, "Intraductal Biopsy of Certain Pathologic Processes of the Breast," *Surgery* 19 (1946): 47–54.

38. G. N. Papanicolaou, D. G. Holmquist, G. M. Bader, and E. A. Falk, "Exfoliative Cytology of the Human Mammary Gland and Its Value in the Diagnosis of Cancer and Other Diseases of the Breast," *Cancer* 2, no. 2 (1958): 377–409.

39. G. C. Buehring, "Screening for Breast Atypias Using Exfoliative Cytology," *Cancer* 43, no. 5 (1979): 1788–

1799; O. W. Sartorius, H. S. Smith, P. Morris, D. Benedict, and L. Friesen, "Cytologic Evaluation of Breast Fluid in the Detection of Breast Disease," *Journal of the National Cancer Institute* 67 (1977): 277–284; M. R. Wrensch, N. L. Petrakis, E. B. King et al., "Breast Cancer Incidence in Women with Abnormal Cytology in Nipple Aspirates of Breast Fluid," *American Journal of Epidemiology* 135 (1992): 130–141.

40. Gertrude C. Buehring, Amy Letscher, Kathleen M. McGirr, Shruti Khandhar, Lisa H. Che, Christine T. Nguyen, and Adeline J. Hackett, "Presence of Epithelial Cells in Nipple Aspirate Fluid Is Associated with Subsequent Breast Cancer: A 25-Year Prospective Study," *Breast Cancer Research and Treatment* 98, no. 1 (March 2007): 63–70.

41. Kimberly A. Baltzell, Michelle Moghadassi, Terri Rice, Jennette D. Sison, and Margaret Wrensch, "Epithelial Cells in Nipple Aspirate Fluid and Subsequent Breast Cancer Risk: A Historic Prospective Study," *BioMed Central Cancer* 8. no. 1 (March 2008): 1–6.

42. E. Sauter, E. Ross, M. Daly et al., "Nipple Aspirate Fluid: A Promising Non-invasive Method to Identify Cellular Markers of Breast Cancer Risk," *British Journal of Cancer* 76, no. 4 (1997): 494–501.

43. John Hornberger, Shu-Chih Chen, Qianyi Li, Priyanka Kakad, and Steven C. Quay, "Proliferative Epithelial Disease Identified in Nipple Aspirate Fluid and Risk of Developing Breast Cancer: A Systematic Review," *Current Medical Research and Opinion* 31, no. 2 (February 2015): 253–262.

44. W. C. Dooley, B. Ljung, U. Veronesi et al., "Ductal Lavage for Detection of Cellular Atypia in Women at High Risk for Breast Cancer," *Journal of the National Cancer Institute* 93, no. 21 (2001): 1624–1632.

45. B. L. King, G. M. Crisi, S. Tsai et al., "Immunocytochemical Analysis of Breast Cells Obtained by Ductal Lavage," *Cancer Cytopathology* 96 (2002): 244–249.

46. D. Yamamoto and K. Tanaka, "A Review of Mammary Ductoscopy in Breast Cancer," *Breast Journal* 10, no. 4 (2004): 295–297.

47. C. Fabian, C. Zalles, S. Kamel et al., "Correlation of Breast Tissue Biomarkers with Hyperplasia and Dysplasia in Fine-Needle Aspirates (FNAs) of Women at High and Low Risk for Breast Cancer," *Proceedings of Annual Meeting of American Association of Cancer Researchers* 35, no. A1703 (1994): 153–160.

48. M. H. Gail, J. P. Costantino, D. Pee et al., "Projecting Individualized Absolute Invasive Breast Cancer Risk in African American Women," *Journal of the National Cancer Institute* 99, no. 23 (December 2007): 1782–1792.

49. J. A. Tice, S. R. Cummings, R. Smith-Bindman, L. Ichikawa, W. E. Barlow, and K. Kerlikowske, "Using Clinical Factors and Mammographic Breast Density to Estimate Breast Cancer Risk: Development and Validation of a New Predictive Model," *Annals of Internal Medicine* 148, no. 5 (March 2008): 337–347; summary for patients in *Annals of Internal Medicine* 148, no. 5 (March 2008): I34.

50. Jonathan Tyrer, Stephen W. Duffy, and Jack Cuzick, "A Breast Cancer Prediction Model Incorporating Familial and Personal Risk Factors," *Statistics in Medicine* 23, no. 7 (April 2004): 1111–1130; erratum in *Statistics in Medicine* 24, no. 1 (January 2005): 156.

51. E. Mazzola, J. Chipman, S. C. Cheng, and G. Parmigiani, "Recent BRCAPRO Upgrades Significantly Improve Calibration," *Cancer Epidemiology Biomarkers and Prevention* 23, no. 8 (August 2014): 1689–1695.

第 6 章　預防與降低風險

1. K. L. Campbell, K. E. Foster-Schubert, C. M. Alfano et al., "Reduced-Calorie Dietary Weight Loss, Exercise, and Sex Hormones in Postmenopausal Women: Randomized Controlled Trial," *Journal of Clinical Oncology* 30, no. 19 (2012): 2314–2326.

2. A. M. Stuebe, W. C. Willett, F. Xue, and K. B. Michels, "Lactation and Incidence of Premenopausal Breast Cancer: Longitudinal Study," *Archives of Internal Medicine* 169, no. 15 (August 2009): 1364–1371.

3. C. H. Van Gils, P. H. Peeters, H. B. Bueno-de-Mesquita et al., "Consumption of Vegetables and Fruits and Risk of Breast Cancer," *Journal of the American Medical Association* 293 (2005): 183–193.

4. S. Jung, D. Spiegelman, L. Baglietto et al., "Fruit and Vegetable Intake and Risk of Breast Cancer by Hormone Receptor Status," *Journal of the National Cancer Institute* 105, no. 3 (February 2013): 219–236.

5. R. L. Prentice, B. Caan, R. T. Chlebowski et al., "Low-Fat Dietary Pattern and Risk of Invasive Breast Cancer: The Women's Health Initiative Randomized Controlled Dietary Modification Trial," *Journal of the American Medical Association* 295, no. 6 (February 2006): 629–642.

6. A. H. Wu, P. Wan, J. Hankin et al., "Adolescent and Adult Soy Intake and Risk of Breast Cancer in Asian Americans," *Carcinogenesis* 23, no. 9 (2002): 1491–1496.

7. S. A. Lee, X. O. Shu, H. Li et al., "Adolescent and Adult Soy Food Intake and Breast Cancer Risk: Results from the Shanghai Women's Health Study," *American Journal of Clinical Nutrition* 89, no. 6 (June 2009): 1920–1926.

8. M. Messina and A. H. Wu, "Perspectives on the Soy-Breast Cancer Relations," *American Journal of Clinical Nutrition* 89, no. 5 (May 2009): 1673S–1679S.

9. L. A. Korde, A. H. Wu, T. Fears et al., "Childhood Soy Intake and Breast Cancer Risk in Asian American Women," *Cancer Epidemiology Biomarkers and Prevention* 18, no. 4 (April 2009): 1050–1059.

10. V. Rosolowich, E. Saettler, B. Szuck et al., "Mastalgia," *Journal of Obstetrics and Gynaecology Canada* 28, no. 1 (2006): 49–71; P. E. Goss, T. Li, M. Theriault et al., "Effects of Dietary Flaxseed in Women with Cyclical Mastalgia," *Breast Cancer Research and Treatment* 64 (2000): 49.

11. L. U. Thompson, J. M. Chen, T. Li et al., "Dietary Flaxseed Alters Tu- mor Biological Markers in Postmenopausal Breast Cancer," *Clinical Cancer Research* 11, no. 10 (2005): 3828–3835.

12. C. F. Fabian, Q. J. Khan, P. Sharma et al., "Evaluation of Ki-67 Measured in Benign Breast Tissue Acquired

from Premenopausal Women Treated with a Flaxseed Derivative," *Journal of Clinical Oncology* 27 (2009): 15.

13. A. H. Wu, G. Ursin, W. P. Koh et al., "Green Tea, Soy, and Mammographic Density in Singapore Chinese Women," *Cancer Epidemiology Biomarkers and Prevention* 17, no. 12 (December 2008): 3358–3365.

14. Nathalie Druesne-Pecollo, Paule Latino-Martel, Teresa Norat et al., "Beta-carotene Supplementation and Cancer Risk: A Systematic Review and Meta-Analysis of Randomized Controlled Trials," *International Journal of Cancer* 127, no. 1 (July 2010): 172–184.

15. M. L. Morton and C. L. Thompson, "Decreasing 25-Hydroxy-Vitamin D Levels Account for Portion of the Effect of Increasing Body Mass Index on Breast Cancer Mortality," *Molecular Nutrition Food Research* 57, no. 2 (2013): 260–266.

16. J. M. Lappe, D. Travers-Gustafson, K. M. Davies et al., "Vitamin D and Calcium Supplementation Reduces Cancer Risk: Results of a Randomized Trial," *American Journal of Clinical Nutrition* 85 (2007): 1586–1591.

17. R. Chlebowski, K. C. Johnson, C. Kooperberg et al., "Calcium Plus Vitamin D Supplementation and the Risk of Breast Cancer," *Journal of the National Cancer Institute* 100 (November 2008): 1581–1591.

18. C. F. Garland, E. D. Gorham, S. B. Mohr et al., "Vitamin D and Prevention of Breast Cancer: Pooled Analysis," *Journal of Steroid Biochemistry and Molecular Biology* 103 (2007): 708–711.

19. Rowan T. Chlebowski, Karen C. Johnson, Charles Kooperberg et al., "Calcium Plus Vitamin D Supplementation and the Risk of Breast Cancer," *Journal of the National Cancer Institute* 100, no. 22 (November 2008): 1581–1591.

20. M. F. Holick, "Vitamin D Deficiency," *New England Journal of Medicine* 357 (2007): 266–281.

21. M. D. Holmes and W. C. Willet, "Does Diet Affect Breast Cancer Risk?" *Breast Cancer Research* 6 (2004): 170–178.

22. P. Toniolo, A. L. Van Kappel, A. Akhmedkhanov et al., "Serum Carotenoids and Breast Cancer," *American Journal of Epidemiology* 153 (2001): 1142–1147; R. Sato, K. J. Helzlsouer, A. J. Alberg et al., "Prospective Study of Carotenoids, Tocopherols, and Retinoid Concentrations and the Risk of Breast Cancer," *Cancer Epidemiology Biomarkers and Prevention* 11 (2002): 451–457.

23. Kimberly Kline, Karla A. Lawson, Weiping Yu, and Bob G. Sanders, "Vitamin E and Breast Cancer Prevention: Current Status and Future Potential," *Journal of Mammary Gland Biology and Neoplasia* 8, no. 1 (2003).

24. M. L. Neuhouser, S. Wassertheil-Smoller, C. Thomson et al., "Multivitamin Use and Risk of Cancer and Cardiovascular Disease in the Women's Health Initiative Cohorts," *Archives of Internal Medicine* 169, no. 3 (2009): 294–304.

25. L. Bernstein, B. E. Henderson, R. Hansich, J. Sullivan-Halley, and R. K. Ross, "Physical Exercise Activity and Reduced Risk of Breast Cancer in Young Women," *Journal of the National Cancer Institute* 86, no. 18 (September 1994): 1403–1408.

26. C. M. Dallal, J. Sullivan-Halley, R. K. Ross et al., "Long-Term Recreational Physical Activity and Risk of Invasive and In Situ Breast Cancer," *Archives of Internal Medicine* 167 (2007): 408–415.

27. L. Bernstein, R. K. Ross, R. A. Lovo et al., "The Effects of Moderate Physical Activity on Menstrual Cycle Patterns in Adolescence: Implications for Breast Cancer Prevention," *British Journal of Cancer* 55, no. 6 (1987): 681–685.

28. A. J. Smith, W. R. Phipps, W. Thomas, K. H. Schmitz, and M. S. Kurzer, "The Effects of Aerobic Exercise on Estrogen Metabolism in Healthy Premenopausal Women," *Cancer Epidemiology, Biomarkers and Prevention* 22, no. 5 (2013): 756–764.

29. R. E. Frisch, G. Wyshak, N. L. Albright et al., "Lower Lifetime Occurrence of Breast Cancer and Cancer of

the Reproductive System Among Former College Athletes," *American Journal of Clinical Nutrition* 45, no. 1 (1987): 328–335.

30. D. V. Spicer, M. C. Pike, A. Pike, R. Rude, D. Shoupe, and J. Richardson et al., "Pilot Trial of a Gonadotropin Hormone Agonist with Replacement Hormones as a Prototype Contraceptive to Prevent Breast Cancer," *Contraception* 47 (1993): 427–444.

31. D. V. Spicer, G. Ursin, Y. R. Parisky, et al., "Changes in Mammographic Densities Induced by a Hormonal Contraceptive Designed to Reduce Breast Cancer Risk," *Journal of the National Cancer Institute* 86, no. 6 (1994): 431–436.

32. L. Bernstein, R. Hanisch, J. Sullivan-Halley, and R. K. Ross, "Treatment with Human Chorionic Gonadotropin (hCG) and Risk of Breast Cancer," *Cancer Epidemiology, Biomarkers and Prevention* 4, no. 5 (1995): 437–440.

33. J. Cuzick, I. Sestak, B. Bonanni et al., "Selective Oestrogen Receptor Modulators in Prevention of Breast Cancer: An Updated Meta-Analysis of Individual Participant Data," *Lancet* 38, no. 9880 (2013): 1827–1834.

34. P. E. Goss, J. N. Ingle, J. E. Ales-Martinez et al., "Exemestane for Breast-Cancer Prevention in Postmenopausal Women," *New England Journal of Medicine* 364, no. 25 (2011): 2381–2391.

35. J. Cuzick, I. Sestak, J. F. Forbes et al., "Anastrozole for Prevention of Breast Cancer in High-Risk Postmenopausal Women (IBIS-II): An International, Double-Blind, Randomized Placebo-Controlled Trial," *Lancet* 383 (2014): 1041–1048.

36. H. Khang, S. A. Smith-Warner, L. C. Collins et al., "Use of Aspirin, and Acetaminophen and Postmenopausal Breast Cancer Incidence," *Journal of Clinical Oncology* 30 (2012): 3468–3477.

37. C. Duggin, C. Y. Wang, L. Xiao, and A. McTiernan, "Aspirin and Serum Estrogens in Postmenopausal Women: A Randomized Controlled Clinical Trial," *Cancer Prevention and Research* 7, no. 9 (2014): 906–912.

38. J. D. Potter, “Aspirin and Cancer Prevention and Treatment: Are We There Yet?” *Cancer Epidemiology, Biomarkers and Prevention* 21, no. 9 (2012): 1439–1440.

39. Michelle Holmes and Wendy Chen, “A Cancer Treatment in Your Medicine Cabinet?” *New York Times*, May 19, 2014, www.nytimes.com/2014/05/20/opinion/a-cancer-treatment-in-your-medicine-cabinet.html?_r=0.

40. A. Decensi, M. Puntoni, P. Goodwin et al., “Metformin and Cancer Risk in Diabetic Patients: A Systemic Review and Meta-Analysis,” *Cancer Prevention Research* 3, no. 11 (2010): 1451–1461.

41. S. Gandini, M. Puntoni, E. O. Ospedali Galliera et al., “Metformin and Cancer Risk and Mortality: A Systematic Review and Meta-Analysis Taking into Account Biases and Confounders,” *Cancer Prevention Research* 7, no. 9 (2014): 867–885.

42. M. Fracol, S. Xu, R. Mick et al., “Response to HER-2 Pulsed DC1 Vaccines Is Predicted by Both HER-2 and Estrogen Receptor Expression in DCIS,” *Annals of Surgical Oncology* 10 (2013): 3233–3239.

43. V. Tiriveehdi, N. Tucker, J. Herndon et al., “Safety and Preliminary Evidence of Biologic Efficacy of a Mammaglobin—a DNA Vaccine in Patients with Stable Metastatic Breast Cancer,” *Clinical Cancer Research* 20, no. 23 (2014): 5964–5975.

44. W. J. Temple, R. L. Lindsay, E. Magi, and S. J. Urbanski, “Technical Considerations for Prophylactic Mastectomy in Patients at High Risk for Breast Cancer,” *American Journal of Surgery* 161, no. 4 (1991): 413.

45. Rajini Katipamula, Amy C. Degnim, Tanya Hoskin et al., “Trends in Mastectomy Rates at the Mayo Clinic, Rochester: Effect of Surgical Year and Preoperative Magnetic Resonance,” *Journal of Clinical Oncology* 27, no. 25 (September 2009): 4082–4088.

46. W. H. Parker, M. S. Broder, E. Chang et al., “Ovarian Conservation at the Time of Hysterectomy and Long-Term Health Outcomes in the Nurses’ Health Study,” *Obstetrics and Gynecology* 113, no. 5 (May 2009): 1027–1037.

47. T. B. Rebbeck, T. Friebel, H. T. Lynch et al., "Bilateral Prophylactic Mastectomy Reduces Breast Cancer Risk in BRCA1 and BRCA2 Mutation Carriers: The PROSE Study Group," *Journal of Clinical Oncology* 22 (2004): 1055–1062.

48. B. A. Heemskerk-Gerritsen, C. T. Brekelmans, M. B. Menke-Pluymers et al., "Prophylactic Mastectomy in BRCA1/2 Mutation Carriers and Women at Risk of Hereditary Breast Cancer: Long-Term Experiences at the Rotterdam Family Cancer Clinic," *Annals of Surgical Oncology* 14 (2007): 3335–3344.

49. O. I. Olopade and G. Artioli, "Efficacy of Risk-Reducing Salpingo-Oophorectomy in Women with BRCA1 and BRCA2 Mutations," *Breast Journal* 10, supp. 1 (January–February 2004): S5–S9.

50. M. Steven Piver, Mohannad F. Jishi, Yoshiaki Tsukada, and Guillermina Nava, "Primary Peritoneal Carcinoma After Prophylactic Oophorectomy in Women with a Family History of Ovarian Cancer," *Cancer* 71, no. 9 (1993): 2751–2755.

51. T. R. Rebbeck, H. T. Lynch, S. L. Neuhausen et al., "Prophylactic Oophorectomy in Carriers of BRCA1 or BRCA 2 Mutations," *New England Journal of Medicine* 346 (2002): 1616–1622.

52. A. W. Kurian, B. M. Sigal, and S. K. Plevritis, "Survival Analysis of Cancer Risk Reduction Strategies for BRCA1/2 Mutation Carriers," *Journal of Clinical Oncology* 28 (2009): 222–231.

53. S. A. Narod, "Modifiers of Risk of Hereditary Breast Cancer," *Oncogene* 25 (2006): 5832–5836.

54. S. Murata, S. L. Kominsky, M. Vali et al., "Ductal Access for Prevention and Therapy of Mammary Tumors," *Cancer Research* 66, no. 2 (January 2006): 638–645.

第7章　篩檢

1. N. B. Biller-Andorno and P. Juni, "Abolishing Mammography Screening Programs? A View from the Swiss Medical Board," *New England Journal of Medicine* 370, no. 21 (2014): 1965–1967; R. A. Smith, "The Value of Modern Mammography Screening in the Control of Breast Cancer: Understanding the Underpinnings of the Current Debates," *Cancer Epidemiology Biomarkers and Prevention* 23 (2014): 1139–1146.

2. L. M. Schwartz, S. Wolloshin, H. C. Sox, B. Fischoff, and H. G. Welch, "US Women's Attitudes to False Positive Mammography Results and Detection of Ductal Carcinoma In Situ: Cross Sectional Survey," *British Medical Journal* 320 (2000): 1635–1640.

3. L. E. Pace and N. L. Keating, "A Systematic Assessment of Benefits and Risks to Guide Breast Cancer Screening Decisions," *Journal of the American Medical Association* 311, no. 13 (2014): 1327–1335.

4. A. Bleyer and H. G. Welch, "Effect of Three Decades of Screening Mammography on Breast Cancer Incidence," *New England Journal of Medicine* 367 (2012): 1998–2005.

5. J. S. Mandelbatt, K. A. Cronin, S. Bailey et al., "Effects of Mammography Screening Under Different Screening Schedules: Model Estimates of Potential Benefits and Harms," *Annals of Internal Medicine* 151 (2009): 738–747.

6. L. E. Pace and N. L. Keating, "A Systematic Assessment of Benefits and Risks to Guide Breast Cancer Screening Decisions," *Journal of the American Medical Association* 311, no. 13 (2014): 1327–1335.

7. M. J. Yaffe and J. G. Mainprize, "Risk of Radiation-Induced Breast Cancer from Mammographic Screening," *Radiology* 258, no. 1 (January 2011): 98–105.

8. A. Coldman, N. Phillips, C. Wilson et al., "Pan-Canadian Study of Mammography Screening and Mortality from Breast Cancer," *Journal of the National Cancer Institute* 106, no. 11 (2014): 261.

9. S. A. Friedewald, E. A. Rafferty, S. L. Rose et al., "Breast Cancer Screening Using Tomosynthesis in Combination with Digital Mammography," *Journal of the American Medical Association* 311, no. 24 (2014): 2499– 2507; P. Skaane, A. I. Bandos, R. Gullien et al., "Comparison of Digital Mammography Alone and Digital Mammography Plus Tomosynthesis in a Population-Based Screening Program," *Radiology* 267, no. 1 (2013): 47–56.

10. C. K. Kuhl, S. Schrading, K. Strobel et al., "Abbreviated Breast Magnetic Resonance Imaging (MRI): First Postcontrast Subtracted Images and Maximum-Intensity Projection—A Novel Approach to Breast Cancer Screening with MRI," *Journal of Clinical Oncology* 32 (2014): 2304–2310.

11. Mieke Kriege, Cecile T. M. Brekelmans, Carla Boetes et al., "Efficacy of MRI and Mammography for Breast Cancer Screening in Women with a Familial or Genetic Predisposition," *New England Journal of Medicine* 351 (2004): 427–437.

12. E. Warner, K. Hill, P. Causer et al., "Prospective Study of Breast Cancer Incidence in Women with a BRCA1 or BRCA2 Mutation Under Surveillance with and Without Magnetic Resonance Imaging," *Journal of Clinical Oncology* 29 (2011): 1664–1669.

13. E. A. M. Heijinsdijik, E. Warner, F. J. Gilbert et al., "Differences in Natural History Between Breast Cancers in BRCA1 and BRCA2 Mutation Carriers and Effects of MRI Screening-MRISC, MARIBS and Canadian Studies Combined," *Cancer Epidemiology Biomarkers and Prevention* 21 (2012): 1458–1468.

14. W. A. Berg, Z. Zhang, D. Lehrer et al., "Detection of Breast Cancer with Addition of Annual Screening Ultrasound or a Single Screening MRI to Mammography in Women with Elevated Breast Cancer Risk," *Journal of the American Medical Association* 307, no. 17 (2012): 1394–1404.

15. W. A. Berg, J. D. Blume, A. M. Adams et al., "Reasons Women at Elevated Risk of Breast Cancer Refuse Breast MRI Screening: ACRIN 6666," *Radiology* 254, no. 1 (January 2010): 79–87.

16. W. A. Berg, Z. Zhang, D. Lehrer et al., "Detection of Breast Cancer with Addition of Annual Screening Ultrasound or a Single Screening MRI to Mammography in Women with Elevated Breast Cancer Risk," *Journal of the American Medical Association* 307, no. 17 (2012): 1394–1404.

17. V. Corsetti, N. Houssami, M. Ghirardi et al., "Evidence of the Effect of Adjunct Ultrasound Screening in Women with Mammography-Negative Dense Breasts: Interval Breast Cancers at 1-Year Follow-up," *European Journal of Cancer* 47, no. 7 (2011): 1021–1026.

18. W. A. Berg and E. B. Mendelson, "Technologist-Performed Handheld Screening Breast US Imaging: How Is It Performed and What Are the Outcomes to Date?" *Radiology* 272 (2014): 12–27.

19. R. F. Brem, L. Tabar, S. W. Duffy et al., "Assessing Improvement in Detection of Breast Cancer with Three-dimensional Automated Breast US in Women with Dense Breast Tissue: The SomoInsight Study," *Radiology* 274, no. 3 (2015): 663–673.

20. D. B. Thomas, D. L. Gao, S. G. Self et al., "Randomized Trial of Breast Self-Examination in Shanghai: Methodology and Preliminary Results," *Journal of the National Cancer Institute* 89 (1997): 355–365.

21. U.S. Preventive Services Task Force, "Guidelines Screening for Breast Cancer: U.S. Preventive Services Task Force Recommendation Statement," *Annals of Internal Medicine* 151 (2009): 716–726.

22. A. Miller, C. Baines, T. To, and C. Wall, "Canadian National Breast Screening Study: 2. Breast Cancer Detection and Death Rates Among Women Aged 50–59 Years," *Canadian Medical Association Journal* 147, no. 10 (1992): 1477–1488.

23. W. H. Goodson, T. K. Hunt, J. N. Plotnik, and D. H. Moore, "Optimization of Clinical Breast Examination," *American Journal of Medicine* 123, no. 4 (2010): 329–334.

24. Debbie Saslow, Carla Boetes, Wylie Burke et al., "American Cancer Society Guidelines for Breast Screening

with MRI as an Adjunct to Mammography," *CA: A Cancer Journal for Clinicians* 57, no. 2 (2007): 75–89.

25. Lisa Rosenbaum, "Invisible Risks, Emotional Choices—Mammography and Medical Decision Making," *New England Journal of Medicine* 371 (2014): 1549–1552.

第 8 章　診斷

1. H. I. Vargas, M. P. Vargas, K. Eldrageely, K. D. Gonzales, M. L. Burla, and I. Khalkhali, "Outcomes of Surgical and Sonographic Assessment of Breast Masses in Women Younger than 30," *American Surgeon* 71, no. 9 (2005): 716–719.

2. M. Morrow, S. Wong, and L. Venta, "The Evaluation of Breast Masses in Women Younger than Forty Years of Age," *Surgery* 124, no. 4 (1998): 634–640.

3. S. V. Hilton, G. R. Leopold, L. K. Olson, and S. A. Willson, "Real-Time Breast Sonography: Application in 300 Consecutive Patients," *American Journal of Roentgenology* 147, no. 3 (1986): 479–486.

4. B. L. Sprague, R. E. Gangnon, V. Burt et al., "Prevalence of Mammographically Dense Breasts in the United States," *Journal of the National Cancer Institute* 106, no. 10 (2014).

5. M. A. Roubidoux, "Invasive Cancers Detected After Breast Cancer Screening Yielded a Negative Result: Relationship of Mammographic Density to Tumor Prognostic Factors," *Radiology* 230, no. 1 (January 2004): 42–48.

6. M. J. Homer, "Nonpalpable Breast Microcalcifications: Frequency, Management, and Results of Incisional Biopsy," *Radiology* 185 (1992): 411–413.

7. M. E. Berend, D. C. Sullivan, P. J. Kornguth, C, S. Skinner, A. Ost, J.D. Iglehart, and M. A. Skinner, "The Natural History of Mammographic Calcifications Subjected to Interval Follow-up," *Archives of Surgery* 127, no. 11 (November 1992): 1309–1313.

8. D. Gur, J. H. Sumkin, H. E. Rockette et al., “Changes in Breast Cancer Detection and Mammography Recall Rates After the Introduction of a Computer Aided Detection System,” *Journal of the National Cancer Institute* 96, no. 3 (February 2004): 185–190; J. G. Elmore and P. Carney, “Computer-Aided Detection of Breast Cancer: Has Promise Outstripped Performance?” *Journal of the National Cancer Institute* 96, no. 3 (2004): 162–163.

9. S. H. Parker, J. D. Lovin, W. E. Jobe, J. M. Luethke, K. D. Hopper, W. F. Yakes, and B. J. Burke, “Stereotactic Breast Biopsy with a Biopsy Gun,” *Radiology* 176, no. 3 (September 1990): 741–747.

10. R. F. Brem, L. Tabar, S. W. Duffy et al., “Assessing Improvement in Detection of Breast Cancer with Three-Dimensional Automated Breast US in Women with Dense Breast Tissue: The SomoInsight Study,” *Radiology* 274, no. 3 (March 2015): 663–673.

11. J. P. Delille, P. J. Slanetz, E. D. Yeh, D. B. Kopans, and L. Garrido, “Physiologic Changes in Breast Magnetic Resonance Imaging During the Menstrual Cycle: Perfusion Imaging, Signal Enhancement, and Influence of the T1 Relaxation Time of Breast Tissue,” *Breast Journal* 11 (2006): 236–241.

12. E. Warner, D. B. Plewes, R. S. Shumak et al., “Comparison of Breast Magnetic Resonance Imaging Mammography, and Ultrasound for Surveillance of Women at High Risk for Hereditary Breast Cancer,” *Journal of Clinical Oncology* 19, no. 15 (August 2001): 3524–3531.

13. D. J. Rhodes, C. B. Hruska, A. L. Conners et al., “Journal Club: Molecular Breast Imaging at Reduced Radiation Dose for Supplemental Screening in Mammographically Dense Breasts,” *American Journal of Roentgenology* 204, no. 2 (February 2015): 241–251.

14. J. E. Kalinyak, W. A. Berg, K. Schilling, K. S. Madsen, D. Narayanan, and M. Tartar, “Breast Cancer Detection Using High-Resolution Breast PET Compared to Whole-Body or PET/CT,” *European Journal of Nuclear Medicine and Molecular Imaging* 41, no. 2 (February 2014): 260–275.

15. G. Martelli, S. Pilotti, G. C. De Yoldi et al., "Diagnostic Efficacy of Physical Examination, Mammography, Fine Needle Aspiration, Cytology (Triple-Test) in Solid Breast Lumps: An Analysis of 1708 Consecutive Cases," *Tumori* 76, no. 5 (October 1990): 476–479.

第 9 章　確診乳癌後該怎麼辦？

1. Rose Kushner, *Alternatives* (Cambridge, MA: Kensington, 1984).
2. H. Peters-Golden, "Breast Cancer: Varied Perceptions of Social Support in the Illness Experience," *Social Science Medicine* 16, no. 4 (1982): 483–491.
3. Ann Kaspar, telephone interview with author.
4. D. K. Wellisch, E. R. Gritz, W. Schain, H. J. Wang, and J. Siau, "Psychological Functioning of Daughters of Breast Cancer Patients: Part II: Characterizing the Distressed Daughter of the Breast Cancer Patient," *Psychosomatics* 33, no. 2 (Spring 1992): 171–179.
5. Rosemary R. Lichtman, Shelley E. Taylor, Joanne V. Wood, Avrum Z. Bluming, Gary M. Dosik, and Robert L Leibowitz, "Relations with Children After Breast Cancer: The Mother-Daughter Relationship at Risk," *Journal of Psychosocial Oncology* 2, no. 3–4 (1985): 1–19.

第 10 章　我罹患哪一種乳癌？

1. J. M. Dixon, T. J. Anderson, D. L. Page et al., "Infiltrating Lobular Carcinoma of the Breast: An Evaluation of the Incidence and Consequence of Bilateral Disease," *British Journal of Surgery* 70, no. 9 (September 1983): 513–516.

2. M. S. Moran, S. J. Schnitt, A. E. Giuliano et al., “Society of Surgical Oncology-American Society for Radiation Oncology Consensus Guideline on Margins for Breast-Conserving Surgery with Whole Breast Irradiation in Stages I and II Invasive Breast Cancer,” *Journal of Clinical Oncology* 32, no. 14 (May 2014): 1507–1515.

3. J. L. Mansi, H. Gogas, J. M. Bliss, J. C. Gazet, U. Berger, and R. C. Coombes, “Outcome of Primary Breast Cancer Patients with Micrometastases: A Long-Term Follow-up Study,” *Lancet* 354, no. 9174 (July 1999): 197–202.

4. Marianne Gotteland, Evelyne May, Françoise May-Levin, Geneviève Contesso, Jean-Claude Delarue, and Hélène Mouriesse, “Estrogen Receptors (ER) in Human Breast Cancer,” *Cancer* 74, no. 3 (August 1994): 864–871.

5. D. Slamon, W. Godolphin, L. Jones et al., “Studies of the HER-2/neu Proto-oncogene in Human Breast and Ovarian Cancer,” *Science* 244, no. 4905 (1989): 707–712.

6. B. Dybdal, G. Leiberman, S. Anderson et al., “Determination of HER2 Gene Amplification by Fluorescence In Situ Hybridization and Concordance with the Clinical Trials Immunohistochemical Assay in Women with Metastatic Breast Cancer Evaluated for Treatment with Trastuzumab,” *Breast Cancer Research and Treatment* 93, no. 1 (2005): 3–11.

7. M. Van Bockstal, K. Lambein, H. Denys et al., “Histopathological Characterization of Ductal Carcinoma In Situ (DCIS) of the Breast According to HER-2 Amplification Status and Molecular Subtype,” *Virchows Archiv* 465, no. 3 (September 2014): 275–289.

8. S.-B. Ewers, R. Attewell, B. Baldetorp, Å. Borg, M. Fernö, E. Långström, and D. Killander, “Prognostic Significance of Flow Cytometric DNA Analysis and Estrogen Receptor Content in Breast Carcinomas: A 10-Year Survival Study,” *Breast Cancer Research and Treatment* 24, no. 2 (June 1992): 115–126.

9. B. Gazic, J. Pizem, M. Bracko et al., “S-phase Fraction Determined on Fine Needle Aspirates Is an Independent Prognostic Factor in Breast Cancer—A Multivariate Study of 770 Patients,” *Cytopathology* 19, no. 5 (2008):

294–302.

10. C. M. Perou, T. Sorlie, M. B. Eisen et al., "Molecular Portraits of Human Breast Tumors," *Nature* 406 (2000): 747–752.

11. W. Y. Chen and G. A. Colditz, "Risk Factors and Hormone-Receptor Status: Epidemiology Risk-Prediction Models and Treatment Implications for Breast Cancer," *National Clinical Practice: Oncology* 4, no. 7 (July 2007): 415–423.

12. C. Sotiriou, S. Y. Neo, L. M. McShane et al., "Breast Cancer Classification and Prognosis Based on Gene Expression Profiles from a Population-Based Study," *Proceedings of the National Academy of Sciences of the USA* 100, no. 18 (September 2003): 10393–10398.

13. William D. Foulkes, Ingunn M. Stefansson, Pierre O. Chappuis et al., "Germline BRCA1 Mutations and a Basal Epithelial Phenotype in Breast Cancer," *Journal of the National Cancer Institute* 95 (2003): 1482–1485.

14. R. Rouzier, C. M. Perou, W. F. Symmans et al., "Breast Cancer Molecular Subtypes Respond Differently to Preoperative Chemotherapy," *Clinical Cancer Research* 11, no. 16 (August 2005): 5678–5685.

15. F. Bertucci, P. Finetti, N. Cervera et al., "How Basal Are Triple Negative Breast Cancers?" *International Journal of Cancer* 123 (2008): 236–240.

16. S. Paik, S. Shak, G. Tang et al., "A Multigene Assay to Predict Recurrence of Tamoxifen-Treated, Node-Negative Breast Cancer," *New England Journal of Medicine* 351, no. 27 (2004): 2817–2865.

17. G. Tang, S. Shak, S. Paik et al., "Comparison of the Prognostic and Predictive Utilities of the 21-Gene Recurrence Score Assay and Adjuvant! for Women with Node-Negative, ER-Positive Breast Cancer: Results from NSABP B-14 and NSABP B-20," *Breast Cancer Research and Treatment* 127, no. 1 (May 2011): 133–142.

18. K. Albain, Breast Cancer Intergroup of North America, W. E. Barlow et al., "Prognostic and Predictive Value

of the 21 Gene Recurrence Score Assay in Postmenopausal Node-Positive Estrogen-Receptor-Positive Breast Cancer on Chemotherapy: A Retrospective Analysis of a Randomized Trial," *Lancet Oncology* 11, no. 1 (January 2010): 55–65.

19. C. A. Drukker, J. M. Bueno-de-Mesquita, V. P. Retèl et al., "A Prospective Evaluation of a Breast Cancer Prognosis Signature in the Observational RASTER Study," *International Journal of Cancer* 133, no. 4 (August 2013): 929–936.

20. F. Cardoso, M. Piccart-Gebhart, L. Van't Veer, and E. Rutgers, "The MINDACT Trial: The First Prospective Clinical Validation of a Genomic Tool," *Molecular Oncology* 1, no. 3 (December 2007): 246–251.

21. S. B. Edge, D. R. Byrd, C. C. Compton et al., "Breast," in *AJCC Cancer Staging Manual,* 7th ed., ed. Frederick L. Greene, David L. Page, Irvin D. Fleming, April G. Fritz, Charles M. Balch, Daniel G. Haller, and Monica Morrow, 347–376 (New York: Springer, 2010).

22. C. Paoletti, J. Smerage, and D. F. Hayes, "Circulating Tumor Cells as a Marker of Prognosis," *Principles and Practice of Oncology* 26, no. 2 (2012): 1–8.

第11章　治療決策

1. Early Breast Cancer Clinical Trialists' Collaborative Group, "Effects of Adjuvant Tamoxifen and of Cytotoic Therapy on Mortality in Early Breast Cancer: An Overview of 61 Randomized Trials Among 28,896 Women," *Lancet* 365, no. 9472 (2005): 1687–1717.

2. B. Fisher, S. Anderson, J. Bryant et al., "Twenty-Year Follow-up of a Randomized Trial Comparing Total Mastectomy, Lumpectomy, and Lumpectomy Plus Irradiation for the Treatment of Breast Cancer," *New England Journal of Medicine* 347 (2002): 1233–1241.

3. U. Veronesi, N. Cascinelli, L. Mariani et al., "Twenty-Year Follow-up of a Randomized Study Comparing Breast-Conserving Surgery with Radical Mastectomy for Early Breast Cancer," *New England Journal of Medicine* 347 (2002): 1227–1232.

4. S. Agarwal, L. Pappas, L. Neumayer, K. Kokeny, and J. Agarwal, "Effect of Breast Conservation Therapy vs Mastectomy on Disease-Specific Survival for Early Stage Breast Cancer," *Journal of the American Medical Association of Surgery* 149, no. 3 (January 2014): 267–274.

5. E. S. Hwang, D. Y. Lichtenszatajin, S. L. Gomez et al., "Survival After Lumpectomy and Mastectomy for Early Stage Invasive Breast Cancer: The Effect of Age and Hormone Receptor Status," *Cancer* 119, no. 7 (April 2013): 1402–1411.

6. A. K. Bajaj, P. S. Kon, K. C. Oberg, and D. A. Miles, "Aesthetic Outcomes in Patients Undergoing Breast Conservation Therapy for the Treatment of Localized Breast Cancer," *Plastic and Reconstructive Surgery* 114, no. 6 (November 2004): 1442–1449; K. L. Kummerow, L. Du, D. F. Penson, Y. Shyr, and M. A. Hooks, "Nationwide Trends in Mastectomy for Early-Stage Breast Cancer," *Journal of the American Medical Association of Surgery* 150, no. 1 (January 2015): 9–16.

7. E. S. Hwang, S. J. Nyante, Y. YiChen et al., "Clonality of Lobular Carcinoma In Situ and Synchronous Invasive Lobular Carcinoma," *JAMA* 150, no. 1 (January 2015): 9–16.

8. A. J. Lowery, M. R. Kell, R. W. Glynn et al., "Locoregional Recurrence After Breast Cancer Surgery: A Systematic Review by Receptor Phenotype," *Breast Cancer Research and Treatment* 133 (2012): 831–841; Zachary S. Zumsteg, Monica Morrow, Brittany Arnold et al., "Breast-Conserving Therapy Achieves Locoregional Outcomes Comparable to Mastectomy in Women with T1-2N0 Triple-Negative Breast Cancer," *Annals of Surgical Oncology* 20, no. 11 (October 2013): 3469–3476.

9. S. J. Schnitt, A. Abner, R. Gelman et al., "The Relationship Between Microscopic Margins of Resection and the Risk of Local Recurrence in Patients with Breast Cancer Treated with Breast Conserving Surgery and Radiotherapy," *Cancer* 74, no. 6 (September 1994): 1746–1751.

10. R. Holland, S. Veling, M. Mravunac, and J. H. Hendriks, "Histological Multifocality of Tis, T1-2 Breast Carcinomas: Implications for Clinical Trials of Breast-Conserving Treatment," *Cancer* 56, no. 5 (September 1985): 979–990.

11. L. W. Turnbull, S. R. Brown, C. Olivier et al., "Multicentre Randomized Controlled Trial Examining the Cost-Effectiveness of Contrast-Enhanced High Yield Magnetic Resonance Imaging in Women with Primary Breast Cancer Scheduled for Wide Local Excision (COMICE)," *Health Technology Assessment* 14, no. 1 (January 2010): 1–182; L. J. Solin, S. G. Orel, W. T. Hwang et al., "Relationship of Breast Magnetic Resonance Imaging to Outcome After Breast Conservation Treatment with Radiation for Women with Early-Stage Invasive Breast Carcinoma or Ductal Carcinoma in Situ," *Journal of Clinical Oncology* 26, no. 3 (January 2008): 386–391; R. J. Bleicher, R. M. Ciocca, B. L. Egleston, L. Sesa, K. Evers, E. R. Sigurdson, and M. Morrow, "Association of Routine Pretreatment Magnetic Resonance Imaging with Time to Surgery, Mastectomy Rate, and Margin Status," *Journal of the American College of Surgeons* 209, no. 2 (August 2009): 180–187.

12. A. M. Munhoz, E. Montag, and R. Gemperli, "Oncoplastic Breast Surgery: Indications, Techniques and Perspectives," *Gland Surgery* 2, no. 3 (August 2013): 143–157.

13. B. S. Abdulkarim, J. Cuartero, J. Hansen et al., "Increased Risk of Locoregional Recurrence for Women with T1-2N0 Triple-Negative Breast Cancer Treated with Modified Radical Mastectomy Without Adjuvant Radiation Therapy with Breast-Conserving Therapy," *Journal of Clinical Oncology* 29, no. 21 (2011): 2852–2858; F. C. Adkins, A. M. Gonzalez-Angulo, X. Lei et al., "Triple Negative Breast Cancer Is Not a Contraindication for Breast Conservation,"

Annals of Surgical Oncology 18, no. 11 (2011): 3164–3173; A. Y. Ho, G. Gupta, T. A. King et al., "Favorable Prognosis in Patients with T1a/T1bn0 Triple Negative Breast Cancers Treated with Multimodality Therapy," *Cancer* 118, no. 20 (2012): 4944–4952.

14. M. Chadha, H. Yoon, S. Feldman et al., "Partial Breast Brachytherapy as the Primary Treatment for Breast Cancer Diagnosed After Mantle Radiation Therapy for Hodgkin's Disease," *American Journal of Clinical Oncology* 32, no. 2 (2009): 132–136.

15. S. S. Kroll, M. A. Schusterman, G. P. Reece, M. J. Miller, and B. Smith, "Breast Reconstruction with Myocutaneous Flaps in Previously Irradiated Patients," *Plastic and Reconstructive Surgery* 93, no. 3 (March 1994): 460–469.

16. B. D. Smith, D. W. Arthur, T. A. Buchholz et al., "Accelerated Partial Breast Irradiation Consensus Statement from the American Society of Radiation Oncology (ASTRO)," *Radiation Oncology Biology and Physics* 74, no. 4 (2009): 987–1001.

17. D. R. Mchaffie, R. R. Patel, J. B. Adkison et al., "Outcomes After Accelerated Partial Breast Irradiation in Patients with ASTRO Consensus Statement Ationary Features," *International Journal of Radiation, Oncology, Biology, and Physics* 81, no. 1 (September 2011): 46–51; J. B. Wilkinson, P. D. Beitsch, C. Shah et al., "Evaluation of Current Consensus Statement Recommendations for Accelerated Partial Breast Irradiation: A Pooled Analysis of William Beaumont Hospital and American Society of Breast Surgeon Mammosite Registry Trial Data," *International Journal of Radiation, Oncology Biology, and Physics* 85, no. 5 (April 2013): 1179–1185.

18. J. S. Vaidya, F. Wentz, M. Bulsara et al., "Risk-Adapted Targeted Intraoperative Radiotherapy Versus Whole-Breast Radiotherapy for Breast Cancer 5-Year Results for Local Control and Overall Survival from the TARGIT-A Randomized Trial," *Lancet* 383, no. 9917 (2013): 603–613.

19. U. Veronesi, R. Orecchia, P. Maisonneuve et al., "Intraoperative Radiotherapy versus External Radiation Therapy for Early Breast Cancer (ELIOT): A Randomized Controlled Equivalence Trial," *Lancet Oncology* 14 (2013): 1269–1277.

20. T. J. Whelan, J. P. Pignol, M. Levine et al., "Long-Term Results of Hypofractionated Radiation Therapy for Breast Cancer," *New England Journal of Medicine* 362, no. 6 (2010): 513–520.

21. J. R. Harris, P. Halpin-Murphy, M. McNeese et al., "Consensus Statement on Post-Mastectomy Radiation Therapy," *International Journal of Radiation, Oncology, Biology and Physics* 44 (1999): 989–990; A. Recht, S. B. Edge, L. J. Solin et al., "Post-Mastectomy Radiotherapy: Clinical Practice Guidelines of the American Society of Clinical Oncology," *Journal of Clinical Oncology* 19 (2001): 1539–1569.

22. S. H. Giordano, Y. F. Kuo, J. L. Freeman et al., "Risk of Cardiac Death After Adjuvant Radiotherapy for Breast Cancer," *Journal of the National Cancer Institute* 97, no. 6 (2005): 416–424.

23. M. Deutsch, S. R. Land, M. Begovic et al., "The Incidence of Lung Carcinoma After Surgery for Breast Carcinoma with and Without Postoperative Radiotherapy: Results of National Surgical Adjuvant Breast and Bowel Project (NSABP) Clinical Trials B-04 and B-06," *Cancer* 98 (2003): 1362–1368; L. B. Zablotska and A. I. Neugut, "Lung Carcinoma After Radiation Therapy in Women Treated with Lumpectomy or Mastectomy for Primary Breast Carcinoma," *Cancer* 97 (2003): 1404–1411.

24. S. C. Formenti, J. K. Dewyngaert, G. Jozsef, and J. D. Goldberg, "Prone vs. Supine Positioning for Breast Cancer Radiotherapy," *Journal of the American Medical Association* 308, no. 9 (September 2012): 861–863; S. C. Formenti and J. K. DeWyngaert, "Positioning During Radiotherapy for Breast Cancer—Reply," *Journal of the American Medical Association* 309, no. 2 (January 2013): 137, erratum in *Journal of the American Medical Association* 309, no. 11 (March 2013): 1112; D. J. Brenner, I. Shuryak, G. Jozsef, K. J. Dewyngaert, and S. C. Formenti, "Risk

and Risk Reduction of Major Coronary Events Associated with Contemporary Breast Radiotherapy," *Journal of the American Medical Association, Internal Medicine* 174, no. 1 (January 2014): 15–60.

25. A. E. Giuliano, R. C. Jones, M. Brennan, and R. Statman, "Sentinel Lymphadenectomy in Breast Cancer," *Journal of Clinical Oncology* 5 (1997): 2345–2350.

26. A. E. Guiliano, K. K. Hunt, K. V. Ballman et al., "Axillary Dissection vs No Axillary Dissection in Women with Invasive Breast Cancer and Sentinel Node Metastasis: A Randomized Clinical Trial," *Journal of the American Medical Association* 305, no. 6 (2011): 569–575.

27. M. Donker, G. Van Tienhoven, M. E. Straver et al., "Radiotherapy or Surgery of the Axilla After a Positive Sentinel Node in Breast Cancer (EORTC 10981-22023 AMAROS): A Randomised, Multicentre, OpenLabel, Phase 3 Non-Inferiority Trial," *Lancet Oncology* 15, no. 12 (November 2014): 1303–1310.

28. A. B. Gropper, K. Z. Calvillo, L. Dominici et al., "Sentinel Lymph Node Biopsy in Pregnant Women with Breast Cancer," *Annals of Surgical Oncology* 21, no. 8 (August 2014): 2506–2511.

29. S. M. Love, K. A. McGuigan, and L. Chap, "The Revlon/UCLA Breast Center Practice Guidelines for the Treatment of Breast Disease," *Cancer Journal from Scientific American* 2, no. 1 (1996): 2–15.

30. P. P. Rosen, S. Groshen, D. W. Kinne, and S. Hellman, "Contralateral Breast Carcinoma: An Assessment of Risk and Prognosis in Stage I (T1N0M0) and Stage II (T1N1M0) Patients with 20-Year Follow-up," *Surgery* 106, no. 5 (1989): 904–910; T. G. Hislop, J. M. Elwood, A. J. Coldman et al., "Second Primary Cancers of the Breast: Incidence and Risk Factors," *British Journal of Cancer* 49, no. 1 (January 1984): 79–85.

31. L. J. Herrington, W. E. Barlow, O. Yu et al., "Efficacy of Prophylactic Mastectomy in Women with Unilateral Breast Cancer: A Cancer Research Network Project," *Journal of Clinical Oncology* 23, no. 19 (July 2005): 4275–4286; Early Breast Cancer Collaborative Trialists' Group, "Polychemotherapy for Early Breast Cancer: An Overview of the

Randomized Trials," *Lancet* 352 (September 1998): 930–942.

32. Early Breast Cancer Collaborative Trialists' Group, "Polychemotherapy for Early Breast Cancer: An Overview of the Randomized Trials," *Lancet* 352 (September 1998): 930–942.

33. S. Rajagopal, P. J. Goodman, and I. F. Tannock, "Adjuvant Chemotherapy for Breast Cancer: Discordance Between Physicians' Perception of Benefit and the Results of Clinical Trials," *Journal of Clinical Oncology* 12, no. 6 (1994): 1296–1304.

34. G. Von Minckwitz, M. Untch, J. U. Clohmer et al., "Definition and Impact of Pathologic Complete Response on Prognosis After Neoadjuvant Chemotherapy in Various Intrinsic Breast Cancer Subtypes," *Journal of Clinical Oncology* 30, no. 15 (May 2012): 1796–1804.

35. D. B. Y. Fontein, A. Charehbili, J. W. R. Nortier et al., "Efficacy of Six Month Neoadjuvant Endocrine Therapy in Postmenopausal, Hormone Receptor-Positive Breast Cancer Patients—A Phase II Trial," *European Journal of Cancer* 50, no. 13 (September 2014): 2190–2200.

36. Early Breast Cancer Trialists' Cooperative Group, "Effects of Chemotherapy and Hormonal Therapy for Early Breast Cancer on Recurrence and 15-Year Survival: An Overview of the Randomized Trials," *Lancet* 365, no. 9472 (2005): 1687–1717.

37. W. H. Parker, M. S. Broder, E. Chang et al., "Ovarian Conservation at the Time of Hysterectomy and Long-Term Health Outcomes in the Nurses' Health Study," *Obstetrics and Gynecology* 113, no. 5 (May 2009): 1027–1037.

38. C. W. Taylor, S. Green, W. S. Dalton et al., "Multicenter Randomized Clinical Trial of Goserelin versus Surgical Ovariectomy in Premenopausal Patients with Receptor-Positive Metastatic Breast Cancer: An Intergroup Study," *Journal of Clinical Oncology* 16, no. 3 (March 1998): 994–999.

39. M. Kaufmann, W. Jonat, R. Blamey et al., "Survival Analyses from the ZEBRA Study: Goserelin (Zoladex)

Versus CMF in Premenopausal Women with Node-Positive Breast Cancer," *European Journal of Cancer* 39 (2003): 1711–1717.

40. R. Jakesz, H. Hausmaninger, E. Kubista et al., "Randomized Adjuvant Trial of Tamoxifen and Goserelin Versus Cyclophosphamide Methotrexate and Fluorouracil: Evidence for the Superiority of Treatment with Endocrine Blockade in Premenopausal Patients with Hormone-Responsive Breast Cancer—Austrian Breast and Colorectal Cancer Study Group Trial 5," *Journal of Clinical Oncology* 20, no. 24 (December 2002): 4621–4627.

41. S. J. Santner, R. J. Pauley, L. Tait, J. Kaseta, and R. J. Santen, "Aromatase Activity and Expression in Breast Cancer and Benign Breast Tissue Stromal Cells," *Journal of Clinical Endocrinology Metabolism* 82, no. 1 (January 1997): 200–208.

42. Michael Gnant, Brigitte Mlineritsch, Walter Schippinter et al., "Endocrine Therapy Plus Zolendronic Acid in Premenopausal Breast Cancer," *New England Journal of Medicine* 360, no. 7 (February 2009): 679–691.

43. O. Pagani, M. M. Regan, B. A. Walley et al., "Adjuvant Exemestane with Ovarian Suppression in Premenopausal Breast Cancer," *New England Journal of Medicine* 371, no. 2 (July 2014): 107–118.

44. P. A. Francis, SOFT Investigators, International Breast Cancer Study Group et al., "Adjuvant Ovarian Suppression in Premenopausal Breast Cancer," *New England Journal of Medicine* 372, no. 5 (January 2015): 436–446.

45. M. A. Cobleigh, C. L. Vogel, D. Tripathy et al., "Multinational Study of the Efficacy and Safety of Humanized Anti-HER2 Monoclonal Antibody in Women Who Have HER2-Overexpressing Metastatic Breast Cancer," *Journal of Clinical Oncology* 17 (1999): 2639–2648; C. L. Vogel, M. A. Cobleigh, D. Tripathy et al., "Efficacy and Safety of Trastuzumab as a Single Agent in First-Line Treatment of HER2-Overexpressing Metastatic Breast Cancer," *Journal of Clinical Oncology* 20 (2002): 719–772.

46. J. Baselga, E. A. Perez, T. Pienkowski, and R. Bell, "Adjuvant Trastuzumab: A Milestone in the Treatment of Her 2 Positive Early Breast Cancer," *Oncologist* 11, supp. 1 (2006): 4–12.

47. A. M. Gonzalez-Angulo, J. K. Litton, K. R. Brogilo et al., "High Risk of Recurrence for Patients with Breast Cancer Who Have Human Epidermal Growth Factor Receptor 2–Positive, Node-Negative Tumors 1 Cm or Smaller," *Journal of Clinical Oncology* 27, no. 34 (December 2009): 5700–5706.

48. L. Gianni, T. Pienkowski, Y. H. Im et al., "Efficacy and Safety of Neoadjuvant Pertuzumab and Trastuzumab in Women with Locally Advanced, Inflammatory, or Early HER2-Positive Breast Cancer (Neosphere): A Randomised Multicentre, Open-Label, Phase 2 Trial," *Lancet Oncology* 13 (2012): 25–32.

49. R. E. Coleman, H. Marshall, D. Cameron et al., "Breast-Cancer Adjuvant Treatment with Zoledronic Acid," *New England Journal of Medicine* 365 (2011): 1396–1405; A. H. Paterson, S. J. Anderson, B. C. Lembersky et al., "Oral Clodronate for Adjuvant Treatment of Operable Breast Cancer Insabp B-34) a Multicenter Placebo Controlled Randomized Trial," *Lancet Oncology* 13 (2012): 734–742.

50. Daniel Sanghoon Shin and Antoni Ribas, "The Evolution of Checkpoint Blockade as a Cancer Therapy: What's Here, What's Next?" *Current Opinion in Immunology* 33, supp. 8 (April 2015): 23–35.

51. "Pembrolizumab Shows Potential in Breast Cancer," *Cancer Discovery* 5, no. 2 (February 2015): 100–101.

52. U. Wiedermann, A. B. Davis, and C. C. Zielinski, "Vaccination for the Prevention and Treatment of Breast Cancer with Special Focus on HER-2/Neu Peptide Vaccines," *Breast Cancer Research and Treatment* 138, no. 1 (February 2013): 1–12.

53. V. Tirveedhi, N. Tucker, and J. Herndon et al., "Safety and Preliminary Evidence of Biologic Efficacy of a Mammoglobin-A DNA Vaccine in Patients with Stable Metastatic Breast Cancer," *Clinical Cancer Research* 20, no. 23 (December 2014): 5964–5975.

54. N. J. Chu, T. D. Armstrong, and E. M. Jaffee, "Nonviral Oncogenic Antigens and the Inflammatory Signals Driving Early Cancer Development as Targets for Cancer Immunoprevention," *Clinical Cancer Research* 21, no. 7

(2015): 1–9.

55. B. Majed, T. Moreau, K. Senouci, R. J. Salmon, A. Fourquet, and B. Asselain, "Is Obesity an Independent Prognosis Factor in Woman Breast Cancer?" *Breast Cancer Research and Treatment* 111, no. 2 (September 2008): 329–342.

56. R. Cheblowski, G. L. Blackburn, M. K. Hoy et al., "Survival Analyses from the Women's Intervention Nutrition Study (WINS) Evaluating Dietary Fat Reduction and Breast Cancer Outcome," *Journal of Clinical Oncology* 46, supp. 15 (2008): 522.

57. D. S. Chan, A. R. Vieira, D. Aune et al., "Body Mass Index and Survival in Women with Breast Cancer—Systematic Literature Review and Meta-Analysis of 82 Follow-up Studies," *Annals of Oncology* 25, no. 10 (October 2014): 1901–1914.

58. U. Veronesi, "Randomized Trials Comparing Conservative Techniques with Conventional Surgery: An Overview," in *Primary Management of Breast Cancer: Alternatives to Mastectomy,* Management of Malignant Diseases Series, ed. Jeffrey S. Tobias and Michael J. Peckham, 131–152 (London: E. Arnold, 1985).

59. W. P. Peters, M. Ross, J. J. Vredenburgh et al., "High-Dose Chemotherapy and Autologous Bone Marrow Support as Consolidation After Standard-Dose Adjuvant Therapy for High-Risk Primary Breast Cancer," *Journal of Clinical Oncology* 11, no. 6 (June 1993): 1132–1143.

60. M. S. Tallman, R. Gray, N. J. Robert et al., "Conventional Adjuvant Chemotherapy with or Without High-Dose Chemotherapy and Autologous Stem Cell Transplantation in High-Risk Breast Cancer," *New England Journal of Medicine* 349, no. 1 (July 2003): 17–26.

61. R. Garcia-Carbonero, M. Hidalgo, L. Paz-Ares et al., "Patient Selection in High-Dose Chemotherapy Trials: Relevance in High-Risk Breast Cancer," *Journal of Clinical Oncology* 15, no. 10 (October 1997): 3178–3184.

62. Early Breast Cancer Trialists' Cooperative Group, "Effects of Chemotherapy and Hormonal Therapy for Early Breast Cancer on Recurrence and 15-Year Survival: An Overview of the Randomized Trials," *Lancet* 365, no. 9472 (May 2005): 1687–1717.

63. Audre Lorde, *A Burst of Light: Essays* (New York: Firebrand, 1988).

第12章　特殊情況與族群

1. M. A. Lopez-Garcia, F. C. Geyer, M. Lacroix-Triki, C. Marchió, and J.S. Reis-Filho, "Breast Cancer Precursors Revisited: Molecular Features and Progression Pathways," *Histopathology* 57, no. 2 (August 2010): 171–192.

2. R. M. Tamimi, H. J. Baer, J. Marotti et al., "Comparison of Molecular Phenotypes of Ductal Carcinoma in Situ and Invasive Breast Cancer," *Breast Cancer Research* 10, no. 4 (August 2008): R67.

3. D. C. Allred, Y. Wu, S. Mao et al., "Ductal Carcinoma in Situ and the Emergence of Diversity During Breast Cancer Evolution," *Clinical Cancer Research* 14, no. 2 (January 2008): 370–378.

4. T. To, Institute for Clinical Evaluative Sciences, C. Wall, C. J. Baines, and A. B. Miller, "Is Carcinoma In Situ a Precursor Lesion of Invasive Breast Cancer?" *International Journal of Cancer* 135, no. 7 (October 2014): 1646–1652; E. Rakovitch, S. Nofech-Mozes, W. Hanna et al., "A Population-Based Validation Study of the DCIS Score Predicting Recurrence Risk in Individuals Treated by Breast-Conserving Surgery Alone," *Breast Cancer Research and Treatment* 152, no. 2 (July 2015): 389–398, doi: 10.1007/s10549-015-3464-6. Epub Jan 29, 2015.

5. K. Kerlikowske, A. Molinaro, I. Cha et al., "Characteristics Associated with Recurrence Among Women with Ductal Carcinoma In Situ Treated by Lumpectomy," *Journal of the National Cancer Institute* 95 (2003): 1692–1702;

Lawrence J. Solin, Alain Fourquet, Frank A. Vicini et al., "Long-Term Outcome After Breast-Conservation Treatment with Radiation for Mammographically Detected Ductal Carcinoma in Situ of the Breast," *Cancer* 103, no. 6 (2005): 1137–1146; J. B. Wilkinson, F. A. Vicini, C. Shah et al., "Twenty-Year Outcomes After Breast-Conserving Surgery and Definitive Radiotherapy for Mammographically Detected Ductal Carcinoma In Situ," *Annals of Surgical Oncology* 19 (2012): 3785–3791; Anthony B. Miller, Claus Wall, Cornelia J. Baines et al., "Twenty-Five-Year Follow-up for Breast Cancer Incidence and Mortality of the Canadian National Breast Screening Study: A Randomised Screening Trial," *British Medical Journal* 348 (2014): G366.

6. E. R. Fisher, S. R. Land, B. Fisher, E. Mamounas, L. Gilarski, and N. Wolmark, "Pathological Findings from the National Surgical Adjuvant Breast and Bowel Project: Twelve-Year Observations Concerning Lobular Carcinoma In Situ," *Cancer* 100 (2004): 238–244.

7. E. S. Hwang, S. J. Nyante, Y. Y. Chen et al., "Clonality of Lobular Carcinoma in Situ and Synchronous Invasive Lobular Carcinoma," *Cancer* 100 (2004): 2562–2572.

8. U. Raju, L. Mei, S. Seema, Q. Hina, S. R. Wolman, and M. J. Worsham, "Molecular Classification of Breast Carcinoma In Situ," *Current Genomics* 7, no. 8 (November 2006): 523–532.

9. S. Akashi-Tanaka, T. Fukutomi, T. Nanasawa, K. Matuso, T. Hasegawa, and H. Tsuda, "Treatment of Non-Invasive Carcinoma: Fifteen-Year Results at the National Cancer Center Hospital in Tokyo," *Breast Cancer* 7 (2000): 341–344; G. L. Ottesen, H. P. Gaversen, M. Blichert-Toft, I. J. Christensen, and J. A. Anderson, "Carcinoma In Situ of the Female Breast: 10-Year Follow-up Results of a Prospective Nationwide Study," *Breast Cancer Research and Treatment* 62 (2000): 197–210; N. S. Goldstein, L. L. Kestin, and F. A. Vicini, "Clinical Pathologic Implications of E-Cadherin Reactivity in Patients with Lobular Carcinoma In Situ of the Breast," *Cancer* 92 (2001): 738–747.

10. T. A. King, S. Muhsen, S. Patil et al., "Is There a Role for Routine Screening MRI in Women with LCIS?" *Breast Cancer Research and Treatment* 142, no. 2 (November 2013): 445–453.

11. Patient and Caregiver Resources, National Comprehensive Cancer Network (NCCN), www.nccn.org/patients.

12. M. Moran and B. G. Haffty, "Lobular Carcinoma In Situ as a Component of Breast Cancer: The Long-Term Outcome in Patients Treated with Breast Conservation Therapy," *Journal of Radiation, Oncology, Biology and Physics* 40 (1998): 353–358; A. L. Abner, J. L. Connolly, A. Recht et al., "The Relation Between the Presence and Extent of Lobular Carcinoma In Situ and the Risk of Local Recurrence for Patients with Infiltrating Carcinoma of the Breast Treated with Conservative Surgery and Radiation Therapy," *Cancer* 88 (2000): 1072–1077; A. R. Sasson, B. Fowble, A. L. Hanlon et al., "Lobular Carcinoma In Situ Increases the Risk of Local Recurrence in Selected Patients with Stages I and II Breast Carcinoma Treated with Conservative Surgery and Radiation," *Cancer* 91 (2001): 1862–1869; K. A. Carolin, S. Tekyi-Mensah, and H. A. Pass, "Lobular Carcinoma In Situ and Invasive Cancer: The Contralateral Breast Controversy," *Breast Journal* 8 (2002): 263–268.

13. C. E. Alpers and S. R. Wellings, "The Prevalence of Carcinoma In Situ in Normal and Cancer-Associated Breasts," *Human Pathology* 16 (1985): 796–807; M. Nielsen, J. Jensen, and J. Andersen, "Non-Invasive Cancerous and Cancerous Breast Lesions During Lifetime and at Autopsy," *Cancer* 54 (1984): 612–615.

14. W. L. Betsill, P. P. Rosen, P. H. Lieberman et al., "Intraductal Carcinoma: Long-Term Follow-up After Treatment by Biopsy Alone," *Journal of the American Medical Association* 239 (1978): 1863–1867; D. L. Page and W. D. Dupont, "Intraductal Carcinoma of the Breast," *Cancer* 49, no. 4 (February 1982): 751–758.

15. T. Tot, "The Theory of the Sick Breast Lobe and the Possible Consequences," *International Journal of Surgical Pathology* 15, no. 4 (2007): 369–375.

16. M. Morrow, C. Bucci, and A. Rademaker, "Medical Contraindications Are Not a Major Factor in the Underutilization of Breast Conserving Therapy," *Journal of the American College of Surgeons* 186, no. 3 (March 1998): 269–274.

17. L. J. Solin, S. G. Orel, W. T. Hwang et al., "Relationship of Breast Magnetic Resonance Imaging to Outcome After Breast Conservation Treatment with Radiation for Women with Early-Stage Invasive Breast Carcinoma or Ductal Carcinoma In Situ," *Journal of Clinical Oncology* 26, no. 3 (January 2008): 386–391; A. S. Kumar, D. F. Chen, A. Au et al., "Biologic Significance of False-Positive Magnetic Resonance Imaging Enhancement in the Setting of Ductal Carcinoma In Situ," *American Journal of Surgery* 192, no. 4 (October 2006): 520–524.

18. N. Bijker, P. Meijnen, J. L. Peterse et al., "Breast-Conserving Treatment with or Without Radiotherapy in Ductal Carcinoma-In-Situ: Ten-Year Results of European Organization for Research and Treatment of Cancer Randomized Phase III Trial 10853—A Study by the EORTC Breast Cancer Cooperative Group and EORTC Radiotherapy Group," *Journal of Clinical Oncology* 24, no. 21 (July 2006): 3381–3387; S. O. Emdin, B. Granstrand, A. Ringberg et al., "SWEDCIS: Radiotherapy After Sector Resection for Ductal Carcinoma In Situ of the Breast: Results of a Randomised Trial in a Population Offered Mammography Screening," *Acta Oncologica* 45, no. 5 (2006): 536–543; B. Fisher, S. Land, E. Mamounas, J. Dignam, E. R. Fisher, and N. Wolmark, "Prevention of Invasive Breast Cancer in Women with Ductal Carcinoma In Situ: An Update of the National Surgical Adjuvant Breast and Bowel Project Experience," *Seminars in Oncology* 28, no. 4 (2001): 400–418; J. Houghton, W. D. George, J. Cuzick et al., "Radiotherapy and Tamoxifen in Women with Completely Excised Ductal Carcinoma in Situ of the Breast in the UK, Australia, and New Zealand: Randomized Controlled Trial," *Lancet* 362, no. 9378 (2003): 95–102.

19. "Oncotype DX DCIS Score Predicts Recurrence," *Cancer Discovery* 5, no. 2 (February 2015): OF3.

20. M. Silverstein, J. Waisman, P. Gamagami et al., "Intraductal Carcinoma of the Breast (208 Cases): Clinical Factors Influencing Treatment Choice," *Cancer* 66, no. 1 (July 1990): 102–108.

21. L. A. Habel, N. S. Achacoso, R. Haque et al., "Declining Recurrence Among Ductal Carcinoma In Situ Patients Treated with Breast-Conserving Surgery in the Community Setting," *Breast Cancer Research* 11, no. 6 (November 2009): R85.

22. S. D. Finkelstein, R. Sayegh, and W. R. Thompson, "Late Recurrence of Ductal Carcinoma In Situ at the Cutaneous End of Surgical Drainage Following Total Mastectomy," *American Surgeon* 59 (July 1993): 410–414; D. E. Fisher, S. J. Schnitt, R. Christian, J. R. Harris, and I. C. Henderson, "Chest Wall Recurrence of Ductal Carcinoma In Situ of the Breast After Mastectomy," *Cancer* 71, no. 10 (1993): 3025–3028.

23. A. U. Budzar, S. E. Singletary, D. J. Booser, D. K. Frye, B. Wasaff, and G. N. Hortobagyi, "Combined Modality Treatment of Stage III and Inflammatory Breast Cancer: MD Anderson Cancer Center Experience," *Surgical Oncology Clinics of North America* 4, no. 4 (1995): 715–734.

24. R. Mehra and B. Burtness, "Antibody Therapy for Early-Stage Breast Cancer: Trastuzumab Adjuvant and Neoadjuvant Trials," *Expert Opinion on Biological Therapy* 6, no. 9 (2006): 951–962.

25. C. Liedtke, C. Hatzis, W. F. Symmans et al., "Genomic Grade Index Is Associated with Response to Chemotherapy in Patients with Breast Cancer," *Journal of Clinical Oncology* 27, no. 19 (2009): 3185–3191.

26. A. M. Chen, F. Meric-Bernstam, K. K. Hunt et al., "Breast Conservation After Neoadjuvant Chemotherapy," *Cancer* 103, no. 4 (2005): 689–695; S. D. M. Merajver, B. L. Weber, R. Cody et al., "Breast Conservation and Prolonged Chemotherapy for Locally Advanced Breast Cancer: The University of Michigan Experience," *Journal of Clinical Oncology* 15, no. 8 (1997): 2873–2881.

27. S. L. Liauw, R. K. Benda, C. G. Morris et al., "Inflammatory Breast Carcinoma: Outcomes with Trimodality Therapy for Nonmetastatic Disease," *Cancer* 1000, no. 5 (2004): 920–928.

28. A. Fourquet, A. de la Rochefordiere, F. Campana, "Occult Primary Cancer with Axillary Metastases," in *Diseases of the Breast,* 3rd ed., ed. J. R. Harris, M. E. Lippman, M. Morrow, and C. K. Osborne, 802–896 (Philadelphia: Lippincott Raven, 1996).

29. B. Van Ooijen, M. Bontenbal, S. C. Henzen-Logmans, and P. C. Koper, "Axillary Nodal Metastases from an

Occult Primary Consistent with Breast Carcinoma," *British Journal of Surgery* 80, no. 10 (1993): 1299–1300.

30. Harvey Graham, *The Story of Surgery* (New York: Doubleday, Doran, 1939).

31. W. S. Wood and C. Hegedus, "Mammary Paget's Disease and Intraductal Carcinoma: Histologic, Histochemical and Immunocytochemical Comparison," *American Journal of Dermapathology* 10 (1988): 183–188.

32. W. Fu, V. K. Mittel, S. C. Young, "Paget Disease of the Breast: Analysis of 41 Patients," *American Journal of Clinical Oncology* 24 (2001): 397–400.

33. C. Kaelin, "Paget's Disease," in *Diseases of the Breast,* 3rd ed., ed. J. R. Harris, M. E. Lippman, M. Morrow, and C. K. Osborne (Philadelphia: Lippincott Raven, 1996), 1007–1013.

34. J. K. Marshall, K. A. Griffith, B. G. Haffty et al., "Conservative Management of Paget Disease of the Breast with Radiotherapy: 10–15 Year Results," *Cancer* 97 (2003): 2142–2149.

35. M. D. Lagios, P. R. Westdahl, M. R. Rose et al., "Paget's Disease of the Nipple," *Cancer* 54 (1984): 545–551.

36. S. J. Kister and C. D. Haagensen, "Paget's Disease of the Breast," *American Journal of Surgery* 119 (1970): 606–609; G. Malák and L. Tapolcsányi, "Characteristics of Paget's Carcinoma of the Nipple and Problems of Its Negligence," *Oncology* 30 (1974): 278–293.

37. M. A. Guerrero, B. R. Ballard, and A. M. Grau, "Malignant Phyllodes Tumor of the Breast: Review of the Literature and Case Report of Stromal Overgrowth," *Surgical Oncology* 12 (2003): 27–37; A. W. Chaney, A. Pollack, M. D. McNeese et al., "Primary Treatment of Cystosarcoma Phyllodes of the Breast," *Cancer* 89, no. 7 (2000): 1502–1511.

38. M. Intra, N. Rotmensz, G. Viale et al., "Clinicopathologic Characteristics of 143 Patients with Synchronous Bilateral Invasive Breast Carcinomas Treated in a Single Institution," *Cancer* 101 (2004): 905–912.

39. Carey K. Anders, Rebecca Johnson, Jennifer Litton, Marianne Phillips, and Archie Bleyer, "Breast Cancer Before Age 40 Years," *Seminars in Oncology* 36, no. 3 (June 2009): 237–249.

40. S. R. Young, Robert T. Pilarski, Talia Donenberg et al., "The Prevalence of BRCA1 Mutations Among Young Women with Triple-Negative Breast Cancer," *British Medical Cancer* 9 (2009): 86.

41. H. A. Azim Jr., S. Michiels, P. L. Bedard et al., "Elucidating Prognosis and Biology of Breast Cancer Arising in Young Women Using Gene Expression Profiling," *Clinical Cancer Research* 18 (2012): 1341–1351; Hatem A. Azim Jr. and Ann H. Patridge, "Biology of Breast Cancer in Young Women," *Breast Cancer Research* 16 (2014): 427.

42. J. Kotsopoulos, J. Lubinski, L. Salmena et al., "Breastfeeding and the Risk of Breast Cancer in BRCA1 and BRCA2 Mutation Carriers," *Breast Cancer Research* 14, no. 2 (March 2012): R42.

43. H. Bartelink, J. C. Horiot, P. M Poortmans et al., "Impact of Higher Radiation Dose on Local Control and Survival in Breast Conserving Therapy of Early Breast Cancer: 10-Year Result of the Randomized Boost Versus No Boost EORTC 22881-10882 Trial," *Journal of Clinical Oncology* 25, no. 22 (August 2007): 3259–3265.

44. S. Aebi, S. Gelber, M. Castiglione-Gertsch et al., "Is Chemotherapy Alone Adequate for Young Women with Estrogen-Receptor-Positive Breast Cancer?" *Lancet* 355, no. 9218 (2000): 1869–1874.

45. A. Goldhirsch, R. D. Gelber, and M. Castiglione, "The Magnitude of Endocrine Effects of Adjuvant Chemotherapy for Premenopausal Breast Cancer Patients: The International Breast Cancer Study Group," *Annals of Oncology* 1, no. 3 (1990): 183–188; O. Pagani, A. O'Neill, M. Castiglione et al., "Prognostic Impact of Amenorrhoea After Adjuvant Chemotherapy in Premenopausal Breast Cancer Patients with Axillary Node Involvement: Results of the International Breast Cancer Study Group (IBCSG) Trial VI," *European Journal of Cancer* 34, no. 5 (1998): 632–640; J. N. M. Walshe, N. Denduluri, and S. M. Swain, "Amenorrhea in Premenopausal Women After Adjuvant Chemotherapy for Breast Cancer," *Journal of Clinical Oncology* 24, no. 36 (2006): 5769–5779.

46. Prudence A. Francis, Meredith M Regan, Gini F. Fleming et al., "Adjuvant Ovarian Suppression in Premenopausal Breast Cancer," *New England Journal of Medicine* 372 (2015): 436–446.

47. Halle C. F. Moore, Joseph M. Unger, Kelly-Anne Phillips et al., "Goserelin for Ovarian Protection During Breast-Cancer Adjuvant Chemotherapy," *New England Journal of Medicine* 372, no. 10 (March 2015): 923–932.

48. K. Okaty, E. Buyuk, N. Libertella et al., "Fertility Preservation in Breast Cancer Patients: A Prospective Controlled Comparison of Ovarian Stimulation with Tamoxifen and Letrozole for Embryo Cryopreservation," *Journal of Clinical Oncology* 23 (2005): 4347–4353; A. A. Azim, M. Costantini-Ferrando, and Kutluk Oktay, "Safety of Fertility Preservation by Ovarian Stimulation with Letrozole and Gonadotropins in Patients with Breast Cancer: A Prospective Controlled Study," *Journal of Clinical Oncology* 26 (2008): 2630–2635.

49. A. H. Partridge and K. J. Ruddy, "Fertility and Adjuvant Treatment in Young Women with Breast Cancer," *Breast* 16, supp. 2 (2007): S175–181.

50. Hatem A. Azim Jr., Luigi Santoro, William Russell-Edu, George Pentheroudakis, Nicholas Pavlidis, and Fedro A. Peccatori, "Prognosis of Pregnancy-Associated Breast Cancer: A Meta-Analysis of 30 Studies," *Cancer Treatment Reviews* 38 (2012): 834–842.

51. J. A. Petrek, "Childbearing Issues in Breast Carcinoma Survivors," *Cancer* 79, no. 7 (1997): 1271–1278.

52. L. J. Blakely, A. U. Buzdarm, J. A. Lozada et al., "Effects of Pregnancy After Treatment for Breast Carcinoma on Survival and Risk of Recurrence," *Cancer* 100 (2004): 465–469; S. Gelber, A. Coates, A. Goldhirsch et al., "Effect of Pregnancy on Overall Survival After the Diagnosis of Early-Stage Breast Cancer," *Journal of Clinical Oncology* 19 (2001): 1671–1675; B. A. Mueller, M. S. Simon, D. Deapen et al., "Childbearing and Survival After Breast Carcinoma in Young Women," *Cancer* 98 (2003): 1131–1140.

53. R. A. Silliman, L. Balducci, J. S. Goodwin, F. F. Holmes, and E. A. Leventhal, "Breast Cancer Care in Old Age: What We Know, Don't Know, and Do," *Journal of the National Cancer Institute* 85, no. 3 (1993): 190–199.

54. K. S. Hughes, L. A. Schnapper, D. Berry et al., "Lumpectomy Plus Tamoxifen with or Without Irradiation in Women 70 Years of Age or Older with Early Breast Cancer," *New England Journal of Medicine* 351 (2004): 971–977.

55. M. D. Deapen, M. C. Pike, J. T. Casagrande, and G. S. Brody, "The Relationship Between Breast Cancer and Augmentation Mammoplasty: An Epidemiologic Study," *Plastic and Reconstructive Surgery* 77, no. 3 (March 1986): 361–368.

56. G. M. Jacobson, W. T. Sause, J. W. Thomson, and H. P. Plenk, "Breast Irradiation Following Silicone Gel Implants," *International Journal of Radiation, Oncology, Biology and Physics* 12, no. 5 (1986): 835–838.

57. Richard M. Schwartz, Robert B. Newell, James F. Hauch, and William H. Fairweather, "A Study of Familial Male Breast Carcinoma and a Second Report," *Cancer* 46, no. 12 (December 1980): 2697–2701.

58. A. W. Jackson, S. Muldal, C. H. Ockey, and P. J. O'Connor, "Carcinoma of the Male Breast in Association with the Klinefelter Syndrome," *British Medical Journal* 1, no. 5429 (January 1965): 223–225.

59. Elaine Ron, Takayoshi Ikeda, Dale L. Preston, and Shoji Tokuoka, "Male Breast Cancer Incidence Among Atomic Bomb Survivors," *Journal of the National Cancer Institute* 97, no. 8 (April 2005): 603–605.

60. J. H. Campbell and S. D. Cummins, "Metastases Simulating Mammary Cancer in Prostatic Carcinoma Under Estrogenic Therapy," *Cancer* 4 (1951): 303–311.

61. E. R. Port, J. V. Fey, H. S. Cody III et al., "Sentinel Lymph Node Biopsy in Patients with Male Breast Carcinoma," *Cancer* 91, no. 2 (2001): 319–323.

62. A. Chakravarthy and C. R. Kim, "Post-Mastectomy Radiation in Male Breast Cancer," *Radiotherapy Oncology* 65, no. 2 (2002): 99–103.

63. H. Eggelmann, A. Ignatov, B. J. Smith et al., "Adjuvant Therapy with Tamoxifen Compared to Aromatase Inhibitors for 257 Male Breast Cancer Patients," *Breast Cancer Research and Treatment* 137, no. 2 (2013): 465–470.

第13章 局部治療・・手術

1. A. K. Exadaktylos, D. J. Buggy, D. C. Moriarty, E. Mascha, and D. I. Sessler, "Can Anesthetic Technique for Primary Breast Cancer Surgery Affect Recurrence or Metastasis," *Anesthesiology* 105, no. 4 (2006): 660–664.

2. D. I. Sessler, S. Ben-Eliyahu, E. J. Mascha, M. O. Parat, and D. J. Buggy, "Can Regional Anesthesia Reduce the Risk of Recurrence After Breast Cancer? Methodology of a Multicenter Randomized Trial," *Contemporary Clinical Trials* 29, no. 4 (July 2008): 517–526.

3. C. Boneti, S. Korourian, Z. Diaz, C. Santiago, S. Mumford, L. Adkins, and V. S. Klimberg, "Scientific Impact Award: Axillary Reverse Mapping (Arm) to Identify and Protect Lymphatics Draining the Arm During Axillary Lymphadenectomy," *American Journal of Surgery* 198, no. 4 (October 2009): 482–487.

4. Malcolm R. Kell, John P. Burke, Mitchel Barry, and Monica Morrow, "Outcome of Axillary Staging in Early Breast Cancer: A Meta-Analysis," *Breast Cancer Research and Treatment* 120, no. 2 (January 2010): 441–447.

5. A. H. Moskovitz, B. O. Anderson, R. S. Yeung, D. R. Byrd, T. J. Lawton, and R. E. Moe, "Axillary Web Syndrome After Axillary Dissection," *American Journal of Surgery* 181, no. 5 (2001): 434–439.

6. R. H. Baron, J. V. Fey, P. I. Borgen et al., "Eighteen Sensations After Breast Cancer Surgery: a 5-Year Comparison of Sentinel Lymph Node Biopsy and Axillary Lymph Node Dissection," *Annals of Surgical Oncology* 14, no. 5 (May 2007): 1653–1661.

7. S. F. Sener, D. J. Winchester, C. H. Martz et al., "Lymphedema After Sentinel Lymphadenectomy for Breast Carcinoma," *Cancer* 92, no. 4 (2001): 748–752.

8. M. Thompson, R. Henry-Tillman, A. Marguiles et al., "Hematoma-Directed Ultrasound-Guided (Hug) Breast Lumpectomy," *Annals of Surgical Oncology* 14, no. 1 (January 2007): 148–156.

9. J. W. Jakub, R. J. Gray, A. C. Degnim, J. C. Boughey, M. Gardner, and C. E. Cox, "Current Status of

Radioactive Seed for Localization of Non-Palpable Breast Lesions," *American Journal of Surgery* 199, no. 4 (April 2010): 522–528.

10. B. O. Anderson, R. Masetti, and M. J. Silverstien, "Oncoplastic Approaches to Partial Mastectomy: An Overview of Volume-Displacement Techniques," *Lancet Oncology* 6, no. 3 (2005): 145–157.

11. F. Bertolini, J-Y. Petit, M. G. Kolonin, "Stem Cells from Adipose Tissue and Breast Cancer: Hype, Risks and Hope," *British Journal of Cancer* 112 (2015): 419–423.

12. S. Paepke, R. Schmid, S. Fleckner et al., "Subcutaneous Mastectomy with Conservation of the Nipple-Areola Skin: Broadening the Indications," *Annals of Surgery* 250, no. 2 (August 2009): 288–292.

13. Audre Lorde, *The Cancer Journals* (New York: Spinsters, 1980).

14. Rose Kushner, *Why Me?* (Cambridge, MA: Kensington, 1982).

15. Ana M. Fernández-Frias, José Aguilar, Juan A. Sánchez, Belén Merck, Antonio Piñero, and Rafael Calpena, "Immediate Reconstruction After Mastectomy for Breast Cancer: Which Factors Affect Its Course and Final Outcome?" *Journal of the American College of Surgeons* 208, no. 1 (January 2009): 126–133.

16. B. A. Pockaj, A. C. Degnim, J. C. Boughey et al., "Quality of Life After Breast Cancer Surgery: What Have We Learned and Where Should We Go Next?" *Journal of Surgical Oncology* 99 (2009): 447–455.

17. M. H. Frost, J. M. Slzak, N. V. Tran, et al., "Satisfaction After Contralateral Prophylactic Mastectomy: The Significance of Mastectomy Type, Reconstructive Complications, and Body Appearance," *Journal of Clinical Oncology* 23 (2005): 7849–7856.

18. M. B. El-Tamer, B. M. Ward, T. Schifftner et al, "Morbidity and Mortality Following Breast Cancer Surgery in Women: National Benchmarks for Standards of Care," *Annals of Surgery* 245 (2007): 665–671.

19. Deena Metzger, *Tree & the Woman Who Slept with Men to Take the War Out of Them* (Oakland, CA:

Wingbow, 1983).

20. Tina Sutton, "Rise and Shine," *Boston Globe, May* 3, 2009.

第14章　局部治療・・放射治療

1. T. Whelan, R. Mackenzie, Jim Julian et al., "Randomized Trial of Breast Irradiation Schedules After Lumpectomy for Women with Lymph Node-Negative Breast Cancer," *Journal of the National Cancer Institute* 94, no. 15 (August 2002): 1143–1150.

2. F. M. Dirbas, S. S. Jeffrey, and D. R. Goffinet, "The Evolution of Accelerated, Partial-Breast Irradiation as a Potential Treatment Option for Women with Newly Diagnosed Breast Cancer Considering Breast Conservation," *Cancer Biotherapy and Radiopharmaceuticals* 19, no. 6 (2004): 673–705.

3. F. A. Vicini, K. L. Baglan, L. L. Kestin et al., "Accelerated Treatment of Breast Cancer," *Journal of Clinical Oncology* 19 (2001): 1993–2001.

4. U. Veronesi, R. Orecchia, A. Luini et al., "A Preliminary Report of Interoperative Radiotherapy (IORT) in Limited Stage Breast Cancers That Are Conservatively Treated," *European Journal of Cancer* 37 (2001): 2178–2183.

5. J. S. Vaidya, M. Baum, J. S. Tobias et al., "Long-Term Results of Targeted Intraoperative Radiotherapy (Targit) Boost During Breast-Conserving Surgery," *International Journal of Radiation, Oncology, Biology and Physics* 81, no. 4 (November 2011): 1091–1097.

6. J. M. Kurtz, R. Amalric, H. Brandone, Y. Ayme, and J. M Spitalier, "Contralateral Breast Cancer and Other Second Malignancies in Patients Treated by Breast-Conserving Therapy with Radiation," *International Journal of Radiation, Oncology, Biology and Physics* 15 (1987): 277–284.

第15章　全身性治療：化療、賀爾蒙治療、標靶治療

1. G. Bonadonna, V. E. Valagussa, A. Rossi et al., "Ten-Year Experience with CMF-Based Adjuvant Chemotherapy in Resectable Breast Cancer," *Breast Cancer Research and Treatment* 5 (1985): 95–115.

2. American Society of Clinical Oncology, "American Society of Clinical Oncology Recommendations for the Use of Hematopoetic Colony Stimulating Factors: Evidence-Based Clinical Practice Guidelines," *Journal of Clinical Oncology* 12 (1994): 2471–2508.

3. D. Hershman, A. I Neugut, J. S. Jacobson et al., "Acute Myeloid Leukemia or Myelodysplastic Syndrome Following Use of Granulocyte Colony-Stimulating Factors During Breast Cancer Adjuvant Chemotherapy," *Journal of the National Cancer Institute* 99 (2007): 196–205.

4. National Comprehensive Cancer Network, "NCCN Practice Guidelines in Oncology 2004, vol. 1: High Emetic Risk, Chemotherapy-Emesis Prevention," *www.nccn.org/professionals/phusician_ls/pdf/breast.pdf.*

5. L. N. Chaudhary, S. Wen, J. Xiao, A. K. Swisher, S. Kurian, and J. Abraham, "Weight Change Associated with Third-Generation Adjuvant Chemotherapy in Breast Cancer Patients," *Journal of Community Support Oncology* 12, no. 10 (October 2014): 355–360.

6. C. Printz, "Obesity Associated with Higher Mortality in Women with ER-Positive Breast Cancer," *Cancer* 120, no. 21 (November 2014): 3267.

7. R. M. Speck, A. Demichele, J. T. Farrar et al., "Taste Alteration in Breast Cancer Patients Treated with Taxand Chemotherapy: Experience, Effect and Coping Strategies Support Care," *Cancer* 21, no. 2 (2013): 549–555.

8. I. IJpma, R. J. Renken, G. J. Ter Horst, and A. K. Reyners, "Metallic Taste in Cancer Patients Treated with Chemotherapy," *Cancer Treatment Reviews* 41, no. 2 (February 2015): 179–186.

9. P. J. Goodwin, M. Ennis, K. I. Pritchard, M. Trudeau, N. Hood, "Risk of Menopause During the First Year

After Breast Cancer Diagnosis," *Journal of Clinical Oncology* 17, no.8 (1999): 2365–2370; J. Bines, D. M. Oleske, and M. A. Cobleigh, "Ovarian Function in Premenopausal Women Treated with Adjuvant Chemotherapy for Breast Cancer," *Journal of Clinical Oncology* 14, no. 5 (1996): 1718–1729.

10. M. A. Cobleigh, J. Bines, D. Harris, S. Lafollette, S. T. Lincoln, and J. M. Walter, "Amenorrhea Following Adjuvant Chemotherapy for Breast Cancer," *Proceedings of the American Society of Clinical Oncology* 14 (1995): 115; C. J. Bryce, T. Shenkier, K. Gelmon, C. Trevisan, and I. Olivitto, "Menstrual Disruption in Premenopausal Breast Cancer Patients Receiving CMF (V) vs AC Adjuvant Chemotherapy," *Breast Cancer Research and Treatment* 50, no. 3 (1998): 336.

11. H. C. F. Moore, J. M. Unger, K. A. Phillips et al., "Goserelin for Ovarian Protection During Breast-Cancer Adjuvant Chemotherapy," *New England Journal of Medicine* 372 (2015): 923–932.

12. D. Irvine, L. Vincent, J. E. Graydon, N. Bubela, and L. Thompson, "The Prevalence and Correlates of Fatigue in Patients Receiving Treatment with Chemotherapy and Radiotherapy: Comparison with the Fatigue Experienced by Healthy Individuals," *Cancer Nursing* 17, no. 5 (1994): 367–378.

13. J. F. Meneses-Echávez, E. González-Jiménez, and R. Ramírez-Vélez, "Effects of Supervised Exercise on Cancer-Related Fatigue in Breast Cancer Survivors: A Systematic Review and Meta-Analysis," *BMC Cancer* 15, no. 1 (2015): 77.

14. Arti Hurris, George Somlo, and Tim Ahles, "Renaming 'Chemo-brain,'" *Cancer Investigation* 25, no. 6 (2007): 373–377; N. Biglia, V. E. Bounous, A. Malabaila et al., "Objective and Self-Reported Cognitive Dysfunction in Breast Cancer Women Treated with Chemotherapy: A Prospective Study," *European Journal of Cancer Care* 21, no. 4 (2012): 485–492; J. S. Wefel, A. K. Saleeba, A. U. Buzdar et al., "Acute and Late Onset Cognitive Dysfunction Associated with Chemotherapy in Women with Breast Cancer," *Cancer* 116 (2010): 3348–3356.

15. R. E. Smith, J. Bryant, A. Decillis et al., "Acute Myeloid Leukemia and Myelosyplastic Syndrome After Doxorubicin-Cyclophosphomide Adjuvant Therapy for Operable Breast Cancer: The National Surgical Breast and Bowel Project Experience," *Journal of Clinical Oncology* 21 (2003): 1195–1204.

16. S. M. Swain, F. S. Whatley, M. S. Ewer, "Congestive Heart Failure in Patients Treated with Doxorubicin: A Retrospective Analysis of Three Trials," *Cancer* 97 (2003): 2869–2879.

17. E. Rivera, M. Cianfrocca, "Cancer Overview of Neuropathy Associated with Taxanes for the Treatment of Metastatic Breast Cancer," *Chemother Pharmacol* 75, no. 4 (April 2015): 659–670.

18. Bernie S. Siegel, *Love, Medicine and Miracles: Lessons Learned About Self-Healing from a Surgeon's Experience with Exceptional Patients* (New York: Harper Row, 1986).

19. C. L. Loprinski, J. Dugler, J. A. Sloan et al., "Venlafaxine Alleviates Hot Flashes: An NCCTG Trial," *Proceedings of ASCO* 19 (2000), abstract 4.

20. T. Saphner, D. C. Tormey, R. Gray, "Venous and Arterial Thrombosis in Patients Who Received Adjuvant Therapy for Breast Cancer," *Journal of Clinical Oncology* 9, no. 2 (1991): 286–294.

21. B. Fisher, J. P. Costantino, D. L. Wickerham et al., "Tamoxifen for the Prevention of Breast Cancer: Report of the National Surgical Adjuvant Breast and Bowel Project P-1 Study," *Journal of the National Cancer Institute* 90 (1998): 1371–1388.

22. E. Chalas, J. P. Costantino, D. L. Wickerham et al., "Benign Gynecological Conditions Among Participants in the Breast Cancer Prevention Trial," *American Journal of Obstetrics and Gynecology* 192, no. 4 (2005): 1230–1237.

23. M. Caleffi, I. S. Fentiman, G. M. Clark et al., "Effect of Tamoxifen on Oestrogen Binding, Lipid and Lipoprotein Concentrations and Blood Clotting Parameters in Premenopausal Women with Breast Pain," *Journal of Endocrinology* 119, no. 2 (1988): 335–339.

24. B. Kristensen, B. Ejlertsen, P. Dalgaard, L. Larsen, S. N. Holmegaard, I. Transbøl, and H. T. Mouridsen, "Tamoxifen and Bone Metabolism in Postmenopausal Low-Risk Breast Cancer Patients: A Randomized Study," *Journal of Clinical Oncology* 12, no. 5 (1994): 992–997.

25. A. U. Budzar, C. Marcus, F. Holmes, V. Hug, G. Hortobagyi, "Phase II Evaluation of Ly156758 in Metastatic Breast Cancer," *Oncology* 45, no. 5 (1988): 344–345.

26. W. J. Gradishar, J. E. Glusman, C. L. Vogel et al., "Raloxifene HCL: A New Endocrine Agent Is Active in Estrogen-Receptor-Positive Metastatic Breast Cancer," *Breast Cancer Research and Treatment* 46, no. 53 (1997), abstract no. 209.

27. K. Strasser-Weippl, T. Badovinac-Crnjevic, L. Fan, and P. E. Goss, "Extended Adjuvant Endocrine Therapy in Hormone-Receptor-Positive Breast Cancer," *Breast* 22, supp. 2 (August 2013): S171–175.

28. A. U. Buzdar and the ATAC Trialists' Group, "Clinical Features of Joint Symptoms Observed in the 'Arimidex,' Tamoxifen Alone or in Combination (ATAC) Trial," *Journal of Clinical Oncology* 24, no. 18S (2006): 551.

29. K. Briot, M. Tubiana-Hulin, L. Bastit, I. Kloos, and C. Roux, "Effect of a Switch of Aromatase Inhibitors on Musculoskeletal Symptoms in Postmenopausal Women with Hormone-Receptor-Positive Breast Cancer: The Atoll (Articular Tolerance of Letrozole) Study," *Breast Cancer Research and Treatment* 120, no. 1 (February 2010): 127–134.

30. D. L. Hersman, "Perfecting Breast Cancer Treatment—Incremental Gains and Musculoskeletal Pains," *New England Journal of Medicine* 372 (January 2015): 477–478.

31. L. E. Geisler, P. E. Lonning, L. Krag et al., "Changes in Bone and Lipid Metabolism in Postmenopausal Women with Early Breast Cancer After Terminating 2-Year Treatment with Exemestane: A Randomized, Placebo-Controlled Study," *European Journal of Cancer* 42, no. 17 (November 2006): 2968–2975.

32. S. Hines, J. A. Sloan, P. J. Atherton et al., "Zoledronic Acid for Treatment of Osteopenia and Osteoporosis in Women with Primary Breast Cancer Undergoing Adjuvant Aromatase Inhibitor Therapy," *Breast* 19, no. 2 (April 2010): 92–96.

33. S. G. Ahn, S. H. Kim, H. M. Lee, S. A. Lee, and J. Jeong, "Survival Benefit of Zolendronic Acid in Postmenopausal Breast Cancer Patients Receiving Aromatase Inhibitors," *Journal of Breast Cancer* 17, no. 4 (December 2014): 350–355.

34. Richard S. Finn, John P. Crown, Istvan Lang et al., "The Cyclin-Dependent Kinase 4/6 Inhibitor Palbociclib in Combination with Letrozole Versus Letrozole Alone as First Line Treatment of Oestrogen Receptor-Positive, Her2-Negative, Advanced Breast Cancer (Paloma-1/ Trio-18): A Randomized Phase 2 Study," *Lancet Oncology* 1691 (January 2015): 25–35.

35. D. E. Dolan, S. Gupta, "Pd-1 Pathway Inhibitors: Changing the Landscape of Cancer Immunotherapy," *Cancer Control* 21, no. 3 (2014): 231–237.

36. M. Fracol, S. Xu, R. Mick et al., "Response to Her-2 Pulsed Dc1 Vaccines Is Predicted by Both Her-S and Estrogen Receptor Expression in DCIS," *Annals of Surgical Oncology* 20, no. 10 (October 2013): 3233–3239.

37. S. E. Stanton, M. L. Disis, "Designing Vaccines to Prevent Breast Cancer Recurrence or Invasive Disease," *Immunotherapy* 7, no. 2 (February 2015): 69–72.

第16章　全身性治療：改變生活型態及輔助治療

1. A. M. Lorincz and S. Sukumar, "Molecular Links Between Obesity and Breast Cancer," *Endocrine-Related Cancer* 13, no. 2 (2006): 279–292.

2. P. J. Goodwin, M. Ennis, M. Bahl et al., "High Insulin Levels in Newly Diagnosed Breast Cancer Patients Reflect Underlying Insulin Resistance and Are Associated with Components of the Insulin Resistance Syndrome," *Breast Cancer Research and Treatment* 114, no. 3 (2009): 517–525; P. J. Goodwin, M. Ennis, K. I. Pritchard et al., "Fasting Insulin and Outcome in Early-Stage Breast Cancer: Results of a Prospective Cohort Study," *Journal of Clinical Oncology* 20 (2001): 42–51.

3. B. I. Pierce, R. Ballard-Barbash, L. Bernstein et al., "Elevated Biomarkers of Inflammation Are Associated with Reduced Survival Among Breast Cancer Patients," *Journal of Clinical Oncology* 27 (2009): 3437–3444.

4. R. T. Chlebowski, E. Aiello, and A. McTiernan, "Weight Loss in Breast Cancer Patient Management," *Journal of Clinical Oncology* 20, no. 4 (February 2002): 1128–1143; L. H. Kushi, M. L. Kwan, M. M. Lee, and C. B. Ambrosone, "Lifestyle Factors and Survival in Women with Breast Cancer," *Journal of Nutrition* 137 (2007): 236S–242S; M. D. Holmes, W. Y. Chen, D. Feskanich et al., "Physical Activity and Survival After Breast Cancer Diagnosis," *Journal of the American Medical Association* 293, no. 20 (2005): 2479–2486.

5. G. Berclaz, S. Li, K. N. Price et al., "Body Mass Index as a Prognostic Feature in Operable Breast Cancer: The International Breast Cancer Study Group Experience," *Annals of Oncology* 15, no. 6 (June 2004): 875–884; M. Portani, M. Coory, and J. H. Martin, "Effect of Obesity on Survival of Women with Breast Cancer: Systematic Review and Meta-Analysis," *Breast Cancer Research and Treatment* 123 (2010): 627–635.

6. E. De Azambuja, W. Mccaskill-Stevens, P. Francis et al., "The Effect of Body Mass Index on Overall and Disease-Free Survival in Node-Positive Breast Cancer Patients Treated with Docetaxel and Doxorubicin-Containing Adjuvant Chemotherapy: The Experience of the BIG 02-98 Trial," *Breast Cancer Research and Treatment* 119 (2010): 145–153.

7. C. H. Kroenke, W. Y. Chen, B. Rosner, and M. D. Holmes, "Weight, Weight Gain and Survival After Breast Cancer Diagnosis," *Journal of Clinical Oncology* 23, no. 7 (2005): 1370–1378.

8. P. Goodwin, M. J. Esplen, K. Butler et al., "Multidisciplinary Weight Management in Locoregional Breast Cancer: Results of a Phase II Study," *Breast Cancer Research and Treatment* 48, no. 1 (March 1998): 53–64; Z.Dujuric, N. M. Dilaura, I. Jenkins et al., "Combining Weight-Loss Counseling with the Weight Watchers Plan for Obese Breast Cancer Survivors," *Obesity Research* 10, no. 7 (July 2002): 657–665.

9. R. Ballard-Barbash, C. M. Friedenreich, K. S. Courneya et al., "Physical Activity, Biomarkers and Disease Outcomes in Cancer Survivors: A Systematic Review," *Journal of the National Cancer Institute* 104, no. 11 (2012): 815–840.

10. C. N. Holick, P. A. Newcomb, A. Trentham-Dietz et al., "Physical Activity and Survival After Diagnosis of Invasive Breast Cancer," *Cancer Epidemiology, Biomarkers and Prevention* 17, no. 2 (February 2008): 379–386.

11. R. Segal, W. Evans, D. Johnson et al., "Structured Exercise Improves Physical Functioning in Women with Stages I and II Breast Cancer Results of a Randomized Controlled Trial," *Journal of Clinical Oncology* 19, no. 3 (February 2001): 657–665; V. Mock, C. Frangakis, N. E. Davidson, "Exercise Manages Fatigue During Breast Cancer Treatment: A Randomized Controlled Trial," *Psychooncology* 14, no. 6 (June 2005): 464–477; M. L. McNeely, K. L. Campbell, B. H. Rowe et al., "Effects of Exercise on Breast Cancer Patients and Survivors: A Systematic Review and Meta-Analysis," *Canadian Medical Association Journal* 175, no. 1 (July 2006): 34–41.

12. B. K. Pedersen, "The Diseasome of Physical Inactivity—And the Role of Myokines in Muscle-Fat Cross Talk," *Journal of Physiology* 587, no. 23 (2009): 5559–5568.

13. J. Weuve, J. H. Kand, J. E. Manson et al., "Physical Activity, Including Walking, and Cognitive Function in Older Women," *Journal of the American Medicine Association* 292 (2004): 1454–1461.

14. G. L. Blackburn and K. A. Wang, "Dietary Fat Reduction and Breast Cancer Outcome: Results from the Women's Intervention Nutrition Study (WINS)," *American Journal of Clinical Nutrition* 86, no. 3 (September 2007):

S878–881.

15. J. P. Pierce, I. Natarajan, B. J. Caan et al., "Influence of a Diet Very High in Vegetables, Fruit and Fiber and Low in Fat on Prognosis Following Treatment for Breast Cancer: The Women's Healthy Eating and Living (WHEL) Randomized Trial," *Journal of the American Medical Association* 98 (2007): 289–298.

16. J. P. Pierce, M. L. Stefanick, S. W. Flatt et al., "Greater Survival After Breast Cancer in Physically Active Women with High Vegetable-Fruit Intake Regardless of Obesity," *Journal of Clinical Oncology* 25(2007): 2345–2351.

17. Kim T. Knoops, Lisette C. P. G. M. De Groot, Daan Kromhout et al., "Mediterranean Diet Lifestyle Factors, and 10-Year Mortality in Elderly European Men and Women," *Journal of the American Medical Association* 292 (2004): 1433–1439; M. J. Stampfer, F. B. Hu, M. J. Manson et al., "Primary Prevention of Coronary Heart Disease in Women Through Diet and Lifestyle," *New England Journal of Medicine* 343 (2000): 16–22.

18. H. Greenlee, L. G. Balneaves, L. E. Carlson et al., "Clinical Practice Guidelines on the Use of Integrative Therapies as Supportive Care in Patients Treated for Breast Cancer," *Journal of the National Cancer Institute Monographs* 50 (2014): 346–358.

19. Norman Cousins, *Anatomy of an Illness as Perceived by the Patient: Reflections on Healing and Regeneration* (New York: Bantam Books, 1979).

20. G. Chvetzoff and I. F. Tannock, "Placebo Effects in Oncology," *Journal of the National Cancer Institute* 95 (2003): 19–29.

21. D. Spiegel, "Effects of Psychotherapy on Cancer Survival," *Nature Reviews: Cancer* 2 (2002): 383–388.

22. P. J. Goodwin, M. L. Lezcz, and M. Ennis, "The Effect of Group Psychosocial Support on Survival in Metastatic Breast Cancer," *New England Journal of Medicine* 345 (2001): 1719–1726.

23. B. L. Andersen, L. M. Thornton, C. L. Shapiro, W. B. Farrar, B. L. Mundy, H. C. Yang, and W. E. Carson

III, "Biobehavioral, Immune, and Health Benefits Following Recurrence for Psychological Intervention Participants," *Clinical Cancer Research* 16, no. 12 (2010): 3270–3278.

24. P. Duckro and P. R. Magaletta, "The Effect of Prayer on Physical Health: Experimental Evidence," *Journal of Health and Religion* 33, no. 3 (September 1994): 211–219; Larry Dossey, *Healing Words: The Healing Power of Prayer* (San Francisco: Harper, 1993).

25. H. Benson, J. A. Dusek, J. B. Sherwood et al., "Study of the Therapeutic Effects of Intercessory Prayer (STEP) in Cardiac Bypass Patients: A Multicenter Randomized Trial of Uncertainty and Certainty of Receiving Intercessory Prayer," *American Heart Journal* 151, no. 4 (2006): 934–942.

26. O. Carl Simonton, Stephanie Simonton, and James L. Creighton, *Getting Well Again: A Step-by-Step, Self-Help Guide to Overcoming Cancer for Patients and Their Families* (New York: Bantam Books, 1992).

27. M. J. Ott, R. L. Norris, S. M. Bauer-Wu, "Mindfulness Meditation for Oncology Patients: A Discussion and Critical Review," *Integrative Cancer Therapies* 2 (June 2006): 98–108.

28. H. Würtzen, S. O. Dalton, J. Christensen et al., "Effect of Mindfulness-Based Stress Reduction on Somatic Symptoms, Distress, Mindfulness and Spiritual Wellbeing in Women with Breast Cancer: Results of a Randomized Controlled Trial," *Acta Oncologica* 54, no. 5 (May 2015): 712–719.

29. L. E. Carlson, R. Tamagawa, J. Stephine, R. Doll, P. Faris, D. Dirkse, and M. Speca, "Tailoring Mind-Body Therapies to Individual Needs: Patients' Program Preference and Psychological Traits as Moderators of the Effects of Mindfulness-Based Cancer Recovery and Supportive-Expressive Therapy in Distressed Breast Cancer Survivors," *Journal of the National Cancer Institute Monographs* 2014, no. 50 (November 2014): 308–314.

30. Cousins, *Anatomy of an Illness* (New York: W. W. Norton, 1985).

31. M. A. Navo, J. Phan, C. Vaughan et al., "An Assessment of the Utilization of Complementary and Alternative

Medication in Women with Gynecologic or Breast Malignancies," *Journal of Clinical Oncology* 22, no. 4 (February 2004): 671–677.

32. A. Sparreboom, M. C. Fox, M. R. Acharya, and W. D. Figg, "Herbal Remedies in the United States: Potential Adverse Interactions with Anticancer Agents," *Journal of Clinical Oncology* 22 (2004): 2489–2503.

33. L. Roffe, K. Schmidt, and E. Ernst, "Efficacy of Coenzyme Q10 for Improved Tolerability of Cancer Treatments: A Systematic Review," *Journal of Clinical Oncology* 22, no 21 (November 2004): 4418–4424.

34. S. Leggett, B. Koczwara, and M. Miller, "The Impact of Complementary and Alternative Medicines on Cancer Symptoms, Treatment Disease Effects, Quality of Life, and Survival in Women with Breast Cancer: A Systematic Review," *Nutrition and Cancer* 26 (March 2015): 1–19.

35. M. Zhang, X. Liu, J. Li, L. He, and D. Tripathy, "Chinese Medicinal Herbs to Treat the Side-Effects of Chemotherapy in Breast Cancer Patients," *Cochrane Database of Systematic Reviews no.* 2 (April 2007): CD004921.

36. P. Pommier, F. Gomez, M. P. Sunyach et al., "Phase III Randomized Trial of Calendula Officinalis Compared with Trolamine for the Prevention of Acute Dermatitis During Irradiation for Breast Cancer," *Journal of Clinical Oncology* 22, no. 8 (April 2004): 1447–1453.

37. M. Oberbaum, "A Randomized Controlled Clinical Trial of the Homeopathic Medication TRAUMEEL S in the Treatment of Chemotherapy-Induced Stomatitis in Children Undergoing Stem Cell Transplantation," *Cancer* 92, no. 3 (August 2001): 664–690.

38. J. Jacobs, P. Herman, K. Heron, S. Olsen, and L. Vaughters, "Homeopathy for Menopausal Symptoms in Breast Cancer Survivors: A Preliminary Randomized Controlled Trial," *Journal of Alternative and Complementary Medicine* 11, no. 1 (February 2005): 21–27.

39. E. A. Thompson, and D. Reilly, "The Homeopathic Approach to the Treatment of Symptoms of Oestrogen

Withdrawal in Breast Cancer Patients: A Prospective Observational Study," *Homeopathy* 92, no. 3 (July 2003): 131–134.

40. M. A. Horneber, G. Bueschel, R. Huber, K. Linde, and M. Rostock, "Mistletoe Therapy in Oncology," *Cochrane Database of Systematic Reviews no.* 2 (April 2008): CD003297.

41. S. Milazzo, S. Lejeune, and E. Ernst, "Laetrile for Cancer: A Systematic Review of the Clinical Evidence," *Support Care Cancer* 15, no. 6 (June 2007): 583–595.

42. Donald Kennedy, "Food and Drug Administration's Warning on Laetrile" (Rockville, MD: Food and Drug Administration).

43. S. R. Bruzynski and E. Kubove, "Initial Clinical Study with Antineoplaston A2 Injections in Cancer Patients with Five Years' Follow-up," *Drugs Under Experimental and Clinical Research* 13, supp. 1 (1987): 1–11; S. Green, "Antineoplastons: An Unproven Cancer Therapy," *Journal of the American Medical Association* 267 (1992): 2924–2928; S. R. Burzynski, "The Present State of Antineoplaston Research," *Integrated Cancer Therapy* 3, no. 1 (2004): 47–58.

44. D. R. Miller, G. T. Anderson, J. J. Stark et al., "Phase I/II Trial of the Safety and Efficacy of Shark Cartilage in the Treatment of Advanced Cancer," *Journal of Clinical Oncology* 16 (1998): 3649–3655.

45. Louise B. Trull, *The Cancell Controversy: Why Is a Possible Cure for Cancer Being Suppressed?* (Norfolk, VA: Hampton Roads, 1993).

46. S. M. Zick, A. Sen, Y. Feng, J. Green, S. Olatunde, and H. Boon, "Trial of Essiac to Ascertain Its Effect in Women with Breast Cancer (TEA-BC)," *Journal of Alternative and Complementary Medicine* 12, no. 10 (2006): 971–980.

47. L. M. Bennett, J. L. Montgomery, S. M. Steinberg, and K. S. Kulp, "Flor-Essence Herbal Tonic Does Not

Inhibit Mammary Tumor Development in Sprague Dawley Rats," *Breast Cancer Research and Treatment* 88, no. 1 (2004): 87–93.

第17章 後續追蹤

1. J. L. Khatcheressian, P. Hurley, E. Bantug et al., "Breast Cancer Follow-up and Management After Primary Treatment: American Society of Clinical Oncology Practice Guideline Update," *Journal of Clinical Oncology* 31, no. 7 (March 2013): 961–965.

2. E. Joseph, M. Hyacinthe, G. H. Lyman et al., "Evaluation of an Intensive Strategy for Follow-up and Surveillance of Primary Breast Cancer," *Annals of Surgical Oncology* 5 (1998): 525–528.

3. P. A. Ganz, K. A. Desmond, B. Leedham et al., "Quality of Life in Long-Term, Disease-Free Survivors of Breast Cancer: A Follow-up Study," *Journal of the National Cancer Institute* 94 (2002): 39–49.

4. Guy F. Robbins and John W. Berg, "Bilateral Primary Breast Cancers: A Prospective Clinical Pathological Study," *Cancer* 17 (1964): 1501–1527.

5. C. D. Haagensen, N. Lane, and C. Bodian, "Coexisting Lobular Neoplasia and Carcinoma of the Breast," *Cancer* 51 (1983): 1468–1482.

6. E. Grunfeld, D. Mant, P. Yudkin et al., "Routine Follow-up of Breast Cancer in Primary Care: Randomised Trial," *British Medical Journal* 313 (1996): 665–669.

7. R. J. Cossetti, S. K. Tyldesley, C. H. Speers, Y. Zheng, and K. A. Gelmon, "Comparison of Breast Cancer Recurrence and Outcome Patterns Between Patients Treated from 1986 to 1992 and from 2004 to 2008," *Journal of Clinical Oncology* 33, no. 1 (January 2015): 65–73.

第18章 乳癌治療後‧與間接傷害共處

1. N. Vadivelu, M. Schreck, J. Lopez, G. Kodumundi, N. Deepak, "Pain After Mastectomy and Breast Reconstruction," *American Surgeon* 74, no. 4 (2008): 285–296.

2. J. S. Crawford, J. Simpson, and P. Crawford, "Myofascial Release Provides Symptomatic Relief from Chest Wall Tenderness Occasionally Seen Following Lumpectomy and Radiation in Breast Cancer Patients," *International Journal of Radiation, Oncology, Biology and Physics* 34, no. 5 (1996): 1188–1189.

3. M. Teshome, "Lymphedema Lingers Long After Sentinel Lymph Node Dissection for Early Breast Cancer," *Society of Surgical Oncology Cancer Symposium (2014), abstract* 3.

4. J. A. Petrek, R. T. Senie, M. Peters et al., "Lymphedema in a Cohort of Breast Carcinoma Survivors 20 Years After Diagnosis," *Cancer* 92 (2001): 1368–1377.

5. K. H. Schmitz, R. L. Ahmed, A. B. Troxel et al., "Weight Lifting for Women at Risk for Breast Cancer-Related Lymphedema: A Randomized Trial," *Journal of the American Medical Association* 304, no. 24 (2010): 2699–2705.

6. P. H. Graham, "Compression Prophylaxis May Increase the Potential for Flight-Associated Lymphoedema After Breast Cancer Treatment," *The Breast* 11, no. 1 (2002): 66–71.

7. S. L. Showalter, J. C. Brown, A. L. Cheville et al., "Lifestyle Risk Factors Associated with Arm Swelling Among Women with Breast Cancer," *Annals of Surgical Oncology* 20, no. 3 (2013): 842–849.

8. M. L. Kwan, J. C. Cohn, J. M. Armer et al., "Exercise in Patients with Lymphedema: A Systematic Review of the Contemporary Literature," *Journal of Cancer Survivorship* 5, no. 4 (2011): 320–336.

9. S. Vignes, R. Porcher, M. Arrault et al., "Long-Term Management of Breast Cancer-Related Lymphedema After Intensive Decongestive Physiotherapy," *Breast Cancer Research and Treatment* 101, no. 3 (2007): 285–290.

10. S. O. Gurdal, A. Kostanoglu, I. Cavdar et al., "Comparison of Intermittent Pneumatic Compression with

Manual Lymphatic Drainage for Treatment of Breast Cancer-Related Lymphedema," *Lymphatic Research and Biology* 10, no. 3 (2012): 129–135.

11. Claire Ketterer, "Surgical Options for Lymphedema Following Breast Cancer Treatment," *Plastic Surgical Nursing* 34, no. 2 (April–June 2014): 82–85.

12. M. T. Omar, A. A. Shaheen, H. Zafar, "A Systematic Review of the Effect of Low-Level Laser Therapy in the Management of Breast Cancer-Related Lymphedema," *Support Care Cancer* 20, no. 11 (2012): 2977–2984.

13. T. Meretoja, M. H. K. Leidenius, T. Tasmuth, R. Sipila, and E. Kalso, "Pain at 12 Months After Surgery for Breast Cancer," *Journal of the American Medical Association* 311 (2014): 90–92.

14. W. M. Yeung, S. M. McPhail, and S. S. Kuys, "A Systematic Review of Axillary Web Syndrome," *Journal of Cancer Survivorship* 8 (February 2015).

15. J. S. Crawford, J. Simpson, and P. Crawford, "Myofascial Release Provides Symptomatic Relief from Chest Wall Tenderness Occasionally Seen Following Lumpectomy and Radiation in Breast Cancer Patients [Letter]," *International Journal of Radiation, Oncology, Biology and Physics* 34, no. 5 (1996): 1188–1189.

16. K. Eija, T. Tiina, N. J. Pertti, "Amitriptyline Effectively Relieves Neuropathic Pain Following Treatment of Breast Cancer," *Pain* 64, no. 2 (1996): 293–302.

17. T. Grantzau, M. S. Thomsen, M. Væth, and J. Overgaard, "Risk of Second Primary Lung Cancer in Women After Radiotherapy for Breast Cancer," *Radiotherapy and Oncology* 111, no. 3 (2014): 366–373.

18. R. Jagsi, K. A. Griffin, T. Koelling et al., "Rates of Myocardial Infarction and Coronary Artery Disease and Risk Factors in Patients Treated with Radiation Therapy for Early Stage Breast Cancer," *Cancer* 109 (2007): 650–657.

19. S. C. Darby, M. Ewertz, P. McGale et al., "Risk of Ischemic Heart Disease in Women After Radiotherapy for Breast Cancer," *New England Journal of Medicine* 368, no. 11 (2013): 987–998.

20. E. O. Osa, K. Dewyngaert, D. Roses et al., "Prone Breast Intensity Modulated Radiation Therapy: 5-Year Results," *International Journal of Radiation, Oncology, Biology and Physics* 89, no. 4 (July 2014): 899–906.

21. T. A. Ahles, A. J. Saykin, B. C. McDonald et al., "Cognitive Function in Breast Cancer Patients Prior to Adjuvant Treatment," *Breast Cancer Research and Treatment* 110 (2008): 143–152.

22. P. A. Ganz, J. E. Bower, L. Kwan et al., "Does Tumor Necrosis Factor-Alpha (TNF-Alpha) Play a Role in Post-Chemotherapy Cerebral Dysfunction?" *Brain, Behavior, and Immunity* 30 (2013): S99–S108.

23. M. G. Falleti, A. Sanfilippo, P. Maruff et al., "The Nature and Severity of Cognitive Impairment Associated with Adjuvant Chemotherapy in Women with Breast Cancer: A Meta-Analysis of the Current Literature," *Brain and Cognition* 59 (2005): 60–70.

24. T.A. Ahles, J. C. Root, and E. L. Ryan, "Cancer- and Cancer Treatment-Associated Cognitive Change: An Update on the State of the Science," *Journal of Clinical Oncology* 30 (2012): 3675–3686.

25. M. Simo, X. Rifa-Ros, A. Rodrigues-Fornells, and J. Bruna, "Chemo-brain: A Systematic Review of Structural and Functional Neuroimaging Studies," *Neuroscience and Biobehavioral Reviews* 37 (2013): 1311–1321.

26. B. C. McDonald, S. K. Conroy, T. A. Ahles et al., "Alterations in Brain Activation During Working Memory Processing Associated with Breast Cancer and Treatment: A Prospective Functional Magnetic Resonance Imaging Study," *Journal of Clinical Oncology* 30 (June 2012): 2500–2508; R. A. Lopez Sunini, C. Scherling, N. Wallis et al., "Differences in Verbal Memory Retrieval in Breast Cancer Chemotherapy Patients Compared to Healthy Controls: A Prospective fmRI Study," *Brain Imaging and Behavior* 7, no. 4 (January 2013): 460–477.

27. M. M. Stouten-Kemperman, M. B. de Ruiter, W. Boogerd, D. J. Veltman, L. Reneman, and S. B. Schagen, "Very Late Treatment-Related Alterations in Brain Function of Breast Cancer Survivors," *Journal of the International Neuropsychological Society* 21 (2015): 50–61.

28. V. Koppelmans, M. M. Breteler, W. Boogerd, C. Seynaeve, C. Gundy, and S. B. Schagen, "Neuropsychological Performance in Survivors of Breast Cancer More than 20 Years After Adjuvant Chemotherapy," *Journal of Clinical Oncology* 30, no. 10 (April 2012): 1080–1086.

29. V. Koppelmans, M. de Groot, M. B. de Ruiter et al. "Global and Focal White Matter Integrity in Breast Cancer Survivors 20 Years After Adjuvant Chemotherapy," *Human Brain Mapping* 35, no. 3 (March 2014): 889–899.

30. X. Chen, J. Li, J. Chen et al., "Decision-Making Impairments in Breast Cancer Patients Treated with Tamoxifen," *Hormones and Behavior* 66 (2014): 449–456.

31. P. A. Ganz, L. Petersen, S. A. Castellon et al., "Cognitive Function After the Initiation of Adjuvant Endocrine Therapy in Early Stage Breast Cancer: An Observational Cohort Study," *Journal of Clinical Oncology* 32, no. 31 (November 2014): 3559–3567.

32. S. Kesler, S. M. Hadi Hosseini, C. Heckler, M. Janelsins, O. Palesh, K. Mustian, and G. Morrow, "Cognitive Training for Improving Executive Function in Chemotherapy Treated Breast Cancer Survivors," *Clinical Breast Cancer* 13, no. 4 (2013): 299–306.

33. K. A. Biegler, M. A. Chaoul, L. Cohen, "Cancer, Cognitive Impairment, and Meditation," *Acta Oncologica* 48, no. 1 (2009): 18–26; R. J. Ferguson, T. A. Ahles, A. J. Saykin, B. C. McDonald, C. T. Furstenberg, B. F. Cole, and L. A. Mott, "Cognitive-Behavioral Management of Chemotherapy-Related Cognitive Change," *Psychooncology* 16, no. 8 (2007): 772–777; J. J. Ratey and E. S. Hagerman, *The Revolutionary New Science of Exercise and the Brain* (New York: Little Brown and Company, 2008); S. N. Culos-Reed, L. E. Carlson, L. M. Daroux, and S. Hately-Aldous, "A Pilot Study of Yoga for Breast Cancer Survivors: Physical and Psychological Benefits," *Psychooncology* 15, no. 10 (2006): 891–897.

34. L. M. Ercoli, L. Petersen, A. M. Hunter et al., "Cognitive Rehabilitation Group Intervention for Breast Cancer Survivors: Results of a Randomized Clinical Trial," *PsychoOncology* (March 2015).

35. S. Kohli, S. G. Fisher, Y. Tra et al., "The Effect of Modafinil on Cognitive Function in Breast Cancer Survivors," *Cancer* 115 (2009): 2605–2616.

36. S. M. Swain, F. S. Whaley, and M. S. Ewer, "Congestive Heart Failure in Patients Treated with Doxorubicin: A Retrospective Analysis of Three Trails," *Cancer* 97 (2003): 2869–2879.

37. E. H. Romond, J. H. Jeong, P. Rastogi et al., "Seven-Year Follow-up Assessment of Cardiac Function in NSABP B-31: A Randomized Trial Comparing Doxorubicin and Cyclophosphamide Followed by Palclitaxel (ACP) with ACP Plus Trastuzumab as Adjuvant Therapy for Patients with Node-Positive Human Epidermal Growth Factor Receptor 2 Positive Breast Cancer," *Journal of Clinical Oncology* 30 (2012): 3792–3799.

38. E. A. Perez, M. Koehler, J. Byrne et al., "Cardiac Safety of Lapatinib: Pooled Analysis of 3689 Patients Enrolled in Clinical Trials," *Mayo Clinic* 83 (2008): 679–686.

39. R. E. Smith, J. Bryant, A. Decillis et al., "Acute Myeloidleukemia or Meylodysplastic Syndrome After Doxorubicin-Cyclophosphamide Adjuvant Therapy for Operable Breast Cancer: The National Surgical Adjuvant Breast and Bowel Project Experience," *Journal of Clinical Oncology* 21 (2003): 1195–1204.

40. D. A. Patt, Z. Duan, S. Fang et al., "Acute Myeloid Leukemia After Adjuvant Breast Cancer Therapy in Older Women: Understanding Risk," *Journal of Clinical Oncology* 25 (2007): 3871–3876.

41. H. G. Kaplan, J. A. Malmgren, and M. K. Atwood, "Increased Incidence of Myelodysplastic Syndrome and Acute Myeloid Leukemia Following Breast Cancer Treatment with Radiation Alone or Combined with Chemotherapy: A Registry Cohort Analysis, 1990–2005," *BMC Cancer* 11 (2011): 260.

42. A. J. Swerdlow, M. E. Jones, and British Tamoxifen Second Cancer Study Group, "Tamoxifen Treatment for Breast Cancer and Risk of Endometrial Cancer: A Case-Control Study," *Journal of the National Cancer Institute* 97 (2005): 375–384.

43. G. A. Curt, W. Breitbart, D. Cella et al., "Impact of Cancer-Related Fatigue on the Lives of Patients: New Findings from the Fatigue Coalition," *Oncologist* 5 (2000): 353–360.

44. J. E. Bower, P. A. Ganz, K. A. Desmond et al., "Fatigue in Breast Cancer Survivors: Occurrence Correlates and Impact on Quality of Life," *Journal of Clinical Oncology* 18 (2000): 743–753.

45. L. M. Nail, "Fatigue in Patients with Cancer," *Oncology Nursing Forum* 29 (2002): 537–544; K. Meeske, A. W. Smith, C. M. Alfano et al., "Fatigue in Breast Cancer Survivors Two to Five Years Post Diagnosis: A HEAL Study Report," *Quality of Life Research* 16 (2007): 947–960.

46. J. E. Bower, P. A. Ganz, M. L. Tao et al., "Inflammatory Biomarkers and Fatigue During Radiation Therapy for Breast and Prostate Cancer," *Clinical Cancer Research* 15, no. 17 (2009): 5534–5540.

47. Julienne E. Bower, Patricia A. Ganz, Najib Aziz, Richard Olmstead, Michael R. Irwin, and Steve W. Cole, "Inflammatory Responses to Psychological Stress in Fatigued Breast Cancer Survivors: Relationship to Glucocorticoids," *Brain, Behavior, and Immunity* 3 (2007): 251–258.

48. J. E. Bower, P. A. Ganz, M. R. Irwain, S. Castellon, J. Arevalo, and S. W. Cole, "Cytokine Genetic Variations and Fatigue Among Patients with Breast Cancer," *Journal of Clinical Oncology* 31 (2013): 1–7.

49. R. R. Spence, K. C. Heesch, and W. J. Brown, "Exercise and Cancer Rehabilitation: A Systematic Review," *Cancer Treatment Reviews* 36, no. 2 (2009): 185–194.

50. J. Finnegan-John, A. Molassiotis, A. Richardson et al., "A Systematic Review of Complementary and Alternative Medicine Interventions for the Management of Cancer-Related Fatigue," *Integrative Cancer Therapies* 12, no. 4 (July 2013): 276–290.

51. C. J. Hoffman, S. J. Ersser, J. B. Hopkinson et al., "Effectiveness of Mindfulness-Based Stress Reduction in Mood, Breast- and Endocrine- Related Quality of Life, and Well-Being in Stage 0 to III Breast Cancer: A Randomized,

Controlled Trial," *Journal of Clinical Oncology* 30, no. 12 (April 2012): 1335–1342.

52. A. Molassiotis, J. Bardy, J. Finnegan-John et al., "Acupuncture for Cancer-Related Fatigue in Patients with Breast Cancer: A Pragmatic Randomized Controlled Trial," *Journal of Clinical Oncology* 30, no. 36 (December 2012): 4470–4476.

53. J. E. Bower, D. Garet, B. Sternlieb et al., "Yoga for Persistent Fatigue in Breast Cancer Survivors: A Randomized Controlled Trial," *Cancer* 118 (2012): 3766–3775.

54. P. Jean-Pierre, G. R. Morrow, J. A. Roscoe et al., "A Phase 3 Randomized, Placebo-Controlled, Double-Blind, Clinical Trial of the Effect of Modafinil on Cancer-Related Fatigue Among 631 Patients Receiving Chemotherapy: A University of Rochester Cancer Center Community Clinical Oncology Program Research Base Study," *Cancer* 116, no. 14 (July 2010): 3513–3520.

55. J. C. Fehrenbacher, "Chemotherapy-Induced Peripheral Neuropathy," *Progress in Molecular Biology and Translational Science* 131 (2015): 471–508.

56. J. H. Kim, P. M. Dougherty, S. Abdi, "Basic Science and Clinical Management of Painful and Non-Painful Chemotherapy-Related Neuropathy," *Gynecologic Oncology* 1336 (2015): 453–459.

57. Palliative Doctors, www.palliativedoctors.org.

58. K. D. Crew, H. Greenlee, J. Capodice et al., "Prevalence of Joint Symptoms in Postmenopausal Women Taking Aromatase Inhibitors for Early-Stage Breast Cancer," *Journal of Clinical Oncology* 19 (2001): 3685–3691.

59. Melinda L. Irwin, Brenda Cartmel, Cary Gross et al., "Randomized Exercise Trial of Aromatase Inhibitor-Induced Arthralgia in Breast Cancer Survivors," *Journal of Clinical Oncology* 33, no. 10 (April 2015): 1104–1111.

60. J. K. Dixon, D. A. Moritz, and F. L. Baker, "Breast Cancer and Weight Gain: An Unexpected Finding," *Oncology Nursing Forum* 5 (1978): 5–7.

61. P. J. Goodwin, "Weight Gain in Early-Stage Breast Cancer: Where Do We Go From Here?" *Journal of Clinical Oncology* 19 (2001): 2367–2369.

62. S. R. Cummings, D. M. Black, E. D. Thompson et al., "Effect of Alendronate on Risk of Fracture in Women with Low Bone Density but Without Vertebral Fractures: Results from the Fracture Intervention Trial," *Journal of the American Medical Association* 280 (1998): 2077–2082.

63. P. J. Goodwin, M. Ennis, K. I. Pritchard, J. Koo, and N. Hood, "Prognostic Effects of 25-Hydroxyvitamin D Levels in Early Breast Cancer," *Journal of Clinical Oncology* 27 (2009): 3757–3763.

64. R. Coleman, R. de Boer, H. Eidtmann et al., "Zoledronic Acid (Zoledronate) for Postmenopausal Women with Early Breast Cancer Receiving Adjuvant Letrozole (ZO-FAST Study): Final 60-Month Results," *Annals of Oncology* 24, no. 2 (February 2013): 398–405.

65. C. Domschke and F. Schuetz, "Side Effects of Bone-Targeted Therapies in Advanced Breast Cancer," *Breast Care* 9, no. 5 (October 2014): 332–336; F. Borumandi, T. Aghaloo, L. Cascarinil, A. Gaggl, and K. Fasanmade, "Anti-Resorptive Drugs and Their Impact on Maxillofacial Bone Among Cancer Patients," *Anticancer Agents Med Chem (March* 2015).

66. C. Kreatsoulas and S. S. Anand, "Menopausal Hormone Therapy for the Primary Prevention of Chronic Conditions: U.S. Preventive Services Task Force Recommendation Statement," *Polskie Archiwum Medycyny Wewnętrznej* 123, no. 3 (2013): 112–117.

67. L. Holmberg, H. Anderson, and HABITS Steering and Data-Monitoring Committees, "HABITS (Hormonal Replacement Therapy After Breast Cancer): Is It Safe?: A Randomized Comparison: Trial Stopped," *Lancet* 363, no. 9407 (2004): 453–455.

68. M. Morrow, R. T. Chatterton Jr., A. W. Rademaker, N. Hou, V. C. Jordan, R. E. Hendrick, and S. A. Khan, "A

Prospective Study of Variability in Mammographic Density During the Menstrual Cycle," *Breast Cancer Research and Treatment* 121, no. 3 (June 2010): 565–574.

69. The Writing Group for the PEPI Trial, "Effects of Estrogen or Estrogen/Progestin Regimens on Heart Disease Risk Factors in Postmenopausal Women: The Postmenopausal Estrogen/Progestin Interventions (PEPI) Trial," *Journal of the American Medical Association* 273, no. 3 (1995): 199–208.

70. A. R. Cialli and A. Fugh-Berman, "Is Estriol Safe?" *Alternative Therapies in Women's Health* 14, no. 10 (2002): 73–74.

71. L. A. Boothby, P. L. Doering, and S. Kipersztok, "Bioidentical Hormone Therapy: A Review," *Menopause* 11, no. 3 (2004): 356–367.

72. B. G. Wren, "Progesterone Creams: Do They Work?" *Climacteric* 6 (2003): 184–187.

73. H. D. Nelson, M. Walker, B. Zakher, J. Mitchell, "Menopausal Hormone Therapy for the Primary Prevention of Chronic Conditions: Systematic Review to Update the 2002 and 2005 US Preventative Services Task Force Recommendations," report no.: 12-05168-EF-1 (Rockville, MD: Agency for Healthcare Research and Quality, May 2012).

74. V. Beral and Million Women Study Coordinators, "Breast Cancer and Hormone Replacement Therapy in the Million Women Study," *Lancet* 362, no. 9390 (2003): 419–427; Million Women Study Collaborators, "Endometrial Cancer and Hormone-Replacement Therapy in the Million Women Study," *Lancet* 365 (2005): 1543–1545.

75. P. Kenemans, "Safety and Efficacy of Tibolone in Breast-Cancer Patients with Vasomotor Symptoms: A Double Blind, Randomized, Non-Inferiority Trial," *Lance Oncology* 10, no. 2 (2009): 135–146.

76. D. L. Barton, C. L. Loprinzi, S. K. Quella et al., "Prospective Evaluation of Vitamin E for Hot Flashes in Breast Cancer Survivors," *Journal of Clinical Oncology* 16 (1998): 495–500.

77. C. L. Loprinzi, D. L. Barron, J. A. Sloan et al., "Mayo Clinic and North Central Cancer Treatment Group Hot Flash Studies: A 20-year Experience," *Menopause* 15, no. 4, pt. 1 (July–August 2008): 655–660.

78. H. D. Nelson, K. K. Vesco, E. Haney et al., "Nonhormonal Therapies for Menopausal Hot Flashes: Systematic Review and Meta-Analysis," *Journal of the American Medical Association* 295 (2006): 2057–2071.

79. P. A. Ganz, J. H. Rowland, K. Desmond et al., "Life After Breast Cancer: Understanding Women's Health-Related Quality of Life and Sexual Functioning," *Journal of Clinical Oncology* 16, no. 2 (1998): 501–514; C. L. Thors, J. A. Broeckel, and P. B. Jacobsen, "Sexual Functioning in Breast Cancer Survivors," *Cancer Control* 8, no. 5 (2001): 442–448.

80. D. L. Barton, D. B. Wender, J. A. Sloan et al., "Randomized Controlled Trial to Evaluate Transdermal Testosterone in Female Cancer Survivors with Decreased Libido; North Central Cancer Treatment Group Protocol N02C3," *Journal of the National Cancer Institute* 99 (2007): 672–679.

81. P. A. Ganz and G. A. Greendale, "Female Sexual Desire—Beyond Testosterone," *Journal of the National Cancer Institute* 99, no. 9 (2007): 659–661.

82. S. Kitzinger, *Woman's Experience of Sex* (New York: Putnam's, 1983).

83. D. K. Wellisch, K. R. Jamison, and R. O. Pasnau, "Psychosocial Aspects of Mastectomy: II. The Man's Perspective," *American Journal of Psychiatry* 135 (1978): 543–546.

84. L. Baider, and A. Kaplan-Denour, "Couples' Reactions and Adjustments to Mastectomy: A Preliminary Report," *International Journal of Psychiatry and Medicine* 14 (1984): 265–276.

85. P. A. Ganz et al., "Life After Breast Cancer."

86. J. H. Rowland, B. E. Meyerowitz, C. M. Crespi et al., "Addressing Intimacy and Partner Communication After Breast Cancer: A Randomized Controlled Group Intervention," *Breast Cancer Research and Treatment* 118, no. 1 (2009): 99–111.

87. L. Mignot, F. Morvan, J. Berdah et al., "Breast Cancer and Subsequent Pregnancy," *American Society of Clinical Oncology Proceedings* 15, no. 39 (November 1986): 1961–1964; M. Peters, "The Effect of Pregnancy in Breast Cancer," *Prognostic Factors in Breast Cancer* 65 (1968).

88. R. L. Whitney, J. Bell, S. Reed et al., "Work and Financial Disparities Among Adult Cancer Survivors in the United States," *Journal of Clinical Oncology* 32, supp. 31, abstract 238 (2014).

89. S. Y. Zafar, J. M. Peppercorn, D. Schrag, D. H. Taylor, A. M. Goetzinger, X. Zhong, and A. P. Abernathy, "The Financial Toxicity of Cancer Treatment: A Pilot Study Assessing Out-of-Pocket Expenses and the Insured Cancer Patient's Experience," *Oncologist* 18 (2013): 381–390.

90. R. Jagsi, S. T. Hawley. P. Abrahamse et al., "Impact of Adjuvant Chemotherapy on Long-Term Employment of Survivors of Early-Stage Breast Cancer," *Cancer* 120, no. 12 (June 2014): 1854–1862.

第19章　當癌症再次襲來

1. Theodoros Foukakis, Tommy Fornander, Tobias Lekberg et al., "Age-Specific Trends of Survival in Metastatic Breast Cancer: 26 Years Longitudinal Data from a Population-Based Cancer Registry in Stockholm," *Sweden Breast Cancer Research and Treatment* 130, no. 2 (2011) 130: 553–560.

2. L. J. Solin, E. E. R. Harris, S. P. Weinstein et al., "Local-Regional Recurrence After Breast Conservation Treatment of Mastectomy," in *Diseases of the Breast,* 4th ed., ed. Jay R. Harris, Marc E. Lippman, Monica Morrow, and C. Kent Osborne, 844–847 (Philadelphia: Lippincott Williams & Wilkins, 2010).

3. E. Rutgers, E. Van Slooten, and H. Kluck, "Follow-up After Treatment of Primary Breast Cancer," *British Journal of Surgery* 76 (1989): 187–190; John Kurtz, Jean-Maurice Spitalier, Robert Amalric et al., "The Prognostic

Significance of Late Local Recurrence After Breast Conserving Therapy," *International Journal of Radiation Oncology, Biology and Physics* 18 (1990): 87–93.

4. M. Chada, S. Feldman, S. Boobol et al., "The Feasibility of a Second Lumpectomy and Breast Brachytherapy for Localized Cancer in a Breast Previously Treated with Lumpectomy and Radiation Therapy of Breast Cancer," *Brachytherapy* 7, no. 1 (2008): 22–28; H. M. Kuerer, D. W. Arthur, B. G. Haffty, "Repeat Breast-Conserving Surgery for In-Breast Local Breast Carcinoma Recurrence: The Potential Role of Partial Breast Irradiation," *Cancer* 100 (2004): 2269–2280.

5. L. J. Solin et al., "Local-Regional Recurrence After Breast Conservation Treatment of Mastectomy."

6. A. C. Voogd, G. Tienhoven, H. L. Peterse et al., "Local Recurrence After Breast Conservation Therapy for Early Stage Breast Carcinoma: Detection, Treatment and Outcome in 266 Patients: Dutch Study Group on Local Recurrence After Breast Conservation (BORST)," *Cancer* 85, no. 2 (January 1999): 437–446; S. Galper, E. Blood, R. Gelman et al., "Prognosis After Local Recurrence After Conservative Surgery and Radiation Therapy for Early-Stage Breast Cancer," *International Journal of Radiation, Oncology, Biology and Physics* 61 (2005): 348–357.

7. M. D. Gilliland, R. M. Barton, E. M. Copeland, "The Implications of Local Recurrence of Breast Cancer as the First Site of Therapeutic Failure," *Annals of Surgery* 197 (1983): 284–287.

8. S. A. Slavin, S. M. Love, and R. M. Goldwyn, "Recurrent Breast Cancer Following Immediate Reconstruction with Myocutaneous Flaps," *Plastic and Reconstructive Surgery* 93, no. 6 (May 1994): 1191–1204.

9. S. K. Childs, Y. H. Chen, M. M. Duggan et al., "Surgical Margins and the Risk of Local-Regional Recurrence After Mastectomy Without Radiation Therapy," *International Journal of Radiation Oncology Biology Physics* 84, no. 5 (December 2012): 1133–1138.

10. M. Borner, A. Bacchi, A. Goldhirsch et al., "First Isolated Locoregional Recurrence Following Mastectomy

for Breast Cancer: Results of a Phase III Multicenter Study Comparing Systemic Treatment with Observation After Excision and Radiation," *Journal of Clinical Oncology* 12 (1994): 2071–2077; G. Hortobagyi, "Can We Cure Limited Metastatic Breast Cancer?" *Journal of Clinical Oncology* 20, no. 3 (2001): 620–623.

11. A. Recht, S. Pierce, A. Abner et al., "Regional Nodal Failure After Conservative Surgery and Radiotherapy for Early-Stage Breast Carcinoma," *Journal of Clinical Oncology* 9 (1991): 988–986.

12. A. Wells, L. Griffith, J. Z. Wells, and D. P. Taylor, "The Dormancy Dilemma: Quiescence versus Balanced Proliferation," *Cancer Research* 73, no. 13 (July 2013): 3811–3816.

13. J. A. Aguirre-Ghiso, P. Bragado, M. S. Sosa, "Targeting Dormant Cancer," *Nature Medicine* 19, no. 3 (March 2013): 276–277.

14. E. Young, "Written in Blood: DNA Circulating in the Bloodstream Could Guide Cancer Treatment—If Researchers Can Work Out How Best to Use It," *Nature* 511 (July 31, 2014): 524–526.

15. D. A. Haber and V. E. Velculescu, "Blood-Based Analysis of Cancer: Circulating Tumor Cells and Circulating Tumor DNA," *Cancer Discovery* 4, no. 6 (June 2014): 650–661.

16. C. Fedele, R. W. Tothill, and G. A. Mcarthur, "Navigating the Challenge of Tumor Heterogeneity in Cancer Therapy," *Cancer Discovery* 4, no. 2 (2014): 146–148.

17. A. D. Seidman, "Sequential Single-Agent Chemotherapy for Metastatic Breast Cancer: Therapeutic Nihilism or Realism?" *Journal of Clinical Oncology* 21, no. 4 (2003): 577–579.

18. L. Gerratana, V. Fanotto, M. Bonotto et al., "Pattern of Metastasis and Outcome in Patients with Breast Cancer," *Clinical and Experimental Metastasis* 32 (2015): 125–133.

19. Hai Wang, C. Yu, X. Gao et al., "The Osteogenic Niche Promotes Early-Stage Bone Colonization of Disseminated Breast Cancer Cells," *Cancer Cell* 27 (May 2015): 2–28.

20. G. N. Hortobagyi, "Can We Cure Limited Metastatic Breast Cancer?" *Journal of Clinical Oncology* 20 (2002): 620–623.

21. S. M. Parker, J. M. Clayton, K. Hancock et al., "A Systematic Review of Prognostic/End-of-Life Communication with Adults in the Advanced Stages of a Life-Limiting Illness: Patient/Caregiver Preferences for the Content, Style and Timing of Information," *Journal of Pain Symptom Management* 34, no. 1 (2007): 81–93.

22. T. Hamaoka, J. E. Madewell, D. A. Podoloff et al., "Bone Imaging in Metastatic Breast Cancer," *Journal of Clinical Oncology* 22 (2004): 2942–2953.

23. B. E. Hillner, J. N. Ingle, R. T. Chlebowski et al., "Update on the Role of Bisphosphonates and Bone Health Issues in Women with Breast Cancer," *Journal of Clinical Oncology* 21 (2003): 4042–4057.

24. N. U. Lin, A. Vanderokas, M. E. Hughes et al., "Clinicopathologic Features, Patterns of Recurrence and Survival Among Women with Triple-Negative Breast Cancer in the National Comprehensive Cancer Network," *Cancer* 118, no. 22 (2012): 5463–5472.

25. A. M. Brufsky, M. Mayer, H. S. Rugo et al., "Central Nervous System Metastases in Patients with HER2-Positive Metastatic Breast Cancer: Incidence, Treatment, and Survival in Patients from RegistHER," *Clinical Cancer Research* 17, no. 14 (July 2011): 4834–4843.

26. B. P. O'Neill, N. J. Iturria, M. J. Link et al., "A Comparison of Surgical Resection and Stereotactic Radiosurgery in the Treatment of Solitary Brain Metastases," *International Journal of Radiation, Oncology, Biology and Physics* 55 (2003): 1169–1176.

第20章　與復發共存

1. T. Foukakis, T. Fornander, T. Lekberg et al., "Age-Specific Trends of Survival in Metastatic Breast Cancer: 26 Years Longitudinal Data from a Population-Based Cancer Registry in Stockholm, Sweden," *Breast Cancer Research and Treatment* 130 (2011): 553–560.

2. D. J. Slamon, B. Leyland-Jones, S. Shak et al., "Use of Chemotherapy Plus a Monoclonal Antibody Against HER2 for Metastatic Breast Cancer that Overexpresses HER 2," *New England Journal of Medicine* 334, no. 11 (March 2001): 783–792.

3. "Pembrolizumab Shows Potential in Breast Cancer," *Cancer Discovery* 5, no. 2 (February 2015): 100–101.

4. S. R. Vora, D. Juric, N. Kim et al., "CDK 4/6 Inhibitors Sensitize PIK3CA Mutant Breast Cancer to PI3K Inhibitors," *Cancer Cell* 26, no. 1 (July 2014): 136–149.

5. A. Howell, J. F. R. Robertson, P. Abram et al., "Comparison of Fulvestrant versus Tamoxifen for the Treatment of Advanced Breast Cancer in Postmenopausal Women Previously Untreated with Endocrine Therapy: A Multinational Double-Blind, Randomized Trial," *Journal of Clinical Oncology* 22, no. 9 (2004): 1605–1613; J. F. Robertson, C. K. Osborne, A. Howell et al., "Fulvestrant versus Anastrozole for the Treatment of Advanced Breast Carcinoma in Postmenopausal Women: A Prospective Combined Analysis of Two Multicenter Trials," *Cancer* 98, no. 2 (2003): 229–238; C. K. Osborne, J. Pippen, S. E. Jones et al., "Double-Blind, Randomized Trial Comparing the Efficacy and Tolerability of Fulvestrant versus Anastrozole in Postmenopausal Women with Advanced Breast Cancer Progressing on Prior Endocrine Therapy: Results of a North American Trial," *Journal of Clinical Oncology* 16 (2002): 3386–3395.

6. M. J. Ellis, F. Gao, F. Dehdashti et al., "Lower-Dose vs High-Dose Oral Estradiol Therapy of Hormone Receptor-Positive Aromatase Inhibitor Resistant Advanced Breast Cancer: A Phase 2 Randomized Study," *Journal of the American Medical Association* 302, no. 7 (2009): 774–780.

7. I. C. Henderson, *Breast Cancer* (New York: Oxford University Press, 2015).

8. Massimo Cristofanilli, G. Thomas Budd, Matthew J. Ellis et al., "Circulating Tumor Cells, Disease Progression and Survival in Metastatic Breast Cancer," *New England Journal of Medicine* 351 (2004): 781–791.

9. C. Farquhar, J. Marjoribanks, R. Basser, S. Hetrick, and A. Lethaby, "High Dose Chemotherapy and Autologous Bone Marrow or Stem Cell Transplantation versus Conventional Chemotherapy for Women with Metastatic Breast Cancer," *Cochrane Database of Systematic Reviews* 20, no. 3 (July 2005): CD003142.

10. Dennis J. Slamon, Brian Leyland-Jones, Steven Shak et al., "Use of Chemotherapy Plus a Monocloncal Antibody Against HER2 for Metastatic Breast Cancer That Over-Expresses HER2," *New England Journal of Medicine* 344, no. 11 (2001): 783–792.

11. J. Baselga, K. A. Gelmon, S. Verna et al., "Phase II Trial of Pertusumab and Trastuzumab in Patients with Human Epidermal Growth Factor Receptor 2-Postivie Metastatic Breast Cancer That Progressed During Prior Trastuzumab Therapy," *Journal of Clinical Oncology* 28, no. 7 (2010): 1138–1144.

12. G. Von Minckwitz, A. Du Bois, M. Schmidt et al., "Trastuzumab Beyond Progression in Human Epidermal Growth Factor Receptor 2-Positive Advanced Breast Cancer: A German Breast Group 26/Breast International Group 03-05 Study," *Journal of Clinical Oncology* 27, no. 12 (April 2009): 1999–2006.

13. G. Mustacchi, L. Biganzoli, P. Pronzato et al., "HER2-Positive Metastatic Breast Cancer: A Changing Scenario," *Critical Reviews in Oncology/ Hematology (*February 2015), https://doi.org/10.1016/j.critrevonc.2015.02.002.

14. C. Bighin, P. Pronzato, and L. Del Mastro, "Trastuzumab Emtansine in the Treatment of HER-2-Positive Metastatic Breast Cancer Patients," *Future Oncology* 9, no. 7 (July 2013): 955–957.

15. R.S. Finn, J. P. Crown, I. Lang et al., "The Cyclin-Dependent Kinase 4/6 Inhibitor Palbociclib in Combination

with Letrozole versus Letrozole Alone as First-Line Treatment of Oestrogen Receptor Positive, Her2-Negative, Advanced Breast Cancer (Paloma_1trio-18): A Randomized Phase 2 Study," *Lancet Oncology* 16, no. 1 (January 2015): 25–35.

16. P. Sakthivel, M. Gereke, D. Bruder, "Therapeutic Intervention in Cancer and Chronic Viral Infections: Antibody Mediated Manipulation of Pd-1/Pd-L1 Interaction," *Reviews on Recent Clinical Trials* 7, no. 1 (February 2012): 10–23.

17. A. Milani, D. Sangiolo, M. Aglietta, and G. Valabrega, "Recent Advances in the Development of Breast Cancer Vaccines," *Breast Cancer* 6 (October 2014): 159–168.

18. A. Lipton, R. L. Theriault, G. N. Hortobagyi et al., "Pamidronate Prevents Skeletal Complications and Is Effective Palliative Treatment in Women with Breast Carcinoma and Osteolytic Bone Metastases: Long-Term Follow-up of Two Randomized, Placebo- and Controlled Trials," *Cancer* 88, no. 5 (2000): 1082–1090; B. E. Hillner, J. N. Ingle, R. T. Chlebowski et al., "American Society of Clinical Oncology 2003 Update on the Role of Bisphosphonates and Bone Health Issues in Women with Breast Cancer," *Journal of Clinical Oncology* 21, no. 21 (November 2003): 4042–4057.

19. A. T. Stopeck, A. Lipton, J. J. Brody et al., "Denosumab Compared with Zoledronic Acid for the Treatment of Bone Metastases in Patients with Advanced Breast Cancer: A Randomized Double Blind Study," *Journal of Clinical Oncology* 28 (2010): 5132–5139.

20. David Spiegel, *Living Beyond Limits: New Hope and Help for Facing Life-Threatening Illness* (New York: Times Books, 1993).

21. Atul Gawande, *Being Mortal: Medicine and What Matters in the End* (New York: Henry Holt, 2014); David Spiegel, *Living Beyond Limits: New Hope and Help for Facing Life-Threatening Illness* (New York: Times Books,

1993).

22. Gawande, *Being Mortal* (New York: Metropolitan Books, 2014).

23. Daniel R. Tobin, with Karen Lindsey, *Peaceful Dying: The Step-by-Step Guide to Preserving Your Dignity, Your Choice, and Your Inner Peace at the End of Life* (Reading, MA: Perseus, 1999).

詞彙表

（按英文字母排序）

A

膿瘍（abscess）**：**感染形成之包膿。

腺嘌呤（adenine）**：**用來形成去氧核醣核酸（DNA）的胸腺嘧啶核甘酸鹼基。

腺癌（adenocarcinoma）**：**由腺體組織產生的癌症，乳癌亦是腺癌的一種。

輔助性化學治療（adjuvant chemotherapy）**：**在發現轉移擴散之前，手術和（或）放射線治療合併抗癌藥物使用，用以預防或延遲復發。

腎上腺（adrenal gland）**：**附著在腎臟上方的小腺體，分泌可體松、腎上腺素、醛固酮，及多種重要賀爾蒙。

禿頭症（alopecia）**：**掉髮，一種常見的化學治療副作用[1]。

無月經症（amenorrhea）**：**月經週期缺失或停止。

1 譯註：缺失指「原發性無月經症」，定義為女性年滿十四歲，尚未有青春期生長衝刺及第二性徵發育，亦未有初經；或者女性年滿十六歲，有青春期生長衝刺及第二性徵發育，但未有初經。停止指「次發性無月經症」，定義為曾有過月經之女性，超過六個月未來潮，或連續三次經期皆未來潮。

胺基酸（amino acid）：蛋白質的構成物質。

男性賀爾蒙（androgen）：引發男性性徵的賀爾蒙。

血管新生（生成血管的）〔angiogenesis（angiogenic）〕：刺激新血管生成。

厭食症（anorexia）：喪失食慾。

凋亡（apoptosis）：細胞自殺。

乳暈（areola）：乳頭周圍色素沉著處。

芳香環轉化酶抑制劑（aromatase inhibitors）：抑制芳香環轉化酶作用的藥物，用來減少乳腺組織的女性賀爾蒙濃度。

抽吸（aspiration）：在組織內置入皮下針頭，用針筒抽取組織液或細胞。

共濟失調微血管擴張性症候群（ataxia telangectasia）：一種神經系統疾病，此類疾病基因帶原者對放射線較敏感，罹癌風險亦較高。

非典型細胞（atypical cell）：輕中度異常細胞。

非典型增生（atypical hyperplasia）：細胞不僅型態異常，且數目也增多。

擴增（augmented）：後天加入；如矽膠植入物使乳房增大。

自體（autologous）：來自同一人；例如自體輸血，意指自人體移除血液後，過一段時間再輸回同一人身上。

腋下（axilla）：腋窩。

腋下淋巴結（axillary lymph nodes）：在腋窩發現的淋巴結。

腋下淋巴結廓清術（axillary lymph node dissection）：手術移除所有在腋窩發現的淋巴結。

B

基底細胞型（basal type）：三陰性：或雌激素受體、黃體激素受體及第二型人類上皮受體皆陰性。

鹼基對（base pairs）：在去氧核醣核酸（DNA）或核醣核酸（RNA）內連結在一起的兩個核酸。

良性（benign）：非癌症的。

雙側（bilateral）：包含兩側的，如雙側乳房。

生物反應調節劑（biological response modifier）：通常是自然物質，如聚落刺激因子刺激骨髓產生血球細胞，會改變身體自然反應。

生物標記（biomarker）：一種可測量的生物屬性物質，可用來確認女性風險。

活體組織切片（biopsy）：移除組織。但未表明將移除多少組織。

骨髓（bone marrow）：大骨內部可產生血球細胞的軟組織。

骨掃描（bone scan）：用來斷定是否有癌細胞骨轉移徵象的檢查。

臂神經叢（brachial plexus）：在腋窩內用以支配手臂感覺與運動的神經束。

乳房重建（breast reconstruction）：全乳房切除後，由整形外科醫師塑建人造乳房。

溴隱亭（bromocriptine）：用以阻斷泌乳激素賀爾蒙作用的藥物。

C

鈣化（calcifications）：乳房攝影檢查可見乳房組織內小的鈣沉著點。

癌胚抗原（Carcinoembryonic Antigen, CEA）：用以追蹤轉移性乳癌女性患者之非特異性血液檢查，輔助決定治療是否有效。

致癌物（carcinogen）：會引發癌症的物質。

癌（carcinoma）：泛指上皮細胞生成之惡性腫瘤（皮膚、腺體、內臟組織的內襯），大部分惡性腫瘤是癌。

細胞週期（cell cycle）：細胞進行自我複製的每個步驟。

蜂窩性組織炎（cellulitis）：軟組織感染。

厘葛雷（centigray）：計算放射線吸收劑量的單位，同雷得。

檢查點（checkpoint）：當細胞複製去氧核醣核酸（DNA）時，在允許細胞繼續生長前，用以確認去氧核醣核酸是否突變的細胞週期時間點。

化學治療（chemotherapy）：以某些化學藥物治療疾病，通常意指將細胞毒性藥物用於癌症治療。

化療腦（chemo brain）：接受化學療程後，腦的注意力及記憶力顯現功能不良的過程。

染色體（chromosome）：基因在染色體內被串接在一起。

世代研究（cohort study）：觀察一群有共同點的人，一段時間之後看看有什麼變化或議題。

初乳（colostrum）：在乳汁來之前，乳房分泌的液體即初乳。

粉刺型（comedo）：細胞填滿乳管的乳管原位癌型態，具較侵襲性的外觀。

粉刺（comedon）：白頭丘疹。

攣縮（contracture）：厚疤組織的形成；攣縮可在乳房植入物四周形成。

粗針穿刺切片（core biopsy）：針穿刺切片的種類，用以從腫塊中取出一小塊核心組織，即毋須以手術取出。

黃體（corpus luteum）：排卵後的卵巢濾泡。

皮質醇（cortisol）：由腎上腺分泌的賀爾蒙。

肋軟骨炎（costochondritis）：肋骨與胸骨連接處發炎的關節炎。

篩狀型（cribriform）：細胞填塞乳管，呈穿孔狀的乳管原位癌型態。

週期性的（cyclical）：呈現某種週期的，如每廿八天的月經週期，或定期的化學治療。

囊腫（cyst）：充滿液體的囊。

葉狀囊肉瘤（cystosarcoma phylloides）：不常見的乳房腫瘤類型。

細胞學（cytology）：細胞的研究。

細胞學家（cytologist）：專精於細胞研究的學者。

胞嘧啶（cytosine）：在去氧核醣核酸中帶有鳥嘌呤的核甘酸鹼基。

細胞毒性（cytotoxic）：引發細胞死亡，通常意指使用化學治療中的藥物作用。

D

達那唑〔Danazol（danocrine）〕：用以阻斷來自腦下垂體賀爾蒙作用的藥物；用以治療子宮內膜異位症，較少用於治療乳房疼痛。

己烯雌酚（Diethylstilbesterol, DES）：合成的雌激素，曾用於預防流產，已有證據顯示將導致服藥女性產下之女嬰罹患陰道癌；有時用於治療轉移性乳癌。

去氧核醣核酸（DNA）：基因密碼。

去氧核醣核酸微陣列分析（DNA microarray analysis）：同時分析多個腫瘤及多個突變的方式。

劑量密集（dose dense）：縮短兩次化療療程的間隔，同時每次療程的劑量可能增加、減少或等同於標準劑量，導致每單位時間的劑量較高。

雙股螺旋（double helix）：去氧核醣核酸的結構允許其容易被複製。

倍增時間（doubling time）：細胞族群增倍數量所花的時間。

乳管原位癌（Ductal Carcinoma In Situ, DCIS）：生長之乳管癌細胞尚未穿出其來源處（乳管），有時被視作癌前病變。

乳管鏡（ductoscope）：可以穿過乳頭進到乳管的纖細內視鏡。

E

濕疹（eczema）：皮膚經刺激呈現紅色外觀，並有開放性滲液。

水腫（edema）：軟組織內液體淤積導致腫脹。

止血電燒（electrocautery）：手術使用的工具，能藉由電流加熱來切割、凝血，或破壞組織。

栓子（embolus）：血管內的腫瘤細胞栓子或凝塊。

腫脹（engorgement）：積液腫脹，如乳房內淤積乳汁的腫脹。

表觀基因的（epigenetic）：去氧核醣核酸的變化不同於突變狀況，是可逆的；就像是封住燈光開關，使其無法關燈，而不是直接破壞開關。

erbB-2：第二型人類表皮生長因子受體基因的致癌基因別稱。

表皮生長因子（epidermal growth factor）：刺激某些細胞生長的蛋白質。

雌激素（estrogen）：由卵巢、腎上腺、胎盤及脂肪產出的女性賀爾蒙。

雌激素受體（estrogen receptor）：使雌激素分子附著在某些細胞上的蛋白質。假使腫瘤的雌激素受體呈陽性，代表對賀爾蒙具有敏感性。

切除性手術切片（excisional biopsy）：取出整個腫塊。

胞外基質（extracellular matrix）：圍繞在細胞周圍的物質。

F

脂肪壞死（fat necrosis）：通常是某類外傷或手術後，脂肪死亡的區域；將導致腫塊。

纖維腺瘤（fibroadenoma）：年輕女性身上常見的乳房良性纖維腫瘤。

纖維囊腫疾病（fibrocystic disease）：泛指乳房各種良性狀況，然誤稱疾病的詞彙。

纖維瘤／子宮肌瘤（fibroid）：專指子宮良性纖維腫瘤（位置不在乳房）。

流式細胞儀檢測技術（flow cytometry）：測量腫瘤內去氧核醣核酸成分的檢測試驗。

游離皮瓣（free flap）：將截斷供應血管的皮瓣或組織島狀物，重新連接在新的血管位置。

螢光透視法（fluoroscopy）：使用X光機器直接檢測身體某一部分，而非傳統以X光拍照呈像。螢光透視法使用的輻射線，比傳統的X光相片更多。

濾泡（follicles）：卵巢內包覆卵子發展過程的囊狀物。

濾泡刺激激素（Follicle Stimulating Hormone, FSH）：來自腦下垂體的賀爾蒙，會刺激卵巢濾泡生成。

冰凍切片（frozen section）：冰凍、分切組織，並立即做成組織玻片進行診斷。

冷凍肩（frozen shoulder）：肩關節僵硬，感到疼痛且難以舉手過頭。

G

乳腺囊腫（galactocele）：有時會在哺乳媽媽的乳腺中發現乳汁囊腫。

顆粒血球刺激因子（Granulocyte Stimulating Factor, GCSF）：刺激骨髓較快從化療中恢復的藥物。

基因（gene）：為產生蛋白質所需的線狀序列去氧核醣核酸。

基因的（genetic）：與基因或遺傳特徵相關的。

基因體（genome）：所有聚集形成基因圖譜的染色體。

生殖細胞系（germ line）：牽涉繁殖功能的細胞，如精子或卵子。

廢棄乳腺切除（ghostectomy）：切除先前存有腫塊的乳腺組織。

性腺激素釋放素促進劑（GnRH agonist）：阻斷腦下垂體釋放賀爾蒙刺激卵巢的藥物。

鳥嘌呤（guanine）：形成去氧核醣核酸的其中一個鹼基對，與胞嘧啶配對。

男性乳腺肥大症（gynecomastia）：男人或男孩的腫大乳腺組織。

H

血管瘤（hemangioma）：一出生就有的標記，包含血管過度增生。

血腫（hematoma）：組織內積血，可能發生在手術後的乳房組織。

第二型人類表皮生長因子受體基因（HER-2/neu）：一個致癌基因，當過度表現時會導致過多細胞生長。

異質性的（heterogeneous）：包含很多不同元素。與乳癌相關的異質性意指在一乳癌腫瘤內，有各種不同種類的乳癌癌細胞。

同質療法（homeopathy）：使用非常小劑量藥物的系統性治療，可在健康人體產生與患者接受治療時的相同症狀。普遍認為此能刺激免疫系統。

賀爾蒙（hormone）：由身體上腺體製造的化學物質，會進入血液進而影響其他組織。

熱潮紅（hot flashes）：與停經有關的突發熱脹感覺。

HRT（Hormone-Replacement Therapy）：賀爾蒙補充療法。

人類絨毛膜促性腺激素（Human Choriogonadotropin, HCG）：由黃體製造的賀爾蒙。

增生（hyperplasia）：細胞過度生長。

下視丘（hypothalamus）：位於腦基底區，控制許多功能，包括腦下垂體的賀爾蒙製造。

子宮切除術（hysterectomy）：移除子宮，不一定會移除卵巢（卵巢切除術）。

I

免疫系統（immune system）：身體的自我防衛系統，可免於外來的侵犯者。

免疫細胞化學（immunocytochemistry）：採用免疫機轉的技術研究細胞化學。

免疫治療（immunotherapy）：利用免疫系統治療癌症的療法。

切開性切片（incisional biopsy）：取出腫塊的一小片組織。

浸潤性癌症（infiltrating cancer）：癌症生長蔓延到鄰近組織；與「侵犯性」同義，浸潤性並非意指癌症已擴散到乳房以外的地方。

知情同意（informed consent）：病人經充分告知計畫性處置的所有風險及併發症，並同意進行相關處置的過程。

原位（in situ）：在癌症意指腫瘤生長尚未超出其原來位置，進而侵犯到鄰近組織。

間質近距離放射治療（interstitial brachytherapy）：藉由帶有放射線種源的管狀物，進行部分乳房放射線照射。

腔內近距離放射治療（intracavitary brachytherapy）：藉由球狀物填滿切片空腔，進行部分乳房放射線照射。

管腔內（intraductal）：在管腔內，可以描述一良性或惡性進展。

乳管內乳突瘤（intraductal papilloma）：從乳管內層突出生長，像手指的良性腫瘤。

術中侷限範圍放射線治療（intraoperative limited radiation therapy）：在手術房內運用放射線，照射治療腫瘤床的底部。

侵襲癌（invasive cancer）：癌症具有生長超出來源位置及侵犯周邊組織的能力，侵襲一詞並非意指癌症具侵略性或已經向外擴散。

L

泌乳（lactation）：從乳房產出乳汁。

闊背肌皮瓣（latissimus flap）：從背部取來含有皮膚及肌肉的皮瓣，用以重建全乳或部分乳房切除。

利多卡因（lidocaine）：最普遍用於局部麻醉的藥物。

乳小葉（lobules）：具形成乳汁能力的乳房部分組織。

乳小葉原位癌（lobular carcinoma in situ）：未形成腫塊的乳小葉內異常細胞，可做為未來癌化風險的指標。

乳小葉的（lobular）：與乳房的小葉有關。

癌症局部治療（local treatment of cancer）：指治療腫瘤位置部分。

管腔型A**及**B（luminal A and B）：具雌激素接受器陽性的乳癌分子型態分類。

乳房腫瘤切除術（lumpectomy）：乳房腫瘤切除手術，同時會移除腫瘤邊緣的些微正常組織。

促黃體激素（luteinizing hormone）：由腦下垂體產出，用來幫忙控制月經週期的賀爾蒙。

淋巴結（lymph nodes）：遍布身體的腺體，可幫忙抵抗外來侵入者如細菌，亦可做為癌症散布的位置。

淋巴管（lymphatic vessels）：帶有淋巴組織液（正前往或離開淋巴結）的管路。

淋巴水腫（lymphedema）：牛奶臂，手臂下淋巴結手術後的手臂腫脹。可以是短暫性或永久性，可能立即發生或之後才發生。

M

巨噬細胞（macrophages）：免疫系統一部分的血球細胞。

惡性（malignant）：癌化。

乳腺痛（mastalgia）：乳房疼痛。

乳腺炎（mastitis）：乳房感染，有時泛指乳房的任何良性過程。

乳房痛（mastodynia）：乳房疼痛。

乳房固定術（mastopexy）：透過整形手術將乳房上提。

初經（menarche）：第一次月經週期。

轉移（metastasis）：癌症擴散到另一個器官，通常藉由血液傳播。

轉移性（metastasizing）：正擴散到一遠處。

甲基黃嘌呤（methylxanthine）：咖啡因所屬的化學群組。

MBI：可被核子醫學偵測器偵測的注射鎝。

微晶片（microarray）：一格已知序列的去氧核醣核酸節段，用來測試或繪製去氧核醣核酸碎片、抗體或蛋白質。

微鈣化（microcalcification）：通常只在乳房攝影上可見的乳房組織微小鈣化，當群聚化時，可以是乳管原位癌的一個徵象。

微轉移（micrometastasis）：顯微鏡下可見但尚未偵測得到，仍視作癌細胞已擴散到其他器官。

微乳突化（micropapillary）：乳管原位癌的一種型態，癌細胞以手指狀突出到管腔中心的方式填充乳管。

細胞有絲分裂（mitosis）：細胞分割。

突變（mutation）：基因碼改變。

肌皮瓣（myocutaneous flap）：取身體一部分含皮膚、肌肉、脂肪的皮瓣，填入身體空缺處。

肌上皮細胞（myoepithelial cells）：圍繞著內層乳管細胞的細胞，可做為包圍內層乳管細胞架構。

N

壞死（necrosis）：死亡組織。

神經病變（neuropathy）：一種神經疾病，通常用於描述與化療有關之神經受損引起的疼痛。

核磁共振（Nuclear Magnetic Resonance, NMR 或 MRI）：使用磁力、電流線圈傳遞電磁波，穿透身體影像之造影技術。

核甘酸（nucleotide）：形成去氧核醣核酸的鹼基對之一。

O

觀察性研究（observational study）：在一群人中觀察某一因素的研究。

致癌基因（oncogenes）：身體內呈現的腫瘤基因，可被致癌物質活化並引發細胞不受控制地生長。

腫瘤學（oncology）：癌症研究。

卵巢切除術（oophorectomy）：移除卵巢。

腫瘤整形手術（oncoplastic surgery）：採用整形手術技巧施行乳房手術，以促進術後患部美觀。

骨質疏鬆（osteoporosis）：某些人隨著年紀增長發生骨頭軟化及骨質流失。

催產素（oxytocin）：腦下垂體產生的賀爾蒙，與分泌乳汁有關。

P

P53：腫瘤抑癌基因。

緩和（palliation）：僅緩解疾病症狀，不治癒病因。

部分乳房放射線照射（partial breast irradiation）：放射線僅照射腫瘤床區域，而非全乳房。

病理學科醫師（pathologist）：專精於組織檢驗並診斷疾病的醫師。

胸大肌（pectoralis major）：位於乳房底下的肌肉。

穿通枝皮瓣（perforator flap）：含有穿越肌肉提供血液之血管的皮瓣組織。

靜脈炎（phlebitis）：靜脈發炎。

腦下垂體（pituitary gland）：位於腦部的腺體，可分泌多種賀爾蒙調節身體其他部位的腺體，亦稱為內分泌腺體之母。

波蘭症候群（Poland's syndrome）：單側胸壁先天性無乳房發育的狀況。

綜合化學療法（polychemotherapy）：同一時間使用超過一種藥物的化學治療。

多基因性的（polygenic）：與超過一個基因相關的。

多乳房症（polymastia）：如同字義上指多個乳房、存在有額外乳房。

停經後（postmenopausal）：已經發生停經之後。

普力馬林（**共軛雌激素**）〔Premarin（conjugated estrogen）〕：取自懷孕母馬尿中的雌激素，有時用於停經後婦女。

黃體激素（progesterone）：由卵巢製造，與月經週期有關的賀爾蒙。

預後（prognosis）：預期或可能的結果。

泌乳激素（prolactin）：由腦下垂體製造的賀爾蒙，可刺激卵巢產生黃體激素及乳腺分泌乳汁。

預防性皮下乳房切除術（prophylactic subcutaneous mastectomies）：移除皮膚及乳頭下全部乳腺組織，以減少未來乳癌發生風險。

假體（prosthesis）：身體缺損部位的人工替代品，如乳房義乳。

蛋白質（protein）：由胺基酸組成，是生命的結構單元。

計畫研究流程表（protocol）：為了回答假設的研究，通常是在控制條件下測試新的特殊治療法。

原致癌基因（proto-oncogene）：控制細胞生長或週轉的正常基因。

普維拉（**醋酸甲羥孕酮**）〔Provera（medroxyprogesterone acetate）〕：合成的黃體激素，有時會與普力馬林合併使用於停經後婦女。

假性腫塊（pseudolump）：乳腺組織感覺起來像一腫塊，移除後則證實是正常乳腺。

穿刺切片（punch biopsy）：在皮膚上打一個小洞的皮膚切片。

Q

四分之一乳房部分切除（quadrantectomy）：移除四分之一的乳房。

R

雷得（rad）：計算輻射吸收劑量的單位，等同厘葛雷。一張胸部X光片劑量相當於十分之一雷得。

放射狀疤痕（radial scar）：腺體陷在纖維組織中的良性病兆，通常很難與癌症分辨。

隨機（randomized）：隨機選擇。在研究中意指藉由電腦程式，隨機選擇接受特定治療的對象。

隨機對照試驗（randomized controlled study）：受試者被隨機分配至不同療法的研究試驗。

復發（recurrence）：癌症明顯地完全消失後，又再次回復。

復發指數（recurrence score）：從分析不同突變發展出來的分數，用來預測使用塔莫西芬或化學治療後的復發風險。

緩解（remission）：可偵測到的疾病消失了。

修復核酸內切酶（repair endonucleases）：可修復突變的激酶。

核醣核酸（RNA）：將去氧核醣核酸（DNA）的訊息帶進細胞內，製造蛋白質。

S

肉瘤（sarcoma）：起源於結締組織的癌症。

硬皮症（scleroderma）：導致皮膚增厚及吞嚥困難的自體免疫疾病。

脊柱側彎（scoliosis）：背骨變形導致身體彎向一側。

皮脂腺的（sebaceous）：由皮膚腺體分泌油膩的、起司狀的物質。

硒（selenium）：可在食物中發現的金屬元素。

選擇性雌激素受體調節物（Selective Estrogen-Receptor Modulator, SERM）：在某些器官有類雌激素作用，而在有些器官有抗雌激素作用的化合物。

血清腫（seroma）：組織液體聚集。

副作用（side effect）：意外或不受歡迎之治療的第二個作用。

矽膠（silicone）：使用於乳房植入物的合成物，具有韌性、彈性與耐受性。

單核苷酸多態性（Single Nucleotide Polymorphism, SNP）：去氧核醣核酸序列單一位點的個別變異（SNP讀做 snip）。

體細胞的（somatic）：形成身體器官的細胞，但不參與細胞複製。

S 期細胞比例（S phase fraction）：計算同一時間有多少細胞正在分裂的量測分數，假使分數是高的，將視其為具侵犯性的腫瘤。

幹細胞（stem cell）：一個具有自我更新能力，及生成子代細胞能力的原始細胞。

基質（stroma）：形成器官或腺體支持結構的組織或細胞，可能包括脂肪細胞、纖維細胞、白血球細胞、血管及神經。

乳暈下膿瘍（subareolar abscess）：乳頭下乳腺的感染。

皮下組織（subcutaneous tissue）：皮膚下的組織。

全身性治療（systemic treatment）：牽涉全身的治療，通常是使用藥物。

T

塔莫西芬（tamoxifen）：用以治療乳癌的雌激素抑制劑。

標靶治療（targeted therapy）：抗體直接作用在一特殊分子標的上，如賀癌平。

端粒子（telomere）：染色體尾端，每次染色體分裂時，會修剪到一點點。

端粒子酶（telomerase）：當染色體分裂時，重新黏附在染色體尾端的激酶。

胸腔的（thoracic）：與胸腔有關的。

胸神經（thoracic nerves）：在胸部區域的神經。

胸腹靜脈（thoracoepigastric vein）：起源於上臂，穿過乳房處，往下到腹部的靜脈。

胸腺嘧啶（thymine）：在去氧核醣核酸組成中，與腺嘌呤配對的核苷鹼基。

滴定（titration）：形成平衡的系統，在化學治療中意指藥物最多能用到的最大量，但副作用必須仍在可以忍受的程度。

斷層合成（tomosynthesis）：數位處理多張X光片後，創造出身體某部分的三D影像。

創傷（trauma）：傷口或外傷。

三酸甘油酯（triglyceride）：脂肪以此種方式儲存於體內，組成包括甘油及三個脂肪酸。

組織穿刺切片檢查（tru-cut biopsy）：粗針穿刺切片種類，毋須手術即可從腫塊中取出一小塊組織。

腫瘤（tumor）：組織中的不正常腫塊，嚴格的腫瘤定義包含良性與惡性。

腫瘤休眠（tumor dormancy）：腫瘤呈現穩定狀態。

抑癌基因（tumor-suppressor gene）：假使細胞有基因突變，此基因可抑制細胞生長。

V

血管上皮生長因子（Vascular Epidermal Growth Factor, VEGF）：一種刺激血管生成的蛋白質。

處女性肥大（virginal hypertrophy）：在年輕女性身上的過大乳房。

X

靜電影像射線照相術（xeroradiography）：在靜電複印板上呈現乳房攝影，而非X光片上。

詞彙表

（按中文筆畫排序）

英文開頭

erbB-2：第二型人類表皮生長因子受體基因的致癌基因別稱。

HRT（Hormone-Replacement Therapy）：賀爾蒙補充療法。

MBI：可被核子醫學偵測器偵測的注射鎝。

P53：腫瘤抑癌基因。

S期細胞比例（S phase fraction）：計算同一時間有多少細胞正在分裂的量測分數，假使分數是高的，將視其為具侵犯性的腫瘤。

2劃

人類絨毛膜促性腺激素（Human Choriogonadotropin, HCG）：由黃體製造的賀爾蒙。

3劃

子宮切除術（hysterectomy）：移除子宮，不一定會移除卵巢（卵巢切除術）。

己烯雌酚（Diethylstilbesterol, DES）：合成的雌激素，曾用於預防流產，已有證據顯示將導致服藥女性產下之女嬰罹患陰道癌；有時用於治療轉移性乳癌。

下視丘（hypothalamus）：位於腦基底區，控制許多功能，包括腦下垂體的賀爾蒙製造。

三酸甘油酯（triglyceride）：脂肪以此種方式儲存於體內，組成包括甘油及三個脂肪酸。

4劃

止血電燒（electrocautery）：手術使用的工具，能藉由電流加熱來切割、凝血，或破壞組織。

切除性手術切片（excisional biopsy）：取出整個腫塊。

切開性切片（incisional biopsy）：取出腫塊的一小片組織。

水腫（edema）：軟組織內液體淤積導致腫脹。

化學治療（chemotherapy）：以某些化學藥物治療疾病，通常意指將細胞毒性藥物用於癌症治療。

化療腦（chemo brain）：接受化學療程後，腦的注意力及記憶力顯現功能不良的過程。

5劃

皮下組織（subcutaneous tissue）：皮膚下的組織。

四分之一乳房部分切除（quadrantectomy）：移除四分之一的乳房。

世代研究（cohort study）：觀察一群有共同點的人，一段時間之後看看有什麼變化或議題。

生物反應調節劑（biological response modifier）：通常是自然物質，如聚落刺激因子刺激骨髓產生血球細胞，會改變身體自然反應。

生物標記（biomarker）：一種可測量的生物屬性物質，可用來確認女性風險。

去氧核醣核酸（DNA）：基因密碼。

去氧核醣核酸微陣列分析（DNA microarray analysis）：同時分析多個腫瘤及多個突變的方式。

皮脂腺的（sebaceous）：由皮膚腺體分泌油膩的、起司狀的物質。

甲基黃嘌呤（methylxanthine）：咖啡因所屬的化學群組。

生殖細胞系（germ line）：牽涉繁殖功能的細胞，如精子或卵子。

皮質醇（cortisol）：由腎上腺分泌的賀爾蒙。

巨噬細胞（macrophages）：免疫系統一部分的血球細胞。

6劃

肌上皮細胞（myoepithelial cells）：圍繞著內層乳管細胞的細胞，可做為包圍內層乳管細胞架構。

肌皮瓣（myocutaneous flap）：取身體一部分含皮膚、肌肉、脂肪的皮瓣，填入身體空缺處。

全身性治療（systemic treatment）：牽涉全身的治療，通常是使用藥物。

多乳房症（polymastia）：如同字義上指多個乳房、存在有額外乳房。

冰凍切片（frozen section）：冰凍、分切組織，並立即做成組織玻片進行診斷。

冷凍肩（frozen shoulder）：肩關節僵硬，感到疼痛且難以舉手過頭。

多基因性的（polygenic）：與超過一個基因相關的。

肋軟骨炎（costochondritis）：肋骨與胸骨連接處發炎的關節炎。

血清腫（seroma）：組織液體聚集。

血腫（hematoma）：組織內積血，可能發生在手術後的乳房組織。

血管上皮生長因子（Vascular Epidermal Growth Factor, VEGF）：一種刺激血管生成的蛋白質。

血管新生（生成血管的）〔angiogenesis（angiogenic）〕：刺激新血管生成。

血管瘤（hemangioma）：一出生就有的標記，包含血管過度增生。

肉瘤（sarcoma）：起源於結締組織的癌症。

同質療法（homeopathy）：使用非常小劑量藥物的系統性治療，可在健康人體產生與患者接受治療時的相同症狀。普遍認為此能刺激免疫系統。

共濟失調微血管擴張性症候群（ataxia telangectasia）：一種神經系統疾病，此類疾病基因帶原者對放射線較敏感，罹癌風險亦較高。

自體（autologous）：來自同一人；例如自體輸血，意指自人體移除血液後，過一段時間再輸回同一人身上。

7劃

利多卡因（lidocaine）：最普遍用於局部麻醉的藥物。

良性（benign）：非癌症的。

男性乳腺肥大症（gynecomastia）：男人或男孩的腫大乳腺組織。

男性賀爾蒙（androgen）：引發男性性徵的賀爾蒙。

免疫系統（immune system）：身體的自我防衛系統，可免於外來的侵犯者。

免疫治療（immunotherapy）：利用免疫系統治療癌症的療法。

免疫細胞化學（immunocytochemistry）：採用免疫機轉的技術研究細胞化學。

卵巢切除術（oophorectomy）：移除卵巢。

禿頭症（alopecia）：掉髮，一種常見的化學治療副作用。

8 劃

乳小葉（lobules）：具形成乳汁能力的乳房部分組織。

乳小葉的（lobular）：與乳房的小葉有關。

乳小葉原位癌（lobular carcinoma in situ）：未形成腫塊的乳小葉內異常細胞，可做為未來癌化風險的指標。

表皮生長因子（epidermal growth factor）：刺激某些細胞生長的蛋白質。

抽吸（aspiration）：在組織內置入皮下針頭，用針筒抽取組織液或細胞。

泌乳（lactation）：從乳房產出乳汁。

初乳（colostrum）：在乳汁來之前，乳房分泌的液體即初乳。

乳房固定術（mastopexy）：透過整形手術將乳房上提。

乳房重建（breast reconstruction）：全乳房切除後，由整形外科醫師塑建人造乳房。

非典型細胞（atypical cell）：輕中度異常細胞。

非典型增生（atypical hyperplasia）：細胞不僅型態異常，且數目也增多。

乳房痛（mastodynia）：乳房疼痛。

乳房腫瘤切除術（lumpectomy）：乳房腫瘤切除手術，同時會移除腫瘤邊緣的些微正常組織。

泌乳激素（prolactin）：由腦下垂體製造的賀爾蒙，可刺激卵巢產生黃體激素及乳腺分泌乳汁。

芳香環轉化酶抑制劑（aromatase inhibitors）：抑制芳香環轉化酶作用的藥物，用來減少乳腺組織的女性賀爾蒙濃度。

放射狀疤痕（radial scar）：腺體陷在纖維組織中的良性病兆，通常很難與癌症分辨。

知情同意（informed consent）：病人經充分告知計畫性處置的所有風險及併發症，並同意進行相關處置的過程。

乳暈（areola）：乳頭周圍色素沉著處。

初經（menarche）：第一次月經週期。

乳暈下膿瘍（subareolar abscess）：乳頭下乳腺的感染。

乳腺炎（mastitis）：乳房感染，有時泛指乳房的任何良性過程。

乳腺痛（mastalgia）：乳房疼痛。

性腺激素釋放素促進劑（GnRH agonist）：阻斷腦下垂體釋放賀爾蒙刺激卵巢的藥物。

乳腺囊腫（galactocele）：有時會在哺乳媽媽的乳腺中發現乳汁囊腫。

乳管內乳突瘤（intraductal papilloma）：從乳管內層突出生長，像手指的良性腫瘤。

乳管原位癌（Ductal Carcinoma In Situ, DCIS）：生長之乳管癌細胞尚未穿出其來源處（乳管），有時被視作癌前病變。

乳管鏡（ductoscope）：可以穿過乳頭進到乳管的纖細內視鏡。

矽膠（silicone）：使用於乳房植入物的合成物，具有韌性、彈性與耐受性。

抑癌基因（tumor-suppressor gene）：假使細胞有基因突變，此基因可抑制細胞生長。

波蘭症候群（Poland's syndrome）：單側胸壁先天性無乳房發育的狀況。

表觀基因的（epigenetic）：去氧核醣核酸的變化不同於突變狀況，是可逆的；就像是封住燈光開關，使其無法關燈，而不是直接破壞開關。

9劃

胞外基質（extracellular matrix）：圍繞在細胞周圍的物質。

流式細胞儀檢測技術（flow cytometry）：測量腫瘤內去氧核醣核酸成分的檢測試驗。

染色體（chromosome）：基因在染色體內被串接在一起。

穿刺切片（punch biopsy）：在皮膚上打一個小洞的皮膚切片。

穿通枝皮瓣（perforator flap）：含有穿越肌肉提供血液之血管的皮瓣組織。

計畫研究流程表（protocol）：為了回答假設的研究，通常是在控制條件下測試新的特殊治療法。

促黃體激素（luteinizing hormone）：由腦下垂體產出，用來幫忙控制月經週期的賀爾蒙。

厘葛雷（centigray）：計算放射線吸收劑量的單位，同雷得。

胞嘧啶（cytosine）：在去氧核醣核酸中帶有鳥嘌呤的核甘酸鹼基。

致癌物（carcinogen）：會引發癌症的物質。

致癌基因（oncogenes）：身體內呈現的腫瘤基因，可被致癌物質活化並引發細胞不受控制地生長。

侵襲癌（invasive cancer）：癌症具有生長超出來源位置及侵犯周邊組織的能力，侵襲一詞並非意指癌症具侵略性或已經向外擴散。

突變（mutation）：基因碼改變。

活體組織切片（biopsy）：移除組織。但未表明將移除多少組織。

10劃

凋亡（apoptosis）：細胞自殺。

栓子（embolus）：血管內的腫瘤細胞栓子或凝塊。

胸大肌（pectoralis major）：位於乳房底下的肌肉。

核甘酸（nucleotide）：形成去氧核醣核酸的鹼基對之一。

原位（in situ）：在癌症意指腫瘤生長尚未超出其原來位置，進而侵犯到鄰近組織。

粉刺（comedon）：白頭丘疹。

粉刺型（comedo）：細胞填滿乳管的乳管原位癌型態，具較侵襲性的外觀。

脂肪壞死（fat necrosis）：通常是某類外傷或手術後，脂肪死亡的區域；將導致腫塊。

脊柱側彎（scoliosis）：背骨變形導致身體彎向一側。

原致癌基因（proto-oncogene）：控制細胞生長或週轉的正常基因。

胸神經（thoracic nerves）：在胸部區域的神經。

骨掃描（bone scan）：用來斷定是否有癌細胞骨轉移徵象的檢查。

胺基酸（amino acid）：蛋白質的構成物質。

病理學科醫師（pathologist）：專精於組織檢驗並診斷疾病的醫師。

胸腔的（thoracic）：與胸腔有關的。

修復核酸內切酶（repair endonucleases）：可修復突變的激酶。

神經病變（neuropathy）：一種神經疾病，通常用於描述與化療有關之神經受損引起的疼痛。

胸腺嘧啶（thymine）：在去氧核醣核酸組成中，與腺嘌呤配對的核苷鹼基。

胸腹靜脈（thoracoepigastric vein）：起源於上臂，穿過乳房處，往下到腹部的靜脈。

核磁共振（Nuclear Magnetic Resonance, NMR 或 MRI）：使用磁力、電流線圈傳遞電磁波，穿透身體影像之造影技術。

浸潤性癌症（infiltrating cancer）：癌症生長蔓延到鄰近組織；與「侵犯性」同義，浸潤性並非意指癌症已擴散到乳房以外的地方。

倍增時間（doubling time）：細胞族群增倍數量所花的時間。

骨質疏鬆（osteoporosis）：某些人隨著年紀增長發生骨頭軟化及骨質流失。

核醣核酸（RNA）：將去氧核醣核酸（DNA）的訊息帶進細胞內，製造蛋白質。

骨髓（bone marrow）：大骨內部可產生血球細胞的軟組織。

11劃

硒（selenium）：可在食物中發現的金屬元素。

第二型人類表皮生長因子受體基因（HER-2/neu）：一個致癌基因，當過度表現時會導致過多細胞生長。

處女性肥大（virginal hypertrophy）：在年輕女性身上的過大乳房。

淋巴水腫（lymphedema）：牛奶臂，手臂下淋巴結手術後的手臂腫脹。可以是短暫性或永久性，可能立即發生或之後才發生。

部分乳房放射線照射（partial breast irradiation）：放射線僅照射腫瘤床區域，而非全乳房。

術中侷限範圍放射線治療（intraoperative limited radiation therapy）：在手術房內運用放射線，照射治療腫瘤床的底部。

淋巴結（lymph nodes）：遍布身體的腺體，可幫忙抵抗外來侵入者如細菌，亦可做為癌症散布的位置。

淋巴管（lymphatic vessels）：帶有淋巴組織液（正前往或離開淋巴結）的管路。

蛋白質（protein）：由胺基酸組成，是生命的結構單元。

基因（gene）：為產生蛋白質所需的線狀序列去氧核醣核酸。

基因的（genetic）：與基因或遺傳特徵相關的。

基因體（genome）：所有聚集形成基因圖譜的染色體。

副作用（side effect）：意外或不受歡迎之治療的第二個作用。

基底細胞型（basal type）：三陰性：或雌激素受體、黃體激素受體及第二型人類上皮受體皆陰性。

假性腫塊（pseudolump）：乳腺組織感覺起來像一腫塊，移除後則證實是正常乳腺。

細胞有絲分裂（mitosis）：細胞分割。

細胞毒性（cytotoxic）：引發細胞死亡，通常意指使用化學治療中的藥物作用。

細胞週期（cell cycle）：細胞進行自我複製的每個步驟。

細胞學（cytology）：細胞的研究。

細胞學家（cytologist）：專精於細胞研究的學者。

粗針穿刺切片（core biopsy）：針穿刺切片的種類，用以從腫塊中取出一小塊核心組織，即毋須以手術取出。

停經後（postmenopausal）：已經發生停經之後。

鳥嘌呤（guanine）：形成去氧核醣核酸的其中一個鹼基對，與胞嘧啶配對。

基質（stroma）：形成器官或腺體支持結構的組織或細胞，可能包括脂肪細胞、纖維細胞、白血球細胞、血管及神經。

異質性的（heterogeneous）：包含很多不同元素。與乳癌相關的異質性意指在一乳癌腫瘤內，有各種不同種類的乳癌癌細胞。

組織穿刺切片檢查（tru-cut biopsy）：粗針穿刺切片種類，毋須手術即可從腫塊中取出一小塊組織。

假體（prosthesis）：身體缺損部位的人工替代品，如乳房義乳。

12劃

普力馬林（共軛雌激素）〔Premarin（conjugated estrogen）〕：取自懷孕母馬尿中的雌激素，有時用於停經後婦女。

腋下（axilla）：腋窩。

腋下淋巴結（axillary lymph nodes）：在腋窩發現的淋巴結。

腋下淋巴結廓清術（axillary lymph node dissection）：手術移除所有在腋窩發現的淋巴結。

腎上腺（adrenal gland）：附著在腎臟上方的小腺體，分泌可體松、腎上腺素、醛固酮，及多種重要賀爾蒙。

鈣化（calcifications）：乳房攝影檢查可見乳房組織內小的鈣沉著點。

腔內近距離放射治療（intracavitary brachytherapy）：藉由球狀物填滿切片空腔，進行部分乳房放射線照射。

無月經症（amenorrhea）：月經週期缺失或停止。[1]

硬皮症（scleroderma）：導致皮膚增厚及吞嚥困難的自體免疫疾病。

惡性（malignant）：癌化。

單核苷酸多態性（Single Nucleotide Polymorphism, SNP）：去氧核醣核酸序列單一位點的個別變異（SNP讀做 snip）。

復發（recurrence）：癌症明顯地完全消失後，又再次回復。

週期性的（cyclical）：呈現某種週期的，如每廿八天的月經週期，或定期的化學治療。

復發指數（recurrence score）：從分析不同突變發展出來的分數，用來預測使用塔莫西芬或化學治療後的復發風險。

創傷（trauma）：傷口或外傷。

普維拉（**醋酸甲羥孕酮**）〔Provera（medroxyprogesterone acetate）〕：合成的黃體激素，有時會與普力馬林合併使用於停經後婦女。

賀爾蒙（hormone）：由身體上腺體製造的化學物質，會進入血液進而影響其他組織。

間質近距離放射治療（interstitial brachytherapy）：藉由帶有放射線種源的管狀物，進行部分乳房放射

1 見736頁。

線照射。

游離皮瓣（free flap）：將截斷供應血管的皮瓣或組織島狀物，重新連接在新的血管位置。

黃體（corpus luteum）：排卵後的卵巢濾泡。

黃體激素（progesterone）：由卵巢製造，與月經週期有關的賀爾蒙。

13劃

腦下垂體（pituitary gland）：位於腦部的腺體，可分泌多種賀爾蒙調節身體其他部位的腺體，亦稱為內分泌腺體之母。

預防性皮下乳房切除術（prophylactic subcutaneous mastectomies）：移除皮膚及乳頭下全部乳腺組織，以減少未來乳癌發生風險。

達那唑〔Danazol（danocrine）〕：用以阻斷來自腦下垂體賀爾蒙作用的藥物；用以治療子宮內膜異位症，較少用於治療乳房疼痛。

微乳突化（micropapillary）：乳管原位癌的一種型態，癌細胞以手指狀突出到管腔中心的方式填充乳管。

葉狀囊肉瘤（cystosarcoma phylloides）：不常見的乳房腫瘤類型。

預後（prognosis）：預期或可能的結果。

雷得（rad）：計算輻射吸收劑量的單位，等同厘葛雷。一張胸部X光片劑量相當於十分之一雷得。

塔莫西芬（tamoxifen）：用以治療乳癌的雌激素抑制劑。

催產素（oxytocin）：腦下垂體產生的賀爾蒙，與分泌乳汁有關。

幹細胞（stem cell）：一個具有自我更新能力，及生成子代細胞能力的原始細胞。

腫脹（engorgement）：積液腫脹，如乳房內淤積乳汁的腫脹。

微晶片（microarray）：一格已知序列的去氧核醣核酸節段，用來測試或繪製去氧核醣核酸碎片、抗體或蛋白質。

微鈣化（microcalcification）：通常只在乳房攝影上可見的乳房組織微小鈣化，當群聚化時，可以是乳管原位癌的一個徵象。

腺嘌呤（adenine）：用來形成去氧核醣核酸（DNA）的胸腺嘧啶核甘酸鹼基。

蜂窩性組織炎（cellulitis）：軟組織感染。

腫瘤（tumor）：組織中的不正常腫塊，嚴格的腫瘤定義包含良性與惡性。

腫瘤休眠（tumor dormancy）：腫瘤呈現穩定狀態。

腫瘤學（oncology）：癌症研究。

腫瘤整形手術（oncoplastic surgery）：採用整形手術技巧施行乳房手術，以促進術後患部美觀。

腺癌（adenocarcinoma）：由腺體組織產生的癌症，乳癌亦是腺癌的一種。

溴隱亭（bromocriptine）：用以阻斷泌乳激素賀爾蒙作用的藥物。

微轉移（micrometastasis）：顯微鏡下可見但尚未偵測得到，仍視作癌細胞已擴散到其他器官。

14劃

綜合化學療法（polychemotherapy）：同一時間使用超過一種藥物的化學治療。

輔助性化學治療（adjuvant chemotherapy）：在發現轉移擴散之前，手術和（或）放射線治療合併抗癌藥物使用，用以預防或延遲復發。

滴定（titration）：形成平衡的系統，在化學治療中意指藥物最多能用到的最大量，但副作用必須仍在可以忍受的程度。

厭食症（anorexia）：喪失食慾。

端粒子（telomere）：染色體尾端，每次染色體分裂時，會修剪到一點點。

端粒子酶（telomerase）：當染色體分裂時，重新黏附在染色體尾端的激酶。

管腔內（intraductal）：在管腔內，可以描述一良性或惡性進展。

管腔型A及B（luminal A and B）：具雌激素接受器陽性的乳癌分子型態分類。

雌激素（estrogen）：由卵巢、腎上腺、胎盤及脂肪產出的女性賀爾蒙。

雌激素受體（estrogen receptor）：使雌激素分子附著在某些細胞上的蛋白質。假使腫瘤的雌激素受體呈陽性，代表對賀爾蒙具有敏感性。

15劃

增生（hyperplasia）：細胞過度生長。

緩和（palliation）：僅緩解疾病症狀，不治癒病因。

廢棄乳腺切除（ghostectomy）：切除先前存有腫塊的乳腺組織。

緩解（remission）：可偵測到的疾病消失了。

標靶治療（targeted therapy）：抗體直接作用在一特殊分子標的上，如賀癌平。

潮紅（hot flashes）：與停經有關的突發熱脹感覺。

16劃

螢光透視法（fluoroscopy）：使用X光機器直接檢測身體某一部分，而非傳統以X光拍照呈像。螢光透視法使用的輻射線，比傳統的X光相片更多。

篩狀型（cribriform）：細胞填塞乳管，呈穿孔狀的乳管原位癌型態。

靜脈炎（phlebitis）：靜脈發炎。

劑量密集（dose dense）：縮短兩次化療療程的間隔，同時每次療程的劑量可能增加、減少或等同於標準劑量，導致每單位時間的劑量較高。

靜電影像射線照相術（xeroradiography）：在靜電複印板上呈現乳房攝影，而非X光片上。

隨機（randomized）：隨機選擇。在研究中意指藉由電腦程式，隨機選擇接受特定治療的對象。

選擇性雌激素受體調節物（Selective Estrogen-Receptor Modulator, SERM）：在某些器官有類雌激素作用，而在有些器官有抗雌激素作用的化合物。

隨機對照試驗（randomized controlled study）：受試者被隨機分配至不同療法的研究試驗。

17劃

癌（carcinoma）：泛指上皮細胞生成之惡性腫瘤（皮膚、腺體、內臟組織的內襯），大部分惡性腫瘤是癌。

闊背肌皮瓣（latissimus flap）：從背部取來含有皮膚及肌肉的皮瓣，用以重建全乳或部分乳房切除。

癌胚抗原（Carcinoembryonic Antigen, CEA）：用以追蹤轉移性乳癌女性患者之非特異性血液檢查，輔助決定治療是否有效。

檢查點（checkpoint）：當細胞複製去氧核醣核酸（DNA）時，在允許細胞繼續生長前，用以確認去氧核醣核酸是否突變的細胞週期時間點。

濕疹（eczema）：皮膚經刺激呈現紅色外觀，並有開放性滲液。

癌症局部治療（local treatment of cancer）：指治療腫瘤位置部分。

臂神經叢（brachial plexus）：在腋窩內用以支配手臂感覺與運動的神經束。

顆粒血球刺激因子（Granulocyte Stimulating Factor, GCSF）：刺激骨髓較快從化療中恢復的藥物。

膿瘍（abscess）：感染形成之包膿。

18劃

濾泡（follicles）：卵巢內包覆卵子發展過程的囊狀物。

濾泡刺激激素（Follicle Stimulating Hormone, FSH）：來自腦下垂體的賀爾蒙，會刺激卵巢濾泡生成。

雙股螺旋（double helix）：去氧核醣核酸的結構允許其容易被複製。

轉移（metastasis）：癌症擴散到另一個器官，通常藉由血液傳播。

轉移性（metastasizing）：正擴散到一遠處。

擴增（augmented）：後天加入；如矽膠植入物使乳房增大。

斷層合成（tomosynthesis）：數位處理多張X光片後，創造出身體某部分的三D影像。

19劃

壞死（necrosis）：死亡組織。

22劃

囊腫（cyst）：充滿液體的囊。

23劃

體細胞的（somatic）：形成身體器官的細胞，但不參與細胞複製。

纖維腺瘤（fibroadenoma）：年輕女性身上常見的乳房良性纖維腫瘤。

纖維瘤／子宮肌瘤（fibroid）：專指子宮良性纖維腫瘤（位置不在乳房）。

纖維囊腫疾病（fibrocystic disease）：泛指乳房各種良性狀況，然誤稱疾病的詞彙。

攣縮（contracture）：厚疤組織的形成；攣縮可在乳房植入物四周形成。

24劃

鹼基對（base pairs）：在去氧核醣核酸（DNA）或核醣核酸（RNA）內連結在一起的兩個核酸。

25劃

觀察性研究（observational study）：在一群人中觀察某一因素的研究。

乳房告白：
先瞭解身體，再看懂癌症，美國乳癌權威歷久不衰的細膩巨作

作　　者　蘇珊 · 樂芙、凱倫 · 林塞、伊莉莎白 · 樂芙
譯　　者　張家瑞、賈可笛
審　　訂　俞志誠
詞彙表翻譯　洪志杰
發 行 人　郭勵慧
專案顧問　高于雯
總 編 輯　高于清
編　　輯　蕭舒婷
校　　對　張嘉琳
藥物顧問　楊又霖
發行經理　吳文浩
協力行銷　楊又霖、關嘉玲
行銷企劃　張玄志
法律顧問　昶碩法律事務所　郭佳瑋律師、傅煒程律師
封面設計　張閔涵
內頁設計　李涵硯
內頁排版　楊佩菱

出　　版　帕斯頓數位多媒體有限公司
電子信箱　pestle.book@gmail.com
地　　址　台北市文山區景後街 95 號 8 樓之 7
電　　話　(02) 2930-8032
傳　　真　(02) 2930-9352
製版印刷　榮昱印製廠股份有限公司

版　　次　2020 年 1 月初版一刷
總 經 銷　知遠文化事業有限公司
地　　址　222 新北市深坑區北深路 3 段 155 巷 25 號 5 樓
電　　話　(02) 2664-8800
傳　　真　(02) 2664-8801
港澳總經銷　和平圖書有限公司
地　　址　香港柴灣嘉業街 12 號百樂門大廈 17 樓
電　　話　(852) 2804-6687
傳　　真　(852) 2804-6409
定　　價　新台幣 NT $880 元 / 港幣 HK $293

國家圖書館出版品預行編目(CIP)資料

乳房告白：先瞭解身體，再看懂癌症，美國乳癌權威歷久不衰的細膩巨作 / 蘇珊 · 樂芙, 凱倫 · 林塞, 伊莉莎白 · 樂芙著；張家瑞, 賈可笛譯 -- 初版. -- 臺北市：帕斯頓數位多媒體, 2020.1
面；　公分. -- (完好；1)
譯自：Dr. Susan Love's breast book
ISBN 978-957-8628-47-2(平裝)
1.乳房疾病 2.乳癌 3.通俗作品

416.2352　　108018054

歡迎團體訂購，另有優惠，請洽讀者服務專線 (02) 2930-8032
Printed in Taiwan